普通高等教育教材

中药学思维导图

王博龙　主编

化学工业出版社
·北京·

内容简介

《中药学思维导图》共十九章，运用思维导图这一可视化工具系统梳理了200余味中药的基原、药性、功效等关键内容，并特别增设了“释名”解析和“名家经验”，帮助读者理解中药名渊源、掌握中药临床应用技巧。本书突破传统教材的纯文字形式，通过符号和逻辑框架的有机组合，将庞杂的中药学知识转化为直观易记的思维导图，既能辅助中医药专业学生高效学习，又能为临床医师提供便捷的参考工具。

《中药学思维导图》可供中药学相关专业师生作为教材使用，亦可供临床中医师、中医药科研人员参考使用。

图书在版编目（CIP）数据

中药学思维导图 / 王博龙主编. -- 北京 : 化学工业出版社, 2025. 11. --（普通高等教育教材）.

ISBN 978-7-122-49153-4

Ⅰ. R28

中国国家版本馆CIP数据核字第2025L1Y116号

责任编辑：孙钦炜　江百宁　　文字编辑：林玥彤　张晓锦
责任校对：杜杏然　　装帧设计：韩　飞

出版发行：化学工业出版社
（北京市东城区青年湖南街13号　邮政编码100011）
印　　装：北京天宇星印刷厂
787mm×1092mm　1/16　印张14½　字数460千字
2025年12月北京第1版第1次印刷

购书咨询：010-64518888　　售后服务：010-64518899
网　　址：http://www.cip.com.cn
凡购买本书，如有缺损质量问题，本社销售中心负责调换。

定　　价：59.80元

《中药学思维导图》
编写组

主　　编　王博龙（宜春学院）

副 主 编　秦后响（浙江大学医学院附属第二医院）

郑　雅（河北大学附属医院）

李　琼（广西医科大学药学院）

刘志强（鹤壁职业技术学院）

郑志锋（宜春学院）

黄剑怡（宜春学院）

参　　编　（以下按姓氏笔画排序）

王　彬（深圳市龙岗区第四人民医院）

任和弦（成都大学附属医院）

刘少华（黄石市中心医院）

孙寅田（江西省药品检查员中心）

李丹丹（杭州市第一人民医院）

杨博文（宜春学院）

杨释岑（成都市青白江区妇幼保健院）

吴秀银（宜春职业技术学院）

吴春兴（滨州市中心医院）

张　啸（宜春学院）

武亭宇（山西医科大学第一医院）

林舒婷（上海中医药大学）

易增兴（宜春学院）

金广志（贵州省第二人民医院）

胡永生（浙江省嘉善县第一人民医院）

钟　叶（萍乡市妇幼保健院）

唐馨悦（宜春学院）

温晓雅（贵阳市第四人民医院）

前言

中药学作为中华民族数千年智慧的结晶，是中医药理论体系的核心组成部分，也是中医药类专业学生、临床从业者及相关研究者必须掌握的专业知识。当前中药学教材虽涵盖了中药基础理论与药物知识，内容体系完备，但普遍存在两个问题：其一，知识体系平铺直叙，核心要点与基础知识混杂，缺乏层级区分，导致学习者在诸多内容中难以抓取重点，记忆负担较重；其二，呈现形式多以纯文字为主，使得学习者往往靠机械记忆掌握药名、功效，既难以对中药形成感性认知，也容易因内容枯燥而降低学习兴趣与主动性。因此，编著一本去粗存精、重点突出的中药学工具书，对解决中药学学习痛点、提升知识掌握效率具有重要意义。

思维导图源于脑神经科学对人类思维模式的研究，它通过有机整合关键文字、图像、符号及颜色等元素，将原本枯燥零散、体系庞杂的知识，转化为逻辑清晰、脉络连贯的可视化知识图谱，帮助学习者理解知识逻辑、强化记忆效果。本书以中药思维导图为核心呈现形式，针对 211 味临床常用中药，系统梳理其基原、释名、产地、性状、药性、功效、应用、注意事项、现代药理、古籍摘要、名家经验等多维度知识。相较于传统教材，本书的核心亮点体现在以下两方面：一是新增"释名"与"性状"模块，因为多数中药的名称，是对其形态特征、功效指向或生长特性的高度浓缩（如"防风"寓其"防避风邪"之效），通过"释名"解析名称与药物特性的关联，结合"性状"特点的具象描述，帮助学习者建立"药名 - 性状 - 功效"的联动记忆，实现"闻其名即知其性、识其效"的学习效果。二是新增"名家经验"模块，历代中医药名家在长期临床实践中，对特定中药的应用形成了独特且高效的经验，这些经验是对中药临床应用规律的深度总结。本书系统收集整理多位名家的用药心得，包括药物使用指征、剂量把控、特色配伍及禁忌要点等，旨在帮助学习者跳出理论框架，更深刻地领会中药的临床应用技巧与配伍逻辑，缩短从"理论知识"到"临床实践"的转化距离。

本书在编写过程中，对每味中药的知识要点反复核查，进行多轮修订，力求为学习者提供可靠的参考。但需说明的是，中药知识体系本身兼具复杂性与丰富性，本书收录的 200 余味中药涉及多维度信息，且受编写团队人员规模、时间周期及编委自身学术水平与实践经验所限，即便经过多次修改完善，书中仍可能存在疏漏或可优化之处。在此，我们诚恳欢迎各位读者批评与指正，助力我们为中药学知识的传承与推广提供更优质的工具支持。

编写组
2025 年 9 月

目录

第十七章

补虚药

173~207

第一章　总论

第一节　中药学发展史及代表作

- 中药学发展史及代表作
  - 夏商周
    - 《诗经》—— 较早记载具体药物的文学作品，收录了多种药用动植物名称。
    - 《山海经》—— 含有补药和预防记载的史地书，反映了我国古代预防医学思想萌芽。
    - 《五十二病方》—— 载药247种，医方283首，是中国现存最古老的汉医方书之一，为复方配伍理论的提出提供实践基础。
  - 秦汉
    - 《黄帝内经》—— 奠定“四气五味”学说的理论基础；中药归经学说之先导，后世中药“升降浮沉”学说的理论依据。
    - 《神农本草经》—— 现存最早的本草（药学）专著，载药365种，按药物有毒无毒、养身延年与祛邪治病的不同，分为上、中、下三品，即后世所说的“三品分类法”。
  - 两晋南北朝
    - 《本草经集注》—— 首创按药物自然属性分类的方法，将所载730种药物分为玉石、草木、虫兽、果、菜、米食及有名未用七类。
    - 《雷公炮炙论》—— 我国第一部炮制专著，系统介绍了约300种中药的炮制方法，提出药物经过炮制可以提高药效，降低毒性，便于贮存、调剂、制剂等，标志着本草学一新兴分支学科的诞生。
  - 隋唐
    - 《新修本草》—— 我国历史上第一部官修本草著作，世界上最早的一部药典性本草著作，记载了用羊肝治疗夜盲症和改善视力的经验。
    - 《本草拾遗》—— “十剂”分类法的思想源头。
    - 《食疗本草》—— 全面总结了唐代以前的营养学和食治经验，是这一时期最有代表性的食疗专书。
  - 宋金元
    - 《经史证类备急本草》—— 全书共31卷，载药1746种，附方3000余首。该书对所收载的资料采用原文照录、注明出处的方法，使宋代以前许多本草资料得以保存，具有很高的学术价值、实用价值和文献价值。
    - 《本草衍义》—— 最早提出要按年龄老少、体质强弱、疾病新久等决定药量，首次提出将“四气”改为“四性”。
    - 《饮膳正要》—— 是饮食疗法的专门著作，记录了不少回族、蒙古族的食疗方药和有关膳食的烹饪方法，至今仍有较高的参考价值。
  - 明
    - 《本草纲目》—— 全书52卷，约200万字，载药1892种（其中新增374种），附图1100多幅，附方11000余首，按自然属性共分为16部60类。它全面总结了中国16世纪以前本草学的成就。
    - 《本草品汇精要》—— 我国古代最后一部大型官修本草，附图1300余幅。
    - 《炮炙大法》—— 明代影响最大的炮制专著，提出“雷公炮制十七法”。
    - 《白猿经》—— 我国最早记载提炼制成乌头碱结晶的文献。
    - 《滇南本草》—— 我国现存内容最丰富的古代地方（云南）本草。
  - 清
    - 《本草纲目拾遗》—— 全书共10卷，载药921种，其中新增药716种，创古本草新增药品之冠，极大地丰富了本草学。
  - 民国
    - 《中国药学大辞典》—— 该书收录词目约4300条，汇集古今有关论述与研究成果，资料繁博，查阅方便，不失为一部具有重要影响的大型药学辞书。
  - 中华人民共和国成立后
    - 《中华本草》—— 收录正药8980种，在全面继承传统本草学成就的基础上增加了化学成分、药理、制剂、药材鉴定和临床报道等内容，总结了我国两千多年来的中药学成就。
    - 《中华人民共和国药典》—— 以法典的形式确定了中药在当代医药卫生事业中的地位，也为中药材及中药制剂质量的提高和标准的确定起到了巨大的促进作用。

第二节 道地药材

道地药材

- **定义**——经过中医临床长期应用优选出来的，产在特定地域，与其他地区所产同种中药材相比，品质和疗效更好，质量稳定，具有较高知名度的中药材。
- **特点**——①优质的药材；②历史悠久、产地适宜；③品种优良、产量宏丰；④炮制考究、疗效突出；⑤带有地域特点的药材。
- **注意事项**——①形成：道地药材是在长期的生产和用药实践中形成的，并不是一成不变的。②变迁：自然环境条件的改变、过度采伐、栽培和养殖技术的进步、产区经济结构的变化等多种因素，皆可导致药材道地的改变。③标准：药材的品质和临床疗效始终是确定道地药材的主要标准。
- **川药**——是指四川、重庆所产的道地药材。常见的药材有阿坝藏族羌族自治州的冬虫夏草、江油的附子、绵阳的麦冬、都江堰的川芎、石柱土家族自治县的黄连、遂宁的白芷等。
- **广药**——又称“南药”，系指广东、广西南部及海南、台湾等地出产的道地药材。槟榔、砂仁、巴戟天、益智是我国著名的“四大南药”。桂南一带出产的道地药材有鸡血藤、山豆根、肉桂、石斛、广金钱草、莪术、三七等；珠江流域出产的道地药材有广藿香、高良姜、化橘红等；海南主产槟榔等；广东化州橘红历史悠久，曾列为贡品，加工品分为正毛橘红片（成熟果皮）、橘红花、橘红胎（幼果）。广东新会的广陈皮、德庆的何首乌，广西靖西的三七、防城的肉桂和蛤蚧都是著名的道地药材。
- **云药**——包括滇南和滇北所出产的道地药材。较为著名的药材有文山、思茅地区的三七；此外尚有云茯苓、云黄连、云当归、云龙胆、天麻、半夏等。其中云茯苓体重坚实、个大圆滑、不破裂；天麻体重、质坚、色黄、半透明；半夏个圆、色白似珠，称“珠半夏”。
- **怀药**——泛指河南焦作地区所产的道地药材。河南地处中原，常用药材300余种，其中怀地黄、怀山药、怀牛膝、怀菊花被誉为“四大怀药”。
- **浙药**——包括浙江及沿海地区生产的药材，狭义的浙药系指以“浙八味”为代表的浙江道地药材，如白术、杭白芍、玄参、延胡索、杭菊花、杭麦冬、浙贝母、温郁金，以及山茱萸、温厚朴、天台乌药等。
- **关药**——通常是指东北地区所出产的道地药材。著名关药有人参、鹿茸、防风、细辛、五味子、刺五加、黄柏、知母、龙胆、哈蟆油等。例如，人参加工品边条红参体长、芦长、体形优美，北五味子肉厚、色鲜、质柔润。
- **北药**——通常是指河北、山东、山西等省和内蒙古自治区中部和东部等地区所出产的道地药材。主要有北沙参、山楂、党参、金银花、板蓝根、连翘、酸枣仁、远志、黄芩、赤芍、知母、枸杞子、阿胶、全蝎、五灵脂等。例如，山西潞党参皮细嫩、紧密、质坚韧；河北酸枣仁粒大、油润、外皮色红棕；山东东阿阿胶驰名中外。
- **江南药**——包括湘、鄂、苏、皖、闽、赣等淮河以南各省所产的药材。著名的药材有安徽亳菊、歙县贡菊、铜陵牡丹皮、霍山石斛、宣城木瓜；江苏的苏薄荷、茅苍术、太子参、蟾酥等；福建的建泽泻、建厚朴、闽西乌梅（建红梅）、蕲蛇、建曲；江西的清江枳壳、宜春香薷、丰城鸡血藤、泰和乌鸡；湖北的大别山茯苓，鄂北蜈蚣，江汉平原的龟甲、鳖甲，襄阳山麦冬，板桥党参，鄂西味连和紫油厚朴，长阳资丘木瓜、独活，京山半夏；湖南平江白术、沅江枳壳、湘乡木瓜、邵东湘玉竹、零陵薄荷、零陵香、湘红莲、汝升麻等。
- **西药**——指西北地区，包括内蒙古西部、陕甘宁、青海、新疆所产的道地药材。该地区麻黄年收购量居全国首位，甘草年收购量占全国90%。
- **藏药**——是指青藏高原所产的道地药材。该地区野生道地药材资源丰富，有冬虫夏草、鹿茸、牛黄、胡黄连、大黄、天麻、秦艽、羌活、雪上一支蒿、甘松、雪莲花、炉贝母等。

第三节　中药炮制

中药炮制（一）

- **炒黄**
  - 牛蒡子——缓和寒滑之性，以免伤中。还可杀酶保苷，利于煎出有效成分。
  - 芥子——炒后可缓和辛散走窜之性，以免耗气伤阴，易于粉碎和煎出有效成分，还可杀酶保苷。
  - 王不留行——中火炒至大部分爆成白花，完全爆花者占80%以上。
  - 莱菔子——生升熟降。生品长于涌吐风痰。炒后变升为降，常用于消食除胀，降气化痰。
  - 苍耳子——炒至黄褐色，刺焦时即可，碾去刺（含毒蛋白的主要部位），可降低毒性。
- **炒焦**
  - 山楂
    - 生山楂——长于活血化瘀，用于高脂血症、高血压、冠心病。
    - 炒山楂——中火炒黄，消食化积。
    - 焦山楂——长于消食止泻（炒焦后一般均能增强止泻作用）。
    - 山楂炭——长于止血（炭药共性）、止泻。
  - 栀子——炒黄或炒焦后，缓和苦寒之性，避免伤胃；炒炭后增强止血作用。
- **炒炭存性**
  - 蒲黄——中火炒至黑褐色，炒炭后味苦，止血作用增强。
  - 荆芥——炒炭减弱辛散作用，增强止血功效。
  - 干姜
    - 生干姜——对中焦寒邪偏盛而兼湿者，以及寒饮伏肺的喘咳尤为适宜。
    - 姜炭——长于收敛止血。
    - 炮姜——作用缓和持久，长于温中止痛、止泻和温经止血。
- **麸炒法**
  - 枳壳——麸炒可缓和其峻烈之性，偏于理气健胃消食。
  - 苍术
    - 炒苍术——辛味减弱，燥性缓和，气变芳香，增强了健脾和胃的作用。
    - 焦苍术——辛燥之性大减，以固肠止泻为主。
- **米炒法**——斑蝥——斑蝥素有强烈的刺激性，米炒可促进斑蝥素的升华，降低毒性及矫臭矫味。
- **土炒法**
  - 白术——增强补脾止泻之力。
  - 山药——土炒长于补脾止泻；麸炒长于补脾健胃。
- **砂炒法**
  - 马钱子
    - 砂烫至棕褐色或深棕色，鼓起，内部红褐色，起小泡。
    - 毒性降低，酥脆易粉碎，可供内服。
  - 骨碎补——砂炒，撞去毛，质地松脆，易于除去鳞片，有利于煎出有效成分。
  - 鳖甲
    - 砂炒后趁热投入醋液中稍浸。
    - 质变酥脆，易于粉碎及煎出有效成分，并能矫臭矫味。
  - 鸡内金——炮制后，淀粉酶因对温度敏感而活性下降，蛋白酶的热稳定性比淀粉酶高，高温不会完全破坏其结构，仍能发挥分解蛋白质、帮助消化肉食积滞的作用。
- **滑石粉炒**——水蛭——降低毒性，质地酥脆，多入丸散。
- **蛤粉炒**——阿胶
  - 炒至鼓起呈类圆球形，内无溏心。
  - 降低滋腻之性；质变酥脆利于粉碎，矫正了不良气味。
  - 蛤粉炒益肺润燥；蒲黄炒止血安络。

中药炮制（二）

- **炙法**
  - 大黄——酒大黄缓和苦寒泻下，引药上行；熟大黄缓和泻下，增强活血祛瘀（隔水炖或蒸至内外焦黑色）；醋大黄减弱泻下作用，消积化瘀；清宁片泻下作用极缓，适用于老年便秘、体弱及久病患者（用黄酒、熟蜜炮制）。
  - 黄连——酒黄连引药上行，缓和寒性；姜黄连缓和寒苦之性，增强止呕作用；萸黄连抑制苦寒之性，使黄连寒而不滞。
  - 当归——酒当归可增强活血通经的作用；土炒当归可增强入脾补血的作用，缓和油润之性不致滑肠；当归炭止血和血为主。
  - 白芍——酒白芍酸寒之性降低，善于调经止血、柔肝止痛；炒白芍寒性缓和，以养血和营、敛阴止汗为主；醋白芍引药入肝，敛血养血、疏肝解郁最强；土白芍增强养血和脾、止泻作用。
  - 川芎——酒川芎引药上行，增强活血行气止痛作用。
- **盐水炙法**
  - 杜仲——盐炙引药入肾，增强温补肝肾、强筋骨、安胎的作用。
  - 黄柏——盐炙引药入肾，缓和苦燥之性，增强滋肾阴、泻相火、退虚热作用；酒炙降低苦寒之性，免伤脾阳，并可引药上行，清血分湿热。
  - 泽泻——引药下行，并能增强泻热作用，利尿而不伤阴。
  - 车前子——炒至略有爆鸣声时，喷淋盐水；泻热利尿而不伤阴，并引药下行，增强其在肾经的作用。
- **姜汁炙法**
  - 厚朴——姜炙消除对咽喉的刺激性，并可增强宽中和胃的功效；炮制后有利于厚朴酚的溶出。
  - 竹茹——取竹茹段或团，姜汁拌匀稍润（增强降逆止呕功效），待姜汁吸尽，用文火加热，烙至两面微黄。
- **蜜炙法**
  - 黄芪——甘温而偏润，长于益气补中，蜜黄芪的补气作用强于生黄芪。
  - 麻黄——麻黄绒缓和了生品辛散发汗之性，适用于老人、幼儿及体虚风寒外感者；蜜麻黄辛散发汗作用缓和，宣肺止咳增强，用于表邪较轻、咳嗽气喘较重的患者；蜜炙麻黄绒辛散力大大缓和，用于表邪已解、咳嗽未愈的老幼及体虚患者。
- **油炙法**
  - 淫羊藿——取羊脂油，加入淫羊藿丝，文火炒至油脂吸尽，均匀有光泽。可增强温肾助阳作用。性由寒转温，有促进性功能的作用。
  - 蛤蚧——油酥蛤蚧易粉碎，腥气减少，其功效以补肺益精、纳气定喘见长；酒蛤蚧质脆易碎，矫臭矫味，补肾壮阳作用增强。
- **明煅**
  - 白矾——武火加热至熔化，继续煅至膨胀松泡呈白色蜂窝状固体；煅制时应一次性煅透，中途不得停火和搅拌。煅后酸寒之性降低，涌吐作用减弱，收涩敛疮、止血化腐作用增强。
  - 牡蛎——收敛固涩作用增强，用于自汗盗汗、遗精崩带、胃痛吐酸，煅后醋淬品水煎液中钙离子含量高于煅品和生品。
  - 石膏——具收敛、生肌、敛疮、止血功能。
- **煅淬**
  - 赭石——降低苦寒之性，增强平肝止血作用，用于吐血、衄血及崩漏等。
  - 自然铜——散瘀止痛作用增强；质地酥脆，便于粉碎加工，利于煎出。
  - 炉甘石——经煅淬水飞后，质地纯洁细腻，消除了颗粒的刺激性，适宜于眼科及外敷用；用黄连及三黄汤煅淬或拌制，可增强清热明目、敛疮收湿的作用。
- **扣锅煅**——改变药物性能，产生或增强止血作用，如血余炭；降低毒性，如干漆。

中药炮制（三）

- **蒸法**
  - 何首乌——与黑豆汁拌匀，置于非铁质容器，炖至汁液吸尽，药物呈棕褐色。蒸制后，味转甘厚而性转温，增强了补肝肾、强筋骨、益精血、乌须发的作用，消除了生品滑肠致泻的副作用。
  - 地黄——熟地黄：药性由寒转温，味由苦转甜，功能由清转补（加黄酒蒸）。炒炭增强了止血作用，生地炭凉血止血，熟地炭补血止血。
  - 黄精
    - 蒸黄精：补脾润肺益肾功能增强，并可除去麻味，以免刺激喉咙。
    - 酒黄精：能助其药势，使之润而不腻，更好地发挥补益作用。
  - 人参——生晒参偏于补气生津，复脉固脱，补脾益肺；蒸后变红参，长于大补元气，复脉固脱，益气摄血。
  - 天麻——蒸天麻主要是为了便于软化切片，杀酶保苷。
- **煮法**
  - 藤黄——毒性降低，可供内服；并可保证药物的净度。
  - 川乌——生川乌中双酯型乌头碱有大毒，煮后酯键水解，毒性降低。
  - 附子——盐附子防止药物腐烂，利于储存；黑顺片、白附片毒性降低，可直接入药（食用胆巴）；淡附片长于回阳救逆，散寒止痛（甘草、黑豆加水共煮）。
  - 吴茱萸——制吴茱萸能降低毒性，缓和燥性（甘草制）；盐制吴茱萸宜用于疝气疼痛。
- **焯法**
  - 作用——在保存有效成分的前提下，除去非药用成分，如苦杏仁（还可杀酶保苷）；分离不同药用部位，如白扁豆。
- **复制法**
  - 半夏——清半夏长于化痰，以燥湿化痰为主（白矾制）；姜半夏增强了降逆止呕作用，以温中化痰、降逆止呕为主（生姜+白矾制）；法半夏偏于祛寒痰，同时具有调和脾胃的作用（甘草+石灰制）。
  - 天南星——制天南星毒性降低，燥湿化痰的作用增强（生姜+白矾制）；胆南星毒性降低，药性由温转凉，味由辛转苦，功能由温化寒痰转为清化热痰。
- **发酵法**
  - 方法——温度：一般发酵的最佳温度为30～37℃，湿度70%～80%，经验以“握之成团，指间可见水迹，放下轻击则碎”为宜。
  - 六神曲
    - 来源：苦杏仁、赤小豆、鲜青蒿、鲜苍耳草、鲜辣蓼等药加入面粉（或麦麸）混合后发酵。
    - 炒六神曲：健脾胃功能增强，发散作用减少。
    - 麸炒六神曲：具有甘香气味，以醒脾和胃为主。
    - 焦六神曲：消食化积力强，以治食积、泄泻为主（文火）。
- **制霜法**
  - 分类
    - 去油制霜法：降低毒性，缓和药性，如巴豆霜；消除副作用，如柏子仁霜。
    - 渗析制霜法：制造新药，扩大用药品种，增强疗效，如西瓜霜（加芒硝）。
    - 升华制霜法：纯净药物，如砒霜。
- **煨法**
  - 木香——煨后除去部分油质，免于滑肠，刺激性减少，增强了固肠止泻的功能。
  - 肉豆蔻
    - 生肉豆蔻：长于暖胃消食，下气止呕。
    - 煨肉豆蔻：刺激性减小，增强了固肠止泻的功能，具有明显的抗炎镇痛及抗癌作用。

第四节 中药性能

- 中药性能（一）
  - 四气
    - 寒、热、温、凉（又称四性，是对药物治疗寒热病证作用的概括）
      - 寒、凉 —— 减轻或消除热证 —— 黄芩、板蓝根（清热解毒）
      - 热、温 —— 减轻或消除寒证 —— 附子、干姜（温中散寒）
      - 平 —— 寒热界限不明显、药性平和、作用较和缓 —— 党参、山药
    - 作用及适应证
      - 寒凉药 —— 清热泻火、凉血解毒、滋阴除蒸、泻热通便、清热利尿、清化热痰、清心开窍、凉肝息风。
      - 温热药 —— 温里散寒、暖肝散结、补火助阳、温阳利水、温经通络、引火归原、回阳救逆。
  - 五味
    - 定义 —— 通过口尝及长期临床实践观察，总结归纳出辛、甘、酸、苦、咸五种主要味道及其治疗作用。五味不仅仅是药物味道的真实反映，更是对药物作用的高度概括。
    - 作用及适应证
      - 辛
        - 能散
          - 发散表邪——麻黄、桂枝、薄荷
          - 温散里寒——干姜、肉桂
        - 能行
          - 行气——木香、陈皮
          - 活血——川芎、红花
      - 甘
        - 能补
          - 补气——党参、黄芪
          - 补血——熟地黄、当归
        - 能和
          - 调和药性——用于毒烈性质的药物——大枣
          - 调和药味——用于味道强烈的药物——蜂蜜
          - 和中——顾护中焦——甘草
        - 能缓 —— 缓急止痛——用于痉挛性疼痛——饴糖
      - 酸
        - 能收
          - 止汗——五倍子
          - 止咳——五味子
        - 能涩
          - 止泻——诃子
          - 止遗、止带——金樱子
      - 苦
        - 能泄
          - 通泄——用于热结便秘——大黄
          - 降泄——用于肺气上逆咳喘、胃气上逆呕吐——杏仁
          - 清泄——用于热盛心烦——栀子
        - 能燥
          - 温性——用于寒湿——苍术
          - 寒性——用于湿热——黄连
        - 能坚阴 —— 泻火存阴——知母、黄柏
      - 咸
        - 能软 —— 软坚散结——用于癥瘕、瘿瘤、瘰疬、痰核——鳖甲
        - 能下 —— 泻下通便——用于便秘——芒硝
      - 淡 —— 能利能渗 —— 利水渗湿 —— 用于水肿 —— 薏苡仁
      - 涩 —— 似酸味，收敛固涩 —— 用于久泻、尿频、遗精 —— 禹余粮

中药性能（二）

- **升降浮沉**
  - 各类药物的升降浮沉有不同的趋向性
    - 升，向上
    - 浮，向外
      - （升、浮）发表、透疹、升阳、涌吐、开窍
    - 降，向下
    - 沉，向内
      - （降、沉）收敛固涩、泻下利水、潜阳、镇惊安神、止咳平喘、止呕
  - 影响因素
    - 四气五味
      - 辛、甘，气属温、热 —— 升浮
      - 苦、酸、咸，性属寒、凉 —— 沉降
    - 质地轻重
      - 花、叶、枝、皮等质轻 —— 多为升浮
      - 种子、果实、矿物、贝壳等质重 —— 多是沉降
    - 炮制、配伍
      - 酒制则升，姜炒则散，醋炒收敛，盐炒下行。
      - 升浮药在大队沉降药中能随之下降；反之亦然。
- **归经**
  - 临床意义 —— 便于临床辨证用药，提高用药准确性
    - 羌活 —— 善治太阳经头痛
    - 柴胡 —— 善治少阳经头痛
    - 细辛 —— 善治少阴经头痛
    - 吴茱萸 —— 善治厥阴经头痛
    - 葛根、白芷 —— 善治阳明经头痛
  - 代表性药物
    - 朱砂、远志能治疗心悸失眠 —— 归心经
    - 桔梗、苦杏仁能治胸闷、咳喘 —— 归肺经
    - 白芍、钩藤能治愈胁痛抽搐 —— 归肝经
- **毒性**
  - 类型
    - 毒性 —— 药物对机体所产生的毒性反应，危害性大，甚至危及生命。
    - 副作用
      - 在常用剂量时出现与治疗需要无关的不良反应。
      - 有别于毒性，一般较轻微，停药后可自行消失。
  - 注意事项
    - 药物贮存、炮制、配伍、剂型、给药途径、用量、使用时长。
    - 体质、年龄、证候性质。
      - （以上）产生因素
    - 使用有毒药物时，对各个环节进行严格控制。
- **作用**
  - 基本原理：利用药物的偏性纠正疾病所表现的阴阳偏盛或偏衰。
  - 分类
    - 治疗作用 —— 又称为中药的功效。
    - 不良作用 —— 主要包括副作用和毒性反应。
  - 功效
    - 功效与主治的关系
      - 主治指其所主治的病证，又称应用、适应证。
      - 主治是确定功效的依据。
      - 功效提示中药的适应范围（即主治范围）。
    - 功效的分类
      - 对因治疗功效（治本）
      - 对症治疗功效（治标）

第五节　中药配伍及使用禁忌

- **中药配伍及使用禁忌**
  - **配伍**
    - 意义——照顾复杂病情，增进疗效，减少毒副作用。
    - “七情”配伍
      - 单行——单用一味中药治疗某种病情单一的疾病——独参汤
      - 相须——两种功效相似的药物配合应用以增强疗效——麻黄配桂枝
      - 相使——以一种药物为主，另一种药物为辅，辅药可以提高主药功效（多为不同章节药物）。
      - 相畏——药物的毒副作用能被另一种药物所抑制——生半夏畏生姜
      - 相杀——药物减轻或消除另一种药物的毒副作用——生姜杀生天南星
      - 相恶——两药合用，一种药物能破坏另一种药物的功效——人参恶莱菔子
      - 相反——两种药物同用能产生、增强毒性或副作用——“十八反”“十九畏”
  - **配伍禁忌**
    - “十八反”
      - 乌头类（川乌、草乌、附子）反贝母、瓜蒌、天花粉、半夏、白蔹、白及。
      - 甘草反甘遂、大戟、海藻、芫花。
      - 藜芦反西洋参、人参、苦参、沙参、党参、丹参、玄参、细辛、芍药。
      - 本草明言十八反，半蒌贝蔹及攻乌，藻戟遂芫俱战草，诸参辛芍叛藜芦。
    - “十九畏”——硫黄畏朴硝，水银畏砒霜，狼毒畏密陀僧，巴豆畏牵牛，丁香畏郁金，川乌、草乌畏犀角，牙硝畏三棱，官桂畏赤石脂，人参畏五灵脂。
  - **妊娠用药禁忌**
    - 禁用——毒性较强或药性猛烈：巴豆、牵牛子、大戟、商陆、三棱、莪术、水蛭、斑蝥、雄黄、砒霜等。
    - 慎用——通经祛瘀、行气破滞及辛热滑利：桃仁、红花、牛膝、大黄、枳实、附子、肉桂、干姜、木通、冬葵子、瞿麦等。
  - **服药饮食禁忌**
    - 一般饮食禁忌
      - 一般忌生冷、油腻、腥膻、刺激性食物。
      - 热性病忌辛辣、油腻、煎炸性食物。
      - 寒性病忌生冷食物、清凉饮料。
      - 胸痹忌肥肉、动物内脏及烟酒。
      - 肝阳上亢忌胡椒、辣椒、大蒜、白酒等辛热助阳之品。
      - 黄疸胁痛忌动物脂肪及辛辣、烟酒等刺激性物品。
      - 脾胃虚弱忌油炸黏腻、生冷坚硬、不易消化的食物。
      - 肾病水肿忌食盐、碱过多和酸辣太过的刺激性食物。
      - 疮疡、皮肤病忌食鱼、虾、蟹等腥膻发物及辛辣刺激性食物。
    - 特殊疾病饮食禁忌——甘草、黄连、桔梗、乌梅忌猪肉；鳖甲忌苋菜；常山忌葱；地黄、何首乌忌葱、蒜、萝卜；丹参、茯苓、茯神忌醋；土茯苓、使君子忌茶；薄荷忌蟹肉；蜜反生葱；柿反蟹等。

第六节　中药剂量及用法

中药剂量及用法

- **剂量**
  - 影响因素
    - 药物性质、剂型、配伍与剂量的关系。
    - 5岁以下的小儿用成人药量的1/4。
    - 5岁以上的儿童按成人用量减半服用。
    - （以上两条）年龄、体质、病情都是确定剂量的重要依据。
    - 季节变化与剂量的关系。
  - 有毒药、峻猛药及某些名贵药的剂量详见各药用法用量。
- **用法**
  - 煎煮方法
    - 器具选择
      - 宜选用砂锅、搪瓷锅、不锈钢锅。
      - 避免使用铁锅、铜锅、铝锅，以免影响药效。
    - 一般方法
      - 冷水浸泡——水没过药物2～5cm，浸泡20～30分钟。
      - 加热煎煮——大火煮开，然后转至小火慢煎。
      - 过滤提取
        - 第一煎：用纱布或滤纸滤掉药渣。
        - 第二煎：药渣中加少量水，再次煎煮。
        - 两煎药液合并，混匀后分次服用。
    - 特殊方法
      - 先煎
        - 有效成分难溶于水——磁石、赭石、生铁落等。
        - 毒副作用较强——附子、乌头等。
      - 后下
        - 久煎有效成分易挥发——薄荷、青蒿等芳香药。
        - 久煎会破坏有效成分——钩藤、大黄、番泻叶等。
      - 包煎——黏性强、粉末状及表面带有绒毛的药物，用布包后煎煮，如蛤粉、滑石、青黛、旋覆花、车前子、蒲黄及灶心土。
      - 另煎——人参、西洋参等贵重药材另炖后单服或与其他药液混合服用。
      - 烊化——胶类（阿胶、鹿角胶、龟甲胶）及黏性大（蜂蜜、饴糖）的药物直接溶于汤液。
      - 泡服——藏红花、番泻叶、胖大海等易溶于水或久煎容易破坏药效的药物，用开水浸泡后服用。
      - 冲服——牛黄、羚羊角等贵重药，用量较轻，为防止散失，研成细末用温开水或其他药物煎液冲服。
      - 煎汤代水
        - 防止与其他药物同煎使煎液混浊——灶心土等。
        - 药物质轻用量多，体积大，吸水量大——玉米须、丝瓜络、金钱草等。
  - 服药时间
    - 汤剂一般每日1剂，煎2次分服，2次间隔4～6小时。
    - 饭后服——病在胸膈以上或对胃肠有刺激性。
    - 饭前服——病在胸膈以下。
    - 空腹服——滋腻碍胃的补益药或驱虫药、泻下药。
    - 睡前服——安神药。
    - 定时服——慢性病。
    - 不定时服——急性病、咽喉病须煎汤代茶饮者。
    - 发作前的两小时——抗疟药。

第二章 解表药

第一节 发散风寒药

麻黄

- **基原**——麻黄科植物草麻黄、中麻黄或木贼麻黄的干燥草质茎。
- **释名**——“其味麻，其色黄”（《本草纲目》），因色黄味麻而得名。
- **产地**——主产于河北、山西、内蒙古、甘肃。
- **采制**——秋季采割绿色的草质茎，晒干，除去木质茎、残根及杂质，切段。生用、蜜炙或捣绒用。
- **性状**——呈圆柱形的段，表面淡黄绿色至黄绿色，粗糙，有细纵脊线，节上有细小鳞叶，切面中心呈红黄色。气微香，味涩、微苦。以干燥、茎粗、淡绿色、内心充实、味苦涩者为佳。
- **药性**——辛、微苦，温，归肺、膀胱经。
- **功效**——发汗解表，宣肺平喘，利水消肿。
- **应用**
  - 风寒感冒：本品味辛发散，性温散寒，主入肺经，善于宣肺气、开腠理、透毛窍而发汗解表，发汗力强，为发汗解表之要药，可与桂枝相须为用。
  - 胸闷喘咳：本品辛散苦泄，温通宣畅，主入肺经，可外开皮毛之郁闭，以使肺气宣畅；内降上逆之气，以复肺司肃降之常，故善平喘，为治疗肺气壅遏所致喘咳胸闷的要药。
  - 风水浮肿：本品主入肺与膀胱经，上宣肺气、发汗解表，可使肌肤之水湿从毛窍外散，并通调水道、下输膀胱以助利尿之力，可与甘草同用。
  - 风寒湿痹，阴疽痰核：取麻黄散寒通滞之功，也可用治风寒湿痹、阴疽痰核。
- **用法用量**
  - 煎服，2～10g。
  - 发汗解表宜生用，且不宜久煎；蜜麻黄润肺止咳，多用于表证已解、气喘咳嗽；捣绒后作用较为缓和，小儿、老人及体虚者宜用麻黄绒。
- **注意事项**
  - 本品发汗宣肺力强，凡表虚自汗、阴虚盗汗及肺肾虚喘者均当慎用。
  - 本品可明显兴奋中枢神经系统，升高血压，故失眠及高血压患者慎用，运动员禁用。
- **现代药理**——发汗、解热、镇咳、平喘、祛痰、调节血压、调节血糖、兴奋中枢神经系统、抗胆碱、抑制胃肠平滑肌、解痉、利胆、抗腹泻、利尿、抗肾衰竭、兴奋子宫平滑肌、清除自由基、免疫调节、抗过敏、抗菌、抗病毒、抗炎、抗应激。
- **古籍摘要**
  - 《神农本草经》——主中风，伤寒头痛，温疟，发表出汗，去邪热气，止咳逆上气，除寒热，破癥坚积聚。
  - 《名医别录》——主治五脏邪气缓急，风胁痛，字乳余疾。止好唾，通腠理，疏伤寒头痛解肌，泄邪恶气，消赤黑斑毒。
  - 《雷公炮制药性解》——味甘苦，性温，无毒，入肺、心、大肠、膀胱四经。主散在表寒邪，通九窍，开毛孔，破症结，除积聚。去根节者，大能发汗。
- **名家经验**
  - 朱进忠：新陈麻黄发汗不同，陈久者辛温发散之功已减。新鲜麻黄9g效如桴鼓，汗后病愈，自此凡用麻黄汤、大青龙汤发汗解表者，一律应用麻黄采后1年之内者。
  - 刘燮明：临证凡风寒表实、咳喘、水肿、风湿痹痛、阴疽诸证，只要掌握舌不干红、苔不光剥、身无汗出三要点，即可不分季节在相应方药中加用麻黄。
  - 何绍奇：无热便是寒，“无热”指舌不红、口不渴（即口干喜热饮）、脉不数、痰清稀，这样便可以用麻黄剂温而散之。

桂枝

基原——樟科植物肉桂的干燥嫩枝。

释名——“桂枝，即桂树之枝”（《本草便读》），因药用桂树之嫩枝而得名。

产地——主产于广东、广西。

采制——春、夏二季采收，除去叶，晒干或切片晒干。生用。

性状——呈类圆形或椭圆形的厚片，表面红棕色至棕色，有时可见点状皮孔或纵棱线。切面皮部红棕色，木部黄白色或浅黄棕色，髓部类圆形或略呈方形，有特异香气，味甜、微辛。以质嫩、色红棕、香气浓者为佳。

药性——辛、甘，温。归心、肺、膀胱经。

功效——发汗解肌，温通经脉，助阳化气，平冲降逆。

应用

- 风寒感冒：本品辛甘温煦，甘温通阳扶卫，其开腠发汗之力较麻黄温和，而善于宣阳气于卫分，畅营血于肌表，故有助卫实表、发汗解肌、外散风寒之功。
- 脘腹冷痛、经闭痛经、关节痹痛等寒凝血滞诸痛证：本品辛散温通，具有温通经脉、散寒止痛之效，故可用治寒凝血滞诸痛证。
- 痰饮，水肿：本品甘温，既可温扶脾阳以助运水，又可温肾阳、逐寒邪以助膀胱气化，而行水湿痰饮之邪，为治疗痰饮病、水肿的常用药。
- 心悸：本品辛甘性温，能助心阳，通血脉，止悸动。

用法用量——煎服，3～10g。

注意事项——本品辛温助热，易伤阴动血，凡外感热病、阴虚火旺、血热妄行等证，均当忌用。孕妇及月经过多者慎用。

现代药理——镇静、催眠、抗惊厥、镇痛、解热、降温、祛痰、镇咳、增加冠状动脉血流量、抗心肌缺血再灌注损伤、抗血小板聚集、抗凝血、抗血栓、健胃、促进肠胃蠕动、利胆、抗肿瘤、利尿、抗炎、抗过敏、抗菌、抗病毒。

古籍摘要

- 《神农本草经》——味辛，温。主上气咳逆，结气，喉痹，吐吸，利关节，补中益气。
- 《本经疏证》——和营、通阳、利水、下气、行瘀、补中，为桂枝六大功效。
- 《汤液本草》——桂枝气味俱轻，故能上行，发散于表。

名家经验

- 欧阳勋：使用桂枝宜掌握关键主证，即口中和、背恶寒、舌淡苔润（口味淡而苔润）。宜忌主证：脉洪大或细数、唇红、苔黄（焦黄或厚黄）、舌绛（干绛、深绛）。张山雷云：“肺燥气升，妄用桂枝，定教血溢上窍；阴虚液涸，误用桂枝，必致燥烈伤阴。凡阴虚阳旺、喉证、血证，俱在禁例。”
- 石景亮：桂枝的用量一般为5～10g，特殊情况，如病态窦房结综合征，可用至15～30g，多从10g开始，逐步递增，服至口干舌燥时，递减用量。因桂枝辛温助热，易伤阴动血，故风温热病、阴虚阳盛之证、喉证、血证或素有内火而有口干舌燥者，均属忌用。
- 朱锡祺：桂枝性温，走而不守，能温通血脉、通化阳气，历来多以舌红及血证为用桂枝之禁忌，实则只要舌上有津，具桂枝适应证者，舌红照样可用。对于心阳不展（心衰），瘀阻肺络所致的风湿性心脏病咳嗽、咳泡沫样血痰，宜选用以桂枝为主药的温通之品，不要一见出血就用犀角地黄汤、三黄泻心汤等。当然，血热妄行之血证则禁用，否则真有“桂枝下咽，阳盛立毙”之虑。
- 邹良材：阴虚型肝硬化腹水临床以阳行阴利小便。按阴阳互根的机制，阴虚患者可在养阴柔滋淡渗的基础上，略佐通阳药物，借助膀胱的气化作用达到“以阳行阴”的目的。主要药物为桂枝，用量在3g以内，加入煎剂中。正如古籍所云，凡润肝养血之药，一得桂枝，化阴滞而为阳和。

紫苏叶

- **基原**——唇形科植物紫苏的干燥叶（或带嫩枝）。
- **释名**——紫，以其叶背色紫而名；“苏性舒畅，行气和血，故谓之苏”（《本草纲目》）。主要根据颜色和功用而得名。
- **产地**——主产于江苏、浙江、河北。
- **采制**——夏季枝叶茂盛时采收。除去杂质，晒干，切碎。生用。
- **性状**——呈不规则的段或未切叶。叶多皱缩卷曲、破碎，叶完整者展平后呈卵圆形。边缘具圆锯齿。两面紫色或上表面绿色，下表面紫色，疏生灰白色毛。叶柄紫色或紫绿色。带嫩枝者，紫绿色，切面中部有髓。气清香，味微辛。以色紫、香气浓者为佳。
- **药性**——辛，温。归肺、脾经。
- **功效**——解表散寒，行气和胃。
- **应用**
  - 风寒感冒，咳嗽呕恶：本品辛散性温，发汗解表散寒之力较为缓和，轻证可以单用，重证须与其他发散风寒药合用。因其外能解表散寒，内能行气和胃，且略兼化痰止咳之功，故风寒表证而兼气滞、胸脘满闷、恶心呕逆，或咳嗽痰多者，较为适宜。
  - 脾胃气滞，妊娠呕吐：本品味辛能行，能行气以宽中除胀，和胃止呕，兼有理气安胎之功，可用治中焦气机郁滞之胸脘胀满、恶心呕吐。
  - 鱼蟹中毒：紫苏叶能解鱼蟹毒，对于进食鱼蟹中毒而致腹痛吐泻者，能和中解毒，可单用或配伍生姜、陈皮、藿香等药。
- **用法用量**——煎服，5～10g，不宜久煎。
- **注意事项**——紫苏香浓，一物三药，根据其药用部位不同，又有“紫苏叶”“紫苏梗”和“紫苏子”之名。紫苏叶善于解表散寒，适用于风寒感冒；紫苏梗善于理气宽中，止痛安胎，适用于脾胃气滞引起的腹胀、打嗝等；紫苏子善于降气化痰，润肠通便。
- **现代药理**——解热、降温、镇静、催眠、镇咳、祛痰、平喘、抗血小板聚集、止血、促凝血、兴奋胃肠平滑肌、促消化液分泌、免疫调节、抗氧化、抗炎、抗菌、抗病毒、抗突变、抗过敏。
- **古籍摘要**
  - 《神农本草经》——主下气，杀谷，除饮食，辟口臭，去邪毒，辟恶气。
  - 《日华子本草》——补中益气，治心腹胀满，止霍乱转筋，开胃下食，并一切冷气，止脚气，通大小肠。
  - 《本草从新》——味辛，入气分，利肺下气，定喘安胎（治子气），色紫，兼入血分，和血止痛。性温发汗，解肌，祛风散寒。气香开胃，益脾宽中，利大小肠，又解鱼蟹毒。
- **名家经验**
  - 郑惠伯：曾用达原柴胡饮加紫苏、荜澄茄，治愈多例小儿霉菌性腹泻。加用紫苏、荜澄茄治疗霉菌性腹泻，是受民间制作泡菜经验的启发而得到的灵感。四川人爱吃泡菜，泡菜水生花（即霉菌繁殖）时，置入鲜紫苏叶或荜澄茄，很快白色真菌消失。
  - 徐青：紫苏有叶、梗（茎）、子之分。苏叶长于解表散寒、消痰止咳；苏梗长于行气宽中、解郁安胎；紫苏茎叶则二者兼而有之。此外，紫苏尚有和血止血之作用，只是近代常易忽视。紫苏，《本草纲目》中又称之为“苏”。李时珍说：“苏性舒畅，行气和血，故谓之苏。曰紫苏者，以别白苏也。”
  - 俞正求：紫苏辛温气香，辛能透外，温能暖中。《本草纲目》谓其能解鱼蟹毒，安胎，《日华子本草》谓其能补中益气，治心腹胀痛，止霍乱转筋，开胃下食。《本草图经》谓其通心经、益脾胃，煮食尤良。《中国药学大辞典》载紫苏为“杀一切鱼蟹毒之要药”。曾以大剂量紫苏治鱼胆中毒，效果颇佳，概因其气香开窍醒脑、气温益肾健脾，使肝脏得以护卫，正气得以恢复，毒物得以迅速排泄。又因鱼胆苦寒气腥，紫苏辛温气香，恰是对症下药。

生姜

- **基原**——姜科植物姜的新鲜根茎。
- **产地**——主产于四川、贵州、湖北、广东、广西。
- **采制**——秋冬二季采挖，除去须根和泥沙，切厚片。生用。
- **性状**——呈不规则的厚片，可见指状分枝。切面浅黄色，内皮层环纹明显，维管束散在。气香特异，味辛辣。以质嫩者为佳。
- **药性**——辛，微温。归肺、脾、胃经。
- **功效**——解表散寒，温中止呕，化痰止咳，解鱼蟹毒。
- **应用**
  - 风寒感冒：本品辛散温通，能发汗解表、祛风散寒，但作用较弱，适用于风寒感冒轻证，可单煎或配红糖、葱白煎服。
  - 脾胃寒证：本品辛散温通，能温中散寒，对寒犯中焦或脾胃虚寒之胃脘冷痛、食少、呕吐者，可收祛寒开胃、止痛止呕之效，宜与高良姜、胡椒等药同用。
  - 胃寒呕吐：本品辛散温通，能温胃散寒、和中降逆，其止呕功良，素有“呕家圣药”之称，随证配伍可治疗多种呕吐。
  - 寒痰咳嗽：本品辛温发散，能温肺散寒、化痰止咳，对于肺寒咳嗽，不论有无外感风寒，或痰多痰少，皆可选用。
  - 鱼蟹中毒：本品能解鱼蟹毒及半夏、天南星的毒性，故对鱼蟹等食物中毒，以及对生半夏、生南星等药物之毒，均有一定的解毒作用。
- **用法用量**——煎服，3～10g。
- **注意事项**——生姜助火伤阴，故热盛及阴虚内热者忌服。
- **现代药理**——促消化、保护胃黏膜、抗溃疡、保肝、利胆、抗炎、解热、抗菌、镇痛、镇吐、兴奋心脏及呼吸中枢、利尿、消肿、祛痰、抗滴虫。
- **古籍摘要**
  - 《神农本草经》——主胸满，咳逆上气，温中，止血，出汗，逐风湿痹，肠澼下利。
  - 《名医别录》——主治伤寒头痛、鼻塞，咳逆上气，止呕吐。
  - 《雷公炮制药性解》——味辛，性温无毒，入肺心脾胃四经。主通神明，去秽恶，散风寒，止呕吐，除泄泻，散郁结，畅脾胃，疗痰嗽，制半夏。和药要热去皮，要冷留皮，恶黄芩。
- **名家经验**
  - 叶熙春：治疗胃痛时对姜的应用十分讲究，生姜用于和胃止呕，干姜用于温中止痛，炮姜用于暖肾止血。有时取其性，以姜汁拌炒竹茹。有时减其味，淡姜渣性温味淡以理胃气。健脾理中汤常以炮姜易干姜，取其色黑入肾，寓补命火以暖中土之意。
  - 夏俐俐：生姜能解天南星毒，并除去天南星的麻辣味。曾遇一名5岁男孩误食生天南星而中毒，当即口流涎水，手抓舌体，口唇、舌及下颌部即刻肿大，面色苍白，并不停地哭叫，声音嘶哑。遂用大量生姜捣汁，不停地灌入病孩口中，令其含服、漱口，并用生姜渣外擦口唇及四周皮肤，肿胀即刻缓解，约经1小时，中毒症状消失。
  - 岳美中：生姜具有温肺化饮的作用，对于寒饮伏肺所致的咳嗽、气喘、咳痰清稀等症，可与细辛、五味子、半夏等药配伍，以温肺散寒、化饮止咳。此外，生姜在治疗一些虚寒性疾病时，可起到温通阳气、散寒止痛的作用，如在治疗虚寒性痛经时，可将生姜与当归、川芎、艾叶等药同用，以温经散寒、养血止痛。
  - 仝小林：呕吐作为临床常见症状，可伴见于多种内科疾病，虚实寒热皆可见。呕吐发生的核心病机在于中焦气机逆乱、升降失常，在治疗上以调理中焦大气运转、恢复气机升降为基本原则，在经典名方“连苏饮”的基础上联合生姜组成辛开苦降基础方，紫苏叶、生姜辛开，黄连苦降，以通肺胃、降胃火，调气机。方中紫苏叶的临床常用剂量为9～15g，黄连为6～12g，生姜为15～30g。

荆芥

- **基原** —— 唇形科植物荆芥的干燥地上部分。
- **产地** —— 主产于江苏、浙江、江西、河北、湖北。
- **采制** —— 夏、秋两季花开到顶、穗绿时采割，除去杂质，晒干，切段。生用或炒炭用。
- **性状** —— 呈不规则的段。茎呈方柱形，表面淡黄绿色或淡紫红色，被短柔毛。切面类白色。叶多已脱落。穗状轮伞花序。气芳香，味微涩而辛凉。以茎细、色紫、穗多、香气浓者为佳。
- **药性** —— 辛，微温。归肺、肝经。
- **功效** —— 解表散风，透疹，消疮。
- **应用**
  - 感冒，头痛：本品辛散气香，长于发表散风，且微温不烈，药性和缓，为发散风寒药中药性最为平和之品。
  - 麻疹不透，风疹瘙痒：本品质轻透散，能祛风止痒、宣散疹毒。
  - 疮疡初起兼有表证：本品能祛风解表、透散邪气、宣通壅结而达消疮之功。
- **用法用量**
  - 煎服，5～10g，不宜久煎。
  - 发表透疹消疮宜生用；止血宜炒用（荆芥炭）；祛风宜用荆芥穗（花穗）。
- **现代药理** —— 解热、降温、镇静、催眠、镇痛、祛痰、平喘、止血、促凝、抑制胃肠平滑肌、解痉、抗氧化、兴奋子宫平滑肌、免疫调节、抗炎、抗菌、抗病毒、抗肿瘤。
- **古籍摘要**
  - 《神农本草经》—— 主寒热，鼠瘘，瘰疬，生疮，破结聚气，下瘀血，除湿痹。
  - 《本草纲目》—— 其功长于祛风邪，散瘀血，破结气，消疮毒。盖厥阴乃风木也，主血，而相火寄之，故风病、血病、疮病为要药。
  - 《滇南本草》—— 荆芥穗，味辛、苦，性微温。上清头目诸风，止头痛，明目。解肺、肝、咽喉热痛，消肿，除诸毒，发散疮痈。
  - 《雷公炮制药性解》—— 味辛苦，性微温，无毒，入肺肝二经。主结气瘀血，酒伤食滞，能发汗，去皮毛诸风，凉血热，疗痛痒诸疮，其治产晕如神，陈久者良。
- **名家经验**
  - 施今墨：首创荆芥配黄芩，以治外寒里热之外感病，即俗称的“灯笼病”。利用荆芥辛温发散的特性来解外寒，黄芩苦寒清热泻火解毒以清里热，表里同治，一解一清，疗效显著。
  - 张锡纯：荆芥能发汗解肌、散风清热，对于外感风邪，发热、头痛、恶风等症状有很好的缓解作用。炒炭后止血作用佳，可用于治疗吐血、衄血、便血、崩漏等多种出血证，比如在治疗妇女崩漏时，若因肝郁化热，迫血妄行，可用炒荆芥配合生地黄、白芍、黄芩等，以疏肝清热、凉血止血。
  - 祁振华：荆芥穗有清头目、利咽喉、祛上焦风热的作用。因此，为感冒、气管炎、肺炎、扁桃体炎等早期解热散风之要药。又因荆芥穗辛散透达入血分，故儿科常用于麻疹、水痘、腮腺炎、风疹等疫毒感染之早期，有宣透之功。
  - 刘弼臣：清其表而凉其内，功在荆翘，荆翘一方面是指荆芥与连翘两味中药，另一方面是指翁仲仁《痘疹金镜录》之“荆翘饮”中的两味药物。“荆翘饮”只有荆芥和连翘两味中药，药物组成虽然简单，但却具有“外清表热，内凉里热”之双解功效。因此，常用其治疗多种出疹性疾病，如小儿湿疹、小儿荨麻疹、小儿风疹、小儿水痘等。
  - 周文川：荆芥穗有入血搜风之功效。曾遇一新生儿（5天）患脐风，口噤不开，项背强直，因偏僻乡村别无他药可施，见其家中悬荆芥1捆，嘱以荆芥穗半两（15g）、蝉蜕1两（30g），煎水少许频服。时隔三载又重逢，家长告云，此儿当年服药后，口噤、背强直顿消而愈。

防风

基原——伞形科植物防风的干燥根。

释名——“防者，御也。其功疗风最要”（《本草纲目》），“能防御外风，故名”（《本草害利》）。因功用而得名。

产地——主产于黑龙江、内蒙古、吉林、辽宁。

采制——春、秋两季采挖未抽花茎植株的根，除去须根及泥沙，晒干，切厚片。生用。

性状——呈圆形或椭圆形的厚片。外表皮灰棕色或棕褐色，有纵皱纹，有的可见横长皮孔样突起、密集的环纹或残存的毛状叶基。切面皮部棕黄色至棕色，有裂隙，木部黄色，具放射状纹理。气特异，味微甘。以切面皮部色浅棕、木部色黄者为佳。

药性——辛、甘，微温，归膀胱、肝、脾经。

功效——祛风解表，胜湿止痛，止痉。

应用

- 感冒，头痛：本品辛温发散，气味俱升，以辛散祛风解表为主，虽不长于散寒，但又能胜湿、止痛，且甘缓微温不峻烈，故外感风寒、风湿、风热表证均可配伍使用。
- 风湿痹痛：本品辛温，可祛风散寒、胜湿止痛，为较常用之祛风湿、止痹痛药。
- 风疹瘙痒：本品辛温发散，能祛风止痒，可以治疗多种皮肤病，其中尤以风邪所致之瘾疹瘙痒较为常用。
- 破伤风证：本品既能辛散外风，又能息内风以止痉，常与天麻、天南星、白附子等同用。
- 脾虚湿盛、清阳不升所致的泄泻：以其升清燥湿之性，可用于脾虚湿盛、清阳不升所致的泄泻，可与人参、黄芪、白术等药配伍。

用法用量——煎服，5～10g。

注意事项——本品药性偏温，阴血亏虚及热盛动风者不宜使用。

鉴别用药

- 防风：质松而润，祛风之力较强，为“风药之润剂”“治风之通用药”，又能胜湿、止痛、止痉，又可用于外感风湿，头痛如裹、身重肢痛等证。
- 荆芥：质轻透散，发汗之力较防风强，风寒感冒、风热感冒均常选用；又能透疹、消疮。
- 共同点：两者均辛微温，温而不燥，长于发表散风，对于外感表证，无论是风寒感冒，恶寒发热、头痛无汗，还是风热感冒，发热、微恶风寒、头痛、咽痛等，两者均可使用。

现代药理——解热、降温、镇痛、镇静、催眠、抗惊厥、抗凝血、抗血栓、抑制肠平滑肌、解痉、抗应激性溃疡、免疫调节、抗炎、抗过敏、抗菌。

古籍摘要

- 《神农本草经》——主大风，头眩痛，恶风，风邪，目盲无所见，风行周身，骨节疼痹，烦满。
- 《雷公炮制药性解》——味辛甘，性温无毒，入肺经。泻肺金、疗诸风，开结气，理目痛。
- 《药鉴》——气温，味甘辛，无毒，气味俱薄，升也，阳也，行周身骨节疼痛之要药也。以气味能泻气，以体用能疗风，何者？盖此剂气温而浮，故能去在表风热，亦能疗肢节拘疼，治风通用，散湿亦宜。

名家经验

- 朱良春：对于过敏性疾病，防风是常用之品。在治疗过敏性鼻炎时，可将防风与苍耳子、辛夷、白芷等药物配伍，以祛风通窍，缓解鼻痒、打喷嚏、流清涕等症状。对于荨麻疹，可与蝉蜕、地肤子、白鲜皮等药物同用，以疏风止痒、清热利湿，改善皮肤瘙痒、风团等症状。
- 焦树德：防风是治疗行痹的要药，对于风邪偏盛，痹阻经络，关节疼痛游走不定的行痹，防风常与独活、桑枝、秦艽、威灵仙等药物配伍，以祛风通络、散寒除湿，使风邪得祛、经络通畅、疼痛缓解。

羌活

- **基原**——伞形科植物羌活或宽叶羌活的干燥根茎和根。
- **释名**——“以羌中来者为良，故有羌活……诸名。”（《本草纲目》），古代以羌族地区出产者为最佳，故又名羌活。
- **产地**——主产于四川、甘肃、青海。
- **采制**——春、秋二季采挖，除去须根及泥沙，晒干，切片。生用。
- **性状**——呈类圆形、不规则形横切或斜切片，表皮棕褐色至黑褐色，切面外侧棕褐色，木部黄白色，有的可见放射状纹理。体轻，质脆。气香，味微苦而辛。以外表皮色棕褐、切面油点多、气味浓者为佳。
- **药性**——辛、苦，温。归膀胱、肾经。
- **功效**——解表散寒，祛风除湿，止痛。
- **应用**
  - 风寒感冒，头痛项强：本品辛温发散，气味雄烈，善于升散发表，有较强的解表散寒、祛风胜湿、止痛之功。
  - 风寒湿痹，肩背酸痛：本品辛散祛风、味苦燥湿、性温散寒，有较强的祛风湿、止痛作用，常与其他祛风湿、止痛药配伍，为治上半身风湿痹痛之要药。
- **用法用量**——煎服，3～10g。
- **注意事项**——本品辛香温燥之性较烈，故阴血亏虚者慎用。用量过多，易致呕吐，脾胃虚弱者不宜服。
- **现代药理**——解热、镇痛、镇静、催眠、抗心律失常、扩张冠状动脉、抗心肌缺血、抗休克、抗凝血、抗血栓、抗氧化、抗炎、抗过敏、抗菌、抗肿瘤。
- **古籍摘要**
  - 《神农本草经》——主风寒所击，金疮止痛，奔豚，痫痉，女子疝瘕。
  - 《本草品汇精要》——主遍身百节疼痛，肌表八风贼邪，除新旧风湿，排腐肉、疽疮。
  - 《日华子本草》——治一切风并气，筋骨拳挛，四肢羸劣，头旋明目，赤目疼及伏梁水气，五劳七伤，虚损冷气，骨节酸疼，通利五脏。
- **名家经验**
  - 吴立文：上肢痹痛多风患，下肢痹痛多湿患。引药的选用，应将其作用趋向与针对病因的治疗作用结合起来。风药多升散，作用趋上，故上肢痹痛，多选用羌活、防风、桂枝、白芷等，其中尤以羌活为要。羌活是治疗上肢肘、腕及肩关节痹痛的主要用药，但治痹用量应大于治风寒感冒之量。
  - 冉雪峰：羌活气味雄烈，其性升散，能外达肌表，以发散风寒湿邪，故对于外感风寒湿邪所致的恶寒发热、无汗、头痛、身痛等症状，有良好的治疗作用。同时，羌活还能通利关节，对于风湿痹痛，尤其是上肢关节疼痛，效果显著。在治疗痹证时，可将羌活与桑枝、桂枝等药物配伍，以增强通络止痛的效果。
  - 梅全喜：近代将羌活划入解表药类，临床多用于治疗外感风寒所引起的发热、恶寒、头痛、身痛等症状。其祛风湿的作用甚为显著，为祛风胜湿常用之品，但一般认为本品以风湿痹痛在身半以上者为宜。
  - 高天辉：脾虚型泄泻采用参苓白术散加减治疗不效者，尤其伴有肠鸣不减者，可配羌活、白芷各9g，多数患者经服3～7剂后即可见效。久泻以脾虚湿胜为基本病机，《素问·风论》有“久风入中，则为肠风飧泄”的记载。羌活、白芷均属祛风药，风药多燥，脾又喜燥而恶湿，故风药能使脾阳升，湿浊运，即《黄帝内经》所云“风能胜湿”。白芷散风燥湿、生肌止痛，李东垣指出羌活“若补脾胃，非此引用不能行”。故两药伍用，对肠鸣久泻不愈有独特疗效。
  - 朱向东：羌活的汤剂用量为3～30g。根据疾病、证型、症状寻求最佳用量及配伍，如提升清阳、疏肝行气，治疗眩晕、神经官能症、泄泻等病症，为3～15g；散寒解表，治疗风寒外感、头痛、鼻炎等,为6～15g；祛风胜湿、通络开痹，治疗类风湿性关节炎、中风、肩背疼痛等疾病，为10～30g。根据疾病、证型及症状，配伍相应中药，如提升清阳常配伍柴胡、防风等；解表散寒常配伍荆芥、川芎、葛根等；祛风胜湿常配伍独活、秦艽、茵陈等。

白芷

基原——伞形科植物白芷或杭白芷的干燥根。

释名——芷，初生之根干。本品药用其根，色白气香，故名白芷。

产地——主产于浙江、四川、河南、河北。

采制——夏、秋间叶黄时采挖，除去须根及泥沙，晒干或低温干燥，切片。生用。

性状——呈类圆形的厚片。外表皮灰棕色或黄棕色。切面白色或灰白色，具粉性，形成层环棕色，近方形或近圆形，皮部散有多数棕色油点。气芳香，味辛、微苦。以粉性足、棕色油点多、香气浓郁者为佳。

药性——辛，温。归肺、胃、大肠经。

功效——解表散寒，祛风止痛，宣通鼻窍，燥湿止带，消肿排脓。

应用

- 风寒感冒：本品辛散温通，祛风解表散寒之力较温和，而以止痛、通鼻窍见长，常与防风、羌活、川芎等药同用。
- 头痛，眉棱骨痛，牙痛，风湿痹痛：本品辛散温通，长于止痛，且善入足阳明胃经，故阳明经头额痛以及牙龈肿痛尤为多用。
- 鼻鼽，鼻渊，鼻塞流涕：本品祛风、散寒、燥湿，可宣利肺气，升阳明清气，通鼻窍而止疼痛，可与苍耳子、辛夷等药同用。
- 带下：本品辛温香燥，善除阳明经湿邪而燥湿止带，可与鹿角霜、白术、山药等药同用于寒湿下注，白带过多；亦可配伍车前子、黄柏等用于湿热下注，带下黄赤。
- 疮痈肿毒：本品辛散温通，对于疮疡初起、红肿热痛者，可散结消肿止痛，可与金银花、当归等药配伍。
- 风湿瘙痒：本品祛风止痒，可用治皮肤风湿瘙痒。

用法用量——煎服，3～10g。外用适量。

注意事项

- 白芷辛香温燥，阴虚血热者忌服。
- 白芷内服过量，可致中毒。临床表现为头晕、恶心、呕吐、心慌气短、大量汗出、血压升高、烦躁不安、呼吸困难、心前区痛，甚者惊厥，最终死于呼吸麻痹。

现代药理——解热、降温、镇痛、镇静、中枢兴奋、扩张冠状动脉、扩张外周血管、降压、促进脂肪分解和抑制脂肪合成、调节平滑肌运动、解痉、促凝、抗炎、抗菌、抗肿瘤、改善绝经期综合征、保肝、致敏、光敏作用。

古籍摘要

- 《神农本草经》——主女人漏下赤白，血闭，阴肿，寒热，风头侵目泪出，长肌肤，润泽。
- 《滇南本草》——祛皮肤游走之风，止胃冷腹痛寒痛，周身寒湿疼痛。
- 《日华子本草》——治目赤胬肉，去面皯疵瘢，补胎漏滑落，破宿血，补新血，乳痈发背，瘰疬，肠风痔瘘，疮痍疥癣，止痛排脓。

名家经验

- 施今墨：在治疗鼻渊时，常将白芷与辛夷花相伍，二者协同，能增强通鼻窍、散风邪、化湿浊的功效，有效改善鼻塞、流涕等症状；在治疗风湿痹痛时，也会用白芷与防风搭配，祛风除湿、通络止痛。
- 周仲瑛：白芷具有消肿排脓的作用，对于痈疽初起，红肿热痛者，可与金银花、连翘、蒲公英等清热解毒药同用，促使痈肿消散；对于痈疽溃后，脓出不畅者，又可与黄芪、当归等托毒生肌药配伍，帮助排脓生肌，促进疮口愈合。
- 周光英：重剂白芷治疗痤疮，取效甚佳。以白芷为主药，用量为15～30g，可选人参叶、老君须各5～10g，或苦参、淫羊藿各5～10g；溃破者加连翘、蒲公英等；若形成硬结者可加化瘀散结之品；妇女经前见焦虑、烦躁、忧郁者可加疏肝解郁、化湿调冲之味。

细辛

- **基原**——马兜铃科植物北细辛、汉城细辛或华细辛的干燥根和根茎。
- **释名**——“细辛其根极细，其味极辛，故名”（《本草便读》），因其形、味而得名。
- **产地**——北细辛、汉城细辛这两种习称“辽细辛”，主产于辽宁、吉林、黑龙江；华细辛主产于陕西。
- **采制**——夏季果熟期或初秋采挖，除净地上部分和泥沙，阴干，切段。生用。
- **性状**——呈不规则的段。根茎呈不规则圆形，外表皮灰棕色，有时可见环形的节。根细，表面灰黄色，平滑或具纵皱纹。切面黄白色或白色。气辛香，味辛辣、麻舌。以根灰黄、干燥、味辛辣而麻舌者为佳。
- **药性**——辛，温。归心、肺、肾经。
- **功效**——解表散寒，祛风止痛，通窍，温肺化饮。
- **应用**
  - 风寒感冒：本品辛温发散，芳香透达，入肺经长于解表散寒、祛风止痛，宜于外感风寒，头身疼痛较甚者。
  - 头痛，牙痛，风湿痹痛：本品辛香走窜，宣泄郁滞，上达巅顶，通利九窍，善于祛风散寒，且止痛之力颇强。
  - 鼻鼽，鼻渊，鼻塞流涕：本品辛散温通、芳香透达、散风邪、化湿浊、通鼻窍，为治鼻鼽鼻渊之良药，宜与白芷、苍耳子、辛夷等药配伍。
  - 寒痰停饮，气逆咳喘：本品辛散温通，外能发散风寒，内能温肺化饮，常与散寒宣肺、温化痰饮药同用。
  - 卒然口噤气塞，昏不知人，面色苍白，牙关紧闭：本品辛温行散、芳香透达，研末吹鼻取嚏，有通关开窍醒神之功，常与皂荚共研末为散。
- **用法用量**
  - 煎服，1～3g；散剂每次服0.5～1g（细辛单用末，不可过半钱匕）。外用适量。
  - “细辛用量不过钱”：作为散剂使用，汤剂用量不局限于此说，但大量使用一定要久煎，以挥发黄樟醚等有毒成分，否则极易引起呕吐。
- **注意事项**
  - 本品辛香温散，故气虚多汗、阴虚阳亢头痛、阴虚燥咳或肺热咳嗽者忌用。不宜与藜芦同用。
  - 细辛中毒的主要原因：一是直接吞服散剂用量过大，二是较大剂量入汤剂时煎煮时间过短。中毒时主要表现为头痛、呕吐、烦躁、出汗、颈项强直、口渴、体温及血压升高、瞳孔轻度散大、面色潮红等，如不及时治疗，可迅速转入痉挛状态，牙关紧闭，角弓反张，意识不清，四肢抽搐，尿闭，最后死于呼吸麻痹。
- **现代药理**——解热、降温、镇痛、麻醉、抗惊厥、镇静、催眠、降压、强心、调节平滑肌运动、解痉、改善肾功能、免疫调节、抗炎、抗过敏、抗菌。
- **古籍摘要**
  - 《神农本草经》——主咳逆，头痛脑动，百节拘挛，风湿痹痛，死肌。
  - 《药性论》——治咳逆上气，恶风，风头，手足拘急，安五脏六腑，添胆气，去皮风湿痒，能止眼风泪下，明目，开胸中滞，除齿痛，主血闭，妇人血沥腰痛。
  - 《雷公炮制药性解》——主肢节拘挛，风寒湿痹，温中气，散死肌，破结节，消痰嗽，止目泪，疗牙疼，治口臭，利水道，除喉痹，通血闭。
- **名家经验**
  - 罗少锋：在治疗肺源性心脏病、血管神经性头痛等病症时，只要辨证准确，使用较大剂量的细辛（10～20g）也可取得良好疗效，较大剂量使用细辛只要注意久煎和配伍，其毒性及副作用完全可避免。
  - 谢海洲：徐长卿可作细辛代用品，用于止痛，不论牙痛、心腹痛、痛经、跌打损伤疼痛，都可用此止痛，且用量不受细辛常用量（“细辛用量不过钱”）的限制，可以用至10g，效果相当。
  - 郝万山：现在药房受“细辛用量不过钱”观念影响，限制细辛用量。但在用麻黄附子细辛汤这类助阳、温阳、散寒的方剂治疗病态窦房结综合征时，细辛应该用10g以上，30g以下。

苍耳子

基原——菊科植物苍耳的干燥成熟带总苞的果实。

释名——《神农本草经》称之为“枲耳实”。唐代孙思邈的《备急千金要方》中，正式称为“苍耳子”，“苍”字源于其果实成熟干燥后会变成黄褐色。

产地——主产于山东、江苏、湖北。

采制——秋季果实成熟时采收，干燥，除去梗、叶等杂质。炒去硬刺用。

性状——呈纺锤形或卵圆形，表面黄棕色或黄绿色，全体有钩刺，质硬而韧，横切面中央有纵隔膜，2室，各有1枚瘦果。气微，味微苦。以粒大、饱满、色黄绿者为佳。

药性——辛、苦，温。有毒。归肺经。

功效——散风寒，通鼻窍，祛风湿，止痛。

应用

- 风寒感冒，头痛鼻塞：本品辛温宣散，既能外散风寒，又能通鼻窍、止痛，可与防风、白芷、羌活等其他发散风寒药同用。
- 鼻渊，鼻鼽，鼻塞流涕：本品温和疏达，味辛散风，苦燥湿浊，善通鼻窍以除鼻塞、止前额及鼻内胀痛，内服外用均可，为治鼻渊、鼻鼽之良药，尤宜于鼻渊而有外感风寒者。
- 风疹瘙痒：本品能祛风止痒，治疗风疹瘙痒，可与地肤子、白鲜皮、白蒺藜等药同用。
- 湿痹拘挛：本品辛散苦燥，性温散寒，能祛风除湿，通络止痛，单用或与羌活、威灵仙、木瓜等药同用。

用法用量——煎服，3～10g（严格控制剂量，遵循炒制去刺的原则）。

注意事项

- 血虚头痛不宜服用。过量（1次超过30g或10枚）服用及生用易致肝肾毒性。
- 用量过大和炮制不当可引起中毒，早期症状有头晕头痛，全身不适，恶心，呕吐，腹胀，伴腹泻或便秘；重者烦躁、躁动，或倦怠萎靡，嗜睡，继而表现为肝肾损害症状，继发脑水肿，引起强直性痉挛，甚至死亡。要严格控制剂量，并严格炮制规范，遵循去刺的原则。

现代药理——镇痛、镇咳、兴奋呼吸、降压、抑制心脏、减慢心率、扩张外周血管、抗凝血、抗血栓、兴奋胃肠平滑肌、抗氧化、降糖、免疫抑制、抗炎、抗过敏、抗菌、抗病毒、抗肿瘤。

古籍摘要

- 《神农本草经》——主风头，寒痛，风湿，周痹，四肢拘挛痛，恶肉死肌。
- 《本草蒙筌》——散疥癣细疮遍身瘙痒者立效，驱风湿周痹四肢挛急者殊功。止头痛善通顶门，追风毒任在骨髓。杀疳虫湿，主恶肉死肌。益气开聪明，强志暖腰膝。
- 《本草备要》——善发汗，散风湿，上通脑顶，下行足膝，外达皮肤。治头痛目暗，齿痛鼻渊，肢挛痹痛，瘰疬疮疥。

名家经验

- 施今墨：常将苍耳子与辛夷花相须为用，治疗各种鼻病，如过敏性鼻炎、鼻窦炎等，二者配伍能增强通鼻窍、散风寒的功效，可有效缓解鼻塞、流涕、打喷嚏等症状。
- 曹炳章：苍耳子入药需炒去刺，以减其毒性，且炒后其疏风止痛、通鼻窍等功效更易发挥，不致耗散正气，更利于临床应用。
- 李咸珠：苍耳子麻油滴鼻剂对单纯性鼻炎、干燥性鼻炎、萎缩性鼻炎疗效更为显著；对肥厚性鼻炎、变态反应性鼻炎及鼻窦炎的疗效则较差。以此药液滴鼻既可解毒、杀菌，又可收敛黏膜，使鼻腔通气、滋润，鼻腔及鼻窦引流畅通，逐渐恢复鼻黏膜功能。
- 朱良春：疗湿盛濡泄用风药治泻，古法早有先例。盖风能胜湿，清气上行，浊邪下趋，脾胃功能恢复，泄泻自瘥。夏秋之季，湿邪浸淫，濡泄多见，一味苍耳子即胜其任，若加入辨证论治方药中，奏效更佳。

辛夷

基原——木兰科植物望春花、玉兰或武当玉兰的干燥花蕾。

释名——“夷者荑也。其苞初生如荑而味辛也。”（《本草纲目》），“夷”指的是细嫩的花蕾，“辛”则指其辛辣的气味，本品因形、味而得名。

产地——主产于河南、四川、陕西、湖北、安徽。玉兰多为庭园栽培。

采制——冬末春初花未开放时采收，除去枝梗，阴干。生用。

性状——呈长卵形，似毛笔头，苞片外表面密被灰白色或灰绿色、黄绿色茸毛，体轻，质脆。气芳香，味辛凉而稍苦。以完整、花蕾未开放、色黄绿者为佳。

药性——辛，温。归肺、胃经。

功效——发散风寒，通鼻窍。

应用
- 风寒感冒，头痛鼻塞：本品辛散温通，能发散风寒、宣通鼻窍，可配伍防风、白芷、细辛等。
- 鼻渊，鼻鼽，鼻塞流涕：本品辛温发散，芳香通窍，其性上达，外能祛除风寒邪气，内能升达肺胃清气，善通鼻窍，为治鼻渊、鼻鼽、鼻塞流涕之要药。

用法用量——煎服，3～10g；本品有毛，刺激咽喉，内服时宜包煎。外用适量。

注意事项
- 阴虚火旺者忌服。
- 由于辛夷含有挥发性成分，煎药时间不宜过长。

现代药理——收敛和保护鼻黏膜、抗鼻炎、平喘、抗过敏性哮喘、麻醉、镇静、镇痛、降压、抗血小板聚集、钙拮抗、改善微循环、抗凝血、抗血栓、兴奋子宫、兴奋肠运动、抗炎、抗过敏、抗菌、抗病毒。

古籍摘要
- 《神农本草经》——主五脏，身体寒，风头脑痛，面䵟。久服下气、轻身、明目、增年。
- 《名医别录》——无毒。温中，解肌，利九窍，通鼻塞、涕出，治面肿引齿痛，眩冒，身洋洋如在车船上者。生须发，去白虫。
- 《本草纲目》——辛夷之辛温走气而入肺，其体轻浮，能助胃中清阳上行通于天。所以能温中，治头面目鼻九窍之病。

名家经验
- 张山雷：辛夷性温而气辛香，质轻而上行，能升达清气，外散风寒，内通鼻窍。对于鼻渊、鼻塞等病，无论虚实，只要是有窍道不利的情况，都可酌情使用。但对于阴虚火旺，或素有内热之体，使用时需谨慎，恐其温燥之性助火生热。
- 孟景春：不管何种证型的鼻炎，都可以辛夷花为主药，然后随证加味。如属热型，流浊涕，兼有腥臭者，可配鹅不食草、薄荷、炒防风、金银花、五味子、炙甘草等；治鼻痔（鼻息肉）以辛夷花配藁本、炒防风、白芷、升麻、炒川芎等。
- 梁剑波：过敏性鼻炎可用“辛夷清肺饮”防治，本方组成为辛夷花、苍耳子各10g，白芷5g，防风5g，路路通12g，甘草5g，黄芩5g，生姜3片、大枣3枚为引。清水煎服。小儿药量减半。本方系从《济生方》苍耳子散化裁，治慢性鼻炎、副鼻窦炎、过敏性鼻炎有良效。鼻流清涕，可不必加减。如鼻流浊涕或黄稠鼻涕，多为肺热，可加桑叶10g、金银花15g、升麻3g、生石膏15g。如为阴虚体质，症状时觉口干鼻烘者，可减去路路通，酌加玄参10g、麦冬5g、石斛10g。辛夷清肺饮原属温肺之剂，妙在加黄芩以清三焦之热。据文献报道，黄芩抗过敏之力极强。以主药辛夷花、苍耳子解毒、透脑、止涕，白芷、防风芳香化浊，生姜、大枣和中益胃理脾，配伍精妙。
- 曾培杰：鼻渊，不论急慢性鼻炎、鼻窦炎，都可以用苍耳子、辛夷花、白芷为底方，加减变化，或者打粉内服，皆有良效。此三味药开通鼻窍之功甚效，故又称鼻三药，加苍术、石菖蒲，称之为鼻五药。因为苍术可以主一身之湿，气味雄烈，开关利窍。石菖蒲亦能通九窍，明耳目，出音声。

第二节 发散风热药

薄荷

- **基原**——唇形科植物薄荷的干燥地上部分。
- **产地**——主产于江苏、浙江。
- **采制**——夏、秋二季茎叶茂盛或花开至三轮时，选晴天，分次采割，晒干或阴干，切段。生用。
- **性状**——呈不规则的段。茎方柱形，表面紫棕色或淡绿色，具纵棱线，棱角处具茸毛。切面白色，中空。叶多破碎，上表面深绿色，下表面灰绿色，稀被茸毛。揉搓后有特殊清凉香气，味辛凉。以叶多、色绿、气味浓者为佳。
- **药性**——辛，凉。归肺、肝经。
- **功效**——疏散风热，清利头目，利咽，透疹，疏肝行气。
- **应用**
  - 风热感冒，温病初起：本品辛以发散，凉以清热，清轻凉散，其辛散之性较强，是辛凉解表药中最能宣散表邪，且有一定发汗作用之药，为疏散风热常用之品，常与金银花、连翘、牛蒡子等配伍。
  - 风热上攻，头痛眩晕，目赤多泪，喉痹，咽喉肿痛，口舌生疮：本品轻扬升浮、芳香通窍，功善疏散上焦风热、清头目、利咽喉，宜与川芎、石膏、白芷等配伍。
  - 麻疹不透，风疹瘙痒：本品质轻宣散，有疏散风热、宣毒透疹、祛风止痒之功。
  - 肝郁气滞，胸闷胁痛：本品兼入肝经，能疏肝行气，常配伍柴胡、白芍、当归等。
  - 夏令感受暑湿秽浊之气，脘腹胀痛，呕吐泄泻：本品芳香辟秽，兼能化湿和中，常与香薷、厚朴、金银花等同用。
- **用法用量**
  - 煎服，3～6g，宜后下（因含有大量的挥发油，所以不宜久煎）。
  - 薄荷叶长于发汗解表，薄荷梗偏于行气和中。
- **注意事项**——本品芳香辛散，发汗耗气，故体虚多汗者不宜使用。
- **现代药理**——发汗、解热、镇咳、祛痰、增加呼吸道黏液的分泌、降压、扩张外周血管、抑制平滑肌、解痉、利胆、保肝、抗早孕、抗炎、镇痛、止痒、局麻、抗刺激、抗过敏、抗菌、抗病毒、抗肠寄生虫、对皮肤黏膜有刺激渗透作用、杀虫、抗宫颈癌。
- **古籍摘要**
  - 《新修本草》——主贼风伤寒，发汗。恶气心、腹胀满，霍乱，宿食不消，下气。
  - 《本草纲目》——辛能发散，凉能清利，专于消风散热。故头痛，头风，眼目、咽喉、口齿诸病，小儿惊热，及瘰疬、疮疥，为要药。
  - 《日华子本草》——治中风失音，吐痰，除贼风，疗心腹胀，下气，消宿食及头风等。
- **名家经验**
  - 张山雷：薄荷冷冽之气能散风热，其辛而凉降，与紫苏的温散有所不同。对于风热生疮等病症，用薄荷煮汁和入消肿药敷之，凉入肌肤，能快速止痛。
  - 张锡纯：温病发汗用薄荷，犹伤寒发汗用麻黄也。麻黄服后出热汗，热汗能解寒，是以宜于伤寒；薄荷服后出凉汗，凉汗能清温，是以宜于温病。若以麻黄发温病之汗，薄荷发伤寒之汗，大抵皆不能出汗，即出汗亦必不能愈病也。
  - 陈士铎：曾遇到一例外感患者，情志不畅，不肯服药，陈氏劝其服用薄橘茶，即取薄荷3g、橘皮3g，滚水冲一大碗，饮之而愈。故认为薄荷不仅善解风邪，尤善解忧郁。

牛蒡子

- **基原**——菊科植物牛蒡的干燥成熟果实。
- **释名**——本品药用其果实，在古本草中多以“恶实”为正名。《本草纲目》云：“其实状恶而多刺钩，故名”。恶实即牛蒡子也。又因其“外壳如栗球，小而多刺，鼠过之，则缀惹不可脱，故谓之‘鼠粘子’”（《本草图经》）。《本草纲目》：“其根叶皆可食，人呼为牛菜，术人隐之，呼为大力也。”故又名“大力子”。
- **产地**——主产于河北、吉林、辽宁、浙江。
- **采制**——秋季果实成熟时采收果序，晒干，打下果实，除去杂质，再晒干。生用或炒用，用时捣碎。
- **性状**——呈长倒卵形，略扁，微弯曲，表面灰褐色，带紫黑色斑点，有数条纵棱，富油性。气微，味苦后微辛而稍麻舌。以粒大、饱满、色灰褐者为佳。
- **药性**——辛、苦，寒。归肺、胃经。
- **功效**——疏散风热，宣肺祛痰，利咽透疹，解毒消肿。
- **应用**
  - 风热感冒，温病初起，咳嗽痰多：本品辛散苦泄，寒能清热，升散之中具有清降之性，长于宣肺祛痰、清利咽喉。
  - 麻疹不透，风疹瘙痒：本品清泄透散，能疏散风热、透泄热毒而促使疹子透发。
  - 痈肿疮毒，丹毒，痄腮，咽喉肿痛：本品辛苦性寒，于升浮之中又有清降之性，能外散风热，内解热毒，有清热解毒、消肿利咽之效。
- **用法用量**——煎服，6～12g。炒用可使其苦寒及滑肠之性略减。
- **注意事项**——本品性寒，滑肠通便，气虚便溏者慎用。
- **现代药理**——解热、扩张外周血管、钙拮抗、致泻、利尿、改善肾功能、降糖、抗菌、抗病毒、抗肿瘤、抗突变、解毒、增强代谢、促进血液循环、抗炎、镇痛。
- **古籍摘要**
  - 《药性赋》——味辛平，性微寒无毒。降也，阳也。其用有四：主风湿瘾疹盈肌，退寒热咽喉不利；散诸肿疮疡之毒，利腰膝凝滞之气。
  - 《雷公炮制药性解》——主风湿瘾疹盈肌，咽喉风热不利，诸肿疮疡之证，腰膝凝滞之气，润肺止嗽，散气消痰。
  - 《本草求真》——牛蒡子专入肺。又名恶实，又名鼠粘子。辛苦冷滑。……既能降气下行，复能散风除热。是以感受风邪热毒，而见面目浮肿，咳嗽痰壅，咽间肿痛，疮疡斑疹，及一切臭毒痧闭，痘疮紫黑便闭等症，无不藉此表解里清。
- **名家经验**
  - 朱良春：临床所见，凡咳嗽咽痒、咳痰不爽者，用牛蒡子后往往咳痰爽利，足证其有滑痰之功。牛蒡子还有降糖作用，对糖尿病肾病尤为适用，不仅降血糖，还可消除蛋白尿。
  - 周凤梧：牛蒡子味辛能散，苦寒清热，有疏散风热、宣肺透疹、解毒利咽等功效，常用于风热感冒、咽喉肿痛、麻疹不透、风疹瘙痒等病症，其在解表透疹、清热解毒方面具有重要作用。
  - 李济仁：牛蒡子在治疗风疹、湿疹等皮肤病方面也有独特功效，其能散风止痒，与防风、蝉蜕、苦参等配伍，可用于治疗风湿浸淫血脉所致的皮肤瘙痒、红疹等病症，通过疏散风热、祛风除湿，达到止痒、消疹的目的。
  - 张赞臣：牛蒡子药性辛苦而寒，既能宣散风热，又能清热解毒，凡风热、邪火炽盛者皆可配用。且有化痰之功，对痰热咽痛者亦甚适宜，而又为滑利之药，大便艰难者固属佳品，脾虚泄泻者则应慎用。
  - 姜际生：头痛不论新久，只要具有下列特点之一的，便是牛蒡子的适用范围。①头痛兼有发胀感觉；②头痛牵引眼珠作痛；③头痛发作时，精神困顿嗜睡；④偏头痛兼有胀感。凡具有上述特点的头痛又兼有便秘者尤为适宜。应用牛蒡子治疗头痛，多单独使用，或根据病情配伍一二味药物，牛蒡子的用量极为重要，一般须用15～21g始效。用量小时，效果多不明显。用时需将牛蒡子炒，捣碎，水煎服。牛蒡子有滑肠通便作用，故对脾寒便溏的头痛患者忌用。

蝉蜕

基原——蝉科昆虫黑蚱若虫羽化时脱落的皮壳。

释名——本品为“蝉所蜕壳也”（《本草图经》）。故又名“蝉壳”“蝉衣”“蝉退”等。

产地——主产于山东、河北、河南、江苏、浙江。

采制——夏、秋二季采集，除去泥沙，晒干。生用。

性状——形似蝉，表面黄棕色，半透明，有光泽。头部横生2目，略突出；额部先端突出，口吻发达；胸部背面两旁具小翅2对，腹面有足3对，均被黄棕色细毛；腹部圆而丰满，有曲纹，尾部钝尖；体轻，中空，易碎。气微，味淡。以形全、色黄亮、洁净、无破碎、无泥沙者为佳。

药性——甘，寒。归肺、肝经。

功效——疏散风热，利咽开音，透疹，明目退翳，息风止痉。

应用

- 风热感冒，温病初起，咽痛音哑：本品甘寒清热，质轻上浮，长于疏散肺经风热以宣肺利咽、开音疗哑。
- 麻疹不透，风疹瘙痒：本品宣散透发，疏散风热，透疹止痒，可与麻黄、牛蒡子、升麻等同用。
- 目赤翳障：本品入肝经，善疏散肝经风热而有明目退翳之功，常与菊花、白蒺藜、决明子等同用。
- 惊风抽搐，破伤风：本品甘寒，既能疏散肝经风热，又可凉肝息风止痉。
- 小儿夜啼不安：本品能镇静安神，故用之有效。

用法用量

- 煎服，3～10g，或单味研末冲服，或入丸散。外用，煎水洗或研末调敷。
- 一般病证用量宜小；止痉则需大量。

注意事项——《名医别录》中有“主妇人生子不下”的记载，故孕妇当慎用。

现代药理——解热、降温、镇静、催眠、抗惊厥、镇痛、抗心肌缺血、免疫调节、抗过敏、降低毛细血管通透性、抗肿瘤。

古籍摘要

- 《神农本草经》——味咸，寒。主小儿惊痫，夜啼，癫病，寒热。
- 《雷公炮制药性解》——味咸、甘，性寒，无毒，不载经络。主催生，下胎衣，通乳汁，止夜啼，惊痫，逐邪热，杀疳蛊，亦能止渴。
- 《本草纲目》——古人用身，后人用蜕。大抵治脏腑经络，当用蝉身。治皮肤疮疡风热，当用蝉蜕。

名家经验

- 张锡纯：蝉蜕无气味，性微凉，能发汗，善解外感风热，为温病初得之要药。又善托瘾疹外出，有以皮达皮之力，故又为治瘾疹要药，与蛇蜕并用，善治周身癞癣瘙痒。同时，蝉蜕还能利小便、脱目翳，也可止小儿夜啼，善医音哑。
- 周慎：本品小量应用（1～6g）则重在疏风散热，可用于感冒、目痛、时行赤眼等病；若用量达10g以上，则有明显的缓解肌肉痉挛作用，这与其息风定痉功能有关。可用于痹证的关节晨僵，此乃风湿之邪阻滞于肌肉关节经络，筋脉不通所致，可用蝉蜕为主，配以蛇蜕、萆薢、豨莶草、木瓜等药。若湿郁化热，关节红肿热痛者，则宜再加忍冬藤、桑枝、白薇以清热通络。
- 李翰卿：治疗急性肾炎时，蝉蜕20～30g/d，煎7分钟当茶多次饮用，连用5～7天，对改善咽肿、发热、尿蛋白均有明显效果，对尿中有红细胞者，可加白茅根60g（鲜者更佳），煎沸2分钟后与蝉蜕液同饮，数日可取效。
- 仝小林：风热咽炎为门诊常见疾病，中医药在急慢性咽炎的治疗上有较好的临床疗效。呼吸道黏膜喜润，易感受各种热邪而发病，常表现为咽炎，常见的热邪包括外感风热之邪或是吸烟、吹热风空调等，均可导致呼吸道黏膜受损。临床中风热咽炎患者，治疗需要疏风清热，透邪出表，可选用蝉蜕、藏青果、胖大海配伍治疗外感风热、长期抽烟、吹空调热风引起的急慢性咽炎。方中蝉蜕味甘质轻，药性升浮，能疏散宣透，引邪上行发表而散郁火；藏青果消咽喉肿痛，胖大海清肺热散上焦郁结。常用剂量为蝉蜕9g，藏青果15g，胖大海30g。

桑叶

基原——桑科植物桑的干燥叶。

释名——本品因药用桑树的叶片而得名。因“桑叶以夏秋再生者为上，霜后采之”（《本草图经》），故又名“冬桑叶”“霜桑叶”。

产地——全国大部分地区均产。

采制——初霜后采收，除去杂质，晒干。生用或蜜炙用。

性状——呈不规则的破碎叶片。叶片边缘可见锯齿或钝锯齿，有的有不规则分裂。叶片上表面黄绿色或浅黄棕色；下表面颜色稍浅，叶脉突出，小脉网状，脉上被疏毛，脉基具簇毛。质脆。气微，味淡、微苦涩。以色黄绿者为佳。

药性——甘、苦，寒。归肺、肝经。

功效——疏散风热，清肺润燥，平抑肝阳，清肝明目。

应用

- 风热感冒，温病初起：本品甘寒质轻，轻清疏散，虽疏散风热作用较为缓和，但又能清肺热、润肺燥，常与菊花相须为用，并配伍连翘、薄荷、桔梗等药。
- 肺热咳嗽、燥热咳嗽：本品苦寒清泄肺热，甘寒凉润肺燥，轻者可配苦杏仁、沙参、贝母等同用；重者可配生石膏、麦冬、阿胶等同用。
- 肝阳上亢，头痛眩晕：本品苦寒，兼入肝经，有平降肝阳之效，常与菊花、石决明、白芍等同用。
- 目赤肿痛，目暗昏花：本品既能疏散风热，又苦寒入肝能清泄肝热，且甘润益阴以明目，可配伍菊花、蝉蜕、夏枯草等。
- 血热妄行之咯血、吐血、衄血：本品尚能凉血止血，宜与其他凉血止血药同用。

用法用量

- 煎服，5～9g，或入丸散。外用煎水洗眼。桑叶蒸后用，主要用于明目。桑叶蜜炙能增强润肺止咳的作用，故肺燥咳嗽多用蜜炙桑叶。
- 春取桑枝祛风湿利关节，夏摘桑葚生津止渴，秋打霜桑叶疏散风热，冬刨桑根白皮利水消肿，一株桑树四季入药。

现代药理——降脂、降糖、降压、抗凝血、降胆固醇、抗动脉粥样硬化、清除自由基、抗氧化、延缓衰老、增强机体耐力、防治色斑及黑色素瘤、解痉、抗溃疡、导泻、保护肠黏膜、减肥、利尿、抗炎、抗过敏、抗应激、抗肿瘤、抗病毒、抗丝虫、抗菌、抗钩端螺旋体。

古籍摘要

- 《日华子本草》——利五脏，通关节，下气，煎服；除风痛出汗，并扑损瘀血。
- 《本草撮要》——得麦冬治劳热；得生地、阿胶、石膏、枇杷叶，治肺燥咳血；得黑芝麻炼蜜为丸，除湿祛风明目。以之代茶，采取经霜者，常服治盗汗，洗眼去风泪。
- 《本草纲目》——桑叶乃手、足阳明之药，汁煎代茗，能止消渴。

名家经验

- 颜德馨：桑叶清肺泻胃，凉血润燥，祛风明目，晚清后颇为盛行。“桑菊饮”成为时方要药。江浙一带治热性病喜用“霜桑叶”，以其经霜后凉血清热之力更著；又有“饭桑叶”者，乃置饭锅上蒸制而成，去其散风之力，而取其轻清扬上，善治头目诸病，时医多赏用之。
- 孙朝宗：桑叶少用则清肺，多用则平肝泻肝。《重庆堂随笔》有云：“桑叶，……息内风而除头痛，止风行肠胃之泄泻，已肝热妄行之崩漏，胎前诸病由于肝热者，尤为要药。”其主风，风气通于肝，故桑叶善平肝风、泄肝热。临证中每每重用桑叶30～60g，治疗肝热风旋之目昏脑胀、耳鸣头摇、项强抽搐，及木火刑金之咳嗽、咯血等症。
- 仝小林：桑叶、桑白皮、桑枝均来自桑树，是临床常用的清热降糖通络小方。桑叶可散中焦及上焦郁火，临床常用剂量为15～60g；桑白皮清肺胃之热，有“小白虎汤”之美誉，临床常用剂量为15～30g；桑枝散四旁经络、皮腠之郁火，糖尿病末梢神经病变兼有血糖高者尤宜，临床常用剂量为15～30g。三药各30g，其降糖力度相当于阿卡波糖50～75mg，3次/d的效果。三味药组成糖尿病早期中满内热阶段的调理小方，既能针对“热态”，又具有明确的降糖疗效，同时桑叶、桑枝为芳香茎藤类通络药物，在糖络病的预防和治疗中亦可起到重要作用。

菊花

- **基原**——菊科植物菊的干燥头状花序，按产地和加工方法分为“亳菊”“滁菊”“贡菊”“杭菊”，以亳菊和滁菊品质最优；按照花的颜色可分为黄菊花和白菊花。
- **释名**——《礼记·月令》有云：“季秋之月……鞠有黄华。”菊花的“菊”字在古代写作“鞠”，“鞠”是“掬”的本字，形象地描绘了两手捧一把米的姿态。这种描述恰好与菊花的花序紧凑、形似捧团的形态相吻合，故命名为“菊花”。
- **产地**——主产于浙江、安徽、河南、四川。
- **采制**——9～11月花盛开时分批采收，阴干或焙干，或熏、蒸后晒干。生用。
- **性状**——头状花序，外围为类白色或黄色舌状花，大小、形状变化很大，有平瓣、匙瓣等多种；中心为管状花，常稀少，舌状花多为雌性花，筒状花为两性花，花序下为总苞。不同的瓣形，形成不同的花型、颜色、品种。体轻，质柔润，干时松脆。气清香，味甘、微苦。以花朵完整、色鲜艳、香气浓郁者为佳。
- **药性**——甘、苦，微寒。归肺、肝经。
- **功效**——疏散风热，平抑肝阳，清肝明目，清热解毒。
- **应用**
  - 风热感冒，温病初起：本品体轻达表，轻清上浮，微寒清热，能疏散肺经风热，常与桑叶相须为用，还可配伍连翘、薄荷、桔梗等。
  - 肝阳上亢，头痛眩晕：本品性寒，入肝经，能清肝热、平肝阳，常与石决明、珍珠母、白芍等平肝潜阳药同用。
  - 目赤肿痛，眼目昏花：本品微寒清热，入肝经，既能疏散肝经风热，又能清泻肝热以明目。
  - 疮痈肿毒：本品味苦性微寒，能清热解毒，可用治疮痈肿毒，常与金银花、生甘草同用。
- **用法用量**
  - 煎服，5～10g。
  - 疏散风热宜用黄菊花，平肝、清肝明目宜用白菊花。
- **鉴别用药**
  - 菊花：平肝、清肝明目之力较强，又能清热解毒。
  - 桑叶：疏散风热之力较强，又能清肺润燥，凉血止血。
  - 共同点：皆能疏散风热，平抑肝阳，清肝明目，同可用治风热感冒或温病初起，发热，微恶风寒，头痛，肝阳上亢，头痛眩晕，风热上攻或肝火上炎所致的目赤肿痛，以及肝肾精血不足，目暗昏花等症。
- **现代药理**——解热、镇静、扩张冠状动脉、增加冠脉流量、强心、降压、抑制胆固醇的合成、加速胆固醇分解、抗氧化、延缓衰老、抗缺氧、促进凝血、抗炎、降低转氨酶、抗铅中毒、抗辐射、抗菌、抗钩端螺旋体、抗肿瘤。
- **古籍摘要**
  - 《神农本草经》——主风，头眩，肿痛，目欲脱，泪出，皮肤死肌，恶风湿痹。
  - 《雷公炮制药性解》——味甘微苦，性平无毒，入肺、脾、肝、肾四经。能补阴气，明目聪耳，清头风及胸中烦热，肌肤湿痹。
- **名家经验**
  - 傅少岩：疔疮走黄类似现代医学的脓毒败血症，轻则肿痛发热，重则高热昏迷。先父每遇此症，不管疔毒已溃或未溃，即用蓖麻拔毒膏药（蓖麻子仁加入1/2的乳香杵烂即成）敷贴于患处。另用菊花饮（每用菊花四两以上，多用野菊花），煎汤代茶，大量饮用，并将菊花渣外敷肿处。如果患者血分邪毒太盛，则仿五味消毒饮化裁，加入紫花地丁、蒲公英、金银花、川大黄、赤芍、粉牡丹皮等各10～15g，常奏捷效。
  - 张锡纯：菊花具平肝息风之效，对于肝风内动、肝阳上亢导致的头目眩晕等症，有较好的调理作用，将菊花与赭石、龙骨、牡蛎等其他平肝药物配伍使用，可增强平肝潜阳的功效。
  - 施今墨：治疗眼科疾病时，菊花与桑叶相须为用，能增强疏风清热、清肝明目的作用，可有效治疗风热上攻或肝火上炎所致目赤肿痛、目暗昏花等。在治疗高血压属于肝阳上亢者，也可以菊花配合钩藤、石决明等，以平肝降压。

柴胡

- **基原**——伞形科植物柴胡（北柴胡）或狭叶柴胡（南柴胡）的干燥根。
- **释名**——本品药用其根，在古本草中多以“茈胡”为正名。《本草纲目》解释说：“茈字有柴、紫二音。茈姜、茈草之茈皆音紫，茈胡之茈音柴。茈胡生山中，嫩则可茹，老则采而为柴，……而根名柴胡也。”
- **产地**——北柴胡主产于河北、河南、辽宁；南柴胡主产于湖北、江苏、四川。
- **采制**——春、秋二季采挖，除去茎叶及泥沙，干燥，切段。生用或醋炙用。
- **性状**——呈类圆形或不规则厚片，外表皮红棕色或黑褐色，有的具纵皱纹和支根痕。切面黄白色或淡黄白色，纤维性，质硬。气微香，味微苦。以外表皮黑褐、切面黄白色者为佳。
- **药性**——辛、苦，微寒。归肝、胆、肺经。
- **功效**——疏散退热，疏肝解郁，升举阳气。
- **应用**
  - 感冒发热，寒热往来：本品辛散苦泄，微寒退热，善于祛邪解表退热和疏散少阳半表半里之邪。对于感冒发热，无论风热、风寒表证，皆可使用。
  - 肝郁气滞，胸胁胀痛，月经不调：本品辛行苦泄，性善条达肝气、疏肝解郁。
  - 气虚下陷，脏器脱垂：本品能升举脾胃清阳之气，常与人参、黄芪、升麻等同用，治疗中气不足、气虚下陷所致的脏器下垂。
  - 疟疾寒热：本品退热截疟，常与黄芩、常山、草果等同用。
- **用法用量**
  - 煎服，3～10g。
  - 疏散退热宜生用；疏肝解郁宜醋炙；升举阳气可生用或酒炙。
- **注意事项**
  - 柴胡其性升散，古人有“柴胡劫肝阴”之说，阴虚阳亢，肝风内动，阴虚火旺及气机上逆者忌用或慎用。
  - 大叶柴胡的干燥根茎，表面密生环节，有毒，不可当柴胡用。
- **现代药理**——解热、降温、镇静、催眠、抗惊厥、抗癫痫、镇痛、镇咳、降压、抗心律失常、降胆固醇、调节血糖、抑制胃液分泌、抗胃损伤、抗溃疡、抑制胰蛋白酶、利胆、保肝、兴奋肠肌、兴奋子宫、增强肾上腺皮质功能、免疫调节、抗炎、抗过敏、抗菌、抗病毒、抗钩端螺旋体、抗疟、抗肿瘤、抗辐射。
- **古籍摘要**
  - 《神农本草经》——主心腹，去肠胃中结气，饮食积聚，寒热邪气，推陈致新。
  - 《名医别录》——微寒，无毒。主除伤寒，心下烦热，诸痰热结实，胸中邪逆，五脏间游气，大肠停积胀，及湿痹拘挛。亦可作浴汤。
  - 《证类本草》——味甘，补五劳七伤，除烦，止惊，益气力，消痰，止嗽，润心肺，添精，补髓，天行温疾，热狂乏绝，胸胁气满，健忘。
- **名家经验**
  - 王绵之：柴胡欲作疏肝之用必配白芍，且用量宜小；欲作退热散邪必配黄芩，用量又须大到9～24g。月经不调、痛经、不孕等妇科诸疾，涉及肝郁血虚者居多，逍遥散是常用方，当重用当归、芍药为君，仅用小量柴胡为佐使，切不可辄投、过用升散。
  - 张琪：透邪法是治疗发热的常用方法，透邪的关键是柴胡的使用。凡临床表现为发热恶寒、苔白脉浮数、恶心欲吐者，皆可用之，不必局限于往来寒热者。以小柴胡汤加减治疗发热须重用柴胡，剂量一般在20g以上，通过大量病例观察，不仅未见劫阴助热之弊，且屡用屡效，足见柴胡为退热之良药。
  - 何晓晖：“柴胡人”性格内向忧郁、易急躁易怒、喜叹息，形体多瘦，易失眠，胸胁胀满疼痛等，易患郁证、不寐、乳癖等疾病，多见于青壮年女性。“柴胡症”包括口苦、咽干、目眩、往来寒热、胸胁苦满等，其中胸胁苦满和往来寒热是特异性柴胡症，其余作为辅助判断。“柴胡域”包括两胸胁部、头额部、肩颈部等部位。“柴胡证”包括半表半里证、肝气郁结证等。若出现柴胡人、柴胡症、柴胡域、柴胡证则可使用柴胡。

升麻

基原——毛茛科植物大三叶升麻、兴安升麻或升麻的干燥根茎。

释名——本品“其叶似麻，其性上升，故名”（《本草纲目》）。根据形状及升浮之性而得名。

产地——主产于辽宁、黑龙江、河北、山西、四川。

采制——秋季采挖，除去泥沙，晒至须根干时除去须根，晒干切片。生用或蜜炙用。

性状——呈不规则的厚片，外表面黑褐色或棕褐色，粗糙不平，有的可见须根痕或坚硬的细须根残留，切面黄绿色或淡黄白色，具有网状或放射状纹理。体轻，质硬，纤维性。气微，味微苦而涩。以外表皮色黑褐、切面黄绿色者为佳。

药性——辛、微甘，微寒。归肺、脾、胃、大肠经。

功效——发表透疹，清热解毒，升举阳气。

应用

- 风热感冒，发热头痛：本品辛甘微寒，性能升散，有发表退热之功。
- 麻疹不透：本品能辛散发表、透发麻疹，常与葛根、白芍、甘草等同用。
- 齿痛，口疮，咽喉肿痛，阳毒发斑：本品甘寒，以清热解毒功效见长，为清热解毒之良药，因其尤善清解阳明热毒，故胃火炽盛成毒的牙龈肿痛、口舌生疮、咽肿喉痛以及皮肤疮毒等尤为多用。
- 气虚下陷，脏器下垂，崩漏下血：本品入脾胃经，善引脾胃清阳之气上升，其升提之力较柴胡为强。

用法用量

- 煎服，3～10g。
- 发表透疹、清热解毒宜生用，升阳举陷宜蜜炙用。

注意事项——麻疹已透，阴虚火旺，以及阴虚阳亢者均当忌用。

现代药理——解热、降温、镇静、催眠、抗惊厥、镇痛、抑制平滑肌、解痉、收缩子宫、调节内分泌、保肝、抗溃疡、免疫调节、抗炎、降压、抑制心肌、减慢心率、舒张血管、抗氧化、止血、抗凝血、抗骨质疏松、抗病毒、抗菌。

古籍摘要

- 《神农本草经疏》——辟瘟疫、瘴气，邪气、蛊毒，入口皆吐出，中恶腹痛，时气毒疠，头痛，寒热，风肿，诸毒，喉痛口疮。
- 《雷公炮制药性解》——味甘苦，性微寒，无毒，入大肠、脾、胃、肺四经，引葱白，散手阳明之风邪；引石膏，止阳明之齿痛。引诸药游行四经，升阳气于至阴之下，故名升麻。又主解百毒，杀精物，辟瘟疫，除蛊毒，止泻痢。
- 《本草纲目》——消斑疹，行瘀血，治阳陷眩运，胸胁虚痛，久泄，下痢后重，遗浊，带下，崩中……升麻引阳明清气上行，柴胡引少阳清气上行。此乃禀赋素弱，元气虚馁，乃劳役饥饱生冷内伤，脾胃引经最要药也。

名家经验

- 彭开莹：升麻气味俱薄，轻清上浮，常为太阴脾、阳明胃之引经药。自金元以后一般医家用作升提、升阳，治疗中虚脾弱、阳气下陷之证。有用作治斑、疮疡、热利者，取其发表透疹、散风解毒之功；亦有用其清热、解毒、凉血，有升清降浊之效。张仲景首先用升麻治阳毒，后人又有“无犀角，升麻代之”之说，用于治肌衄。
- 方药中：升麻是解毒要药。对于传染性的温毒、时疫以及因误食药物或有毒食物所致的火病暴发者，可在辨证论治基础上使用较大剂量升麻。升麻葛根汤为方药中治疗慢性迁延性肝炎经验方，升麻15～45g，葛根、赤芍各30g，甘草6g。重用升麻，剂量一般在30g，多时用到45g，效果良好且无不良反应。
- 陶渭：升麻以清热解毒见长，热毒诸证，只要辨证准确，配伍得当，均有很好疗效。临床常用3～10g，但治疗热毒证须增至10～30g，热毒盛者可用至45g，未见不良反应。

葛根

- **基原**——豆科植物野葛或甘葛藤的干燥根。前者习称“野葛”，后者习称“粉葛”。
- **产地**——野葛主产于河南、湖南、浙江、四川；粉葛主产于广西、广东。
- **采制**——秋、冬二季采挖，野葛多趁鲜切成厚片或小块，干燥；甘葛藤多除去外皮，稍干，截段或再纵切两半或斜切成厚片，干燥。生用或煨用。
- **性状**——呈不规则厚片或小方块，外皮淡棕色至棕色，有纵皱纹，粗糙。切面黄白色、浅黄棕色至棕黄色，有的纹理明显。气微，味微甜。野葛以质疏松、切面纤维性强者为佳；粉葛以块大、质坚实、色白、粉性足、纤维少者为佳。
- **药性**——甘、辛，凉。归脾、胃、肺经。
- **功效**——解肌退热，生津止渴，透疹，升阳止泻，通经活络，解酒毒。
- **应用**
  - 外感发热头痛，项背强痛：本品甘辛性凉，轻扬升散，具有发汗解表、解肌退热之功。外感表证发热，无论风寒与风热，均可选用本品。
  - 热病口渴，消渴：本品甘凉，于清热之中，又能鼓舞脾胃清阳之气上升，有生津止渴之功。
  - 麻疹不透：本品味辛性凉，有发表散邪、解肌退热、透发麻疹之功。
  - 热泄热痢，脾虚泄泻：本品味辛升发，能升发清阳，鼓舞脾胃清阳之气上升而奏止泻痢之效。
  - 中风偏瘫，胸痹心痛，眩晕头痛：葛根味辛能行，能通经活络，可与三七、丹参、川芎等活血化瘀药配伍。
  - 酒毒伤中：葛根味甘能解酒毒，常与陈皮、白豆蔻、枳椇子等同用。
- **用法用量**——煎服，10～15g。解肌退热、生津止渴、透疹、通经活络、解酒毒宜生用，升阳止泻宜煨用。
- **鉴别用药**
  - 葛根、柴胡、升麻共同点：三者均能解表退热，用于风寒风热表证（柴胡长于退热、和解少阳；葛根长于治疗项背强痛）。三者均有升阳功效（柴胡、升麻升阳举陷，用于中气下陷所导致的脏器下垂；葛根升阳止泻，用于脾虚泄泻）。葛根、升麻两者还具有透疹作用。
  - 葛根、柴胡、升麻不同点：柴胡还能升肝胆之气，疏肝解郁（用于肝郁气滞证）、截疟；葛根还能生津止渴（用于热病口渴和消渴症）、通经活络、解酒毒；升麻升阳之力最强，升脾胃清阳之气，还能清热解毒（用于阳明经的热毒病证）。
- **现代药理**——解热、降温、益智、降压、抗心律失常、β受体阻滞作用、抗心肌缺血、扩张外周血管、扩张冠状动脉、改善脑血循环、抗缺氧、改善微循环、抗凝血、抗血栓、抗血小板聚集、抑制平滑肌、解痉、保肝、抗氧化、降糖、降脂、抗菌、抗肿瘤、解毒、弱局麻作用。
- **古籍摘要**
  - 《神农本草经》——主消渴，身大热，呕吐，诸痹，起阴气，解诸毒。
  - 《名医别录》——无毒。主治伤寒中风头痛，解肌发表出汗，开腠理，疗金疮，止痛，胁风痛。生根汁，大寒，治消渴，伤寒壮热。
- **名家经验**
  - 朱良春：葛根善升清降浊，对顽固久泻者，必重用葛根；葛根解痉通脉，善治项强，能很好地缓解肌肉痉挛，对颈椎增生者除辨证用药外，必重用葛根；葛根还能升举阳气，生津止渴，是治疗消渴的要药，常以重剂葛根（30～45g）治疗顽固性泄泻、颈椎病和消渴。
  - 张云鹏：血压较高者，大剂量使用葛根，一般用30g，可增至70g，常与牛膝配伍升清津，降气血而柔肝平肝。
  - 杜雨茂：葛根用于治疗颈椎病等，量少则效果不佳。一般治疗此类病症时，每剂药葛根从60g用起，可至150g，经观察发现用90～120g疗效较好。
  - 仝小林：津伤可见于糖尿病病程的多个阶段，核心病机为热盛伤阴、热盛耗气，因此滋阴益气的同时更要警惕背后之“热”，所谓“扬汤止沸，不若釜底抽薪”，热为致病之源，清热为澄源之治，滋阴益气更应注重清热。知母、天花粉、葛根是常用的清热养阴生津小方，凡见热盛阴伤，均可配伍使用。方中知母常用剂量为9～30g，天花粉常用剂量为15～30g，葛根常用剂量为15～60g。

第三章 清热药

第一节 清热泻火药

石膏

- **基原**——硫酸盐类矿物硬石膏族石膏，主含含水硫酸钙。
- **释名**——本品为矿石，水飞后细腻光滑如膏脂，故名石膏。
- **产地**——主产于湖北、安徽、山东，以湖北应城产者最佳。
- **采制**——全年可采。采挖后，除去泥沙及杂石。打碎生用或煅用。
- **性状**——纤维状的集合体，呈长块状、板块状或不规则块状。白色、灰白色或淡黄色，有的半透明。体重，质软，纵断面具绢丝样光泽。气微，味淡。以白色、块大、半透明、纵断面如丝者为佳。
- **药性**——甘、辛，大寒。归肺、胃经。
- **功效**——生用：清热泻火，除烦止渴。煅用：收湿，生肌，敛疮，止血。
- **应用**
  - 外感热病，高热烦渴：本品性味辛甘大寒，寒能清热泻火，辛寒解肌透热，甘寒清泻胃火，除烦止渴，为清泻肺胃二经气分实热之要药。
  - 肺热喘咳：本品辛寒入肺经，善于清泄肺经实热，常与麻黄、苦杏仁、甘草等同用。
  - 胃火亢盛，头痛牙痛，内热消渴：本品清泻胃火，与川芎等同用治胃火头痛，与黄连、升麻等同用治胃火上攻之牙龈肿痛，与知母、生地黄、麦冬等同用治胃热津伤之消渴。
  - 溃疡不敛，湿疹瘙痒，水火烫伤，外伤出血：煅石膏性味甘辛涩寒，外用有收湿、生肌、敛疮、止血之功。
- **用法用量**——生石膏煎服，15～60g，宜打碎先煎。煅石膏外用适量，研末撒敷患处。
- **注意事项**——脾胃虚寒及阴虚内热者忌用。
- **现代药理**——解热、镇静、镇痛、促进凝血、减轻骨骼肌兴奋性、降低毛细血管通透性、促进胆汁排泄、利尿、降糖、抗炎、抗病毒、免疫调节。
- **古籍摘要**
  - 《神农本草经》——主治中风寒热，心下逆气惊喘，口干舌焦，不能息，腹中坚痛，除邪鬼，产乳，金创。
  - 《景岳全书》——味甘辛，气大寒。气味俱薄，体重能沉，气轻能升，阴中有阳。欲其缓者煅用，欲其速者生用。用此者，用其寒散清肃，善祛肺胃三焦之火，而尤为阳明经之要药。
  - 《药性赋》——味辛、甘，性大寒，无毒。沉也，阴也。其用有二：制火邪，清肺气，仲景有白虎之名；除胃热，夺甘食，易老有大寒之剂。
- **名家经验**
  - 张琪：石膏是治疗急性热病的有效药物，须用生品且大剂量才有效。对于温热型流行性感冒，常用生石膏50g，加葛根、连翘等，常可使患者药后得汗而热退。治疗外寒里热之重感冒（发热恶寒、肢节酸痛、头痛、口干渴等），常用柴胡桂枝汤加生石膏清里热，石膏用量可达75g，服药后汗出诸症悉解。治疗暑温时，生石膏常用至200～400g，如用白虎加人参汤治疗暑热伤气、热炽津伤之证，临床疗效显著。用麻杏石甘汤治疗大叶性肺炎及各类肺炎，石膏用量需大于麻黄10倍左右，可使热退喘平，以达宣肺泄热之效。
  - 岳美中：石膏用于清热泻火时，剂量要足，否则难以取效。在治疗温热病气分热盛或肺胃实热等证时，要根据病情轻重，合理选用石膏剂量。对于一些高热不退、烦渴引饮等重症，可重用石膏，以达到清热生津、除烦止渴的目的。同时，石膏虽为清热良药，但对于脾胃虚弱、阳气不足者，使用时需谨慎，或配伍健脾和胃之品，以防寒凉伤中。
  - 朱良春：对于风湿热痹，关节红肿热痛、屈伸不利等症状，将石膏与桂枝、知母、忍冬藤、桑枝等药物配伍。石膏清热泻火，桂枝通阳化气、祛风通络，二者相伍，寒温并用，可使热清络通，关节肿痛得以缓解。并且石膏用量一般较大，常为30～60g，以增强清热之力。

知母

- **基原**——百合科植物知母的干燥根茎。
- **产地**——主产于河北、山西、陕西、内蒙古。
- **采制**——春、秋二季采挖，除去须根及泥沙，晒干，习称“毛知母”。或除去外皮，晒干，切片。生用或盐水炙用。
- **性状**——呈不规则类圆形的厚片。外表皮黄棕色或棕色，可见少量残存的黄棕色叶基纤维和凹陷或突起的点状根痕。切面黄白色至黄色。气微，味微甜、略苦，嚼之带黏性。以切面色黄白者为佳。
- **药性**——苦、甘，寒。归肺、胃、肾经。
- **功效**——清热泻火，滋阴润燥。
- **应用**
  - 外感热病，高热烦渴：本品味苦甘，性寒质润，苦寒能清热泻火除烦，甘寒能生津润燥止渴，善治温热病邪在气分之壮热、烦渴、汗出、脉洪大者，常与石膏相须为用。
  - 肺热咳嗽，阴虚燥咳：本品主入肺经，苦寒能清肺热，甘寒能滋肺阴、润肺燥。
  - 骨蒸潮热：本品入肾经，能滋肾阴、泻肾火、退骨蒸，常与黄柏、地黄等同用。
  - 内热消渴：本品苦甘寒质润，取其清热泻火、滋阴润燥、生津止渴之功，可与天花粉、葛根等同用。
  - 阴虚肠燥便秘：本品能滋阴润燥以通便，常与生地黄、玄参、麦冬等配伍。
- **用法用量**
  - 煎服，6～12g。
  - 清热泻火宜生用，滋阴降火宜盐水炙用。
- **注意事项**——本品性寒质润，能滑肠通便，故脾虚便溏者慎用。
- **鉴别用药**
  - 知母：甘苦，性寒质润，具有滋阴润燥作用，既用于肺热咳嗽，又用于阴虚燥咳、内热消渴、骨蒸潮热、肠燥便秘等。
  - 石膏：重在清脏腑实热，泻肺胃火，用于肺热咳嗽，胃火牙痛，此外，煅石膏收敛生肌，用于疮疡溃后不敛、湿疹，烧烫伤等。
  - 共同点：均具有清热泻火，除烦止渴作用，用于治疗气分实热证，症见身热、口渴、汗出、脉洪大等，二者常相须为用。
- **现代药理**——解热、降温、镇静、抗炎、抗心肌缺血再灌注损伤、抗血小板聚集、降糖、利尿、祛痰、利胆、增强肾上腺皮质功能、抗菌、抗病毒、抗癌、抗溃疡、改善学习记忆能力、减轻脑缺血性损伤。
- **古籍摘要**
  - 《神农本草经》——味苦，寒。主消渴热中，除邪气，肢体浮肿，下水，补不足，益气。
  - 《日华子本草》——知母，味苦、甘。治热劳，传尸疰病，通小肠，消痰止嗽，润心肺，补虚乏，安心止惊悸。
- **名家经验**
  - 胡建华：知母不仅能清热，还有非常好的镇静作用。酸枣仁汤用酸枣仁合知母治疗虚烦不得眠，取其滋阴养心安神之功；白虎汤用石膏合知母治疗发热、汗出、烦渴引饮，用以清胃泻火除烦；百合知母汤治疗百合病，用以养阴清热镇静；桂枝芍药知母汤在祛风化湿通络药中配以知母，治疗“诸肢节疼痛”，以加强镇痛作用。
  - 施今墨：常将知母与黄柏相伍，用于治疗阴虚火旺之证。知母滋阴清热，黄柏清热燥湿、泻火解毒，二者合用，滋阴降火之力增强，用于治疗潮热盗汗、腰膝酸软、遗精早泄等症状。此外，还将知母与贝母配伍，称为“二母散”，用于治疗肺热咳嗽、痰黄黏稠、不易咳出等症状，知母清肺热，贝母化痰止咳，二者协同，共奏清热化痰、止咳平喘之功。
  - 章次公：世以知母为滋阴药，然滋阴之义颇有出入，就急性热病言之，有清热以存阴者，有益阴以退热者，前后二者之治法往往统称为滋阴。仲景之知母、石膏属于前者，叶派之生地黄、麦冬属于后者，故知母为热清而后阴存之滋阴药，非后世益阴以望热退之滋阴药也。

芦根

基原——禾本科植物芦苇的新鲜或干燥根茎。

产地——全国大部分地区均产。

采制——全年均可采挖，除去芽、须根及膜状叶，除去杂质，洗净，切段。鲜用或晒干用。

性状——芦根呈圆柱形段。表面黄白色，有光泽，节呈环状。切面黄白色，中空，有小孔排列成环。气微，味甘。以条粗均匀、色黄白、有光泽、无须根者为佳。

药性——甘，寒。归肺、胃经。

功效——清热泻火，生津止渴，除烦，止呕，利尿。

应用——
- 热病烦渴：本品性味甘寒，既能清泻肺胃气分实热，又能生津止渴、除烦，常与麦冬、天花粉等同用。
- 肺热咳嗽，肺痈吐脓：本品入肺经，善于清泻肺热，祛痰排脓。常与黄芩、浙贝母、瓜蒌等药同用于治疗肺热咳嗽，或配伍薏苡仁、冬瓜仁等用于治肺痈咳吐脓痰腥臭。
- 胃热呕哕：本品入胃经能清胃热而止呕逆，可配竹茹、生姜等。
- 热淋涩痛：本品性寒，有清热利尿之功，常与白茅根、车前子、木通等同用。

用法用量——煎服，15～30g；鲜品用量加倍，或捣汁用。

注意事项——脾胃虚寒者慎用。

鉴别用药——芦根为芦苇的根茎，苇茎为芦苇的嫩茎。二者出自同一种植物，功效相近。但芦根长于生津止渴，苇茎长于清透肺热，略有侧重。目前药市中多无苇茎供应，可以芦根代之。

现代药理——解热、镇痛、镇静、降压、降糖、抗氧化、抑制肝纤维化、雌激素样作用、抗肿瘤、抑菌、松弛骨骼肌、弱中枢抑制作用。

古籍摘要——
- 《玉楸药解》——味甘，性寒，入手太阴肺、足阳明胃经。降逆止呕，清热除烦。芦根清降肺胃，消荡郁烦，生津止渴，除呕下食，治噎哕懊憹之证。
- 《医学衷中参西录》——《千金》苇茎汤，释者谓苇用茎不用根者，以肺原在上，取本乎天者亲上也。而愚则以为不然。其性凉而善升，患大头瘟者，愚常用之为引经要药，是其上升之力可至脑部，而况于肺乎？且其性凉能清肺热，中空能理肺气，而又味甘多液，更善滋养肺阴，则用根实胜于茎明矣。
- 《神农本草经疏》——味甘气寒而无毒。消渴者，中焦有热，则脾胃干燥，津液不生而然也，甘能益胃和中，寒能除热降火，热解胃和，则津液流通而渴止矣。客热者，邪热也，甘寒除邪热，则客热自解。

名家经验——
- 余绍源：慢性胃炎、消化性溃疡等患者出现呕吐或吐酸水之症，必用芦根15～20g，竹茹10～15g。芦根味甘性寒，益胃降火；竹茹味甘，性微寒，开胃土之郁，治噎膈呕逆、吐血衄血。二药皆入胃、肺经，善清胃、肺之热，治疗胃热出现的呕吐、吐酸，疗效甚好。
- 龚士澄：羚羊角对温热病壮热神昏、谵语躁狂等症有显著疗效，然其价昂贵又不可常有。芦根茎有与羚羊角相似的功用，对于平民病温者，即用新鲜芦茎200～300g，煎汁与清温药齐服，每收醒神、清热、除烦、解毒、镇静之效，用之既久，竟有“芦苇根茎能代替羚羊角”之体会。
- 曾立昆：芦根不仅具有清热解渴、消痰排脓之效，且有益胃增纳之功。临床中遇有病重纳呆患者，每用干芦根100g，连服3～5剂，胃纳必有改观，较之山楂、鸡内金之类，其益胃化食之效更为彰著。

天花粉

基原 —— 葫芦科植物栝楼或双边栝楼的干燥根。

释名 —— 本品为栝楼之根，又名“栝楼根”。古时常捣烂滤汁作淀粉用，“其根作粉，洁白如雪，故谓之天花粉”（《本草纲目》）。

产地 —— 主产于山东、河南、安徽、四川。

采制 —— 秋、冬二季采挖，洗净，除去外皮，切段或纵剖成瓣，干燥。生用。

性状 —— 呈类圆形、半圆形或不规则形的厚片。外表皮黄白色或淡棕黄色。切面可见黄色木质部小孔，略呈放射状排列。气微，味微苦。以块大、色白、粉性足、质坚细腻、筋脉少者为佳。

药性 —— 甘、微苦，微寒。归肺、胃经。

功效 —— 清热泻火，生津止渴，消肿排脓。

应用
- 热病烦渴：本品甘微苦微寒，既能清肺胃二经实热，又能生津止渴，可与芦根、竹叶等同用。
- 肺热燥咳：本品入肺经，既能清肺热，又能润肺燥，常与天冬、麦冬、生地黄等同用。
- 内热消渴：本品善于清泻肺胃实热，生津止渴，常与麦冬、芦根、白茅根等同用。
- 疮疡肿毒：本品既能清热泻火解毒，又能消肿排脓疗疮，常与金银花、白芷等同用。

用法用量 —— 煎服，10～15g。

注意事项 —— 寒痰及亡阳作渴者慎服；脾胃虚寒、大便溏泄者禁服。孕妇忌服。反乌头。本品含有天花粉蛋白，有时可引起变态反应。高剂量可引起肝、肾细胞变性、坏死。

现代药理 —— 致流产和抗早孕作用、降糖、免疫调节、抗菌、抗病毒、抗肿瘤。

古籍摘要
- 《神农本草经》—— 主消渴，身热烦满，大热，补虚安中，续绝伤。
- 《证类本草》—— 通小肠，排脓，消肿毒，生肌长肉，消扑损瘀血。治热狂时疾，乳痈，发背，痔瘘疮疖。
- 《雷公炮制药性解》—— 天花粉，色白入肺，味苦入心。……本功清热，故主疗颇多，其理易达，惟曰补虚通经，此甚不可泥也。

名家经验
- 王琦：天花粉清而寓燥，燥而寓清，可燥其湿，化其热。毋须虑徒伤其津。临床多与姜黄、蒲公英、茯苓、泽泻等药配伍，治疗精液、尿液中带有脓细胞的前列腺疾患及不育等病证，常用量为9～15g。
- 李广文：精液液化不良为男性不育症的常见原因，以下焦湿热瘀结合并阴虚火旺多见，以天花粉为主组方治疗该病。既走气分，又入血分；既能通行经络，清解郁（瘀）热，又能生津养阴。故对于下焦湿热瘀结、阴虚火旺导致的精液液化不良，取效甚佳。
- 吴沛田：天花粉乃清热生津、消肿排脓之品，临床实践发现其治疗慢性乙肝迁延久治不愈或肝功能反复异常者有较好疗效。基本方：天花粉30～50g，败酱草30g，露蜂房15g，苦参10～15g。
- 朱良春：天花粉以生津止渴见长，热病伤津，责之肺胃，而花粉入肺胃经，清热生津。因嗜食肥甘厚味、烟酒过量、肝郁化火伤及肺胃之津者，常以天花粉配玄参、麦冬、生甘草取效。还能化热痰，用于燥热伤肺，痰黏稠、不易咳出等症。也是清暑解毒妙品，用于痱子、疮疖、湿疹等。糖尿病常重用天花粉（30g），可缓解“三多”症状。
- 曾培杰：著名中医五官科专家干祖望认为，分泌物、败津腐液、浓涕、痰、脓，是一物五名。治宜豁痰排脓。天花粉功善排脓消肿，仙方活命饮取其化痰排脓，陈士铎探渊汤取其治疗鼻渊涕多；现代将其制剂用于死胎排出、中期妊娠引产、葡萄胎等皆有效，足见其“消除异物之力”。
- 仝小林：津伤可见于糖尿病病程的多个阶段，因热伤阴、因热耗气，故滋阴益气时更要警惕背后之热，即“扬扬止沸，不若釜底抽薪”，热为致病之源，清热为澄源之治。知母、天花粉、葛根是临床常用的清热养阴生津小方，三味药合称“滋膵饮”，见热盛阴伤均可配伍使用。方中知母常用剂量为9～30g，天花粉常用剂量为15～30g，葛根常用剂量为15～60g。

栀子

- **基原**——茜草科植物栀子的干燥成熟果实。
- **释名**——本品药用其果实，原名“卮子”。《本草纲目》云：“卮，酒器也。栀子象之，故名，俗作栀。”因其形状而得名。
- **产地**——主产于江西、湖南、湖北、浙江。
- **采制**——9～11月果实成熟呈红黄色时采收，除去果梗及杂质，蒸至上气或置沸水中略烫，取出，干燥。生用或炒焦用。
- **性状**——呈长卵圆形或椭圆形，果皮表面红黄色或棕红色，有的可见翅状纵棱。果皮薄而脆，略有光泽。种子多数，扁卵圆形，深红色或红黄色。气微，味微酸而苦。以皮薄、饱满、色黄、完整者为佳。
- **药性**——苦，寒。归心、肺、三焦经。
- **功效**——泻火除烦，清热利湿，凉血解毒；外用消肿止痛。
- **应用**
  - 热病烦闷：本品味苦性寒清降，能清泻三焦火邪，泻心火而除烦，为治热病心烦、躁扰不宁之要药，常与淡豆豉同用。
  - 湿热黄疸：本品苦能燥湿、寒能清热，善于清利下焦肝胆湿热，常与茵陈、大黄等同用。
  - 淋证涩痛：本品能清下焦湿热、清热凉血、利尿通淋，常与滑石、车前子、木通等同用。
  - 血热吐衄：本品性寒，入血分，能清热凉血以止血，常与白茅根、大黄、侧柏叶等同用。
  - 目赤肿痛：本品能泻火解毒、清肝胆火以明目，常与黄连、龙胆草、夏枯草等配伍。
  - 热毒疮疡：本品能清热泻火、凉血解毒，常与金银花、连翘、蒲公英等同用。
  - 扭挫伤痛：本品外用能消肿止痛，可用生栀子粉与黄酒调成糊状，外敷患处。
- **用法用量**
  - 煎服，6～10g。外用生品适量，研末调敷。
  - 清热泻火用生栀子，凉血止血用焦栀子及栀子炭；栀子皮偏于达表而去肌肤之热，栀子仁偏于走里而清里热。
- **注意事项**——本品苦寒伤胃，脾虚便溏者不宜用。
- **现代药理**——解热、镇静、催眠、抗惊厥、镇痛、抗动脉粥样硬化、降压、降低心肌收缩力、促进消化液分泌、降低胰酶、利胆、保肝、致泻、抗炎、抗软组织损伤、抗菌、抗病毒、抗钩端螺旋体、抗血吸虫、促进合成代谢。
- **古籍摘要**
  - 《神农本草经》——主五内邪气，胃中热气，面赤，酒皰，皶鼻，白癞，赤癞，疮疡。
  - 《长沙药解》——味苦，性寒，入手少阴心、足太阴脾、足厥阴肝、足太阳膀胱经。清心火而除烦郁，泻脾土而驱湿热，吐胸膈之浊瘀，退皮肤之熏黄。
  - 《名医别录》——大寒，无毒。主治目热赤痛，胸心大小肠大热，心中烦闷，胃中热气。一名越桃，生阳。九月采实，曝干。
- **名家经验**
  - 朱良春：生栀子为常用清热泻火解毒药，有栀子配方的名方甚多，如黄连解毒汤，治三焦热毒壅滞、高热、烦躁、疮痈、目赤；仲景茵陈蒿汤治湿热黄疸；栀子汤治心烦懊憹不眠；十灰散治各种热证出血；丹溪越鞠丸治气郁化火等。余在临床实践中体会到生栀子治疗急性胰腺炎尤为擅长。
  - 龚士澄：栀子善清心经之热，并能引三焦之火下行。治表卫热用皮壳；治内热用仁；生用泻火热；炒用能清营血之热，亦能清气分之热；炒炭则治吐血、衄血。
  - 赵荣胜：治顽固性痛经（子宫内膜异位症、膜样痛经）时，每于方中加栀子一味，多获良效。栀子既是清热利湿之佳品，又是解郁化瘀止痛之良药。如《伤寒论》中用栀子豉汤治“心中结痛”，丹栀逍遥散解肝经火郁，民间治跌打挫伤肿痛常用生栀子末调鸡蛋清外敷等。

夏枯草

- **基原** —— 唇形科植物夏枯草的干燥果穗。
- **释名** —— “此草冬至后生叶，至春而花，一到夏至即枯，故名。”（《本草便读》），因生长特性而得名。
- **产地** —— 主产于江苏、浙江、安徽、河南。
- **采制** —— 夏季果穗呈棕红色时采收，除去杂质，晒干。生用。
- **性状** —— 呈圆柱形，略扁，淡棕色至棕红色。全穗由宿萼与苞片组成，呈扇形，先端尖尾状，脉纹明显，外表面有白毛。花冠多已脱落，宿萼二唇形，内有小坚果，卵圆形，棕色，尖端有白色突起。体轻。气微，味淡。以穗大、色棕红者为佳。
- **药性** —— 辛、苦，寒。归肝、胆经。
- **功效** —— 清热泻火，明目，散结消肿。
- **应用**
  - 目赤肿痛，目珠夜痛，头痛眩晕：本品苦寒降泄，主入肝经，善清泻肝火以明目。
  - 瘿瘤，瘰疬：本品辛以散结，苦以泄热，有良好的清肝火、散郁结作用。
  - 乳痈，乳癖，乳房胀痛：本品既能清泻肝火，又能散结消肿，常与蒲公英、浙贝母、柴胡等同用。
- **用法用量** —— 煎服，9～15g。
- **注意事项** —— 脾胃寒弱者慎用。
- **现代药理** —— 降压（茎、叶、穗及全草均有降压作用，但穗的作用较弱）、扩张血管、降糖、抗凝血、免疫抑制、抗炎、抗菌、抗病毒、抗肿瘤、抗结石。
- **古籍摘要**
  - 《神农本草经》—— 主治寒热，瘰疬，鼠瘘，头疮，破癥，散瘿结气，脚肿湿痹。
  - 《雷公炮制药性解》—— 味苦辛，性寒，无毒，入肝经。主瘰疬，瘿瘤，湿脾脚肿，肝虚目痛，冷泪羞明，散血破症，生肌解毒。
  - 《景岳全书》—— 味微苦微辛，气浮而升，阴中阳也。善解肝气，养肝血，故能散结开郁，大治瘰疬鼠瘘，乳痈瘿气，并治头疮目疾。
- **名家经验**
  - 柯联才：夏枯草性味苦辛、寒，入肝胆经，能清肝、散结。《本草正义》云其“善于宣泄肝胆木火之郁窒，而顺利气血之运行，凡凝痰结气，风寒痹着，皆其专职”。临证恒取其清肝散结之功，用之治疗因肝气郁滞、痰火凝结之睾丸炎及颈、腋下或腹股沟淋巴结肿，乃至乳腺小叶增生，以夏枯草为主药，并随病发部位而加味。
  - 施今墨：在治疗瘰疬、痰核等病症时，可将夏枯草与玄参、贝母等配伍，取其夏枯草能散结消肿，玄参滋阴降火、解毒散结，贝母化痰散结，三药合用，共奏清热化痰、软坚散结之功。对于肝火上炎所致的目赤肿痛，可将夏枯草与菊花、木贼等配伍，以清肝明目、退翳。
  - 岳美中：夏枯草对于肝阳上亢型高血压有较好的疗效。肝阳上亢，气血上冲，导致血压升高，出现头晕、头痛等症状。夏枯草能清肝泻火，平抑肝阳，常与石决明、钩藤等平肝潜阳药配伍，可有效降低血压，缓解头晕、头痛等不适症状。
  - 仝小林：甲状腺功能亢进症是临床常见病，其核心病机是肝火旺盛，痰核凝结。治则为苦寒清热收敛。治法以清肝解毒散结、敛肝、保肝为主，佐以散结消肿。夏枯草、黄药子、五味子组成的三味小方一能清肝火，二能散结消肿，三能敛肝、保肝。该小方临床常用剂量分别为夏枯草30～120g，黄药子9～15g，五味子9～30g。
  - 龚士澄：夏枯草治肺痨效佳。民间有“大麦头子草”（因夏枯草之花形同麦穗，故名）治痨病的单方：每日用夏枯草30g，鲜草加倍，煎浓汁，加蔗糖和服，连服3个月可愈。后遇一淋巴结核患者，胸透见肺脏呈炎症浸润，但尚未显潮热、咯血等症状。时值夏收，夏枯草随处可得，教其服用夏枯草单方1个月，颈侧淋巴结核（瘰疬）渐小渐软，触之滑动。见效验，即嘱续服1个月。三诊时，瘰疬基本消失，胸透无异常。由此可知夏枯草确有治痨作用。所以治肺痨不分证型，多以夏枯草入方。若只辨证，不辨病，则夏枯草与肺痨无涉焉。

决明子

- **基原**——豆科植物钝叶决明或决明（小决明）的干燥成熟种子。
- **释名**——药用其种子，有明目之功，故名。因其形似马蹄，故有“马蹄决明”之称。又因其为植物（草类）药物，故又称“草决明”。
- **产地**——主产于安徽、广西、四川。
- **采制**——秋季采收成熟果实，晒干，打下种子，除去杂质。生用，或炒用。
- **性状**——呈菱方形或短圆柱形，表面绿棕色、暗棕色或浅黄棕色，平滑有光泽。质坚硬，不易破碎。气微，味微苦。以颗粒均匀、饱满、色绿棕者为佳。
- **药性**——甘、苦、咸，微寒。归肝、大肠经。
- **功效**——清肝明目，润肠通便。
- **应用**
  - 目赤涩痛，羞明多泪，目暗不明：本品主入肝经，功善清肝明目。常与黄芩、赤芍、木贼等同用。
  - 头痛眩晕：本品苦寒清泄，入肝经，既能清泻肝火，又兼能平抑肝阳，常与菊花、夏枯草、钩藤等同用。
  - 肠燥便秘：本品味苦通泄、质润滑利，入大肠经，能清热润肠通便，常与瓜蒌仁、火麻仁、郁李仁等同用。
- **用法用量**——煎服，9～15g。用于润肠通便，不宜久煎。
- **注意事项**——气虚便溏者不宜用。
- **现代药理**——降压、降脂、抑制动脉粥样硬化斑块的形成、抗血小板聚集、促进消化液分泌、促进肠蠕动、导泻、减肥、改善胰岛素抵抗、保肝、保肾、免疫调节、收缩子宫、催产、抗菌、增强学习记忆能力。
- **古籍摘要**
  - 《神农本草经》——主治青盲，目淫肤赤白膜，眼赤痛泪出。久服益精光，轻身。
  - 《本草正义》——决明子明目，乃滋益肝肾，以镇潜补阴为义，是培本之正治，非如温辛散风，寒凉降热之止为标病立法者可比，最为有利无弊。
  - 《日华子本草》——马蹄决明，助肝气，益精。水调末涂消肿毒。熁太阳穴治头痛。又贴脑心止鼻衄。作枕胜黑豆，治头风，明目也。
- **名家经验**
  - 张锡纯：决明子能“除肝胆郁热，尤善明目”，强调了决明子清肝明目的功效，常用于治疗肝热目赤肿痛、羞明多泪等症，常与菊花、夏枯草等配伍使用，以增强清肝泻火、明目之力。
  - 蒲辅周：大凡体虚或老年人患大便秘结，不可勉强通之，大便虽闭而腹无所苦，应予润剂，切勿攻也。决明子性寒微苦，入肝经，擅润肠通便清热，对于体虚或老年人的便秘，用之疗效甚佳。因此，对于这一类患者可在处方内加决明子9g。或单用决明子粉，每服3～6g，视病情每日2～3次，疗效可靠。
  - 余国俊：决明子传统用于清肝明目，润肠通便，今已证实能降低血清胆固醇。血脂过高而平素大便干燥或偏干者，重用决明子可将胆固醇较快降至正常，同时兼能降低甘油三酯，惟其作用不显著，不能降至正常而已，其机制可用“降脂泄浊”来概括。自用降血脂专方：生决明子30g，生山楂、葛根各20g。
  - 仝小林：根据高血压的自然发展过程，高血压可划分为“病气血、病脉络、病脏腑”三期及“壅、水、郁、寒、老”五态。“壅态”高血压常见于中青年患者，常合并超重或肥胖、糖脂或尿酸代谢异常、睡眠呼吸暂停低通气综合征等。其核心治法为通腑降气、决渎壅塞。调节“壅态”的常用方为厚朴三物汤、大柴胡汤，而决明子、莱菔子、大黄针对“壅态”高血压具有较好的降压效果，其中决明子常用剂量为15～60g，莱菔子常用剂量为15～60g，大黄的常用剂量为6～15g。

第二节　清热燥湿药

黄芩

- **基原**——唇形科植物黄芩的干燥根，其中生长年久、中空而枯的宿根称为枯芩（片芩），体轻主浮；生长年少、体实而坚的子根称为子芩（条芩），质重主降。
- **释名**——“芩，《说文》作莶，谓其色黄也。或云芩者黔也，黔乃黄黑之色也”（《本草纲目》）。本品因色黄而得名。
- **产地**——主产于河北、山西、内蒙古、陕西。
- **采制**——春、秋二季采挖，除去须根和泥沙，晒后撞去粗皮，晒干。生用或酒炒用。
- **性状**——呈类圆形或不规则形薄片。外表皮黄棕色或棕褐色。切面黄棕色或黄绿色，具放射状纹理，老根中心呈枯朽状或中空。气微，味苦。以外表皮棕黄色、切面色黄者为佳。
- **药性**——苦，寒。归肺、胆、脾、大肠、小肠经。
- **功效**——清热燥湿，泻火解毒，止血，安胎。
- **应用**
  - 湿温暑湿、胸闷呕恶，湿热痞满、泻痢、黄疸：本品苦寒，能清肺胃、肝胆、大肠湿热，尤善清中上焦湿热。
  - 肺热咳嗽，高热烦渴：本品主入肺经，长于清肺热，为治肺热咳嗽之要药，单用或配桑白皮、知母、麦冬等。
  - 痈肿疮毒：本品有清热泻火解毒之功，常与黄连、黄柏、栀子配伍。
  - 血热出血：本品炒炭能清热泻火、凉血止血，可单用或与大黄同用。
  - 胎热胎动不安：本品有清热安胎之功，可与白术、当归等同用。
- **用法用量**
  - 煎服，3～10g。清热泻火、解毒宜生用，安胎多炒用，清上焦热酒炙用，止血宜炒炭用。
  - 枯芩善清上焦肺火，主治肺热咳嗽痰黄；子芩善清大肠之火、泻下焦湿热，主治湿热泻痢、黄疸尿赤。
- **注意事项**——本品苦寒伤胃，脾胃虚寒者不宜使用。
- **现代药理**——解热、镇静、催眠、抗惊厥、扩张血管、降压、抗动脉粥样硬化、抗血小板聚集、降脂、抗凝血、抗血栓、降糖、抗白内障、利胆、保肝、抗氧化、利尿、改善肾功能、免疫调节、抗炎、降低血管通透性、抗过敏、抗胆碱、罂粟碱样作用、抑制磷酸二酯酶、抗菌、抗病毒、抗肿瘤。
- **古籍摘要**
  - 《神农本草经》——主治诸热黄疸，肠澼泄痢，逐水，下血闭，恶疮，疽蚀火疡。
  - 《药性赋》——味苦、平，性寒，无毒。可升可降，阴也。其用有四：中枯而飘者泻肺火，消痰利气；细实而坚者泻大肠火，养阴退阳；中枯而飘者，除风湿留热于肌表，细而坚实者，滋化源退热于膀胱。
  - 《药类法象》——治肺中湿热，疗上热、目中赤肿、瘀肉壅盛，必用之药。泄肺受火邪，上逆于膈上，补膀胱之寒不足，乃滋其化源也。
- **名家经验**
  - 龚士澄：黄芩苦寒伐生气，脾胃虚寒者忌用。本品有枯黄芩、条黄芩之分。枯黄芩状似腐木，外表呈黄棕色，中空而黑，用治上焦病证；条黄芩里外坚实，色黄微绿，宜用于下焦病证。
  - 刘昭坤：常以单味黄芩煎汁治疗妊娠恶阻，20余年鲜有不效者。方药及用法为黄芩30～45g，水煎成200～400mL，分次频服。往往病愈甚效愈佳，但需频服。大凡其呕吐剧者，以肝胃实热者居多。味苦能降逆止呕以治标，性寒凉而清肝胃之热以治本。一味黄芩，标本兼治。
  - 彭参伦：李东垣谓黄芩能治肺热如火燎，烦躁引饮而昼盛者，气分热也，宜一味黄芩汤以泻肺经气分之火。余于1958年曾治朱某患肺热咳，里夹血，胸板结，口渴引饮，气粗苔黄乏津。遵东垣之法，主以黄芩60g，水煎顿服，次日身热尽退而痰咳胸结之患愈。

黄连

- **基原**——毛茛科植物黄连，三角叶黄连或云连的干燥根茎，三者分别习称“味连”“雅连”“云连”。
- **释名**——本品药用其根，“其根连珠而色黄，故名”（《本草纲目》）。因其根茎多分枝，常3～6支成束，呈稍弯曲状，形如鹰爪、鸡爪，故又有“鹰爪连”“鸡爪连”之名。
- **产地**——味连、雅连主产于四川、湖北；云连主产于云南。
- **采制**——秋季采挖，除去须根和泥沙，干燥，撞去残留须根。生用或清炒、姜汁炙、酒炙、吴茱萸水炙用。
- **性状**——呈不规则的薄片。外表皮灰黄色或黄褐色，粗糙，有细小的须根。切面或碎断面鲜黄色或红黄色，具放射状纹理，气微，味极苦。以切面鲜黄、味极苦者为佳。
- **药性**——苦，寒。归心、脾、胃、肝、胆、大肠经。
- **功效**——清热燥湿，泻火解毒。
- **应用**
  - 湿热痞满，呕吐，泻痢：本品大苦大寒，清热燥湿之力胜于黄芩，尤长于清泄中焦脾胃、大肠湿热，为治泻痢要药。
  - 高热神昏，心火亢盛，心烦不寐，心悸不宁：本品清热泻火力强，尤善清心火，对心经热盛所致多种病证均有较好疗效。
  - 血热吐衄：本品苦寒清泄，善于清热泻火解毒，常与大黄、黄芩配伍。
  - 胃热呕吐吞酸、消渴，胃火牙痛：本品善清胃火，可治胃火炽盛所致的呕吐、牙痛、消渴。
  - 痈肿疔疮，目赤肿痛，口舌生疮：本品既能清热燥湿，又能泻火解毒，尤善疗疔毒。
  - 湿疹湿疮，耳道流脓：本品有清热燥湿、泻火解毒之功，可取煎汁滴、涂患处。
- **用法用量**
  - 煎服，2～5g。外用适量。
  - 生黄连清热燥湿，泻火解毒；酒黄连清上焦火热，多用于目赤肿痛、口舌生疮；姜黄连清胃和胃止呕，多用治寒热互结，湿热中阻，痞满呕吐；萸黄连疏肝和胃止呕，多用治肝胃不和之呕吐吞酸。
- **注意事项**——本品大苦大寒，过量久服易伤脾胃，脾胃虚寒者忌用。苦燥易伤阴津，阴虚津伤者慎用。
- **现代药理**——镇静、催眠、解热、降压、扩张冠状动脉、强心、抗心律失常、降糖、增加胰岛素敏感性、降脂、抗凝血、抗血小板聚集、抗血栓、抗缺氧、抑制组织代谢、降低组织耗氧、兴奋胃肠平滑肌、抑制胃液分泌、抗胃黏膜损伤、抗溃疡、利胆、抗腹泻、抗辐射、抗炎、增强免疫、抗菌、抗病毒、抗原虫、抗肿瘤。
- **古籍摘要**
  - 《神农本草经》——主治热气，目痛眦伤泣出，明目，肠澼腹痛下痢，妇人阴中肿痛。
  - 《名医别录》——微寒，无毒。主治五脏冷热，久下泄、脓血，止消渴、大惊，除水，利骨，调胃肠，益胆，治口疮。
  - 《日华子本草》——治五劳七伤，益气，止心腹痛、惊悸、烦躁，润心肺、长肉、止血、并疮疥，盗汗，天行热疾。猪肚蒸为丸，治小儿疳气。
- **名家经验**
  - 阎乐法：在顽固性慢性胃炎应用西药效果不佳时，可于辨证用药的基础上加用吴茱萸配黄连。虚证、寒证胃炎，吴茱萸的用量要倍于黄连；实证、热证胃炎，黄连的用量要倍于吴茱萸。二者配伍应用，辛开苦降，消腹满疗效神速，一般3～5剂就能明显地减轻患者的痛苦。药理实验证实，黄连、吴茱萸对幽门螺杆菌有较强的抑杀作用，这也许是取效的药理基础。
  - 祝谌予：黄连、桂枝配伍，用于治疗糖尿病的上身燥热、下肢发凉诸症。桂枝辛散温通，解肌和营，温经通脉，散下肢寒凝；黄连苦寒泻火，清上焦之燥热。二药合用，一热一寒，寒热并用，调理阴阳。还可用于自主神经功能紊乱、更年期综合征等症见上热下寒者，均有良效。临证之时，须辨寒热之比重，热甚者多用黄连，寒甚者多取桂枝，寒热等同者，二者各半。
  - 陈庚吉：黄连苏叶汤出自薛生白《湿热病篇》湿热证，呕恶不止，用黄连0.9～1.2g，苏叶0.6～0.9g，两味煎汤，呷下即止。用黄连苏叶汤治疗呕吐，取得较好效果。

黄柏

- **基原**——芸香科植物黄皮树或黄檗的干燥树皮，前者习称“川黄柏”，后者习称“关黄柏”。
- **释名**——檗之言，襞也，衣褶也。其树栓皮厚，有纵向较深沟裂，故从木称檗。其内皮色黄，可以之染色，故合称黄檗。俗写取简而作黄柏。
- **产地**——川黄柏主产于四川、贵州，关黄柏主产于辽宁、吉林、河北。
- **采制**——剥取树皮，除去粗皮，晒干；润透，切片或切丝。生用或盐水炙、炒炭用。
- **性状**——呈丝条状，外表面黄褐色或黄棕色，内表面暗黄色或淡棕色，具纵棱纹。切面纤维性，呈裂片状分层，深黄色。味极苦。以皮厚、色鲜黄、味极苦者为佳。
- **药性**——苦，寒。归肾、膀胱经。
- **功效**——清热燥湿，泻火解毒，除骨蒸。
- **应用**
  - 湿热泻痢，黄疸尿赤，带下阴痒，热淋涩痛，脚气痿躄：本品苦寒沉降，长于清泻下焦湿热。
  - 骨蒸劳热，盗汗，遗精：本品主入肾经，善泻相火、退骨蒸。常与知母、生地黄、龟甲等同用。
  - 疮疡肿毒，湿疹湿疮：本品既能清热燥湿，又能泻火解毒，可以内服或外用。
- **用法用量**
  - 煎服，3～12g。外用适量。
  - 清热燥湿、泻火解毒宜生用，滋阴降火宜盐炙用，止血多炒炭用。
- **注意事项**——本品苦寒伤胃，脾胃虚寒者忌用。
- **鉴别用药**
  - 黄柏：偏泻下焦相火、除骨蒸，湿热下注诸证及骨蒸劳热者多用。
  - 黄连：偏泻中焦胃火，长于泻心火，中焦湿热泻痢、痞满呕逆及心火亢盛、高热心烦者多用。
  - 黄芩：偏泻上焦肺火，肺热咳嗽者多用。
  - 共同点：性味皆苦寒，均能清热燥湿、泻火解毒，常用治湿热内盛或热毒炽盛之证，每每相须为用。
- **现代药理**——解热、镇静、镇咳、祛痰、降压、强心、抗心律失常、抗血小板聚集、抗痛风、降糖、抗缺氧、抗胃黏膜损伤、抗溃疡、利胆、抗炎、抗菌、抗病毒、抗钩端螺旋体、抗阿米巴虫及滴虫。
- **古籍摘要**
  - 《神农本草经》——主治五脏肠胃中结热，黄疸肠痔，止泄痢，女子漏下赤白，阴伤蚀疮。
  - 《珍珠囊》——黄柏之用有六：泻膀胱火，一也；利小便结，二也；除下焦湿肿，三也；痢疾先见血，四也；脐中痛，五也；补肾不足，壮骨髓，六也。
  - 《日华子本草》——安心除劳，治骨蒸，洗用，明目，多泪，口干，心热，杀疳虫，治蛔心痛，疥疮，蜜炙治鼻洪，肠风，泻血。
- **名家经验**
  - 章次公：据化验所得，知黄柏之成分，与黄连相同，其功效亦无差别。考古人之记载，固有相同处，如黄连治赤痢，黄柏亦治赤痢；儿性黄疸，黄柏能治之，黄连亦能治之；黄连明目，黄柏亦明目，此其所同也。然古人止呕，习用黄连，而不以黄柏；古人治湿痿，每用黄柏，而不以黄连，此又二药之所异也。
  - 龚士澄：黄柏苦坚肾，寒泻火，清湿热，消疮肿，为治疗肾炎之要药。治急性肾炎，须酒炒后用；治慢性肾炎，须盐水炒后用。酒制治上，盐制治下。对急性肾炎，恶寒发热，眼睑暨周身悉肿，小便不利，咳嗽，咽喉红肿，表现为风水证候者，我们惯用越婢汤，以酒炒黄柏代替石膏，加牛蒡子、白茅根、车前子、浙贝母、陈皮，可能在数日内消肿退病。
  - 周剑平：黄柏生用，清利湿热；尤以清下焦湿热见长。湿热下注而致阳痿者单用黄柏清利；湿热下注而清浊不分者，用黄柏配伍萆薢以清利湿热而分清别浊；湿热下注，扰乱精室而致遗精者，用黄柏配以芡实，一清一收，一利一涩，达到固精之目的。

龙胆

- **基原**——龙胆科植物条叶龙胆、龙胆、三花龙胆或坚龙胆的干燥根及根茎。前三种习称“龙胆”，后一种习称“坚龙胆”。
- **释名**——本品“叶似龙葵，味苦如胆，因以为名”，根据形状、味道而得名。
- **产地**——主产于吉林、辽宁、黑龙江、内蒙古，因以东北产量最大，故习称“关龙胆”。坚龙胆主产于云南。
- **采制**——春、秋二季采挖，洗净，干燥，切段。生用。
- **性状**——呈不规则形的段。表面暗灰棕色或深棕色。有的有横皱纹，切面皮部黄白色至黄棕色，木部色较浅。气微，味甚苦。以色黄或色黄棕色者为佳。
- **药性**——苦，寒。归肝、胆经。
- **功效**——清热燥湿，泻肝胆火。
- **应用**
  - 湿热黄疸、阴肿阴痒、带下、湿疹瘙痒：本品苦寒，清热燥湿，尤善清下焦湿热，常用治下焦湿热所致诸证。
  - 肝火头痛，目赤肿痛，耳鸣耳聋，胁痛口苦，惊风抽搐：本品苦寒沉降，善泻肝胆实火所致诸症，常配伍柴胡、黄芩、栀子等药。
- **用法用量**——煎服，3～6g。
- **注意事项**——脾胃虚寒者不宜用。阴虚津伤者慎用。临床有服龙胆草过量致恶心、呕吐及龙胆草中毒致神经系统损害的病例报道。
- **现代药理**——解热、镇静、抗惊厥、镇痛、降压、促进消化、利胆、保肝、利尿、抗炎、抗过敏、抗菌、抗钩端螺旋体、抗肠道寄生虫。
- **古籍摘要**
  - 《神农本草经》——主治骨间寒热，惊痫邪气，续绝伤，定五脏，杀蛊毒。
  - 《雷公炮制药性解》——味苦涩，性寒无毒，入肝胆肾膀胱四经。退肝经之邪热，除下焦之湿肿，明目定惊，治疸止痢，能杀疳虫
  - 《医学衷中参西录》——味苦微酸，性寒，色黄属土，为胃家正药。其苦也，能降胃气、坚胃质；其酸也，能补益胃中酸汁、消化饮食。凡胃热气逆、胃汁短少、不能食者，服之可以开胃进食，西人浑以健胃药称之，似欠精细。为其微酸木，故又能入胆肝、滋肝血、益胆汁、降肝胆之热使不上炎，举凡目疾、吐血、衄血、二便下血、惊痫、眩晕、因肝胆有热而致病者，皆能愈之。
- **名家经验**
  - 赵炳南：曾治一患者，据其肝胆湿热炽盛而使用龙胆草15g（在此之前赵氏最多用9g），谁知服药后患者苦晕倒地，灌服浓糖水后清醒。故有肝胆实热证，龙胆草亦可使用，但必须同时兼顾脾胃。无胃虚情况，若重用胆草时，亦应事先告知患者药苦，使其有准备，或在服药后吃些糖果缓和苦味，避免一些不必要的副作用。
  - 成孚民：龙胆草以清热见长，可主治惊痫，惊惕。凡遇到因肝胆热扰于脑而发生惊厥、癫痫、抽搐等证，即加入龙胆草3～4.5g，小儿用1.5～2.4g，效果良好。如用龙胆泻肝汤治疗肝胆实热，龙胆之量最多9g，药以中病为贵，不可过量。
  - 王惠祥：龙胆草大剂量使用易伤胃气，但小剂量使用（小于5g）却能开胃助食。现代药理研究表明龙胆草所含的龙胆苦苷可直接促使胃液分泌，基于这一功用，在治疗各类慢性胃炎时加用龙胆草，能在短期内减轻胃炎患者的嘈杂、胃脘胀满、食欲不旺等临床表现。
  - 蒋立基：既往治膝关节积液也循常法，用三妙、四妙之类，其治在湿，然见效甚慢。后来阅读《续名医类案》魏玉璜云：“木热则流脂，断无肝火盛而无痰者”，方有所悟。治痰饮之大法，贵在调畅气机。丹溪谓：“气顺则一身之津液亦随气而顺矣。”所谓气顺，要在肝气条达。通过不断摸索，发现龙胆草是治疗膝关节积液的要药。如治赵某，女青年，患风湿性关节炎，左膝肿痛，时有寒热、汗出，查髌上囊肿胀显著，抽之有淡黄色液，量较多，舌淡红苔白，脉弦数。处方：龙胆草24g，桂枝9g，薏苡仁20g，牛膝12g，陈皮12g，生姜三片，服3剂，患者症减大半，再3剂而愈。

苦参

- **基原** —— 豆科植物苦参的干燥根。
- **释名** —— 本品药用其根。本品因其味极苦，形似参而得名。
- **产地** —— 我国大部分地区均产。
- **采制** —— 春、秋二季采挖，除去根头及小支根，洗净，干燥；或趁鲜切片，干燥。生用。
- **性状** —— 为类圆形或不规则形的厚片。外表皮灰棕色或棕黄色，有时可见横长皮孔样突起，外皮薄，常破裂反卷或脱落，脱落处显黄色或棕黄色，光滑。切面黄白色，纤维性，具放射状纹理和裂隙，有的可见同心性环纹。气微，味极苦。以切面色黄白、味极苦者为佳。
- **药性** —— 苦，寒。归心、肝、胃、大肠、膀胱经。
- **功效** —— 清热燥湿，杀虫止痒，利尿。
- **应用**
  - 湿热泻痢，便血，黄疸，赤白带下，阴肿阴痒：本品苦寒之性较强，既清热燥湿，又兼利尿，使湿热之邪外出，可用治多种湿热证。
  - 湿疹湿疮，皮肤瘙痒，疥癣麻风，滴虫性阴道炎：本品既能清热燥湿，又能杀虫止痒，为治皮肤病之要药，内服外用均可。
  - 湿热淋痛，尿闭不通：本品既能清热，又能利尿，常与石韦、车前子、栀子等药同用。
- **用法用量** —— 煎服，4.5～9g。外用适量，煎汤洗患处。
- **注意事项** —— 脾胃虚寒及阴虚津伤者忌用或慎用。不宜与藜芦同用。
- **现代药理** —— 镇静、催眠、镇痛、解热、降温、平喘、祛痰、降压、降低心肌收缩力、抗心肌缺血、抗心律失常、扩张外周血管、抗缺氧、抗溃疡、利尿、升高白细胞、保肝、免疫调节、抗炎、抗过敏、抗菌、抗病毒、抗肿瘤、杀虫。
- **古籍摘要**
  - 《神农本草经》—— 主治心腹结气，癥瘕积聚，黄疸，溺有余沥，逐水，除痈肿，补中，明目止泪。
  - 《雷公炮制药性解》—— 主结气积聚，伏热黄胆，肠风燥渴，溺有余沥，逐水消痈，明目止泪，去湿杀虫，疗大风及一切风热细疹。
  - 《滇南本草》—— 苦参，味苦，性大寒。凉血，解热毒，疥癞脓疮毒最良。疗皮肤瘙痒，血风癣疮，顽皮白屑，肠风下血便血。
- **名家经验**
  - 陈鼎琪：苦参苦寒，部分患者服后便溏，可加苍白术、肉豆蔻等健脾温中之药，以防止或减少便溏等不良反应的发生。中药苦参抗心律失常的效果，往往不亚于某几种西药，且不良反应小，脾虚寒重者加健脾温中药物，就能坚持服用，可以说本药有一定抗心律失常的作用。
  - 郝建新：过速性心律失常多由气阴两虚，热瘀互结所致。因此，加用苦参符合“热者寒之”的辨证用药原则。目前，在复方汤剂中的用量常为10～40g。若用于过速性心律失常的治疗，用量宜在20～30g。此量虽为常规剂量的2～3倍，辩证应用后未见明显不良反应。
  - 朱仁康：苦参性味苦寒，有清热燥湿、杀虫止痒、通利小便的功效。对某些常见的皮肤真菌及滴虫有不同程度的抑制效果。采用苦参外洗治疗痤疮、湿疹、神经性皮炎、荨麻疹，常用量为50～150g，水煎外洗，每日2次，收效显著。对阴道瘙痒（滴虫性阴道炎）配蛇床子、白鲜皮、荆芥以清热燥湿、杀虫止痒、祛风除湿。
  - 仝小林：风湿热蕴结于皮肤是糖尿病合并皮肤瘙痒的主要病机，治以清热利湿、祛风止痒，苦参、白鲜皮、地肤子是临床治疗糖尿病热证阶段合并皮肤瘙痒症时常用的三味小方。方中苦参清热燥湿，常用量为6～15g，白鲜皮清热燥湿祛风，常用量为9～30g，地肤子清热利湿，祛风止痒，用量为15～30g。湿热重时可加黄芩、黄连，湿邪偏盛可加生薏苡仁、茯苓、陈皮等。此外，苦参与黄连、紫石英配伍可治疗心动过速，心动过速实证者居多，心血热性，搏动亢进，宗气过扬，故心火难收，当以苦寒清火、重镇宁心为治疗原则，方中黄连、苦参清热泻火，稳定心率，紫石英重镇宁心，全方寒温相宜，清心重镇。在配伍剂量方面，方中黄连常用剂量为9～30g，苦参常用剂量为9～30g，紫石英常用剂量为30～60g，若合并心神不宁甚者，可加生龙齿15～30g，或生龙骨与生牡蛎各30～60g先煎。

第三节　清热解毒药

金银花

- **基原**——忍冬科植物忍冬的干燥花蕾或带初开的花。
- **释名**——“花初开者，蕊瓣俱色白，经二三日，则色变黄，新旧相参，黄白相映，故呼金银花”（《本草纲目》）。本品依据花蕾开放时间先后，而有黄白二色，犹如金银搭配，故又称“二花”“双花”，简称“银花”。
- **产地**——主产于河南、山东。
- **采制**——夏初花开放前采收，干燥。生用、炒用或制成露剂使用。
- **性状**——呈棒状，上粗下细，略弯曲，表面黄白色或绿白色（贮久色渐深），密被短柔毛。偶见叶状苞片。开放者花冠筒状，雄蕊附于筒壁，黄色。气清香，味淡、微苦。以花蕾多、色黄白、气清香者为佳。
- **药性**——甘，寒。归肺、心、胃经。
- **功效**——清热解毒，疏散风热。
- **应用**
  - 痈肿疔疮，喉痹，丹毒：本品甘寒，可清热解毒，消散痈肿力强，为治热毒疮痈之要药。
  - 风热感冒，温病发热：本品甘寒质轻、芳香疏透，既能清热解毒，又能疏散风热。
  - 热毒血痢：本品性寒，有清热解毒、凉血止痢之效，单用浓煎服，或与黄连、黄芩、白头翁等同用，以增强止痢效果。
- **用法用量**
  - 煎服，6～15g
  - 疏散风热、清泄里热以生品为佳；炒炭宜用于热毒血痢；露剂多用于暑热烦渴。
- **注意事项**——脾胃虚寒及气虚疮疡脓清者忌用。
- **鉴别用药**
  - 忍冬藤：为金银花藤，功用与金银花相似，但清热解毒之力不及金银花，价廉，大量使用可代替金银花，兼有清热疏风、通络止痛的功效，多用于温病发热、风湿热痹等证。煎服，9～30g。
  - 山银花：忍冬科植物灰毡毛忍冬、红腺忍冬、华南忍冬或黄褐毛忍冬的干燥花蕾或带初开的花。药性功用与金银花相似，且价廉，在有些地区作为金银花的代用品使用。煎服，6～15g。
- **现代药理**——解热、兴奋中枢、降脂、利胆、保肝、促进胃酸及胆汁分泌、增强胃肠蠕动、促进消化、抗生育、免疫调节、抗炎、止血、退热、抗菌、抗病毒、抗钩端螺旋体、抗肿瘤、解毒。
- **古籍摘要**
  - 《雷公炮制药性解》——味苦甘，性平，微寒，无毒，入肺经。主热毒血痢，消痈散毒，补虚疗风，久服延年。
  - 《本草纲目》——治诸肿毒、痈疽疥癣、杨梅诸恶疮，散热解毒。
  - 《本草通玄》——主胀满下痢，消痈散毒，补虚疗风，近世但知其消毒之功，昧其胀痢风虚之用，余于诸症中用之，屡屡见效。
- **名家经验**
  - 文琢之：金银花广产于各地，昔人专用花而弃其藤，不知其藤能宣通营卫，清透疏达，渗入经络，能清肝胆风火上窜少阳阳明而发生龈肿、发颐、痄腮、时疫，以及善治瘰疬、结核、乳痈、身痛寒热、经脉痉挛、脱疽、水肿、疮疡等。
  - 李玉和：顽痹关节红肿灼热者，在治痹方中加入忍冬藤，常有满意疗效。忍冬藤善于清络中之热而治热痹。为加强疗效，常加入防己以加强忍冬藤消肿通络止痛的作用。
  - 龚惠芬：小儿为纯阳之体，患时行外感热病居多，感邪后易热易火。金银花、连翘除辛凉解表、清热解毒之外，还有清解里热、实热、脾胃积热之功效。所以不论外感疾病或内伤杂病，有热者皆可用之。

连翘

- **基原**——木犀科植物连翘的干燥果实。
- **释名**——本品药用其果实，“其实似莲作房，翘出众草，故名”《本草纲目》，因形状而得名。
- **产地**——主产于山西、河南、陕西、湖北、山东。
- **采制**——秋季果实初熟尚带绿色时采收，除去杂质，蒸熟，晒干，习称“青翘”；果实熟透时采收，晒干，除去杂质，习称“老翘”或“黄翘”。青翘采得后即蒸熟晒干，筛取籽实作“连翘心”用。生用。
- **性状**——呈长卵形至卵形，稍扁，表面有不规则的纵皱纹和多数突起的小斑点，两面有纵沟。青翘多不开裂，表面绿褐色，突起的灰白色小斑点较少；老翘自顶端开裂或裂成两瓣，表面黄棕色或红棕色，种子棕色，多已脱落。气微香，味苦。青翘以色较绿、不开裂者为佳；老翘以色较黄、瓣大、壳厚者为佳。
- **药性**——苦，微寒，归肺、心、小肠经。
- **功效**——清热解毒，消肿散结，疏散风热。
- **应用**
  - 痈疽，瘰疬，乳痈，丹毒：本品苦寒，功用与金银花相似，长于清心火、解疮毒，又能消散痈肿结聚，故前人誉其为“疮家圣药”。
  - 风热感冒，温病初起，热入营血、高热烦渴、神昏发斑：本品苦寒，外可疏散风热，内可清热解毒，常与金银花相须为用，治外感风热及温热病。
  - 热淋涩痛：本品苦寒泄降，兼能清心利尿，多配伍车前子、白茅根、竹叶等药。
- **用法用量**
  - 煎服，6～15g。
  - 清热解毒用青翘；透热达表、疏散风热选老翘；连翘心长于清心泻火，常用治邪入心包之高热烦躁、神昏谵语等症。
- **注意事项**——脾胃虚寒及气虚脓清者不宜用。
- **鉴别用药**
  - 连翘：清心解毒之力强，并善于消痈散结，为疮家圣药，亦治瘰疬痰核。
  - 金银花：疏散表热之效优，且炒炭后善于凉血止痢，用治热毒血痢。
  - 共同点：均有清热解毒、疏散风热作用，既能透热达表，又能清里热而解毒。对热毒疮疡、风热感冒、温热病等，常相须为用。
- **现代药理**——解热、止痛、镇吐、护肝、利尿、抗炎、抗菌、抗氧化、抗滴虫、抗过敏、抗肿瘤。
- **古籍摘要**
  - 《神农本草经》——主寒热，鼠瘘，瘰疬，痈肿，恶疮，瘿瘤，结热，蛊毒。
  - 《雷公炮制药性解》——利小肠，杀白虫，通月经，疗五淋，破瘿瘤，解痘毒。
  - 《本草纲目》——连翘之用有三：泻心经客热，一也；去上焦诸热，二也；为疮家圣药，三也。
- **名家经验**
  - 张锡纯：连翘味淡微苦，性凉。具升浮宣散之力，流通气血，能治十二经血凝气聚，为疮家要药；能透表解肌，清热逐风，为治风热要药；性能托毒外出，为发表透疹要药；善治头目之疾，如头疼、目疼、齿疼、鼻渊等；味淡能利小便，善治淋证，溺管生炎。
  - 李文瑞：连翘一般用量为3～15g，重用20～45g，最大用至60g。连翘具有清血分结热，通淋之功，与抗菌、抑菌、利尿等现代药理作用相符。用于血淋，多与白茅根重剂配伍，清热散结而不伤阴，凉血止血而不留瘀。常加入二至丸、八正散等方中。临床主要用于原因不明之血尿、肾炎、肾盂肾炎、泌尿系统感染等。
  - 刘继祖：连翘治疗主证，外感风热，风寒内郁化热，食积，风毒，温毒及蕴积热毒。临床指征为红、肿、热、痛、郁（瘀）积，若毒邪积而不散，肿难消必用。应用心得：①连翘性散，常配消导药防其寒凉遏胃；②对各种气郁、血瘀、热蕴、痰滞均可散而去之。寒泻不宜用。

板蓝根

基原——十字花科植物菘蓝的干燥根，又称北板蓝根（板蓝根正品）。

产地——主产于江苏、河北。

采制——秋季采挖，除去泥沙，晒干，切片。生用。

性状——呈圆形，厚片。外表皮淡灰黄色至淡棕黄色，有纵皱纹。切面皮部黄白色，木部黄色。气微，味微甜后苦涩。以片大均匀、体实、粉性大者为佳。

药性——苦，寒。归心、胃经。

功效——清热解毒，凉血，利咽。

应用
- 温疫时毒，发热咽痛：本品苦寒，入心、胃经，有类似大青叶的清热解毒之功，而以解毒利咽散结见长。
- 温毒发斑，痄腮，烂喉丹痧，大头瘟疫，丹毒，痈肿：本品苦寒，有清热解毒、凉血消肿之功，主治多种瘟疫热毒之证。

用法用量——煎服，9～15g。

注意事项
- 体虚而无实火热毒者忌服，脾胃虚寒者慎用。
- 爵床科植物马蓝的根茎及根的药性、功效、应用基本同板蓝根，在南方地区亦作为板蓝根使用，习称“南板蓝根”。

鉴别用药
- 板蓝根：解毒利咽、散结力强，咽喉疼痛多用。
- 大青叶：凉血消斑力强，治温毒斑疹效佳。煎服，9～15g。外用适量。
- 青黛：清肝定惊功胜，用于肝火犯肺、咯血胸痛及小儿热盛动风。本品难溶于水，一般作散剂冲服或入丸剂服用。内服1.5～3g，外用适量。
- 共同点：①板蓝根（菘蓝的干燥根）、大青叶（菘蓝的干燥叶）、青黛（菘蓝的叶或茎叶经加工制得的干燥粉末）三者同出一源；②皆有清热解毒、凉血消斑之功效；③均可用于热毒炽盛、高热咽痛、温毒发斑等证。

现代药理——解热、免疫调节、抗菌、抗病毒、抗肿瘤、抗白血病、抑制血小板聚集。

古籍摘要
- 《神农本草经》——蓝实，味苦，寒。主解诸毒，杀蛊蚑，注鬼，螫毒。久服头不白、轻身。生平泽。
- 《中药志》——板蓝根，清火解毒，凉血止血。治热病发斑，丹毒，咽喉肿痛，大头瘟及吐血、衄血等症。
- 《本草便读》——板蓝根即靛青根，其功用性味与靛青叶同，能入肝胃血分，不过清热、解毒、辟疫、杀虫四者而已。但叶主散，根主降，此又同中之异耳。

名家经验
- 耿德军：腮腺炎患者伴有耳后乳突部疼痛，或颌下淋巴结肿痛，以及其他头面部热象者，加用大剂量板蓝根一味，常获殊效。
- 陈治恒：带状疱疹为肝胆湿热，浸淫肌肤而成，治疗上应注重外治疗法，以青黛适量，用米汤调匀外敷患处，取效迅捷。
- 曾培杰：大青叶跟板蓝根，一个是叶子，一个是根部，叶子善于凉血消斑，多用于肌表热毒发斑。板蓝根不同，它是根部，虽然跟大青叶同出一源，都能清热解毒，但更偏重清解脏腑里的热毒，治疗体内的咽痛红肿。青黛是由大青叶提炼出来的，它可以做染料色素，也是一味难得的中药，它是浓缩的精华、提炼的结晶。所以青黛清泻肝火的力量最强，它除了跟板蓝根、大青叶有一样的清热解毒作用外，更具备清肝泻火的功能，还可以凉肝定惊，治疗小儿肝热风动。肝郁化火、木火刑金的顽固性咳嗽，以咳嗽心烦、睡卧难安、气火上冲、胸胁疼痛，甚至以咳吐痰血、面肿如盘为主要表现，用黛蛤散往往一剂知、二剂愈，其中青黛可直接清肝泻火，把弦数的肝脉平下去，海蛤粉咸寒可以降金生水，把盛的肺脉降下去。

蒲公英

基原——菊科植物蒲公英、碱地蒲公英或同属数种植物的干燥全草。

产地——全国大部分地区均产。

采制——春至秋季花初开时采挖，除去杂质，洗净，晒干。鲜用或生用。

性状——呈不规则的段。根表面棕褐色，皱缩；根头部有棕褐色或黄白色的茸毛。叶多皱缩破碎，绿褐色或暗灰绿色，完整者展平后呈倒披针形。头状花序，总苞片多层，花冠黄褐色或淡黄白色。气微，味微苦。以叶多、色灰绿、带根者为佳。

药性——苦、甘，寒。归肝、胃经。

功效——清热解毒，消肿散结，利湿通淋。

应用

- 痈肿疔疮，乳痈，肺痈，肠痈，瘰疬：本品苦寒，善清热解毒，消痈散结，主治内外热毒疮痈诸证。主归肝、胃经，兼能通乳，故为治乳痈要药。
- 湿热黄疸，热淋涩痛：本品清利湿热，利尿通淋作用较佳，常与茵陈、栀子、大黄等药同用治湿热黄疸，或与白茅根、金钱草、车前子等药同用治热淋涩痛。
- 肝火上炎，目赤肿痛：本品还有清肝明目作用，可单用取汁点眼，或浓煎内服；亦可配伍菊花、夏枯草、决明子等药。

用法用量——煎服，10～15g。外用鲜品适量，捣敷；或煎汤熏洗患处。

注意事项——用量过大可致缓泻。

现代药理——兴奋心脏、兴奋胃肠平滑肌、抗胃黏膜损伤、抗溃疡、利胆、保肝、抗内毒素、利尿、免疫调节、抗菌、抗钩端螺旋体、抗肿瘤。

古籍摘要

- 《本草蒙筌》——味苦，气平。无毒。……经入阳明太阴。煎汁同忍冬，临服加醇酒。溃痈肿，消结核屡着奇功；解食毒，散滞气每臻神效。
- 《本草正义》——蒲公英，其性清凉，治一切疔疮、痈疡、红肿热毒诸证，可服可敷，颇有应验，而治乳痈乳疖，红肿坚块，尤为捷效。鲜者捣汁温服，干者煎服，一味亦可治之，而煎药方中必不可缺此。
- 《本草求原》——补肝、肾、心、胃之血，以合于冲任。化热毒，消恶肿，结核，疔疮，乳痈

名家经验

- 张锡纯：蒲公英“为治乳痈要药。无论服之煎汤，捣敷患处，皆有效验”。此外，蒲公英还能清胃热，对于胃中积热所致的胃脘疼痛、口臭等症状有治疗作用，可将其与清胃泻火之品同用。
- 马山：蒲公英苦寒健胃，可应用于急性疮疡或感染性疾病外，还可在消化道疾病中应用，尤其是急慢性胃炎、溃疡病、胃黏膜脱垂等病，多用蒲公英易取效。
- 龚士澄：蒲公英清热解毒、散结消肿作用较强，外科常用于痈肿疔疮。根据“外治之理，即内治之理，外治之药，即内治之药”，胃炎所致胃黏膜充血、水肿，脘部胀痛拒按者亦可用之。
- 孟景春：胃炎（胃痛）是临床常见病，证型较多，但不论何种证型，凡检查胃有溃疡或糜烂者，均可于辨证施治方中加蒲公英12～15g，淡干姜5～6g，生熟甘草各3g。蒲公英性味苦寒，苦寒难免伤胃气，故加干姜之温、甘草之甘以缓其苦寒，且生甘草亦有消炎解毒功效。如此配伍，可以久服而无弊。
- 仝小林：浅表性胃炎是临床常见的消化系统疾病，中医药在改善患者症状、病理表现等方面具有一定优势。浅表性胃炎(胃热型)病因主要是湿以及病程日久、湿郁而化的湿热。治疗时首先要改善胃所处的环境——湿。其次，要针对胃热型浅表性胃炎运用蒲公英、薏苡仁、黄连组成的三味小方以清热除湿，临床常用剂量分别为蒲公英15～45g，薏苡仁30～60g，黄连6～15g。

紫花地丁

基原——堇菜科植物紫花地丁的干燥全草。

释名——因其花色紫，地下根如钉，故名紫花地丁，简称“地丁”。

产地——主产于江苏、浙江、安徽、福建、河南。

采制——春、秋二季采收，除去杂质，晒干。生用。

性状——主根长圆锥形，淡黄棕色，有细纵皱纹。叶基生，灰绿色，展平后叶片呈披针形或卵状披针形，边缘具钝锯齿，两面有毛。花茎纤细，花瓣紫堇色或淡棕色，花距细管状。气微，味微苦而稍黏。以完整、主根圆锥形、叶灰绿色、叶柄具明显狭翅、花紫色者为佳。

药性——苦、辛，寒。归心、肝经。

功效——清热解毒，凉血消肿。

应用
- 疔疮肿毒，痈疽发背，丹毒，乳痈，肠痈：本品苦泄辛散，寒能清热，入心肝血分，故能清热解毒、凉血消肿、消痈散结，为治血热壅滞、痈肿疮毒、红肿热痛的常用药，尤善治疔毒。
- 毒蛇咬伤：本品兼可解蛇毒，治毒蛇咬伤，可用鲜品捣汁内服，亦可配雄黄少许，捣烂外敷。
- 肝热目赤肿痛以及外感热病。

用法用量——煎服，15～30g。外用鲜品适量，捣烂敷患处。

注意事项——体质虚寒者忌服。

鉴别用药
- 紫花地丁：无利湿通淋之功，兼凉血，尤善治疗疔毒。
- 蒲公英：兼散滞气、通乳，故善治乳痈；又能利湿通淋，治热淋涩痛、湿热黄疸。
- 共同点：均味苦性寒归肝经，既善清热解毒、消痈散结，治痈肿疔疮、咽喉肿痛、乳痈、肺痈、肠痈、丹毒及毒蛇咬伤，又能清肝，治肝热目赤肿痛。

现代药理——抗菌、抗病毒、解热、抗炎、扩张血管、降压、抗凝血、调节免疫、抗氧化。

古籍摘要
- 《本草纲目》——苦辛寒，无毒。主治一切痈疽发背，疔肿瘰疬，无名肿毒恶疮。
- 《玉楸药解》——味苦，辛，微寒，入手少阴心、足少阳胆经。消肿毒，疗疮疥。地丁行经泻火，散肿消毒，治痈疽瘰疬，疔毒恶疮，敷食皆佳。
- 《本经逢原》——治疔肿恶疮，兼疗痈疽发背，无名肿毒。其花紫者茎白，白者茎紫，故可通治疔肿，或云随疔肿之色而用之。但漫肿无头，不赤不肿者禁用，以其性寒不利阴疽也。

名家经验
- 傅少岩：曾治一大面积烧伤患者，继发感染、高热，给予含蒲公英的清热解毒剂无效，经人指点改蒲公英为紫花地丁终取效。始悟，两者虽然都是清热解毒药，但蒲公英的散结消肿作用偏强，适用于痈疖肿毒，而紫花地丁则偏于凉血解毒，能清血分热毒。
- 秦伯未：紫花地丁是治疗热毒疮疡的要药，临床需根据疮疡的不同阶段和症状来配伍使用。在疮疡初起，红肿热痛尚未成脓时，用紫花地丁与金银花、连翘等配伍，可使热毒消散，疮疡得以控制；若疮疡已成脓，紫花地丁可与白芷、天花粉等排脓药物同用，以促进脓液排出，加速疮口愈合。
- 施今墨：紫花地丁味辛、苦，性寒，入心、肝经，能清热解毒、消散痈肿。紫花地丁与蒲公英配伍，二者相互促进，清热解毒、消炎止痛、散结消肿的力量增强，可用于疔疮肿毒、丹毒、乳痈等红肿焮痛之症、肠痈、尿路感染以及一切化脓性炎症，但用量宜大，30～60g均可。
- 干祖望：对于热毒蕴结于咽喉所导致的咽喉肿痛、扁桃体炎等，将紫花地丁与射干、山豆根、马勃等药物配伍，以清热解毒，利咽消肿。在治疗耳部的痈肿、疖肿时，紫花地丁可与夏枯草、龙胆草等药物同用，以清泻肝胆之火，解毒消肿。

土茯苓

基原——百合科植物光叶菝葜的干燥块茎。

释名——本品皮如苓，断面近白色，粉性，亦与茯苓相似，然非菌属，乃土生植物，故名土茯苓。

产地——主产于广东、湖南、湖北、浙江、安徽。

采制——夏、秋二季采挖，除去须根，洗净，干燥；或趁鲜切成薄片，干燥。生用。

性状——切片呈长圆形或不规则，边缘不整齐；切面黄白色或红棕色，粉性，可见点状维管束及多数小亮点；质略韧，折断时有粉尘飞扬，以水湿润后有黏滑感。气微，味微甘、涩。以粉性大、筋脉少、切面淡棕色者为佳。

药性——甘、淡，平。归肝、胃经。

功效——解毒，除湿，通利关节。

应用

- 梅毒及汞中毒所致的肢体拘挛、筋骨疼痛：本品甘淡、解毒利湿、通利关节，又兼解汞毒，为治梅毒、汞毒要药。
- 湿热淋浊，带下，疥癣，湿疹瘙痒：本品甘淡渗利、解毒利湿，常与萹蓄、蒲公英、车前子等同用治热淋，或与地肤子、白鲜皮、茵陈等配伍治湿热皮肤瘙痒。
- 痈肿，瘰疬：本品清热解毒、消肿散结，可研为细末醋调外敷或水煎内服。

用法用量——煎服，15～60g。外用适量。

注意事项——肝肾阴虚者慎服。服药时忌饮茶。

现代药理——抗肿瘤、调节免疫、抗棉酚毒性、解汞毒、抗动脉粥样硬化斑块形成、β受体阻滞样作用、利尿、镇痛、抗菌。

古籍摘要

- 《本草纲目》——治拘挛骨痛，恶疮痈肿。解汞粉、银朱毒。
- 《本草便读》——利湿分消，皆谓邪留下部，舒筋定痛，多因毒伏经中。以能制轻粉之留邪，入胃通肝及肾，故为治下疳之良剂，性平味淡而甘，可助土以强脾。
- 《本草备要》——甘淡而平。阳明主药，健脾胃，祛风湿，脾胃健则营卫从，风湿除则筋骨利。利小便，止泄泻。治筋骨拘挛，杨梅疮毒，瘰疬疮肿。

名家经验

- 张山雷：土茯苓为梅毒要药，其“专治杨梅毒疮，深入百络，关节疼痛，甚至腐烂，又毒火上行，咽喉痛溃，一切恶症”，主张大剂量久服，采用鲜根熬膏长服，服用期间不可饮茶，否则会引起脱发。
- 任继学：土茯苓上可解毒利咽，散结止痛；中能和中解毒，散湿除满；下可渗透肾络，化毒排浊；内入经络，外达皮腠，为解毒之上品。常在辨证方中伍用土茯苓治疗病毒性心肌炎、肾小球肾炎、肾盂肾炎、咽喉炎、风湿性关节炎等，对水湿邪毒内盛者疗效好。
- 陈苏生：土茯苓能深入百络，淡渗除湿。将土茯苓与忍冬藤、连翘、白薇配伍，用于治疗狼疮，四药合用具有搜风通络、解毒利湿的作用，还能拮抗激素不良反应；将土茯苓、忍冬藤、川乌、生甘草四药合用，寒热相佐，用于治疗各类痹症关节疼痛，可避免远寒远热之弊。
- 时慧君：根据痛风性关节炎的发病规律，临证以大剂量土茯苓（30～60g）为主药治疗，一般3～5剂即可控制关节红、肿、热、痛。急性期以土茯苓50～60g配伍蚕沙、忍冬藤、红花、川牛膝、萆薢、泽兰、赤芍、牡丹皮、延胡索、地龙；慢性期则以土茯苓30g配伍生黄芪、白术、桑寄生、独活、忍冬藤、防己、薏苡仁、萆薢、川牛膝等。
- 仝小林：慢性肝病是慢性肝损伤所致病理表现的统称，基本病理变化为毒瘀作祟、阻滞于肝络，其核心为“肝毒”，临床常用熊胆粉、土茯苓、鬼箭羽三味小方治疗“肝毒”。方中熊胆粉保肝清热解毒，常用剂量为0.25～0.5g；土茯苓除湿解毒，常用剂量为30～60g，最大用量可至240g，视其湿毒程度而定；鬼箭羽破血通经解毒，常用剂量为15～45g。

鱼腥草

基原——三白草科植物蕺菜的新鲜全草或干燥地上部分。

释名——本品因气味而得名。《本草纲目》云："其叶腥气，故俗呼为鱼腥草。"本品因有浓烈的鱼腥气味，药用全草而得名。

产地——主产于浙江、江苏、安徽、湖北。

采制——鲜品全年均可采割；干品夏季茎叶茂盛花穗多时采割，除去杂质，晒干。生用。

性状——为不规则的段。茎呈扁圆柱形，表面淡红棕色至黄棕色，有纵棱。叶片多破碎，黄棕色至暗棕色。穗状花序黄棕色。搓碎具鱼腥气，味涩。以叶多、色灰绿、有花穗、鱼腥气浓者为佳。

药性——辛，微寒。归肺经。

功效——清热解毒，消痈排脓，利尿通淋。

应用——

- 肺痈吐脓，痰热喘咳：本品寒能泄降，辛以散结，主归肺经，以清解肺热见长，又具消痈排脓之效，故为治肺痈要药。
- 疮痈肿毒：本品辛寒，既能清热解毒，又能消痈排脓，亦为外痈疮毒常用之品，可单用鲜品捣敷，或与野菊花、蒲公英、金银花等同用。
- 热淋，热痢：本品善清膀胱湿热，有清热除湿、利水通淋之效，兼能清热止痢。

用法用量——煎服，15～25g，不宜久煎；鲜品用量加倍，水煎或捣汁服。外用适量，捣敷或煎汤熏洗患处。

注意事项——本品含挥发油，不宜久煎。虚寒证及阴性疮疡忌服。

现代药理——抗菌、抗病毒、抗炎、镇痛、止血、促进组织再生和伤口愈合、镇静、抗惊厥、镇咳、抗过敏、调节免疫、利尿、抗肿瘤。

古籍摘要——

- 《本草纲目》——散热毒痈肿，疮痔脱肛，断痁疟，解硇毒。
- 《滇南本草》——治肺痈吐脓、吐血，鱼腥草、天花粉、侧柏叶等份煎汤服之即愈；治痔疮，不论内外，鱼腥草，煎汤点水酒服，连进三服，其渣熏洗患处，有脓者溃，无脓者自消。
- 《医林纂要》——行水，攻坚，去瘴，解暑，疗蛇虫毒，治脚气，溃痈疽，去瘀血。

名家经验——

- 龚士澄：鱼腥草上清肺热痰浊，中清肠道湿热，下利膀胱水停。如痰浊热毒郁肺咳嗽，又尿频、尿急、尿涩痛、小腹胀满，须重用本品以清上利下，一物兼擅二长；对湿热为因的泻利、痢疾，单用本品30g或用15g配方，均有效。此药久煎失效，需后入，如以鲜草打汁服，效当更佳，惟味腥不易上口耳。
- 秦伯未：鱼腥草归肺经，善清解肺热，对于肺热咳嗽、咳痰黄稠等症，常与桑白皮、黄芩、知母等清肺药同用，以增强清肺止咳之效，且鱼腥草还能利尿通淋，可用于膀胱湿热所致的小便淋沥涩痛。
- 施今墨：鱼腥草有清热解毒、利尿通淋之效。在治疗泌尿系统感染时，将鱼腥草与萹蓄、瞿麦、石韦等配伍，以清热利湿通淋；对于下焦湿热所致的带下病，将鱼腥草与黄柏、苍术、椿皮等配伍，以清利下焦湿热，止带止痒。
- 王绵之：在治疗肺痈重症，热毒极盛时，将鱼腥草与金荞麦、败酱草等配伍，可增强清热解毒、消痈排脓的功效；在治疗风热犯肺，咳嗽咳痰时，将鱼腥草与薄荷、牛蒡子、前胡等配伍，以疏风清热、宣肺止咳。
- 徐元庚：运用鱼腥草洗剂治疗各类肛门病500余例，获得了满意疗效。基础方为鱼腥草30g，马齿苋30g，贯众15g，枳壳15g。上药煎汤2000～3000mL趁热熏蒸患处，待温热适宜时倒入盆中坐浴，为时20分钟至半小时。每日1剂，早、晚各煎一次，每日熏洗两次。①用于炎性外痔：肛门疼痛、行走不便，具有红肿热痛的感染病变，肛查局部明显红肿，宜上方加蒲公英20g、连翘15g。②用于血栓外痔：静脉丛破裂出血形成血瘀块，于上方加芒硝20g。③用于嵌顿性内痔：黏膜水肿，因肛门疼痛而导致尿潴留，宜用上方加大黄15g、苏木15g。④用于肛门湿疹：局部瘙痒，皮损潮红，宜用上方加苦参20g、蛇床子20g。⑤用于肛门术后水肿，于上方加萹蓄20g、明矾20g。

大血藤

基原——木通科植物大血藤的干燥藤茎。

释名——本品药用其藤茎，“根外紫红，……浸酒一宿，红艳如血”（《简易草药》），因其藤茎颜色为棕红色，用刀砍断时会流出血液般的红色汁液，因此又称红藤、血藤。

产地——主产于江西、湖北、湖南、江苏。

采制——秋、冬二季采收，除去侧枝，截段，干燥，切厚片。生用。

性状——切面为皮部红棕色，有数处向内嵌入木部，木部黄白色，有多数导管孔，射线呈放射状排列。气微，味微涩。以片大、质坚、纹理清晰者为佳。

药性——苦，平。归大肠、肝经。

功效——清热解毒，活血，祛风止痛。

应用

- 肠痈腹痛，热毒疮疡：本品苦降开泄，长于清热解毒、消痈止痛；主归大肠经，善散肠中瘀滞，故为治肠痈要药。
- 血滞经闭痛经，跌扑肿痛：本品能活血散瘀、消肿止痛。常与当归、益母草、丹参等同用治血滞经闭痛经，或与骨碎补、续断、赤芍等同用治跌打损伤、瘀血肿痛。
- 风湿痹痛：本品有活血化瘀、祛风活络止痛之作用，常与独活、牛膝、防风等同用。

用法用量——煎服，9～15g。外用适量。

注意事项——孕妇慎服。

鉴别用药

- 大血藤：味苦，性平。归大肠、肝经。以清热解毒、活血通络见长，多用于治疗肠痈腹痛，对热毒疮疡、跌打损伤、风湿痹痛等也有较好疗效，因其活血通络之力较强，能改善局部气血瘀滞，缓解疼痛。
- 败酱草：气如败豆酱，故以为名。味辛、苦，性微寒。归胃、大肠、肝经。消痈排脓之力更为突出，为治疗肠痈的要药。还可用于肺痈、肝痈等多种内痈，能清热解毒、消散痈肿、排出脓液。此外，败酱草还有祛瘀止痛的作用，可用于治疗产后瘀阻腹痛。
- 共同点：均为常用的清热解毒药，在功效上有相似之处，都有清热解毒、活血的作用，治疗肠痈两者常相须为用。

现代药理——扩张冠状动脉、缩小心肌梗死范围、改善心肌乳酸代谢、抗缺氧、抗血小板聚集、抑制肠蠕动、抗自由基、抗疲劳、抗菌。

古籍摘要

- 《简易草药》——治筋骨疼痛，追风，健腰膝，壮阳事。
- 《本草图经》——攻血，治血块。
- 《中药志》——祛风通经络，利尿杀虫。治肠痈，风湿痹痛，麻风，淋病，蛔虫腹痛。

名家经验

- 沈炎南：在治疗急慢性阑尾炎时，大血藤是主药之一，常与败酱草、冬瓜仁、桃仁等配伍，可增强清热解毒、排脓消痈之力，对于湿热瘀滞型的阑尾炎效果显著。大血藤用量常根据病情轻重在15～30g之间，起到消散肠道痈肿、通畅气血的作用。
- 施今墨：在妇科领域，对于瘀血阻滞导致的月经不调、闭经等，大血藤与益母草、泽兰等相伍，可增强活血调经之力；在治疗癥瘕积聚时，常将大血藤与三棱、莪术等配伍，以活血散结、消癥化积。
- 何任：大血藤可用于热毒瘀结之证，在治疗肿瘤相关疾病时可将其与白花蛇舌草、半枝莲等清热解毒、抗癌之品配伍，以减轻肿瘤患者的热毒瘀滞症状，改善患者的生活质量，在一定程度上控制肿瘤的发展。

射干

- **基原**——鸢尾科植物射干的干燥根茎。
- **释名**——“今观射干之形，其茎梗疏长，正如长竿状，得名由此耳”（《本草图经》）。本品因形状而得名。
- **产地**——主产于湖北、河南、江苏、安徽。
- **采制**——初春刚发芽或秋末茎叶枯萎时采挖，除去须根和泥沙，干燥，切片。生用。
- **性状**——呈不规则形或长条形的薄片。外表皮黄褐色、棕褐色或黑褐色，皱缩，可见残留的须根和须根痕，有的可见环纹。切面淡黄色或鲜黄色，具散在筋脉小点或筋脉纹，有的可见环纹。气微，味苦、微辛。以断面色黄、苦味浓者为佳。
- **药性**——苦，寒。归肺经。
- **功效**——清热解毒，消痰，利咽。
- **应用**
  - 热毒痰火郁结，咽喉肿痛：本品苦寒降泄，专入肺经，长于清泻肺火，有清热解毒、祛痰、利咽之效，故为治热毒痰火郁结所致咽喉肿痛之要药。
  - 痰涎壅盛，咳嗽气喘：本品苦寒降泄，能清泻肺火、降气祛痰以止咳平喘，故又常治痰涎壅盛，咳嗽气喘。
- **用法用量**——煎服，3～10g。
- **注意事项**——本品苦寒，脾虚便溏者不宜使用；孕妇慎用。
- **现代药理**——解热、镇痛、祛痰、拟胆碱、抗凝血、抗血栓、利胆、利尿、抗炎、抗过敏、雌激素样作用、抗菌、抗病毒、抗肿瘤。
- **古籍摘要**
  - 《神农本草经》——主咳逆上气，喉痹咽痛不得消息，散急气，腹中邪逆，食饮大热。
  - 《日华子本草》——消痰，破症结，胸膈满，腹胀，气喘，痃癖，开胃，下食，消肿毒，镇肝明目。
  - 《滇南本草》——治咽喉肿痛，咽闭喉风，乳蛾，痄腮红肿，牙根肿烂，攻散疮痈一切热毒等症。
- **名家经验**
  - 龚士澄：射干泻火解毒，散结消痰，为治疗喉蛾、喉痹要药。以射干、黄芩、甘草、桔梗为基本方，喉蛾者加薄荷、牛蒡子、金银花、连翘、浙贝母；喉痹者加蝉蜕、僵蚕、玄参、天花粉、山豆根。二证痛重者加凤尾草、马勃、玄参，疗效可靠。
  - 颜正华：射干苦寒清泄，善于清解肺经热毒，又能降气消痰，为治疗咽喉肿痛、痰盛咳喘的常用药。常与黄芩、桔梗、牛蒡子等配伍，治疗肺热或热毒所致的咽喉肿痛；与麻黄、细辛、半夏等合用，治疗寒痰咳喘、喉中痰鸣等。
  - 朱良春：射干具有消痰散结的功效，与夏枯草、牡蛎、玄参等药配伍，可增强软坚散结、化痰消肿的作用，对于痰火凝结所致的颈部、腋下等部位的肿块有较好的治疗效果。
  - 施今墨：射干与麻黄是一组很好的配伍，在治疗寒痰郁肺之咳嗽气喘时，麻黄宣肺平喘、发散风寒，射干降气消痰、利咽散结，二者相伍，一宣一降，可有效改善肺气上逆、痰气交阻所致的咳嗽、气喘、喉中痰鸣等症状。
  - 朴春丽：射干的临床用量为3～40g；临床剂量随疾病、证型以及配伍不同而变化，射干配伍麻黄、芥子、紫苏子等药止咳化痰平喘，治疗肺部疾病，常用剂量为3～15g；配伍山豆根、牛蒡子、蝉蜕等清热解毒利咽，治疗咽喉部疾病，常用剂量为3～40g；配伍半夏、厚朴、夏枯草、砂仁等化痰行气散结，治疗梅核气、甲状腺疾病、胃痛，常用剂量为6～15g；临床曾报道射干相关不良反应，有毒副作用。因此，射干的临床用量应综合考虑病证及配伍等多种因素，随病施量、因证施量、因配伍施量。

山豆根

基原——豆科植物越南槐的干燥根及根茎。

释名——本品药用其根及根茎，《本草图经》云："苗蔓如豆根，以此为名。"主要根据形状而得名。

产地——主产于广西、广东、江西、贵州。

采制——秋季采挖。除去杂质，洗净，干燥，切片。生用。

性状——本品为不规则的类圆形厚片。外表皮棕色至棕褐色。切面皮部浅棕色，木部淡黄色。有豆腥气，味极苦。以质坚、味极苦者为佳。

药性——苦，寒。有毒。归肺、胃经。

功效——清热解毒，利咽消肿。

应用

- 火毒蕴结，乳蛾喉痹，咽喉肿痛：本品大苦大寒，功善清肺火、解热毒、利咽消肿，为治疗火毒蕴结所致乳蛾喉痹、咽喉红肿疼痛的要药。
- 齿龈肿痛，口舌生疮：本品苦寒，入胃经，清胃火，可单用煎汤漱口或与石膏、黄连、升麻等药同用。
- 还可用于湿热黄疸，肺热咳嗽，痈肿疮毒等证。

用法用量——煎服，3～6g。外用适量。

注意事项——本品有毒，过量服用易引起呕吐、腹泻、胸闷、心悸等副作用。年龄大于65岁或小于10岁者，脾胃虚寒、便溏患者，应慎用或选用功效相近药物代用。据报道，山豆根煎汤服，用量在10g以上时绝大多数患者有中毒反应，5g时部分出现。推荐起始剂量为1～1.5g，如无反应再逐增剂量。

鉴别用药

- 山豆根、射干、马勃的区别：山豆根大苦大寒，泻火解毒力胜，适用于热毒炽盛者；射干偏于消痰散结，适用于热结血瘀，痰热壅盛；马勃辛散轻浮，适用于肺有风热者。
- 共同点：均为治疗咽喉肿痛常用之品。

现代药理——解热、镇痛、镇静、平喘、升压、增加冠脉流量、抗心律失常、降脂、抗血小板聚集、抑制胃酸分泌、抗溃疡、保肝、抗炎、抗菌、抗钩端螺旋体、抗肿瘤、升高白细胞。

古籍摘要

- 《本草求真》——功专泻心保肺，及降阴经火逆，解咽喉肿痛第一要药。缘少阴之脉，上循咽喉，咽喉虽处肺上，而肺逼近于心，故凡咽喉肿痛，多因心火挟其相火交炽，以致逼迫不宁耳。治当用此以降上逆之邪，俾火自上达下，而心气因尔以除。
- 《本草汇》——脾虚食少而泻者，切勿沾唇。
- 《本草汇言》——山豆根，苦寒清肃，得降下之令，善除肺胃郁热，凡一切暴感热疾，凉而解毒，表里上下，无不宜之。

名家经验

- 罗蜀平：用山豆根治疗咽喉肿痛，用量在10g以上者，绝大多数都有中毒反应，用量为5g时也有部分患者出现中毒现象，用量为3g时则很少有中毒现象出现。故山豆根的用量以3g为宜，用量超5g，要密切观察患者的恶心、呕吐等不良反应，剂量最好不超过10g。
- 朱良春：山豆根有清热解毒、消肿利咽之功，是治疗咽喉肿痛的常用药。对于热毒较盛的咽喉肿痛，常与射干、马勃、板蓝根等药物配伍使用，以增强清热解毒、利咽消肿的效果。
- 岳美中：山豆根的用量应根据患者的病情、体质以及配伍情况等综合考虑。一般来说，对于体质较好、病情较重的热毒蕴结证，山豆根的用量可适当偏大，但也不宜超过9g；而对于体质较弱或老年人、儿童等，用量宜小，以3～6g为宜。在使用山豆根时，要密切观察患者的反应，如出现恶心、呕吐等不良反应，应及时调整用药。

白头翁

基原——毛茛科植物白头翁的干燥根。

释名——本品原植物茎叶密被白色长柔毛，“近根处有白茸，状似人白头，故以为名”（《本草经集注》），因其形状而得名。

产地——全国大部分地区均产。

采制——春、秋二季采挖，除去泥沙，干燥，切薄片。生用。

性状——本品为类圆形的片。外表皮黄棕色或棕褐色，具不规则纵皱纹或纵沟，近根头部有白色绒毛。切面皮部黄白色或淡黄棕色，木部淡黄色。气微，味微苦涩。以切面色淡黄、根头部有白色茸毛者为佳。

药性——苦，寒。归胃、大肠经。

功效——清热解毒，凉血止痢。

应用

- 热毒血痢：本品苦寒降泄，专入大肠经，能清热解毒、清泄湿热、散瘀化滞、凉血止痢，尤善清胃肠湿热及血分热毒，对热毒血痢和湿热痢疾均有较好的疗效，为治痢之良药。
- 阴痒带下：本品性味苦寒，又具清热燥湿之效，亦可用治下焦湿热所致之阴痒、带下，常与苦参、白鲜皮、秦皮等配伍，煎汤外洗。

用法用量——煎服，9～15g，外用适量。

注意事项——虚寒泻痢者忌服。

现代药理——抗菌、抗阿米巴原虫及阴道滴虫、抗肿瘤、镇静、镇痛、抗过敏。

古籍摘要

- 《神农本草经》——主温疟，狂易，寒热，癥瘕积聚、瘿气，逐血止痛，疗金疮。
- 《本草备要》——泻热凉血。苦坚肾，寒凉血。入阳明血分。治热毒血痢（仲景治热痢，有白头翁汤，合黄连、黄柏、秦皮……），温疟寒热，齿痛骨痛，鼻衄秃疮，瘰疬疝瘕，血痔偏坠。捣敷患处。明目消疣。
- 《雷公炮制药性解》——味苦，性温，有小毒，入心、肾二经。主温疟发狂，症瘕积聚，瘿瘤瘰疬，金疮鼻衄，齿痛，腹痛，骨痛，赤毒痢下，男子阴疝偏肿，小儿头秃膻腥。

名家经验

- 张锡纯：白头翁是治疗热毒痢疾的要药。对于湿热痢，尤其是病情较重，出现里急后重、脓血便、肛门灼热等症状时，白头翁常与黄连、黄柏、秦皮等配伍使用，如经典的白头翁汤。若兼见腹痛较甚者，常加用白芍、甘草以缓急止痛；若有食积停滞，可加用焦三仙等消食化积之品。
- 施今墨：白头翁对于一些妇科杂病也有一定的治疗作用，如湿热下注所致的带下病，若带下量多、色黄、质稠、有异味，伴有外阴瘙痒等症状，在辨证论治的基础上加入白头翁，利用其清热解毒、燥湿的功效，以清除下焦湿热，改善带下症状。
- 卢尚岭：白头翁以其苦寒清泄之力，具有清热凉血泻火、除烦安神、息风止痉之功，尤善清肝火、肝热，凡肝经火热之心悸、脉数或结代，以及震颤、抽搐、挛急诸证皆其所宜，只要配伍恰当，用之则收效。
- 曹国文：循古人“塞流”（止血）“澄源”（清热）“复旧”（补血）之大法，采用白头翁地榆炭煎剂治疗崩漏，效果显著。方法为白头翁60g，地榆炭60g，水煎沸约15分钟，过滤去渣，加入红糖60g，文火煎3～5分钟，以糖全部溶化为度。分两次口服。接受本方治疗时，停用其他止血药。18例中，服2剂血止者10例，3剂血止者6例，6剂血止者1例，6剂血未止者1例。方中地榆炭能够塞流止血，以炭类药善收敛；白头翁能清热，澄清肠腑火热，凉血解毒，使血不妄行；后加入红糖可以养血，引药入血分，恢复血脉功能。所以三味药看似简单，却理法井然。

白花蛇舌草

- **基原**——茜草科蛇舌草属植物白花蛇舌草的干燥全草。
- **释名**——叶片细长如蛇舌，花小而色白，故名“白花蛇舌草”。
- **产地**——主产于云南、广东、广西、福建。
- **采制**——夏、秋二季采收，洗净，或晒干，切段。生用。
- **性状**——本品为不规则长段。茎圆柱形，灰绿色或灰棕色，微扁，具细纵棱，基部多分枝。叶对生，无柄，多破碎。花偶见，细小，单生或双生于叶腋，具短柄。蒴果扁球形，两侧各有一条纵沟，宿存萼顶端4齿裂，边缘具短刺毛。气微，味微苦。以叶多、色灰绿、具花果者为佳。
- **药性**——微苦、甘，寒。归胃、大肠、小肠经。
- **功效**——清热解毒、利湿通淋。
- **应用**
  - 痈肿疮毒，咽喉肿痛，毒蛇咬伤：本品苦寒，有清热解毒作用，亦被用于各种癌症的治疗。
  - 热淋涩痛：本品甘寒，有清热利湿通淋之效，可单用或与白茅根、车前草、石韦等同用。
  - 湿热黄疸：本品既能清热，又兼利湿，尚可用于湿热黄疸。
- **用法用量**——煎服，15～60g。外用适量。
- **注意事项**——阴疽及脾胃虚寒者忌用。
- **现代药理**——抑制平滑肌、解痉、抑制精子、利胆、保肝、抗炎、免疫调节、抗菌、抗突变、抗肿瘤。
- **古籍摘要**
  - 《中药大辞典》——清热，利湿，解毒。治肺热喘咳，扁桃体炎，咽喉炎，阑尾炎，痢疾，尿路感染，黄疸，肝炎，盆腔炎，附件炎，痈肿疔疮，毒蛇咬伤，肿瘤。亦可用于消化道癌症。
  - 《泉州本草》——清热散瘀，消痈解毒。治痈疽疮疡，瘰疬。又能清肺火，泻肺热。治肺热喘促、嗽逆胸闷。
  - 《广西中草药》——清热解毒，活血利尿。治扁桃体炎，咽喉炎，阑尾炎，肝炎，痢疾，尿路感染，小儿疳积。
- **名家经验**
  - 祝谌予：糖尿病肾病不容易治疗，白花蛇舌草控制尿蛋白是别人的经验，祝氏吸收这个经验，在原来的基本方上，加上白花蛇舌草跟川断，并加大黄芪用量，尿蛋白慢慢就减少了。
  - 何绍奇：白花蛇舌草治疗疮疡、脓肿、肺部感染、肠炎等感染性疾病效果不错。如治疗急性阑尾炎，用量要大，常用至90g，单用或配合他药。曾治一患者，用了两三天即获痊愈。叶橘泉先生认为，如用鲜草绞汁，效果更佳。另外，白花蛇舌草治疗粉刺、扁平疣的效果也甚好。
  - 刘继祖：白花蛇舌草味甘、性凉，能清热解毒，活血利尿，不仅有抗菌作用，还能抗病毒及抗癌。主治一切岩瘤（散结消肿力强，宜于任何肿瘤）、疫毒、热毒、郁热、食积（性寒却不致碍胃，反有消食积之功）。禁忌：若阴寒之毒或虚寒证不宜使用。此药用量宜大，一般为30～60g，药量太小则疗效不佳。
  - 仝小林：据《中华本草》记载，白花蛇舌草内服常用剂量为15～30g，大剂量可用至60g。治疗肠上皮化生时可用蒲公英、白花蛇舌草和山茱萸，其中蒲公英常用剂量为15～30g，白花蛇舌草常用剂量为9～15g，山茱萸常用剂量为9～30g。使用时注意苦寒之品的配伍，治疗半年左右复查胃镜以评估治疗效果，中病即止。
  - 刘伟胜：半枝莲合白花蛇舌草是治疗肿瘤的常用药对，使用时常与健脾和胃的党参、白术、茯苓、砂仁等同用，以保护脾胃。使用半枝莲、白花蛇舌草时，应衰其大半而止。在用药剂量方面，肿瘤早期、中期患者因体质尚佳，半枝莲、白花蛇舌草的一般剂量为20～30g；对于肿瘤晚期或年老体弱者，可酌减其剂量，常用量为15～20g；对于肿瘤终末期正气衰败患者，不予应用攻伐之品。

第四节　清热凉血药

生地黄

- **基原**——玄参科植物地黄的干燥块根。
- **释名**——本品药用其地下块根，色赤黄，古代用其染黄，故名“地黄”，新鲜者习称“鲜地黄”，干燥者习称“生地黄”。
- **产地**——主产于河南。
- **采制**——秋季采挖，去除芦头、须根及泥沙，缓缓烘焙至约八成干。生用。
- **性状**——呈类圆形或不规则的厚片，外表皮棕黑色或棕灰色，极皱缩，具不规则的横曲纹。切面棕黄色至黑色或乌黑色，有光泽，具黏性。气微，味微甜。以切面乌黑者为佳。
- **药性**——甘，寒。归心、肝、肾经。
- **功效**——清热凉血，养阴生津。
- **应用**
  - 热入营血，温毒发斑：本品甘寒，入营血分，善于清热凉血，故常用治温热病热入营血，温毒发斑。
  - 血热出血：本品善于清解营血分之热而有凉血止血之功，用治血热妄行之吐血、衄血等出血。
  - 热病伤阴，舌绛烦渴，内热消渴：本品甘寒质润，能清热养阴生津，常配伍麦冬、沙参、玉竹等药。
  - 阴虚发热，骨蒸劳热：本品甘寒养阴清热，入肾经，能滋肾阴而降虚火、养阴津而泄伏热。
  - 津伤便秘：本品甘寒质润，善于滋阴润燥以通便，常与玄参、麦冬等同用。
- **用法用量**——煎服，10～15g。
- **注意事项**——脾虚湿滞，腹满便溏者不宜使用。
- **现代药理**——镇静、催眠、止血、促进造血、降压、降糖、影响甲状腺功能、增强肾上腺皮质功能、保肝、抗胃溃疡、抑制幽门螺杆菌、免疫调节、抗骨质疏松、抗炎、抗肿瘤、改善脑缺血、改善脑损伤及神经衰弱。
- **古籍摘要**
  - 《神农本草经》——主折跌绝筋，伤中，逐血痹，填骨髓，长肌肉。做汤除寒热积聚，除痹。生者尤良。
  - 《名医别录》——主治妇人崩中血不止，及产后血上薄心、闷绝，伤身、胎动、下血，胎不落，堕坠，腕折，瘀血，留血，衄鼻，吐血，皆捣饮之。
  - 《日华子本草》——干地黄，助心胆气，安魂定魄，治惊悸，劳劣心肺损，吐血鼻衄，妇人崩中血运。
- **名家经验**
  - 章次公：近世苏医，视生地黄为温病退热要药，吾人殊不能赞同。须知本品仅能退阴虚之热，绝非膏黄芩连退实热之可比。温病之后，脉细数，舌尖红或舌光无苔，精神萎靡，肌肤甲错者宜之。温病退后，肌表余热似灼者宜之。然必与芳香淡渗之药同用，则滋而不腻。
  - 朱仁康：考虑到疮疡皮肤病血热所致者颇多，故喜用生地黄作为凉血清热的主药。药量大多在30g以上，使用范围亦广。在临床上凡遇血热证者，除重用生地黄外，常与牡丹皮、赤芍二药配伍，收效颇为满意。且生地黄尚有润皮肤燥、去诸湿热等功能，也用生地黄与相应的药物相配，治疗湿疹、银屑病以及剥脱性皮炎等病。
  - 王子坪：顽痹中具有关节红肿灼热者，李玉和教授常在治痹方中加入生地黄60g，常收到满意的疗效。生地黄具有滋阴清热作用，清络中之热而治热痹。据《神农本草经》记载，地黄除痹。姜春华教授亦指出，痹证见红肿者为热痹，治疗以生地黄为主，生地黄用大剂量，每次50～100g。为加强疗效，常加入忍冬藤60g，以加强其消肿通络止痛的作用。

玄参

基原——玄参科植物玄参的干燥根。

释名——“玄，黑色也”（《本草纲目》）。陶弘景云：“其茎微似人参，故得参名。”本品状似人参而色黑，故名“玄参”，又称“黑参”“黑玄参”。清代因避康熙（玄烨）之讳，改“玄”为“元”，又得“元参”之名。

产地——主产于浙江。

采制——冬季茎叶枯萎时采挖，除去根茎、幼芽、须根及泥沙，晒或烘至半干，堆放3～6天，反复数次至干燥。生用。

性状——为类圆形或椭圆形的薄片，外表皮灰黄色或灰褐色。切面黑色，微有光泽，有的具裂隙。气特异似焦糖，味甘、微苦。以切面黑色者为佳。

药性——甘、苦、咸，微寒。归肺、胃、肾经。

功效——清热凉血，滋阴降火，解毒散结。

应用
- 热入营血，温毒发斑：本品咸寒入血分，既能清热凉血，又能泻火解毒。
- 热病伤阴，舌绛烦渴，津伤便秘，骨蒸劳嗽：本品甘寒质润，能清热生津、滋阴润燥。
- 目赤肿痛，咽喉肿痛，白喉，瘰疬，痈肿疮毒：本品既能泻火解毒，又可滋阴降火。

用法用量——煎服，9～15g。

注意事项——脾胃虚寒，食少便溏者不宜服用。不宜与藜芦同用。

鉴别用药
- 玄参：泻火解毒力较强，故咽喉肿痛、痰火瘰疬多用。
- 生地黄：凉血养阴力较大，故血热出血、阴虚内热消渴多用。
- 共同点：均能清热凉血、养阴生津，可治热入营血、热病伤阴、阴虚内热等证，常相须为用。

现代药理——解热、降压、保肝、增强免疫、扩张冠状动脉、抗心肌缺血、抗缺氧、抗动脉粥样硬化、降糖、抗炎、抗菌。

古籍摘要
- 《神农本草经》——主腹中寒热积聚，女子产乳余疾，补肾气，令人目明。
- 《名医别录》——主治暴中风，伤寒，身热支满，狂邪，忽忽不知人，温疟洒洒，血瘕，寒血，除胸中气，下水，止烦渴，散颈下核、痈肿、心腹痛、坚症，定五脏。
- 《日华子本草》——治头风热毒游风，补虚劳损，心惊烦躁，劳乏骨蒸，传尸邪气，止健忘，消肿毒。

名家经验
- 宋如琢：玄参用于男性乳腺增生，非重用不能建奇功，所治病例均未超过3剂，服药当时胀痛等症状首先改善，而乳房肿块在服药后15～20天消失。但玄参终属寒凉之品，临证之时应掌握主证为阴虚内热，或肝经郁火患者，若属体质虚寒或痰浊中阻者则当审慎。
- 彭静山：玄参性寒，能清热滋阴，泻火解毒。既可祛外感之风，又可祛内脏之热，寒而能补。玄参一味，每取50g，煎浓汁500mL温饮，一次内服，对风热头痛，屡用皆效。
- 龚士澄：玄参亦为清肺痨骨蒸的主药之一。张锡纯谓其“最宜于肺结核”，实属经验之谈。盖肺痨患者，开始多因阴精亏损，继则阴火旺，玄参养阴生津，可清炎上之火，即清骨蒸之热。以玄参治肺痨，多与百部同用，一清蒸热，一制痨虫（结核杆菌），合则滋阴宁嗽，病因病证两宜。
- 孙文亮：糖尿病足溃疡属中医“消渴脱疽”范畴，是阴虚血瘀、化热生毒的结果。玄参具凉润活泼之性，可走血分以退瘀火，能行经络来消痈毒。因此，重用玄参治疗糖尿病足溃疡往往收到良效。临床常用量：轻者10～15g，小剂量偏于清热养阴；重者用量宜大，30～60g，重剂偏于养阴解毒活血。

牡丹皮

- **基原**——毛茛科植物牡丹的干燥根皮。
- **释名**——本品“以色丹者为上，虽结子而根上生苗，故谓之牡丹”（《本草纲目》）。因药用其根皮而得名。
- **产地**——主产于安徽、四川、湖南、湖北、陕西。
- **采制**——秋季采挖根部，除去细根，剥取根皮，晒干（连丹皮）或刮去粗皮，除去木心，晒干（刮丹皮）。生用或酒炙用。
- **性状**——为圆形或卷曲形的薄片。连丹皮外表面灰褐色或黄褐色，栓皮脱落处粉红色；刮丹皮外表面红棕色或淡灰黄色。内表面有时可见发亮的结晶。切面淡粉红色，粉性。气芳香，味微苦而涩。以皮厚、切面粉白色、粉性足、香气浓者佳。
- **药性**——苦、辛，微寒。归心、肝、肾经。
- **功效**——清热凉血，活血祛瘀。
- **应用**
  - 热入营血，温毒发斑，血热吐衄：本品苦寒，入心肝血分，善于清解营血分实热。
  - 温病伤阴，阴虚发热，夜热早凉、无汗骨蒸：本品性味苦辛寒，入血分而善于清透阴分伏热，为治无汗骨蒸之要药。
  - 血滞经闭痛经，跌扑伤痛：本品辛行苦泄，有活血祛瘀之功。可配桃仁、川芎、桂枝等药治血滞经闭、痛经，或与红花、乳香、没药等同用治跌扑伤痛。
  - 痈肿疮毒：本品苦寒，清热凉血之中，善于散瘀消痈，可配大黄、白芷、甘草等药同用。
- **用法用量**——煎服，6～12g。清热凉血宜生用；活血祛瘀宜酒炙用；止血宜炒炭用。
- **注意事项**——血虚有寒、月经过多者不宜使用。孕妇慎用。
- **现代药理**——镇静、催眠、抗惊厥、解热、镇痛、降压、抗自由基、抗血小板聚集、抗心脑缺血、抗动脉粥样硬化、抗心律失常、抗凝血、抗血栓、保肝、护肾、利尿、免疫调节、抗炎、抗过敏、抗菌、抗病毒、抗肿瘤、抗突变。
- **古籍摘要**
  - 《神农本草经》——主寒热，中风，瘈疭、痉、惊痫邪气，除癥坚，瘀血留舍肠胃，安五脏，疗痈疮。
  - 《日华子本草》——除邪气，悦色，通关腠血脉，排脓，通月经，消扑损瘀血，续筋骨，除风痹，落胎下胞，产后一切冷热血气。
  - 《景岳全书》——赤者行性多，白者行性缓。
- **名家经验**
  - 李文瑞：牡丹皮一般用量为6～12g，重用25～60g，最大用至90g。牡丹皮凉血、散瘀、止痒，与解热、抑菌、降低血管通透性等现代药理作用相合。血热所致之病症，重用方可获佳效。
  - 龚士澄：秉承师辈以牡丹皮、丹参治肺痨咯血实热证的经验，临证每用有验。至痨病损及脾肾虚寒证，仍援例用之，却疗效甚微。于数次失利后悟到非牡丹皮之效不著，乃用非其时耳。盖证已涉虚，株守自然不应。因加用百合、白及以润肺收敛，咯血随减。然后，试撤牡丹皮、丹参，专视百合、白及止血功用如何，结果欠佳，因百合、白及无凉血之故。
  - 刘同珍：川牛膝配牡丹皮治疗顽固性高血压持续不降者，疗效满意。该法对一般高血压患者（以收缩压在150mmHg左右者）降压作用并不明显，而对急骤增高者收效尤捷，其中川牛膝可用至60g。
  - 黄元御：临床善用牡丹皮与他药配伍治疗血证、痈证、疮疡、痛证等杂病和妇人诸证，谓其能“达木郁而清风，行瘀血而泻热，排痈疽之脓血，化脏腑之癥瘕”，具有“通经脉，下胞胎，清血热，凉骨蒸，止吐衄，断淋沥，安扑损，续折伤，除癞风，消偏坠”的作用。

赤芍

- **基原**——毛茛科植物芍药或川赤芍的干燥根。
- **释名**——本品为芍药的一种，因其色紫赤，故名“赤芍”。
- **产地**——主产于内蒙古、辽宁、河北、四川。
- **采制**——春、秋二季采挖，除去根茎、须根及泥沙，晒干，切厚片。生用。
- **性状**——类圆形切片，外表皮棕褐色。切面粉白色或粉红色，皮部窄，木部放射状纹理明显，有的有裂隙。气微香，味微苦、酸涩。以切面粉白色、根条粗壮者为佳。
- **药性**——苦，微寒。归肝经。
- **功效**——清热凉血，散瘀止痛。
- **应用**
  - 热入营血，温毒发斑，血热吐衄：本品苦寒，入肝经血分，善于清泻肝火、泄血分郁热。
  - 目赤肿痛，痈肿疮疡：本品苦寒，入肝经，既能清热凉血，又能散瘀消肿。
  - 肝郁胁痛，经闭痛经，癥瘕腹痛，跌扑损伤：本品苦寒，入肝经血分，有活血化瘀止痛之功。
- **用法用量**——煎服，6～12g。
- **注意事项**——血寒经闭者不宜使用。孕妇慎用。不宜与藜芦同用。
- **现代药理**——降温、镇静、抗惊厥、镇痛、改善肺功能、降压、降脂、抗动脉粥样硬化、扩张冠状动脉、抗心肌缺血、改善微循环、抗凝血、抗血栓、抗血小板聚集、抗缺氧、抗氧化、促消化液分泌、抗胃溃疡、免疫调节、保肝、解痉、调节血糖、抗炎、抗菌、抗肿瘤、抗突变、抗抑郁、保护神经细胞、改善学习记忆。
- **古籍摘要**
  - 《神农本草经》——主邪气腹痛，除血痹，破坚积，寒热、疝瘕，止痛，利小便，益气。
  - 《药品化义》——赤芍，味苦能泄，带酸入肝，专泻肝火。盖肝藏血，用此清热凉血。
  - 《本草备要》——赤芍药主治略同（白芍），尤能泻肝火、散恶血，治腹痛坚积，血痹疝瘕，经闭肠风，痈肿目赤。
- **名家经验**
  - 孔荣顺：赤芍无毒，气味平和，治疗黄疸型肝炎（血虚发黄者不宜）收效满意。对于起病急、黄疸重、短期内黄疸指数上升迅速者，宜用重剂顿挫病势。对久病势缓，黄疸指数短期内变化不大者，宜量轻缓图收功。服药期间，应观察晨尿颜色之深浅，伴随症状之进退，定期复查肝功能，以调节剂量。
  - 俞尚德：芍药甘草汤治腹痛如神，治胆病宜选生甘草与赤芍。盖肝胆属木，郁则化火，发病较急，《丹溪心法》云：“火急甚重者，必缓之以生甘草。”此谓甘草缓急迫也。赤芍治血涩作痛，《名医别录》言其“通顺血脉，缓中”，而白芍则适用于“肝胆气浮，恣肆横逆”之证，以其酸摄，非胆病通剂所宜。
  - 郭占和：应用赤芍甘草汤治疗急性乳腺炎疗效显著，投药时机必须掌握在急性乳腺炎的早期，即有寒战、发热等全身症状，乳房内肿块界限不明显，表面皮肤或为正常，或略带红色，有疼痛及压痛者。倘若乳腺炎已到后期，炎性浸润较广泛，或已有脓肿形成时，则不适于服用本方。
  - 胡慧明：痈肿是外科常见病，多由经络阻塞、气血凝滞而成，治疗贵在消散于无形。赤芍活血通络而消瘀；皂角刺散结通络为消肿溃坚之要药，皂角刺少用则促托，多用则促消。皂角刺配赤芍，消散之力甚宏，验之临床每获良效。
  - 仝小林：高胆红素血症为临床常见疾病之一，其可由各种原因导致胆汁淤积，从而直接引起总胆红素、直接胆红素升高；可伴有肝功能损伤，引起碱性磷酸酶（ALP）、γ-谷氨酰转肽酶（γ-GT）、谷丙转氨酶（ALT）、谷草转氨酶（AST）升高。此病可参照中医的黄疸病论治，其主要为湿邪致病，湿可挟热、挟寒、挟瘀等。治疗时以茵陈利胆退黄，临床常用剂量为15～120g；赤芍凉血散瘀，临床常用剂量为15～60g；金钱草利湿退黄、排石通淋，临床常用剂量为15～90g。三味药小方具有良好的保肝利胆、降胆红素、降酶的功效。此外，赤芍配伍他药还可用于肝硬化治疗，肝硬化在中医学属于“肝积”“积聚”范畴，少见单纯虚证，以虚实夹杂者居多，核心病机为瘀阻血络，瘀血贯穿肝硬化整个病变过程，应抓住病情主要矛盾，以活血通络、软坚散结为总则。丹参、赤芍、醋鳖甲是治疗肝硬化的有效基础小方，具有攻补兼施、标本兼顾的优势，入煎剂时丹参常用剂量范围为15～30g，赤芍为15～90g，醋鳖甲为30～45g。

第五节　清虚热药

青蒿

- **基原**——菊科植物黄花蒿的干燥地上部分。
- **释名**——本品茎叶似常蒿，唯色深青，故名青蒿。
- **产地**——全国大部分地区均产。
- **采制**——秋季花盛开时采割，除去老茎，阴干，切段。生用。
- **性状**——呈不规则的段，茎呈圆柱形，表面黄绿色或棕黄色，具纵棱线，质略硬，切面黄白色，髓白色。叶片暗绿色或棕绿色，两面被短毛。花黄色，气香特异，味微苦。以色绿、质嫩、叶多、香气浓郁者为佳。
- **药性**——苦、辛，寒。归肝、胆经。
- **功效**——清虚热，除骨蒸，解暑热，截疟，退黄。
- **应用**
  - 温邪伤阴，夜热早凉：本品苦寒清热，辛香透散，善入阴分，长于清透阴分伏热，常配伍鳖甲、知母、牡丹皮等。
  - 阴虚发热，骨蒸劳热：本品退虚热、除骨蒸，为清虚热要药，常配伍银柴胡、胡黄连、鳖甲等。
  - 外感暑热，发热烦渴：本品辛香发散，性寒，善于清解暑热，常与西瓜翠衣、茯苓、滑石等同用。
  - 疟疾寒热：本品辛寒芳香，主入肝、胆经，善截疟、消除寒热，为治疟疾寒热之要药。可单用或与柴胡、黄芩、草果等同用。
  - 湿热黄疸：本品苦寒，主入肝、胆经，能利胆退黄，常与茵陈、大黄、栀子等同用。
- **用法用量**——煎服，6～12g，后下。或鲜用绞汁。
- **注意事项**——本品苦寒，脾胃虚弱及肠滑泄泻者忌用。
- **现代药理**——解热、抗肺损伤、抗硅沉着病、降压、减慢心率、抑制心肌收缩力、降低冠脉流量、抗心律失常、保肝、免疫调节、抗菌、抗病毒、抗原虫及抗肠寄生虫、抗疟、驱蚊虫、抗肿瘤。
- **古籍摘要**
  - 《神农本草经》——主疥瘙，痂痒，恶疮，杀虱，留热在骨节间，明目。
  - 《景岳全书》——主肝、肾、三焦、血分之病，疗阴火伏留骨节，故善治骨蒸劳热，尸疰鬼气，降火滋阴，润颜色，长毛发，治疟疾寒热，杀虫毒，及恶疮湿疥。生捣可敷金疮，止血止痛。
  - 《滇南本草》——入脾胃，去湿热，治痰火嘈杂，消痰；上清头目痰火眩晕，头晕，利小便，凉血，止大肠风热下血。退五种劳热，发烧怕冷。少年气盛者吃之，有进饮食之功，令人善饿。痰气盛者，宽中下气，倒饱，心嘈，体虚者忌之。
- **名家经验**
  - 龚士澄：治疗肺痨骨蒸潮热和温病余热留恋阴分，以用青蒿梗较好。抑制疟疾发作，以用青蒿叶为佳。
  - 刘继祖：青蒿主治各种发热多汗、骨蒸、黄疸、郁证，尤以低热或自觉发热最宜。应用心得：①该药芳香可化浊辟秽；②该药可内达外透，既可宣畅少阳枢机，又可内达营血骨髓，透邪外出。禁忌：若有恶寒无汗不宜用该药，误用后可出现寒战、肢冷症状。
  - 林凌：青蒿可广泛应用于感冒、功能性低热、肺感染、结核病、急性肝炎、胆系感染、泌尿系统感染、痛风、风湿病、急性扁桃体炎、急性乳腺炎、腮腺炎、睾丸炎、癌症等多种发热性疾病，不拘证型，结合辨证组方，可重用10～40g（首次多用40g），年老、体弱及多汗者酌减。

第四章　泻下药

第一节　攻下药

大黄

- **基原**——蓼科植物掌叶大黄、唐古特大黄或药用大黄的干燥根及根茎。
- **释名**——本品色黄，故名大黄。因其荡涤肠胃，推陈致新，如戡定祸乱，故有“将军”之号，又因其质佳者切面之纹如锦，又名“锦纹”。
- **产地**——掌叶大黄和唐古特大黄称北大黄，主产于青海、甘肃。药用大黄称南大黄，主产于四川。
- **采制**——秋末茎叶枯萎或次春发芽前采挖，除去细根，刮去外皮，切瓣或段，绳穿成串，干燥，或直接干燥。生用，或酒炙（酒大黄），酒炖或蒸（熟大黄），炒炭（大黄炭）用。
- **性状**——呈不规则类圆形厚片或块，大小不等，外表皮黄棕色或棕褐色，有纵皱纹及疙瘩状隆起。切面黄棕色至淡红棕色，较平坦，有明显散在或排列成环的星点，有空隙。本品气清香，味苦而微涩。以切面锦纹明显、气清香、味苦而微涩者为佳。
- **药性**——苦，寒。归脾、胃、大肠、肝、心包经。
- **功效**——泻下攻积，清热泻火，凉血解毒，止血，逐瘀通经，利湿退黄。
- **应用**
  - 实热积滞便秘：本品有较强的泻下作用，能荡涤肠胃、推陈致新，为治疗实热积滞便秘之要药，常与芒硝、厚朴、枳实等配伍。
  - 血热吐衄，目赤咽肿，牙龈肿痛：本品苦降下行，能使上炎之火下泄，具有清热泻火、凉血止血之功。
  - 痈肿疔疮，肠痈腹痛：本品内服能清热凉血解毒，并借其泻下通便作用，使热毒下泄。
  - 瘀血经闭，产后瘀阻，跌打损伤：本品有较好的活血逐瘀通经作用，既可下瘀血，又能清瘀热，为治疗瘀血证的常用药。
  - 湿热痢疾，黄疸尿赤，淋证，水肿：本品泻下通便，能导湿热外出。
  - 烧烫伤：本品苦寒，清热泻火，凉血解毒，可单用粉或配地榆粉，麻油调敷患处。
  - 老痰壅塞，喘逆不得平卧，大便秘结：大黄可“破痰实”，通脏腑，降湿浊。
- **用法用量**
  - 煎服，3～15g。外用适量，研末敷于患处。
  - 生大黄泻下力较强，欲攻下者宜生用，入汤剂不宜久煎，或用开水泡服，久煎则泻下力减弱。酒大黄善清上焦血分热毒，用于目赤咽肿，齿龈肿痛；熟大黄泻下力缓，泻火解毒，用于火毒疮疡。大黄炭凉血化瘀止血，用于血热有瘀出血证。
- **注意事项**
  - 孕妇及月经期、哺乳期慎用。本品苦寒，易伤胃气，脾胃虚弱者亦应慎用。
  - 大黄含鞣质，故泻后又有便秘现象。
- **现代药理**——导泻、防治胃及十二指肠溃疡、健胃、利胆、保肝、促胰腺分泌、解热、镇痛、抗炎、抗菌、抗病毒、抗肿瘤、降压、强心、改善微循环、降脂、利尿、止血、改善血液流变、免疫调节、抗辐射、性激素样作用、治疗糖尿病、治疗糖尿病肾病及氮质血症、祛痰、延缓衰老。
- **古籍摘要**
  - 《神农本草经》——主下瘀血，血闭，寒热，破癥瘕积聚，留饮宿食，荡涤肠胃，推陈致新，通利水谷，调中化食，安和五脏。
  - 《名医别录》——平胃下气，除痰实，肠间结热，心腹胀满，女子寒血闭胀。
  - 《药性论》——去寒热，忌冷水，味苦，甘。消食，炼五脏，通女子经候，利水肿，能破痰实，冷热结聚宿食，利大小肠贴热毒肿。主小儿寒热，时疾烦热，蚀脓，破留血。
- **名家经验**
  - 张志远：大黄小剂量（1～3g）健胃、降气、通经、行药力，用于饮食积滞、呃逆、大便不通、闭经等；中剂量（6～18g）清热解毒，用于治疗阳明腑实证高热、湿热型胆囊炎、湿热瘀滞型盆腔炎等；大剂量（30～60g）破血攻积、推陈致新，常用于瘀热互结型狂证等神志病。
  - 殷伯伦：对于邪热内结、阳明腑实所致之目赤肿痛、黑睛溃烂、黄液上冲、瞳神紧小、绿风内障等，均可在泻火解毒方中重用大黄，通腑泻热，釜底抽薪，甚者可配合玄明粉、枳壳、厚朴加强通里攻下之功。腑气通，邪热除，则目病得解。
  - 张子琳：大黄小量健脾，量大即成泻剂，三七参少量（3～4.5g）以止血为主，多用（6g以上）即以化瘀为主。柴胡量大发汗退热，量小则升提清阳。

芒硝

基原——硫酸盐类矿物芒硝族芒硝，经加工精制而成的结晶体，主含含水硫酸钠。芒硝经风化失去结晶水而成白色粉末称玄明粉（元明粉）。

释名——“此物见水即消，又能消化诸物，故谓之消。……煎炼入盆，凝结在下，粗朴者为朴硝，在上有芒者为芒硝。”（《本草纲目》）芒硝为含硫酸钠的天然矿物经精制而成的结晶体。芒是指结于上而细芒如峰者，谓其形；硝，即消，言其功用。本品因形和功用命名。

产地——主产于我国沿海各产盐区及四川、内蒙古、新疆等内陆盐湖。

采制——将天然芒硝（朴硝）用热水溶解，滤过，放冷析出的结晶称为“皮硝”；而将其用煮过鲜萝卜的水溶解，滤过，放冷析出的结晶则称为“芒硝”。

性状——呈棱柱状、长方形或不规则块状及粒状。无色透明或类白色半透明。质脆，易碎，断面呈玻璃样光泽。气微，味咸。以类白色、透明、呈结晶块状者为佳。

药性——咸、苦，寒。归胃、大肠经。

功效——泻下通便，润燥软坚，清火消肿。

应用——
- 实热积滞，腹满胀痛，大便燥结：本品能泻下攻积，且性寒能清热，味咸润燥软坚，常与大黄相须为用，以增强泻下通便作用。
- 肠痈腹痛：本品泻下通便，清火消肿，治疗肠痈腹痛，可与大黄、牡丹皮、桃仁等同用。
- 乳痈，痔疮肿痛，咽痛口疮，目赤肿痛：本品外用有清火消肿作用，可单用煎汤外洗，或以芒硝置西瓜中制成的西瓜霜外用。

用法用量——6～12g，一般不入煎剂，待汤剂煎好后，溶入汤液中服用。外用适量。

注意事项——孕妇、哺乳期慎用；不宜与硫黄、三棱同用。

鉴别用药——
- 芒硝：味咸，可软坚泻下，善除燥屎坚结。芒硝又清火消肿，但多外用，治疮痈肿痛。
- 大黄：味苦，泻下力强，有荡涤肠胃之功，为治热结便秘之主药，又能泻火凉血解毒，清利湿热，治疗热毒证、出血证及湿热内蕴等证；且可活血通经，治血瘀诸证。
- 共同点：均为泻下药，常相须为用，治疗肠燥便秘。

现代药理——导泻、抗肿瘤、利胆、抗炎、组织脱水（高渗作用）。

古籍摘要——
- 《神农本草经》——主百病，除寒热邪气，逐六腑积聚，结固留癖。能化七十二种石。
- 《名医别录》——主治胃中食饮热结，破留血、闭绝，停痰痞满，推陈致新。炼之如银，能寒、能热、能滑、能涩，能辛、能苦、能咸、能酸。入地千岁不变，色青白者佳，黄者伤人，赤者杀人。
- 《药品化义》——芒硝味咸软坚，故能通燥结，性寒降下，故能去火烁，主治时行热狂，六腑邪热或上焦膈热或下部便坚。

名家经验——
- 岳美中：硝黄配伍成为一对，相互促进，在《伤寒论》大承气汤中作主药使用。但临床上有时光降燥屎不行，还应加行气药枳实、厚朴，力量更大。总之，无邪热者不用大黄，无坚积者不用芒硝。若属虚证，两者都宜慎用或不用，免生“虚虚”之弊。
- 关松：芒硝外治范围甚广，可以用来外洗治痱子，外敷回乳，湿敷治阴茎水肿或包皮嵌顿。还可广泛应用于急性、热性皮肤病。
- 龚士澄：芒硝别名“肖石”（《本草图经》），治疗胆石症并发胆囊炎，出现恶寒发热，恶心呕吐，右上腹及胁肋疼痛口苦、尿黄、脉弦、苔腻等，即用柴胡加芒硝汤。

番泻叶

基原——豆科植物狭叶番泻或尖叶番泻的干燥小叶。

释名——“番泻”中的“番”表明这种植物最初并非中国本土所有，而是从国外引进的。“泻”字则与其药理作用有关，因为番泻叶具有泻热行滞、通便的功效。

产地——主产于印度，我国广东、广西、云南亦有栽培。

采制——通常于9月采收，晒干。生用。

性状——狭叶番泻呈长卵形或卵状披针形，叶端急尖，叶基稍不对称，全缘。上表面黄绿色，下表面浅黄绿色，无毛或近无毛，叶脉稍隆起。革质。气微弱而特异，味微苦，稍有黏性。尖叶番泻呈披针形或长卵形，略卷曲，叶端短尖或微突，叶基不对称，两面均有细短毛茸。以完整、叶形狭尖、色绿者为佳。

药性——甘、苦，寒。归大肠经。

功效——泻热行滞，通便，利水。

应用
- 实热积滞，便秘腹痛：本品苦寒降泄，既能泻下导滞，又能清导实热，适用于热结便秘，亦可用于习惯性便秘及老年便秘，单味泡服或与枳实、厚朴等配伍。
- 水肿胀满：本品能泻下行水消胀，单味泡服或与牵牛子、大腹皮等同用。

用法用量——煎服，2～6g，后下，或开水泡服。

注意事项——孕妇禁用，哺乳期、月经期女性慎用。剂量过大，可导致恶心、呕吐、腹痛等副作用。

现代药理——导泻、抗菌。

古籍摘要
- 《饮片新参》——泄热，利肠府，通大便。
- 《现代实用中药》——治食物积滞，胸腹胀满，便秘不通。
- 《诊验医方歌括》——形尖而长，状如柳叶，用数十片沸水冲服，专利大便，下三焦之火，泻诸热湿邪积垢，并去烟毒，轻者服一二次，重至三次，有利无弊，通畅即止，用代茶饮，极稳极便，附记于此。

名家经验
- 张利兵：番泻叶味甘、苦，性寒，归大肠经，有泻热行滞、通便、利水的功效。可用于热结便秘、习惯性便秘及老年便秘。小剂量泡服可起缓泻作用，大剂量则可攻下。如习惯性便秘或老年便秘可用3g左右番泻叶开水冲服；成年人便秘可用5g左右番泻叶开水浸泡单次服用。
- 徐志华：用番泻叶治疗损伤后腹胀、便秘时，症状轻者以番泻叶3～6g，重者以20～30g用开水浸泡15分钟当茶饮。番泻叶为缓泻剂，具有泻热消积、导滞通便、行气消肿的功效，又兼有健胃、促进消化、抗菌、强心等作用，是治疗损伤后腹胀、便秘简单易行的良药。
- 李明军：番泻叶可泻积热、通大便，主要适用于实热积滞、燥屎坚结、大便秘结者，是临床常用的通便药，也用作肠镜检查及肛肠手术前的肠道清洁用药。还可用于外感热病所致的高热神昏、谵语发狂，或火热上炎所致的多种热证，可清除实热，导热下行。内服1～3g开水泡服起缓下作用，适用于习惯性便秘、老年便秘、体虚便秘等；5～10g则起攻下作用，可用于肠镜检查前肠道清洁。
- 沈友仁：单味番泻叶泡服治疗便秘的疗效与泡服方法有很大关系。体质强壮者每天用6g，体质不强者每天用2～3g，将番泻叶放入容器内，以刚沸滚的开水冲入，200mL左右，加盖闷10～15分钟，待温度降至40℃左右，饮用药汁。以后每隔4小时冲入沸水150mL，如上温服，每天3～4次，连服2～3天，待大便通畅后停服。一般服药后8～12小时即能排便。服用时必须注意的是：冲泡的开水一定要沸滚，保持在100℃，如低于95℃，则疗效会减弱，通便时间会延后；不宜煎煮，如煎煮时间超过5分钟，不仅疗效会减低，泻下作用也会大打折扣。

第二节 峻下逐水药

甘遂

- **基原**——大戟科植物甘遂的干燥块根。
- **释名**——"土味曰甘，径直曰遂。甘遂味苦，以其泄土气而行隧道，故名甘遂。"（《本草崇原》）
- **产地**——主产于陕西、河南、山西。
- **采制**——春季开花前或秋末茎叶枯萎后采挖，除去外皮，晒干。生用或醋炙用。
- **性状**——呈椭圆形、长圆柱形或连珠形，表面类白色或黄白色，凹陷处有棕色外皮残留。质脆，易折断，断面粉性，白色，木部微显放射状纹理；长圆柱状者纤维性较强。气微，味微甘而辣。醋炙后表面黄色至棕黄色，有的可见焦斑，微有醋香气。以肥大、色白、粉性足者为佳。
- **药性**——苦，寒。有毒。归肺、肾、大肠经。
- **功效**——泻水逐饮，消肿散结。
- **应用**
  - 水肿胀满，胸腹积水，痰饮积聚，气逆咳喘，二便不利：本品苦寒性降，泻下逐饮力峻，药后可连续泻下，使潴留水饮排出体外。凡水肿、大腹鼓胀、胸胁停饮，正气未衰者，均可用之。
  - 风痰癫痫：本品尚有逐痰涎作用，以甘遂为末，入猪心煨后，与朱砂末制丸服。
  - 疮痈肿毒：本品外用能消肿散结，治疮痈肿毒，可用甘遂末水调外敷。
- **用法用量**——0.5～1.5g。炮制（醋炙减低毒性）后多入丸散用。外用适量，生用。
- **注意事项**
  - 孕妇及虚弱者禁用。不宜与甘草同用。
  - 甘遂具有心、肝、肾毒性，过服中毒可表现为腹痛、剧烈腹泻，水样便，呈里急后重感，甚者可出现霍乱样米汤状大便，并有恶心、呕吐、头晕、头痛、心悸、血压下降、脱水、呼吸困难、脉搏细弱、体温下降、谵语、发绀等症状；可因呼吸循环衰竭致死。
- **现代药理**——导泻、利尿、抗生育、抗肿瘤、抗氧化、免疫抑制、抗急性出血坏死性胰腺炎、抗白血病、抗病毒、镇痛。
- **古籍摘要**
  - 《神农本草经》——主大腹疝瘕，腹满，面目浮肿，留饮宿食，破癥坚积聚，利水谷道。
  - 《本草崇原》——土气不和则大腹，隧道不利则疝瘕。大腹则腹满，由于土不胜水，外则面目浮肿，内则留饮宿食，甘遂治之，泄土气也。
  - 《本草蒙筌》——反甘草，恶远志。破症坚积聚如神，退面目浮肿立效。
- **名家经验**
  - 邓来送：①体虚及孕妇禁用，非形气俱实者亦不可轻用；②服药时观察患者体力能否而授泻药；③无严重腹壁静脉曲张和出血倾向；④须晨起空腹服药，小剂量开始，视病情需要逐渐增加；⑤如欲呕吐可嚼服生姜；⑥服药后泻下不止者，可服冷稀粥或冷开水以止之；⑦在腹围显减或尿量较增时停药，停药后勿即峻补，以健脾养胃、利小便，逐渐增补；⑧泻后如有虚脱或出血及时抢救；⑨逐水治标，如原病无好转，再次用药疗效不如上次。
  - 林文彦：临床上喜用甘遂攻逐胸腹积水，如胸水、急慢性肾炎水肿、尿毒症，以及肠梗阻等症，均能取效。因甘遂有效成分难溶于水，需将甘遂末放入胶囊内，开水送服。每个胶囊药末重量为1分左右。成人每次4分（约相当于1.3g，分装于4个胶囊）。不能进食者，可用甘遂末冲水鼻饲。一般用药1～2次，即可见效。
  - 焦树德：本品所含的有效成分不溶于水，故多作为散剂或丸剂使用。生甘遂作用较强，毒性较大；醋炙后可减缓泻下作用及毒性，反甘草。用量：生甘遂0.3～1g；醋甘遂1.5～3g。小剂量开始，酌情渐增。

京大戟

基原——大戟科植物大戟的干燥根。

释名——本品“其根辛苦，戟人咽喉，故名”（《本草纲目》）。因味、副作用而得名。

产地——主产于河北、山西、甘肃、山东、江苏。

采制——秋、冬二季采挖，洗净，晒干。生用或醋煮用。

性状——为不规则长圆形或圆形厚片。外表皮灰棕色或棕褐色，粗糙，有皱纹。切面类白色或棕黄色，纤维性，质坚硬。气微，味微苦涩。以切面白色者为佳。

药性——苦，寒。有毒。归肺、脾、肾经。

功效——泻水逐饮，消肿散结。

应用

- 水肿胀满，胸腹积水，痰饮积聚，气逆咳喘，二便不利：本品泻水逐饮作用类似甘遂而力稍逊，多治水肿、臌胀而正气未衰者。
- 痈肿疮毒，瘰疬痰核：本品能消肿散结，内服外用均可，内服可配伍夏枯草、玄参、浙贝母等药，外用可鲜用捣烂外敷。

用法用量——煎服，1.5～3g；入丸散服，每次1g；内服醋炙用，以减低毒性；外用适量，生用。

注意事项

- 孕妇及虚弱者禁用，不宜与甘草同用。
- 京大戟有强烈刺激性，接触皮肤可引起皮炎，口服可引起口腔、咽喉黏膜及胃肠黏膜充血、肿胀，甚至糜烂，导致腹痛、泄泻、脱水，严重者虚脱、呼吸麻痹而死亡。小鼠腹腔注射京大戟、甘草乙醇浸出液或灌服煎剂，可增加京大戟的毒性。

现代药理——导泻、利尿、兴奋子宫、扩张末梢血管、对抗肾上腺素的升压作用。

古籍摘要

- 《神农本草经》——主蛊毒，十二水，肿满急痛，积聚，中风，皮肤疼痛，吐逆。
- 《本草纲目》——大戟能泄脏腑之水湿，甘遂能行经隧之水湿，白芥子能散皮里膜外之痰气，惟善用者，能收奇功也。
- 《本草备要》——苦寒有毒。能泻脏腑水湿，行血发汗，利大小便。治十二种水，腹满急痛，积聚症瘕，颈腋痈肿，风毒脚肿，通经堕胎。误服损真气。

名家经验

- 邓维滨：临床应用大戟煮鸡蛋治疗淋巴腺结核，疗效显著。用法：红芽大戟200g（儿童用100g），红皮鸡蛋7个。用水2000mL（儿童用水1250mL）煮大戟和鸡蛋，加热至沸腾，再用文火煮4个小时。晨起空腹吃1个鸡蛋（壳破者不可服）。连用21天为1个疗程，轻者1个疗程，重者2个疗程即可痊愈。
- 焦树德：大戟可应用于重症的水肿胀满、胸腹积水、肝硬化腹水等。大戟与甘遂不同之点：大戟能泻逐上中下三焦脏腑之水，甘遂能泻逐上中下三焦经隧之水。两药常同时配伍应用，使停蓄在脏腑经隧的水邪都能被逐出。大戟还有消肿散结、治痈肿疮毒的作用，如紫金锭（又名玉枢丹）中即有本品。用量一般为0.6～1.5g，特殊情况可稍增多。制成散剂或丸剂应用。本品有毒，有峻泻作用，体弱者和孕妇忌用。服用中如出现咽部肿胀、呕吐或眩晕、痉挛等，为中毒症状，应停药。本药反甘草，不能与甘草同用。
- 岳美中：使用京大戟时要严格遵循炮制规范，以减轻其毒性。对于体质壮实的水肿、鼓胀患者，在使用京大戟等逐水药时，主张中病即止，不可过用，以免损伤正气。当水邪去其七八后，就应改用调理脾胃等扶正之法，以巩固疗效，防止复发。此外，如见腹大如瓮、脉络怒张、脐心突起、便如鸭溏、四肢瘦削者，切不可妄行攻下。

芫花

基原——瑞香科植物芫花的干燥花蕾。

释名——《说文》云："元，始也。"此花先叶开放，故名元花，草类则作芫花。

产地——主产于安徽、江苏、浙江、山东、福建。

采制——春季花未开放时采收，除去杂质，干燥。生用或醋炙用。

性状——常3～7朵簇生于短花轴上，基部有苞片1～2片，多脱落为单朵。单朵呈棒槌状，多弯曲，花被筒表面淡紫色或灰绿色，密被短柔毛，先端4裂，裂片淡紫色或黄棕色。质软。气微，味甘、微辛。以花蕾多而整齐、色淡紫者为佳。

药性——苦、辛，温。有毒。归肺、脾、肾经。

功效——泻水逐饮，祛痰止咳，杀虫疗疮。

应用

- 水肿胀满，胸腹积水，痰饮积聚，气逆咳喘，二便不利：本品泻水逐饮作用与甘遂、京大戟相似而力稍逊，但以兼能祛痰止咳见长。常与甘遂、京大戟等同用。
- 疥癣秃疮，痈肿，冻疮：本品外用能杀虫疗疮，治皮肤病可单用研末，或配雄黄，用猪脂调敷。

用法用量——煎服，1.5～3g；研末吞服，1次0.6～0.9g，1日1次；内服醋炙用，以减低毒性。外用适量，生用。

注意事项

- 孕妇及虚弱者禁用，不宜与甘草同用。
- 芫花的毒性成分对皮肤和黏膜有强烈的刺激性，长期、大量服用芫花可出现严重的溶血和弥散性血管内凝血，心、肾、肝、肾上腺皮质等均可发生器质性病变。

鉴别用药

- 甘遂、京大戟、芫花不同点：甘遂泻水逐饮作用最强，其次为京大戟，最弱者为芫花。但芫花兼有祛痰止咳之效。
- 相同点：均为峻下逐水药，具有泻水逐饮之效，常同用治疗水肿、鼓胀、胸胁停饮之证，三者均有毒，且不宜与甘草同用；内服时，多醋制，可降低其毒性。

现代药理——利尿、导泻、镇咳、祛痰、镇痛、镇静、抗惊厥、抗炎、抗肿瘤、抗白血病、免疫调节、酶抑制作用、抑菌、杀虫、抗寄生虫、引产、抗生育。

古籍摘要

- 《神农本草经》——主咳逆上气，喉鸣，喘，咽肿，短气，蛊毒，鬼疟，疝瘕，痈肿，杀虫鱼。
- 《名医别录》——消胸中痰水，喜唾，水肿，五水在五脏皮肤及腰痛，下寒毒、肉毒。
- 《证类本草》——治心腹胀满，去水气，利五脏，寒痰涕唾如胶者。主通利血脉，治恶疮，风痹湿，一切毒风，四肢挛急，不能行步，能泻水肿胀满。

名家经验

- 焦树德：芫花辛温，有大毒。能峻下逐水，兼除痰饮。本品常与京大戟、甘遂同用。三药比较起来，芫花毒性最大，甘遂次之，京大戟又次之。用醋炙后可减轻其毒性。三药均反甘草，与甘草同用毒性增大。据近些年的报道，本品可用于肝硬化腹水、晚期血吸虫病腹水和胸腔积液等病。用量一般为0.5～1.5g，病重体壮者可稍增大。体弱者及孕妇忌用。
- 卢志庭：应用芫花、甘草治疗冻疮（对早期冻疮红肿痛痒者疗效尤著）20余年，疗效显著，确实可靠。不论红肿多剧，应用下方，数天内可全部退肿。对皮肤浅度糜烂者亦无禁忌，值得推广。方药及用法：芫花15g，生甘草15g，水煎成2000mL，趁热时浸泡手足，每次30分钟，1日2次。浸泡后药液可不必倒掉，继续加温可应用，2～3天即治愈。用此二药治冻疮有出类拔萃之誉，然其机制至今未明，或是两者相反（芫花反甘草）相成的相激作用而致。
- 江淑安：一悬饮患者，病已月余，胸透发现左胸有液平面。观患者正气尚强，适用十枣汤。处方用京大戟、芫花、甘遂共研细末，取1.5g装胶囊，另大枣10枚煎汤，于清晨空腹送服。患者服1剂后，泻2次，胸部如卸重物，疼痛顿减，精神尚佳，续服1次，腹泻4次，胸痛等症十去八九。再次胸透，液平面消失。改用健脾利水药善后获愈，未再复发。同道追忆曾治一例，用京大戟、甘遂、芫花各1g，加入大枣10枚，煎服后不久，患者腹痛甚剧，呕吐颇作。究其原因，乃煎服方法有误，应该是三药研末，另煎枣汤送下，清晨空腹服。

巴豆霜

- **基原**——大戟科植物巴豆干燥净仁的炮制加工品。
- **释名**——"此物出巴蜀，而形如菽豆，故以名之"（《本草纲目》），巴豆霜为巴豆的炮制加工品。
- **产地**——主产于四川、广西、云南。
- **采制**——秋季果实成熟时采收，堆置2～3天，摊开，干燥。去皮取净仁，制霜或取仁研细后测定脂肪油含量，加适量的淀粉，使脂肪油含量符合规定（应为18.0%～20.0%），混匀即得。
- **性状**——粒度均匀、疏松的淡黄色粉末，显油性。气微，味辛辣。以粒度均匀、疏松、色淡黄粉末者为佳。
- **药性**——辛，热。有大毒。归胃、大肠经。
- **功效**——峻下冷积，逐水退肿，豁痰利咽；外用蚀疮。
- **应用**
  - 寒积便秘：本品辛热，能峻下冷积，开通肠道闭塞。可单用巴豆霜装入胶囊，或配大黄、干姜制丸服。
  - 小儿乳食停积：本品制霜力稍缓，且峻药轻投，可泻下利水、祛痰消积，常与胆南星、朱砂、六神曲等同用。
  - 腹水鼓胀，二便不通：本品峻泻，有较强的逐水退肿作用，可与杏仁为丸服。
  - 喉风，喉痹：本品能祛痰利咽以利呼吸，可单用或与贝母、桔梗同用。
  - 痈肿脓成未溃，疥癣恶疮，疣痣：本品外用有蚀腐肉、疗疮毒作用，常与乳香、没药、木鳖子等熬膏外敷，或以油调本品、雄黄、轻粉末，外涂。
- **用法用量**
  - 0.1～0.3g，多入丸散用。外用适量。
  - 若服后吐下太过，食冷粥或饮冷水均可缓解。
- **注意事项**
  - 孕妇及虚弱者禁用。不宜与牵牛子同用。
  - 本品具有强烈毒性，所含巴豆毒蛋白能溶解红细胞，使局部细胞坏死；巴豆油对胃肠道黏膜具有强烈的刺激和腐蚀作用，可引起恶心、呕吐与腹痛，甚至出血性胃肠炎，大便内可带血和黏膜。甚者咽喉肿痛、呕吐、肠绞痛、腹泻，出现霍乱样米汤样大便，头痛，眩晕，皮肤冷湿，脱水，呼吸或循环衰竭而死亡。外用可产生接触性皮炎，局部烧灼成脓疱状红疹、水疱等。
- **现代药理**——外用刺激皮肤黏膜，口服刺激口腔、咽及胃黏膜；导泻、抗菌、镇痛、促凝、抑制腹水。
- **古籍摘要**
  - 《神农本草经》——主伤寒，温疟寒热，破癥瘕结聚，坚积，留饮痰癖。大腹水胀，荡练五脏六腑，开通闭塞，利水谷道，去恶肉。
  - 《日华子本草》——通宣一切病，泄壅滞，除风补劳，健脾开胃，消痰破血，排脓消肿毒，杀腹脏虫。治恶疮息肉及疥癞丁肿。
  - 《医学启源》——导气消积一也，去脏腑停寒二也，消化寒凉及生冷硬物所伤三也。
- **名家经验**
  - 周宜强：实证咳喘多由痰邪作祟，祛痰定喘当为首要任务。痰为阴邪，非温不化；巴豆大温，其性刚烈，具有辟寒凝、散痰结、通腑肃肺之能。临证将巴豆制霜，配服葶苈子、川贝母，治疗肺气不降、痰涎壅盛所致的喘咳痰鸣、胸满气逆、腹满便结之实喘，往往收效神速。其量为0.1～0.3g，以每日大便通下2～3次为度。久用易伤正气，痰祛喘止后即改用扶正之法。
  - 龚士澄：仲景认为桔梗治浊唾脓肿，贝母治胸膈郁结痰饮，巴豆治心腹胸膈之毒。三物合成白散，主治结胸、肺痈。辨认痈成脓与未成脓，须以手按痈肿上，热者有脓，不热者无脓，既热且吐脓痰者，为用三物白散之指征。巴豆霜0.5g，贝母、桔梗各10g，同研为极细粉，和匀，瓶收盖紧。每次2.5g（含巴豆霜50mg），1日2～3次，以50℃温开水调服。不泻，饮热稀粥1碗；过泻，饮冷粥1碗，并酌情减量。应用于成痈期，表证期忌用。
  - 吕承全：巴豆能治多种急症顽症，如儿科常见的疳积症（中毒性消化不良），治疗用下法，多用巴豆制剂，如肥儿丸（巴豆、雄黄等）、保赤散（巴豆、胆南星、麦芽、神曲等）等，通因通用，以祛邪安正，可退热、止痢。曾治疗一患儿流涎不止，系食积所致，余予保赤散口服，每次6g，每日3次，服后呕吐、腹泻，泻后流涎自止。

第五章　祛风湿药

第一节　祛风寒湿药

独活

- **基原**——伞形科植物重齿毛当归的干燥根。
- **释名**——《名医别录》云："此草得风不摇，无风自动。"故名独活、独摇草。
- **产地**——主产于四川、湖北。
- **采制**——春初苗刚发芽或秋末茎叶枯萎时采挖，除去须根和泥沙，摊晾至表皮干燥，烘至半干，堆置2～3天，发软后再烘至全干，切片。生用。
- **性状**——呈类圆形薄片，外表皮灰褐色或棕褐色，具皱纹。切面皮部灰白色至灰褐色，有多数散在棕色油点，木部灰黄色至黄棕色，形成层环棕色。有特异香气。味苦、辛，微麻舌。以根条粗肥、香气浓郁者为佳。
- **药性**——辛、苦，微温。归肾、膀胱经。
- **功效**——祛风除湿，通痹止痛，解表。
- **应用**
  - 风寒湿痹，腰膝疼痛：本品辛散苦燥，气香温通，功善祛风湿、止痹痛，为治风湿痹痛主药，凡风寒湿邪所致之痹证，无论新久，均可应用。因其主入肾经，性善下行，"宣肾经之寒湿"，故尤以下半身风寒湿痹为宜。
  - 风寒夹湿表证：本品辛散苦燥温通，能发散风寒湿邪而解表，多配羌活、藁本、防风等。
  - 少阴伏风头痛：本品善入肾经而搜伏风，与细辛、川芎等相配，可治风扰肾经，伏而不出之少阴头痛。
  - 皮肤瘙痒：具祛风湿之功，亦治皮肤瘙痒，内服或外洗皆可。
- **用法用量**——煎服，3～10g。外用适量。
- **鉴别用药**
  - 独活：性较缓和，发散力较弱，多用于风寒湿痹，痛在下半身者。
  - 羌活：性较燥烈，发散力强，常用于风寒湿痹，痛在上半身者。
  - 共同点：均能祛风湿，止痛，解表，以治风寒湿痹，风寒夹湿表证，头痛。若风寒湿痹，一身尽痛，两者常配伍应用。
- **现代药理**——抗肿瘤、抗炎、镇痛、镇静、催眠、抗老年失智、抗胃溃疡、解痉、抑菌、抗氧化、抗心律失常、抗血小板聚集、降压、减肥、光敏作用。
- **古籍摘要**
  - 《神农本草经》——主风寒所击，金疮止痛，贲豚，痫痓，女子疝瘕。
  - 《名医别录》——味甘，微温，无毒。主治诸贼风，百节痛风无久新者。
  - 《雷公炮制药性解》——味苦甘辛，性微温，无毒，入肺、肾二经。主新旧诸风湿痹，颈项难伸，腰背酸疼，四肢挛痿，黄色而作块者为独活。
- **名家经验**
  - 焦树德：独活辛温发散，可用于治疗风寒感冒所引起的头痛、恶寒、发热、身体疼痛、腰腿酸痛等症。但独活祛风胜湿的作用更为明显，故把它归于祛风湿、治痹痛药，临床治疗风湿性关节炎偏于虚寒性者效果较好，尤其是对腰痛、腿痛效果更为明显。选药上，上半身疼痛用羌活；下半身疼痛用独活；全身疼痛者，羌活、独活同用。一般用量为6～9g；个别体壮而病重者可用至12g；外用为风湿痛、骨节痛的熏洗剂时，可用到15～30g。
  - 杜曦：临床上凡肝炎后证属肝郁气滞、脾胃虚弱、肝胆湿热、瘀血阻滞而出现胁痛，在辨证用药的基础方中加入小剂量（成人一般6g）独活，一般服3～10剂即可达止痛效果。曾用独活治疗43例肝炎后胁痛，其中治愈39例，好转4例。但独活辛温，故肝阴不足的患者慎用。
  - 单兆伟：慢性腹泻泄泻日久，脾虚夹湿，健运无权，症见泄泻反复，肠鸣漉漉，舌苔厚腻，或食已即泻者，于健脾止泻方中加羌活、防风、独活等祛风药以升阳化湿，鼓舞脾胃清气，又因"风能胜湿"，则相得益彰。独活等祛风药用量要小，一般为3～5g。

威灵仙

基原——毛茛科植物威灵仙、棉团铁线莲、东北铁线莲的干燥根及根茎。

释名——“威，言其性猛也。灵仙，言其功神也”（《本草纲目》）。本品因其性及功神而得名。

产地——主产于辽宁、吉林、黑龙江、山东。

采制——秋季采挖，除去泥沙，晒干，切段。生用。

性状——呈不规则的段。表面黑褐色、棕褐色或棕黑色，有细纵纹，有的皮部脱落，露出黄白色木部。切面皮部较广，木部淡黄色，略呈方形或近圆形，皮部与木部间常有裂隙。本品气微，味辛辣。以皮黑、肉白、坚实者为佳。

药性——辛、咸，温。归膀胱经。

功效——祛风湿，通经络，止痛，消骨鲠。

应用——
- 风湿痹痛：本品辛散温通，性猛善走，既能祛风湿，又能通经络而止痛，为治风湿痹痛要药。凡风湿痹痛、肢体麻木、筋脉拘挛、屈伸不利，无论上下皆可应用，尤宜于风邪偏盛、拘挛掣痛、游走不定者。可单用为末服，也可与蕲蛇、当归、附子等配伍。
- 骨鲠咽喉：本品味咸，能软坚而消骨鲠，可单用或与砂糖、醋煎后慢慢咽下。
- 跌打伤痛：本品具通络止痛之功，还可用治跌打伤痛。

用法用量——煎服，6～10g，消骨鲠可用30～50g。

注意事项——本品辛散走窜，气血虚弱者慎服。

现代药理——软化鱼骨刺、松弛咽及食道平滑肌、降压、降糖、促进胆汁分泌、促肠管蠕动、抗疟、抗菌、引产、抗生育、抗利尿、抗炎、镇痛。

古籍摘要——
- 《开宝本草》——宣通五脏，去腹内冷滞，心膈痰水，久积癥瘕，痃癖气块，膀胱宿脓恶水，腰膝冷疼，疗折伤。
- 《本草备要》——其性善走，能宣疏五脏，通行十二经络。治中风痛风，头风顽痹，癥瘕积聚，痰水宿脓，黄疸浮肿，大小肠秘，风湿痰气，一切冷痛。
- 《玉楸药解》——味苦，微温，入足太阴脾、足厥阴肝经。起痛开痹，化癖行痰。

名家经验——
- 张炳秀：民谚有“铁脚威灵仙，骨见软如棉”之说。腰椎增生，以威灵仙益肾壮督，消骨鲠，通经络，舒骨痹，定顽痛。如“王氏腰椎增生方”（已故新安名医王任之先生经验方）加威灵仙30g，（醋）延胡索10g，以加强消骨鲠、祛痹痛之力。治疗痛风性关节炎，在清热利湿化浊、益肾健脾等施治的同时，每每重用威灵仙。
- 吴立文：威灵仙走散力强，以其威猛神效而得名，善治顽痹。王肯堂言其为“止痛之要药”，人常畏其猛而不敢用，其实，对体实者自可放心用之。即使体虚者，只要适当配伍，但用无妨，如朱丹溪的上中下通用痛风方即用之。对于久病顽痹，痰瘀阻络，周身关节肿痛乃至活动受限者尤宜选用。
- 马沂山：临床用于治疗结石病，效果显著，特别适用于泌尿系统结石患者。对患泌尿系统结石而服排石汤疗效不佳时，每于方中伍用威灵仙20～30g，经常收到意想不到的疗效。
- 仝小林：息肉的发病多以脾虚为先，湿浊、痰结、血瘀在后；以脾虚为本，湿浊痰瘀为标。故治疗应当健脾以治其本，化湿祛痰、逐瘀散结以治其标。可精选威灵仙、皂角刺、生薏苡仁合成三味小方。方中生薏苡仁健脾祛湿以治本，调整机体脾虚之态，且薏苡仁能解毒散结；皂角刺搜风通络，化痰散结，其锋锐引诸药直达病所，威灵仙涤痰逐瘀，通行十二经络，可以消痰瘀凝滞之癖积。方中威灵仙常用剂量为15～30g，皂角刺常用剂量为15～30g，生薏苡仁常用剂量为15～60g，临证时应根据病情的变化、患者自身的身体状况，合理调整用药剂量。此外，威灵仙与葛根、松节配伍，是临床治疗痹证的常用组合。在诸多导致颈椎病的邪气因素中，风、寒、湿尤为重要。葛根疏利太阳经气，治疗项背强紧疼痛，临床常用剂量为15～60g；松节祛风燥湿、舒筋通络，临床常用剂量为15～30g；威灵仙祛风湿、通经络、止痹痛，临床常用剂量为15～30g。三药同用共奏通阳散寒、祛风燥湿、柔筋通络之效。

徐长卿

- **基原**——萝藦科植物徐长卿的干燥根或根茎。
- **释名**——“徐长卿，人名也。常以此药治邪病，人遂以名之”（《本草纲目》）。本品因人名而得名。
- **产地**——全国大部分地区均产。
- **采制**——秋季采挖，除去杂质，阴干，切段。生用。
- **性状**——呈不规则的段，根茎有节，四周着生多数根。根圆柱形，表面淡黄白色至淡棕黄色或棕色，有细纵皱纹。切面粉性，皮部类白色或黄白色，形成层环淡棕色，木部细小。气香，味微辛凉。以香气浓者为佳。
- **药性**——辛，温。归肝、胃经。
- **功效**——祛风除湿，止痛，止痒。
- **应用**
  - 风湿痹痛：本品味辛性温，具有祛风除湿、通络止痛之功，故常用于风湿痹证，症见腰膝酸痛等。
  - 胃痛胀满，牙痛，腰痛，跌扑伤痛，痛经：本品具有较强的止痛作用，故常用于各种痛证。
  - 风疹，湿疹：本品具有祛风、除湿、止痒之功。可单用内服与外洗或与苦参、黄柏、白鲜皮等配伍。
- **用法用量**——煎服，3～12g，入汤剂需后下（避免香气散失，保证药效）。
- **注意事项**——孕妇慎用。
- **现代药理**——抑制咖啡因所致的兴奋、延长睡眠时间、抗惊厥、镇痛、解热、改善心肌缺血、降压、减慢心率、降血脂、抗氧化、松弛平滑肌、抑制胃肠蠕动、解痉、防止应激性溃疡及抑制胃液分泌、抗菌、消炎、抑制子宫收缩和抗早孕。
- **古籍摘要**
  - 《图经衍义本草》——主鬼物，百精，蛊毒，疫疾，邪恶气，温疟。久服，强悍轻身。
  - 《本草纲目》——主治小便不通……晕车晕船……徐长卿亦治疫疾、邪恶气、温疟等。
  - 《名医别录》——无毒。久服益气延年。
- **名家经验**
  - 朱良春：徐长卿是一味镇痛要药。《中国药用植物志》谓其“治一切肚痛……胃气痛”，《南京民间药草》谓其“可治牙痛”。不论气滞、血瘀、虚寒疼痛，徐长卿的镇痛效果均十分明显。对于脘痛、胁痛、腹痛、头痛、牙痛、经痛等，在辨证论治的同时，每加用徐长卿，见效颇速。
  - 谢海洲：徐长卿属萝藦科，其根细长，初看好似白薇，但味道不同，其气味较香，但如嚼之稍有麻辣感，可代替细辛用于止痛，且用量不受细辛常用量（“细辛用量不过钱”）的限制。只要用细辛有效的方剂，用徐长卿均可代替，且用量可比细辛加大2～3倍。
  - 石恩骏：徐长卿辛温，具祛风解毒、止痛活血之力，有书将其列入麻醉止痛药，因其可止各类疼痛；或将其列入妇科用药，因其可以通经；或将其列入化瘀药，因其可以活血。而《中草药资料》将其列入皮肤科用药之首，徐长卿祛风解毒之力略胜其活血止痛之力，故一般皮肤瘙痒、接触性皮炎、带状疱疹等皮肤病皆可用之，尤以荨麻疹疗效最好。
  - 叶景华：历代认为本药具有祛风止痛、解毒消肿之功，用于治疗风湿病及跌打损伤等。余以为其还有益气利水、活血化瘀之功，可治疗肾脏病、慢性肾衰竭、颈椎病、腰椎增生症、结缔组织病、缺血性中风、痛风性关节炎、慢性胃病、带状疱疹、慢性肝病、各种皮肤瘙痒、肿瘤疼痛等，均能取得较好疗效。
  - 仝小林：自身免疫性疾病常伴有相关抗体或炎症水平的升高，这类疾病可使机体发展成炎毒、热毒、血毒等状态，归属于“脏腑风湿”的论治范畴，风湿内伏、瘀毒交错是其核心病机，治疗原则应以祛风除湿、调平免疫为主。穿山龙、刘寄奴、徐长卿作为三味基础小方，用以祛风除湿，解毒通络，旨在改善免疫失调内环境，入汤剂时，临床常用剂量分别为穿山龙15～90g，刘寄奴9～15g，徐长卿9～15g。

川乌

- **基原**——毛茛科植物乌头的干燥母根。
- **释名**——“初种为乌头，象乌之头也。附乌头而生者为附子，如子附母也。乌头如芋魁，附子如芋子，盖一物也”（《本草纲目》），皆因其形状而得名。
- **产地**——主产于四川、云南、陕西。
- **采制**——6月下旬至8月上旬采挖，除去子根、须根及泥沙，晒干。生用或制后用。
- **性状**——呈不规则的圆锥形，稍弯曲，顶端常有残茎，中部多向一侧膨大。表面棕褐色或灰棕色，皱缩，有小瘤状侧根及子根脱离后的痕迹。质坚实，断面类白色或浅灰黄色，形成层环纹呈多角形。气微，味辛辣、麻舌。以饱满、质坚实、断面色白、无空心者为佳。
- **药性**——辛、苦，热。归心、肝、肾、脾经。生川乌有大毒，制川乌有毒。
- **功效**——祛风除湿，温经止痛。
- **应用**
  - 风寒湿痹，关节疼痛：本品辛热苦燥，善于驱逐寒湿、温经止痛，为治寒湿痹痛之佳品，“一切沉寒痼冷之症，用此无不奏效”，尤宜于寒邪偏盛之痹痛。
  - 心腹冷痛，寒疝作痛：本品辛散温通，散寒止痛之功显著，故又常用于阴寒内盛之心腹冷痛。
  - 跌扑伤痛，麻醉止痛：本品有止痛作用，可治跌打损伤，骨折瘀肿疼痛，多与自然铜、乳香、地龙等同用。
- **用法用量**——制川乌煎服，1.5～3g，宜先煎、久煎。生品宜外用，适量。
- **注意事项**
  - 生品内服宜慎，孕妇忌用。制川乌孕妇慎用。乌头反贝母、瓜蒌、半夏、白蔹、白及。
  - 川乌中毒症状为口舌、四肢及全身麻木、流涎、恶心、呕吐、腹泻、头昏、眼花、口干、脉搏减缓、呼吸困难、手足搐搦、神志不清、大小便失禁、血压及体温下降、心律失常、室性期前收缩和窦房停搏等。严重者可致循环、呼吸衰竭及严重心律失常而死亡。
  - 草乌为毛茛科植物北乌头的干燥根，其毒性比川乌更强。药性、功效、应用、使用注意与川乌基本相同。
- **现代药理**——抗炎、镇痛、局部麻醉、降血糖、抑制癌细胞、强心（但剂量过大则引起心律失常，终致心脏抑制）、升高血压。
- **古籍摘要**
  - 《神农本草经》——主治中风恶风，洗洗出汗，除寒湿痹，咳逆上气，破积聚寒热。
  - 《长沙药解》——乌头，温燥下行，其性疏利迅速，开通关腠，驱逐寒湿之力甚捷，凡历节、脚气、寒疝、冷积、心腹冷痛之类并有良功。
  - 《医学启源》——《主治秘诀》云，其用有六：去寒一也，去心下坚痞二也，温养脏腑三也，治诸风四也，破聚滞气五也，感寒腹痛六也。
- **名家经验**
  - 李可：川乌是治疗寒痹要药，临床应遵循仲景乌附剂的应用经验，凡用乌头剂必加2倍量之炙甘草，蜂蜜100g，黑小豆、防风各30g，以配伍解毒。同时控制剂量与煎法，剂量超过30g时，煎煮3小时左右。使用川乌需小量渐增，服药后必守护观察，详询服后唇舌感觉。
  - 朱良春：对于慢性风湿性关节炎、类风湿关节炎、强直性脊柱炎、老年性关节病、骨质增生、坐骨神经痛等所致的疼痛，伴有形寒肢冷、舌淡、苔白或腻、脉弦紧或弦缓者，均有良效。若热象较甚、红肿热痛者，则暂不宜用；尤其是心律失常、风湿性心脏病、心绞痛、脉结代，以及老年性心肺功能不全者，更需慎用。
  - 卢崇汉：川乌能够温通十二经脉，对于阳虚导致的各种病症，如虚寒性的胃痛、腹痛、腰膝冷痛等，都有较好的治疗效果。在临床应用中，常将川乌与附子、干姜、肉桂等温热药配伍，组成扶阳方剂，以温阳散寒、扶正祛邪。

蕲蛇

基原——蝰科动物五步蛇的干燥体。

释名——“诸蛇鼻向下，独此鼻向上，背有方胜花纹，以此得名”（《本草纲目》）。本品以李时珍的故乡湖北蕲州产者为道地药材。

产地——主产于浙江、江西、福建等地。

采制——多于夏、秋二季捕捉，剖开蛇腹，除去内脏，洗净，用竹片撑开腹部，盘成圆盘状，干燥后拆除竹片。去头、鳞，切成寸段，生用或酒炙用；或去头，用黄酒润透后，去鳞、骨，干燥，制成蕲蛇肉用。

性状——呈圆盘状，头在中间稍向上，呈三角形而扁平，吻端向上，习称“翘鼻头”。背部呈黑褐色，表皮光滑，有明显的鳞斑，可见不完整的“方胜纹”。腹部撑开或不撑开，灰白色，鳞片较大，有黑色类圆形的斑点，习称“连珠斑”。肉质松散，轻捏易碎。气腥，味微咸。以头尾齐全、条大、花纹斑块明显、内壁洁净者为佳。

药性——甘、咸，温。有毒。归肝经。

功效——祛风，通络，止痉。

应用——
- 风湿顽痹，麻木拘挛：本品具走窜之性，性温通络，能内走脏腑，外达肌表而透骨搜风，以祛内外之风邪，为截风要药，又能通经络，凡风湿痹证无不宜之。
- 中风口眼歪斜，半身不遂：本品“透经络，搜风邪”，功善祛风、通经活络。常与全蝎、蜈蚣、天南星等药配伍。
- 小儿惊风，破伤风，抽搐痉挛：本品入肝，既能祛外风，又能息内风，风去则惊搐自定，为治痉挛抽搐常用药。
- 麻风，疥癣：本品能外走肌表而祛风止痒，兼以毒攻毒，故风毒之邪壅于肌肤，亦为常用之品。
- 瘰疬、梅毒、恶疮：本品有毒，能以毒攻毒。

用法用量——煎服，3～9g；研末吞服，一次1～1.5g，一日2～3次。或酒浸、熬膏，或入丸、散。

注意事项——血虚生风者慎服。

现代药理——镇静、催眠、镇痛、降压、激活纤溶系统、增强巨噬细胞吞噬能力、增加炭粒廓清率。

古籍摘要——
- 《外科全生集》——鼻向上，有方胜花纹者佳。去头尾酒浸，除皮骨，炙则不蛀，治湿痒。
- 《本草乘雅半偈》——主中风湿痹不仁，筋脉拘急，口面㖞斜，半身不遂，骨节疼痛，脚弱不能久立。
- 《本草纲目》——能透骨搜风，截惊定搐，为风痹、惊搐、癞癣、恶疮要药，取其内走脏腑，外彻皮肤，无处不到也。

名家经验——
- 朱良春：蕲蛇搜风通络之力强，是治疗痹证要药。对于类风湿关节炎、强直性脊柱炎等顽痹，当常规药物疗效不佳时，常加用蕲蛇。常与全蝎、蜈蚣、地龙等虫类药配伍，可搜剔筋骨间风邪湿毒，改善关节疼痛、肿胀、僵硬等症状。此外，蕲蛇还可治疗带状疱疹，蕲冰散（蕲蛇30g，冰片3g，研末用麻油或菜油调糊）中，蕲蛇搜风解毒，冰片散郁火、消肿止痛，两者同用，共奏解毒祛风止痛之功。
- 丁光迪：对于因风邪侵袭，引动肝风，导致肌肉痉挛、抽搐等症状，蕲蛇可搜风定惊，平息肝风。常与天麻、钩藤、全蝎、僵蚕等息风止痉药配伍，以缓解痉挛抽搐症状，调节机体的神经功能。
- 颜德馨：在治疗中风时，若患者表现为脉络瘀阻、风痰痹阻等证型，加入蕲蛇能搜风化痰、通经活络，可改善脑部气血运行，促进肢体功能恢复。常与化痰通络、活血化瘀之品，如半夏、胆南星、川芎、地龙等配伍，以增强疗效，提高患者生活质量。

蚕沙

基原——蚕蛾科昆虫家蚕幼虫的干燥粪便。

释名——本品为蚕的干燥粪便，形略似沙粒，故名蚕沙，亦作蚕砂。

产地——育蚕地区皆产，以江苏、浙江、四川等地产量最多。

采制——6～8月收集，以二眠到三眠时的粪便为主，收集后晒干，簸净泥土及桑叶碎屑。生用。

性状——干燥的蚕沙，呈短圆柱形小粒。表面灰黑色，粗糙。两端略平坦，呈六棱形。质坚而脆，遇潮湿后易散碎。微有青草气。以干燥、色黑、坚实、均匀、无杂质者为佳。

药性——甘、辛，温。归肝、脾、胃经。

功效——祛风除湿，和胃化湿。

应用
- 风湿痹证：本品辛甘发散，可以祛风，温燥而通，又善除湿舒筋，作用缓和，可用于各种痹证。
- 吐泻转筋：本品入脾胃，能和胃化湿，湿去则泄泻可止、筋脉可舒。常与木瓜、吴茱萸、薏苡仁等同用。
- 风疹、湿疹瘙痒：本品善于祛风湿、止痒，可单用煎汤外洗，或与白鲜皮、地肤子、蝉蜕等同用。

用法用量——煎服，5～15g；宜布包入煎。外用适量。

鉴别用药
- 蚕沙：作用较缓，又能祛风，故凡风湿痹痛，不论风重、湿重均可应用。
- 木瓜：善于舒筋活络，长于治筋脉拘挛，除常用于湿阻中焦之吐泻转筋外，也可用于血虚肝旺、筋脉失养、挛急疼痛等。
- 共同点：均能祛风湿、和胃化湿，以治湿痹拘挛及湿阻中焦之吐泻转筋。

现代药理——营养作用、促进骨髓造血、保肝、促进创伤愈合、抗溃疡作用、抗肿瘤、降血糖、改善贫血、抗氧化、消炎抑菌作用、治疗口腔溃疡。

古籍摘要
- 《名医别录》——主肠鸣，热中消渴，风痹，瘾疹。
- 《本草纲目》——治消渴癥结，及妇人血崩，头风，风赤眼，去风除湿。
- 《本草求原》——凡风湿瘫缓固宜，即血虚不能养经络者，亦宜加入滋补药中。

名家经验
- 干祖望：煎水漱口可去口腔污秽，清洁口腔。用于口腔炎、口臭及口腔手术后以代替西药中的漱口液，而且无刺激。
- 梁兆松：蚕沙能止血崩，早为古人沿用。但必炒焦成炭，方足发挥捷效。用法为蚕沙（为家蚕之干燥粪便）炒炭，研为极细末。每日3次，每次6g。用藕节炭12g煎水送服（亦可用黄酒送服）。
- 陈微尘：闭经者以蚕沙饮为主，蚕沙120g，黄酒750g，瓦罐煎滤渣，入瓶温服，每次一二杯。兼虚者用加减补中益气汤，实证用开郁二陈汤。骨蒸潮热，脉虚者用加减八物柴胡汤；脉实，喉燥唇干者，用四物凉膈散。
- 胡国俊：蚕沙六用（一、清湿热、舒转筋之用；二、疏风热，愈癌瘰之效；三、同气求，透热于湿中；四、止崩漏，有凉血之功；五、化湿浊、具和中之气；六、明头目，可作枕外用）。
- 仝小林：腐腻苔是常见的病理舌苔，其临床意义多为脾气亏虚，运化失司，进而产生湿邪、痰浊、食积等病理产物，秽浊之邪上泛所致。脾失健运，气机失调，浊邪凝聚是其主要病机，治疗上以健运脾胃、消导化浊为主要的治法。生白术、晚蚕沙、神曲是临床常用的辨治腐腻苔的验方，临床各种病证中但见舌苔腐腻者，皆可配伍使用。方中生白术常用剂量为9～90g，晚蚕沙常用剂量为6～15g，神曲常用剂量为9～15g。

第二节　祛风湿热药

秦艽

- **基原**——龙胆科植物秦艽、麻花秦艽、粗茎秦艽或小秦艽的干燥根。
- **释名**——“秦艽出秦中，以根作罗纹交纠者佳，故名秦艽、秦纠”（《本草纲目》）。
- **产地**——主产于甘肃、青海、内蒙古、陕西、山西。
- **采制**——春、秋二季采挖，除去泥沙；秦艽及麻花秦艽晒软，堆置“发汗”至表面呈红黄色或灰黄色时，摊开晒干，或不经“发汗”直接晒干；小秦艽趁鲜时搓去黑皮，晒干，切厚片。生用。
- **性状**——为类圆形的厚片。外表皮黄棕色、灰黄色或棕褐色，粗糙，有扭曲纵纹或网状孔纹。切面皮部黄色或棕黄色，木部黄色，有的中心呈枯朽状。气特异，味苦、微涩。以色棕黄、气味浓厚者为佳。
- **药性**——辛、苦，平。归胃、肝、胆经。
- **功效**——祛风湿，清湿热，舒筋络，止痹痛，退虚热。
- **应用**
  - 风湿痹证，筋脉拘挛，骨节酸痛：本品辛散苦泄，质偏润而不燥，善于祛风湿、舒筋络、止痹痛，为“风药中之润剂”，能“通关节，流行脉络”。
  - 中风半身不遂：本品既能祛风邪，又善舒筋络，可用于中风半身不遂、口眼歪斜、四肢拘急、舌强不语等，单用或配伍均可。
  - 湿热黄疸：本品苦以降泄，能清肝胆湿热而退黄。单用或与茵陈蒿、栀子、大黄等配伍。
  - 骨蒸潮热，小儿疳积发热：本品能退虚热、除骨蒸，为治虚热要药。
- **用法用量**——煎服，3～10g。
- **现代药理**——镇静、镇痛、解热及抑制反射性肠液分泌、降低胸腺指数、抗组胺、抗过敏性休克、抗炎、降压、升血糖、抗肝炎、抗病毒、抗菌。
- **古籍摘要**
  - 《神农本草经》——主寒热邪气，寒湿风痹，肢节痛，下水，利小便。
  - 《名医别录》——治风无问久新，通身挛急。
  - 《冯氏锦囊秘录》——秦艽风药中之润剂，散药中之补剂，故养血有功。中风多用之者，取祛风活络，养血舒筋。盖治风先治血，血行风自灭耳。
- **名家经验**
  - 李浩然：秦艽，苦辛平，入肝胃胆经，能舒肝胆、清湿热、解邪毒，因具油质而性滑润。秦艽不仅能退黄疸，治湿热性肝炎，而且对邪毒深入营血之乙型肝炎亦有效，其效不在于退黄，而主要是用其降转氨酶，但剂量非同一般，剂量低，效不显；剂量高，徒增胃肠反应。使用时伍以半夏，可缓胃之不适。
  - 焦树德：本品兼能入大肠经，有通便，治下颌肿痛、口眼歪斜等作用，可随证选用。银柴胡治虚劳，偏用于寒热交作者。秦艽治虚劳，偏用于潮热骨蒸者。独活与秦艽都能治身体下部风湿疼痛。但独活用于风湿寒痛，秦艽用于风湿热痛。用量一般为3～9g。脾胃虚寒、大便泄泻者勿用。
  - 王琦：秦艽，临床以其祛风利湿、舒筋活络、清热除蒸为长，多用治痹证、虚热证、黄疸等。如常用之秦艽鳖甲散、《太平圣惠方》之秦艽散。然其又为活血祛湿、利小便佳品。常用其治疗慢性前列腺炎、前列腺增生之小便不利。
  - 周仲瑛：秦艽味苦辛微寒，祛风湿，舒筋络，清虚热，治疗风湿痹痛及潮热等。遵《本草纲目》“手足不遂，黄疸，烦渴之病须之，取其去阳明之湿热也”，以其利湿退黄，治疗胆汁淤积性肝炎，收效甚佳。曾治一患者，男，43岁，患慢性乙肝伴胆汁淤积，以清化湿热瘀毒、清热利湿等法治疗后，黄疸明显下降，谷丙转氨酶亦恢复正常，但黄疸指数仍难控制，遂在原方基础上加秦艽，2周后黄疸消退，恢复正常。

防己

基原——防己科植物粉防己的干燥根。习称"汉防己"。

释名——"名曰防己者，以脾为己土，喜燥恶湿，湿淫于内，则己土受邪为病，而此能防堤之，是为古人命名之真义。"本品因功用而得名。

产地——主产于浙江、江西、安徽、湖北。

采制——秋季采挖，洗净，除去粗皮，晒至半干，切段，个大者再纵切，干燥，切厚片。生用。

性状——为类圆形或半圆形的厚片。外表皮淡灰黄色。切面灰白色，粉性，有稀疏的放射状纹理。气微，味苦。以粉性足、纤维少者为佳。

药性——苦，寒。归膀胱、肺经。

功效——祛风湿，止痛，利水消肿。

应用

- 风湿痹痛：本品辛能行散，苦寒降泄，既能祛风除湿止痛，又能清热。对湿热偏盛、肢体酸重、关节红肿疼痛及湿热身痛者，尤为要药。
- 水肿，脚气肿痛，小便不利：本品苦寒降泄，能清热利水，善走下行而泄下焦膀胱湿热，尤宜于下肢水肿、小便不利者。
- 湿疹疮毒：本品苦以燥湿，寒以清热，治湿疹疮毒，可与苦参、金银花等配伍。
- 高血压：本品有降血压作用。

用法用量——煎服，5～10g。

注意事项

- 本品大苦大寒易伤胃气，胃纳不佳及阴虚体弱者慎服。
- "广防己"或"木防己"：马兜铃科植物广防己的根，过去常与汉防己混用，通称为"防己"。但由于广防己含有马兜铃酸，具有肾毒性，已被禁用。

现代药理——对心肌缺血再灌注损伤有保护作用、增加冠脉流量、改善心输出量、松弛血管平滑肌、扩张冠状动脉、降压、抗心律失常、抗炎、抑制血小板聚集、抑制硅沉着病的纤维化、抗过敏、镇痛、抗菌和抗阿米巴原虫、降血糖、抗肿瘤。

古籍摘要

- 《神农本草经》——味辛，平。主治风寒，温疟，热气，诸痫，除邪，利大小便。
- 《名医别录》——主治水肿，风肿，去膀胱热，伤寒，寒热邪气，中风，手足挛急。
- 《本草求真》——辛苦大寒，性险而健，善走下行，长于除湿、通窍、利道，能泻下焦血分湿热，及疗风水要药。

名家经验

- 邵长荣：对于阻塞性肺气肿，随着病情反复发作，会致静脉回流受阻，加重右心负担，出现面部和下肢浮肿的现象，此时可用防己配薏苡仁，取防己利水而平喘咳，薏苡仁健脾而化饮。两药合用既加强了利水功效，又提高了人体免疫功能，防止支气管黏膜的反复感染。
- 施奠邦：防己有木防己、汉防己之分，但历来名目混乱。汉防己外棕内白，粉性足；木防己外黄根大而空虚，心有车轮纹，味苦而性寒。从汉防己中提取粉防己碱，治疗高血压。仿其意，用汉防己入煎剂，效较佳。
- 徐振涯：汉防己能扩张奥狄括约肌，解除胆道痉挛，有较强的解痉止痛作用。10余年来，用其治疗胆囊炎胆石症近百例，在辨证施治的前提下，加用汉防己，确能收到良效。
- 朱良春：防己最早见于《本经》，根据其断根内黑纹如车辐的特征，应属于马兜铃科中的"汉中防己"。梁代陶弘景指出防己"根大而青白虚软者为好"，显然不是马兜铃科植物，而是属防己科的汉防己，现今大量使用；其大而有粉者为好，故又名粉防己。若症偏于下部、湿重于风者，多用汉防己；症偏于上部、风重于湿者，多用木防己，二者功用相近，均有利水消肿、祛风通痹之功。至于马兜铃科植物广防己的根，名广防己，又名防己、马兜铃，其含有马兜铃酸,对肾脏有毒害作用，现已严禁使用。张仲景在《金匮要略》中列有防己茯苓汤、防己黄芪汤、己椒苈黄丸三张名方，均以防己为主药，为后世广为应用。

豨莶草

- **基原**——菊科植物豨莶、腺梗豨莶或毛梗豨莶的干燥地上部分。
- **释名**——“楚人呼猪为豨，呼草之气味辛毒为莶。此草气臭如猪而味莶螫，故谓之豨莶”（《本草纲目》）。本品因气味而得名。
- **产地**——我国大部分地区均产。
- **采制**——夏、秋二季花开前及花期均可采割，除去杂质，晒干，切段。生用或酒蒸制用。
- **性状**——呈不规则的段。茎略呈方柱形，表面灰绿色、黄棕色或紫棕色，有纵沟和细纵纹，被灰色柔毛。切面髓部类白色。叶多破碎，灰绿色，边缘有钝锯齿，两面皆具白色柔毛。有时可见黄色头状花序。气微，味微苦。以叶多、质嫩、色灰绿者为佳。
- **药性**——辛、苦，寒。归肝、肾经。
- **功效**——祛风湿，利关节，解毒。
- **应用**
  - 风湿痹痛，筋骨无力，腰膝酸软，四肢麻木：本品辛散苦燥，能祛筋骨间风湿、通经络、利关节。生用性寒，宜于风湿热痹。
  - 中风半身不遂：本品味辛能散能行，能祛风通络，用治中风口眼歪斜、半身不遂，可与蕲蛇、当归、地龙等同用。
  - 风疹，湿疮，痈肿疮毒：本品辛能散风，生用苦寒能清热解毒，除湿热。
  - 高血压：本品能降血压。
- **用法用量**
  - 煎服，9～12g。外用，适量。
  - 清热解毒宜生用；祛风湿、通经络宜制用；酒蒸后祛风湿、强筋骨力强。
- **注意事项**——无风湿者慎服；生用或量多易致呕吐。
- **现代药理**——抗炎、降压、舒张血管、抗血栓、抗病原微生物、免疫抑制、抗早孕。
- **古籍摘要**
  - 《本草图经》——治肝肾风气，四肢麻痹，骨间疼，腰膝无力，亦能行大肠气……兼主风湿疮，肌肉顽痹。
  - 《滇南本草》——治诸风，风湿症，内无六经外症，外见半身不遂，口眼㖞斜，痰气壅盛，手足麻木，痿痹不仁，筋骨疼痛。
  - 《本草纲目》——生捣汁服则令人吐，故云有小毒。九蒸九曝则补人去痹，故云无毒。生则性寒，熟则性温，云热者，非也。
- **名家经验**
  - 朱良春：豨莶草重用至100g，配合当归30g，治风湿性关节炎、类风湿关节炎效果很好，能减轻症状，消肿止痛。又用此品治疗黄疸型肝炎，屡屡应手。此证多系湿热搏于血分所致，若迁延时日，瘀热胶结难解，一般利湿退黄之剂，殊难中的，必须凉血活血、解毒护肝始为合拍。凡黄疸缠绵不退，湿热疫毒稽留，以此品配合紫丹参、田基黄、石见穿等，多能应验。
  - 张学文：临床应用豨莶草多年，对于前人言其“有小毒”一语，不敢苟同。它虽属苦寒之品，但药力比较平和，临床多用至每剂30g，亦未见有何不良反应。豨莶草古人有生、熟两种用法，生用则苦寒之性较强，主要用于痈肿疮毒、湿疹瘙痒，内服外洗皆可。若加黄酒蒸制，则苦寒之性降而温通之性加强，故可用于风湿痹证。代表方剂如豨莶丸、豨桐丸。但目前药房所供者，大多属生品，为加强治痹疗效，应让患者自己加黄酒蒸制。
  - 朱晓鸣：豨莶草是一味祛风湿良药。风湿病变过程中，血沉增快，抗链球菌溶血素O（抗“O”）增高，这是病变活动及产生免疫反应的重要标志，加入并重用豨莶草后，症状很快消除，红细胞沉降率、抗“O”恢复正常。提示豨莶草治疗风湿痹证，不仅仅是祛风除湿、消除疼痛，还可能有调节免疫功能的功效。
  - 仝小林：在诸多导致类风湿性关节炎的病理因素中，寒、湿、瘀为本，内外阴邪勾结引动为因，临床应大力温阳散寒除湿、活血通络，可选用露蜂房、鹿衔草、豨莶草三味小方配伍治疗。方中露蜂房祛风止痛，常用剂量为9～15g；鹿衔草祛风湿、强筋骨，常用剂量为15～30g；豨莶草祛风湿、利关节，常用剂量为15～30g。

第三节　祛风湿强筋骨药

五加皮

- **基原**——五加科植物细柱五加的干燥根皮。习称“南五加皮”。
- **释名**——“五加皮，其树一枝五叶，有交加之象，故名”（《本草便读》）。因其根皮入药，故名五加皮。
- **产地**——主产于湖北、湖南、浙江、四川。
- **采制**——夏、秋采挖，剥取根皮，晒干，切厚片。生用。
- **性状**——呈不规则的卷筒状厚片。外表面灰褐色，有稍扭曲的纵皱纹及横长皮孔样斑痕；内表面淡黄色或灰黄色，有细纵纹。切面不整齐，灰白色。气微香，味微辣而苦。以皮厚、气香、色淡黄棕者为佳。
- **药性**——辛、苦，温。归肝、肾经。
- **功效**——祛风除湿，补益肝肾，强筋壮骨，利水消肿。
- **应用**
  - 风湿痹痛：本品辛能散风，苦能燥湿，温能祛寒，且兼补益之功，尤宜于老人及久病体虚者。
  - 筋骨痿软，小儿行迟，体虚乏力：本品有温补之效，能补肝肾、强筋骨。
  - 水肿，脚气肿痛：本品能利水消肿。治水肿、小便不利，每与茯苓皮、大腹皮、生姜皮配伍；治疗寒湿壅滞之脚气肿痛，可与木瓜、蚕沙、吴茱萸等同用。
- **用法用量**——煎服，5～10g；或酒浸、入丸散服。
- **鉴别用药**
  - 五加皮（南五加皮）：五加科植物细柱五加的干燥根皮。无毒，可以较长时间使用，安全性于香加皮而言相对较高。
  - 香加皮（北五加皮）：萝藦科植物杠柳的干燥根皮。强心利尿作用强，但有毒，中毒主要表现为严重心律失常。使用时严格控制剂量，不可久服。煎服，3～6g。
  - 共同点：有祛风湿、强筋骨的功效，可用于治疗风寒湿痹，症见腰膝酸软等。
- **现代药理**——抗炎、抗疲劳、提高耐缺氧能力、促进核酸合成、降血糖、降压、性激素样作用、抗胃溃疡。
- **古籍摘要**
  - 《神农本草经》——主心腹疝气，腹痛，益气，疗躄，小儿不能行，疽疮，阴蚀。
  - 《名医别录》——主治男子阴痿，囊下湿，小便馀沥，女人阴痒及腰脊痛，两脚疼风弱，五缓，虚羸，补中益精，坚筋骨，强志意，久服轻身耐老。
  - 《本草思辨录》——宜下焦风湿之缓证。若风湿搏于肌表，则非其所司。古方多浸酒、酿酒及酒调末服之，以行药势。
- **名家经验**
  - 李孔定：肺源性心脏病病位在肺与心，涉及脾与肾，病理上主要表现为气（阳）虚、痰阻、水停、血瘀，其治疗应益气强心，活血利水。用五加皮强心利尿以控制心衰；人参益气扶正，且能强心；丹参活血化瘀，改善血液循环；葶苈子泻肺行水，且有强心苷样作用；枳实（或青皮）行气，兼具强心，以气行则血行，气行则水行也；大枣补脾，顾护中州。若舌质红，苔黄有热者，加黄芩以清肺热；唇舌紫暗，颈脉怒张者，为瘀血内甚，加红花或泽兰以活血化瘀。
  - 焦树德：用本品泡酒，名五加皮酒，有祛风湿、壮筋骨、强腰膝的功能，可随证饮用。本品还可以外用。例如配黄柏、蛇床子、防风、苦参等，煎水外洗，可用于阴囊湿痒、皮肤湿疹等病。
  - 谢海洲：五加皮有南北二种，南五加皮为五加科植物，长于补益肝肾；北五加皮又称香五加，为萝藦科植物杠柳的根皮，有强心利水之功，且止痛力佳，可治心脏病水肿，然具有毒性，不可过量久服。

桑寄生

基原——桑寄生科植物桑寄生的干燥带叶茎枝。

释名——“此物寄寓他木而生，如鸟立于上，故曰寄生”（《本草纲目》）。“诸树多有寄生，……方家唯须桑上者”（《证类本草》）。因而得名“桑寄生”。

产地——主产于广西、广东。

采制——冬季至次春采割，除去粗茎，切段，干燥，或蒸后干燥，切厚片。生用。

性状——为厚片或不规则短段。外表皮红褐色或灰褐色，具细纵纹，并有多数细小突起的棕色皮孔，嫩枝有的可见棕褐色茸毛。切面皮部红棕色，木部色较浅。叶多卷曲或破碎，完整者展平后呈卵形或椭圆形，表面黄褐色，幼叶被细茸毛，先端钝圆，基部圆形或宽楔形，全缘；革质。气微，味涩。以枝细、质嫩、叶多者为佳。

药性——苦、甘，平。归肝、肾经。

功效——祛风湿，补肝肾，强筋骨，安胎元。

应用

- 风湿痹痛，腰膝酸软，筋骨无力：本品苦燥甘补，既能祛风湿，又长于补肝肾、强筋骨，对痹证日久、损及肝肾、腰膝酸软、筋骨无力者尤宜，常与独活、杜仲、牛膝等同用。
- 崩漏经多，妊娠漏血，胎动不安：本品能补肝肾、养血，而固冲任、安胎元。常与阿胶、续断、香附、菟丝子等配伍。
- 头晕目眩：本品尚能补益肝肾以平肝降压，用于高血压头晕目眩属肝肾不足者，可与杜仲、牛膝等药配伍。

用法用量——煎服，9～15g。

现代药理——抗心律失常、降压、抗心肌梗死、降血脂、抗氧化、抗肿瘤、中枢抑制作用、抗病原微生物、利尿。

古籍摘要

- 《神农本草经》——主腰痛，小儿背强，痈肿，安胎，充肌肤，坚发齿，长须眉。
- 《名医别录》——主治金创，去痹，女子崩中，内伤不足，产后余疾。
- 《本草纲目》——人言川蜀桑多，时有生者。他处鲜得。须自采或连桑采者乃可用。世俗多以杂树上者充之，气性不同，恐反有害也。

名家经验

- 朱良春：对原发性高血压，无论阴虚阳亢、肝风内动证，还是肝肾两亏、冲任失调证，都以桑寄生为主药，分别配合清降之品或滋养之品。此外，桑寄生含黄酮类物质，有扩张冠状动脉血管等作用，对冠心病、心绞痛、心肌梗死，常配合葛根、丹参、川芎等使用，对心绞痛、胸部憋闷等有较好疗效。
- 龚士澄：桑寄生有降血压和利尿作用，对血管硬化性高血压、原发性高血压均有效。尤其适用于肝肾阴虚、肝阳上亢之高血压。一次用桑寄生15g与怀牛膝10g，加入六味地黄丸内煎服，阴虚火炎于上者，加入知柏地黄丸内煎服。
- 秦伯未：在治疗风湿痹证时，若患者有肝肾不足，将桑寄生与独活、防风等祛风湿药同用，桑寄生补肝肾以扶正，其他祛风湿药物治标，标本兼治。对于肝肾不足、冲任不固所致的胎动不安、胎漏下血等，将桑寄生与菟丝子、续断、阿胶等配伍，桑寄生补肝肾、固冲任，使胎元得固，对于习惯性流产、先兆流产等有较好的安胎效果。
- 杜雨茂：桑寄生具有较强的利尿作用，且其作用随剂量增大而加强，至30g时最佳。该药又有祛湿解毒之功，各种水肿尤其是肾病水肿用之尤良。因本品补而不留邪，攻而不伤正，加之性平无偏，无论阴虚阳虚，夹寒夹热，用之咸宜。急性肾小球肾炎常合五苓散，五皮饮；急性肾盂肾炎，每配八正散；有表邪者，又当合越婢汤、麻黄连翘赤小豆汤化裁。慢性肾炎（包括肾盂肾炎），当首辨阴阳，阳虚者合真武汤化裁，阴虚者伍六味丸加减。病至后期，阴阳俱损，毒浊内蕴，成为关格（肾功能不全）者，本品性平无偏，解毒降浊，用之合拍，偏阳虚者合温阳降浊汤（附片、茯苓、紫苏叶等），偏阴虚者配滋阴益肾汤（生地黄、女贞子等），结合灌肠，收效满意。

狗脊

- **基原**——蚌壳蕨科植物金毛狗脊的干燥根茎。
- **释名**——“根长多歧，状如狗之脊骨”（《本草纲目》），因形状而得名。
- **产地**——产于四川、浙江、福建、江西。
- **采制**——秋、冬二季采挖，除去泥沙、硬根、叶柄及金黄色绒毛，切厚片，干燥，为“生狗脊片”；蒸后，晒至六七成干，切厚片，干燥，为“熟狗脊片”。生用或砂烫用。
- **性状**——生狗脊片呈不规则长条形或圆形，切面浅棕色，较平滑，近边缘有一条棕黄色隆起的木质部环纹或条纹，边缘不整齐，偶有金黄色绒毛残留；质脆，易折断，有粉性。熟狗脊片呈黑棕色，质坚硬。以片厚薄均匀、坚实、无毛者为佳。
- **药性**——苦、甘，温。归肝、肾经。
- **功效**——祛风湿，补肝肾，强腰膝。
- **应用**
  - 风湿痹痛：本品苦温能温散风寒湿邪，甘温以补肝肾、强腰膝、坚筋骨，能行能补，对肝肾不足，兼有风寒湿邪之腰痛脊强，不能俯仰者最为适宜。常与杜仲、续断、五加皮等同用。
  - 腰膝酸软，下肢无力：本品有补肝肾、强腰膝之功，又可用治肝肾虚损、腰膝酸软、下肢无力，可与杜仲、牛膝、鹿角胶等配伍。
  - 肾虚不固，遗尿尿频，带下清稀：本品有补肾固摄作用。
  - 金疮出血：狗脊的绒毛有止血作用，可外敷使用。
- **用法用量**——煎服，6～12g。
- **注意事项**——肾虚有热，小便不利或短涩黄赤者慎服。
- **现代药理**——抗炎、镇痛、增加心肌血流量、止血（狗脊绒毛）。
- **古籍摘要**
  - 《神农本草经》——主腰背强，关机缓急，周痹，寒湿膝痛。颇利老人。
  - 《本草纲目》——强肝肾，健骨，治风虚。
  - 《本草正义》——能温养肝肾，通调百脉，强腰膝，坚脊骨，利关节，而驱痹着，起痿废；又能固摄冲带，坚强督任，疗治女子经带淋露，功效甚宏，诚虚弱衰老恒用之品；且温中而不燥，走而不泄，尤为有利无弊，颇有温和中正气象。
- **名家经验**
  - 陈卫川：凡肝肾虚损日久，腰脊强直者必用狗脊；一切骨节之疾，得此药则机体自强而俯仰亦利。
  - 施今墨：狗脊与川断相伍，狗脊补肝肾、强腰膝，川断补肝肾、行血脉、续筋骨，二者合用，补肝肾、强筋骨的作用更著，常用于治疗肝肾亏虚所致的腰痛、腿痛、关节不利等病症，可有效改善患者的症状，促进身体恢复。
  - 朱良春：狗脊对于肝肾不足、寒湿痹阻所致的痹证有独特疗效。将狗脊与淫羊藿、巴戟天等补肾阳药物，以及独活、威灵仙等祛风湿药物配伍，用于治疗类风湿关节炎、强直性脊柱炎等病症，可有效改善患者的关节疼痛、僵硬、活动受限等症状，控制病情发展。
  - 岳美中：狗脊性质平和，作用和缓。对于老年人或体质虚弱者因肝肾不足引起的慢性腰痛、骨质疏松等病症，以狗脊为主药，配伍熟地黄、山茱萸等补肾之品，制成丸剂或膏剂，长期服用，可强筋健骨，减轻慢性病的症状。
  - 颜德馨：在治疗老年病时，对于老年人肝肾亏虚、筋骨失养所致的腰腿痛、骨质疏松等病症，常用狗脊与骨碎补、淫羊藿、熟地黄等配伍。狗脊能补肾强腰，与其他补肾壮骨药物合用，可增强骨骼的坚韧性，提高老年人的生活质量。

第六章　化湿药

广藿香

- **基原**——唇形科植物广藿香的干燥地上部分。
- **释名**——因“豆叶曰藿”（《本草纲目》），本品叶似豆类植物的叶，气味芳香，故名藿香，又因产于广东而称为“广藿香”。
- **产地**——主产于广东。
- **采制**——枝叶茂盛时采割，日晒夜闷，反复至干。生用。
- **性状**——为不规则的段。茎略呈方柱形，表面灰褐色、灰黄色或带红棕色，被柔毛。切面有白色髓。叶破碎或皱缩成团，完整者展平后呈卵形或椭圆形，两面均被灰白色绒毛；基部楔形或钝圆，边缘具大小不规则的钝齿；叶柄细，被柔毛。气香特异，味微苦。以叶多、香气浓者为佳。
- **药性**——辛，微温。归脾、胃、肺经。
- **功效**——芳香化湿，和中止呕，发表解暑。
- **应用**
  - 湿浊中阻，脘腹痞闷：本品气味芳香，为芳香化湿浊要药，常与苍术、厚朴等同用。
  - 呕吐：本品既能芳香化湿浊，又能和中止呕，故善治湿浊中阻所致之呕吐。
  - 暑湿表证，湿温初起，发热倦怠，胸闷不舒；寒湿闭暑，腹痛吐泻：本品既能芳香化湿浊，又可发表解暑，多与黄芩、滑石、茵陈等同用。
- **用法用量**——煎服，3～10g。鲜品加倍。
- **现代药理**——促进胃液分泌、增强消化力、对胃肠有解痉作用、防腐、抗菌、收敛止泻、扩张微血管而略发汗。
- **古籍摘要**
  - 《名医别录》——治风水毒肿，去恶气。
  - 《本草图经》——治脾胃吐逆，为最要之药。
  - 《本草求真》——藿香（专入脾、胃、肺）。辛香微温，香甜不峻。但馨香气正能助脾醒胃以辟诸恶。故凡外来恶气内侵，而见霍乱呕吐不止者，须用此投服。
  - 《本草正义》——藿香芳香而不嫌其猛烈，温煦而不偏于燥烈，能祛除阴霾湿邪，而助脾胃正气，为湿困脾阳，倦怠无力，饮食不甘，舌苔浊垢者最捷之药。
- **名家经验**
  - 陈枢燮：凡症见朝凉暮热，头重倦怠，胸闷纳呆，渴不多饮，苔白或厚腻如积粉，脉或数，实验室血培养为沙门菌属感染者，用之必效。
  - 周仲瑛：在治疗消化系统疾病时，若辨证为湿浊中阻证，以广藿香为主药，根据不同疾病的特点进行加减配伍。如慢性胃炎伴有胃黏膜糜烂者，可在使用广藿香化湿和中的基础上，配伍白及、海螵蛸等收敛止血、保护胃黏膜之品；消化性溃疡患者，可配伍延胡索、川楝子等理气止痛之品，以达到化湿和胃、治疗疾病的目的。
  - 黄少华：夏日酷热且多湿，人易身首裹闷不适，而藿香辛温芳香，是祛湿辟秽、快气和中、振奋清阳之妙品，为暑湿时令之要药，在夏季运用广泛。
  - 岳美中：广藿香对于湿浊困脾所致的食欲不振、口淡无味、舌苔厚腻等症状有良好的疗效。治疗时根据湿浊的轻重程度来调整广藿香的用量，湿浊较重者，适当加大广藿香的剂量，以增强化湿之力。
  - 郑仲华：广藿香汤剂用量为1.3～30g；根据疾病、证型、症状寻求最佳用量及配伍。如芳香化湿时，配伍佩兰、半夏、厚朴、陈皮等；和中止呕，配伍竹茹、砂仁、白术、苍术等；发表解暑时，配伍紫苏、葛根、柴胡、荆芥等；治疗糖尿病肾病、消化性溃疡、呕吐、冠心病等，为1.7～30g；治疗胃肠感冒、发热、甲流、手足口病、泄泻、水痘等，为2.5～24g。

佩兰

基原——菊科植物佩兰的干燥地上部分。

释名——《本草纲目》云："其叶似菊，女子、小儿喜佩之。"本品夏月佩之，辟秽，气香如兰，故名。

产地——主产于江苏、浙江、河北。

采制——夏、秋二季分两次采割，除去杂质，晒干，切段。生用。

性状——为不规则的段。茎圆柱形，表面黄棕色或黄绿色，有的带紫色，有明显的节和纵棱线。切面髓部白色或中空。叶对生，叶片多皱缩、破碎，绿褐色。气芳香，味微苦。以叶多、色绿、质嫩、香气浓者为佳。

药性——辛，平。归脾、胃、肺经。

功效——芳香化湿，醒脾开胃，发表解暑。

应用

- 湿浊中阻，脘痞呕恶：本品气味芳香，其化湿和中之功与藿香相似，治湿阻中焦证，常相须为用，并配苍术、厚朴、白豆蔻等，以增强芳香化湿之功。
- 脾经湿热，口中甜腻，口臭，多涎：本品性平，芳香化湿浊，醒脾开胃，去陈腐，可单用煎汤服或配伍黄芩、白芍、甘草等药。
- 暑湿表证，湿温初起，发热倦怠，胸闷不舒：本品既能化湿，又能解暑，治暑湿表证，常与藿香、荷叶、青蒿等同用；若湿温初起，可与滑石、薏苡仁、藿香等同用。

用法用量——煎服，3～10g。鲜品加倍。

鉴别用药

- 佩兰：①化湿药中唯一的平性药；②发表之力不如广藿香，以化内湿、去陈腐、辟秽浊为长，多用于脾经湿热，口中甜腻，多涎，口气腐臭、舌苔厚腻等。
- 广藿香：①本品微温化湿不燥热，辛散发表不峻烈，为芳香化湿浊之要药，其解表之力大于佩兰，外感表证多用；②能化湿和中止呕，最宜于湿浊中阻所致的恶心呕吐，配伍他药也可用于胃寒、胃热、胃虚、妊娠呕吐。
- 共同点：①二者常相须为用，均味辛气香，主入脾胃，均能芳香化湿，解发表；②都可用治湿阻中焦所致的脘腹胀满，食欲不振，恶心呕吐；外感暑湿或湿温初起，暑月外感风寒、内伤生冷而致的恶寒发热、头痛、泄泻等。

现代药理——祛痰、抗菌、抗病毒。

古籍摘要

- 《神农本草经》——主利水道，杀蛊毒，辟不祥。久服益气，轻身不老，通神明。
- 《神农本草经疏》——辛平能散结滞，芬芳能除秽恶，则上来诸证自瘳，大都开胃除恶，清肺消痰，散郁结之圣药也。
- 《本草便读》——功用相似泽兰，而辛香之气过之，故能解郁散结，杀蛊毒，除陈腐，濯垢腻，辟邪气。

名家经验

- 张志远：厚腻舌苔属病理性，尤其是消化系统的疾患显得更为突出，拭之虽去，仍可再生。若兼有痰湿之邪者，则很难拂掉。如在辨证论治的基础上加入佩兰、石菖蒲二药，以净化厚腻的舌苔，恢复味觉、增进食欲，收效颇佳。
- 陈柳林：临证见到黑苔，并非都是危重病证。除了热盛阴竭、阳虚寒极、热毒积聚肠胃及热病伤络的血证是危重或较重的病证外，也可因湿浊蕴遏中焦，熏蒸于上而致黑苔。黑苔从湿者可在针对本病宿疾所用方药内，加佐芳香化湿、宣畅浊邪的藿香、佩兰、枳壳（三药剂量各10～12g），一般2～3剂即能除去黑苔，不需另作内服外搽治疗。
- 姚颂岳：慢性肝炎、肝硬化及妇人带下、妊娠恶阻等病证湿热陈气既久，阴分必伤。若于阴虚夹湿之体，投以苍术等品，虽有芳香悦脾之用，但性味苦温多有损阴之弊，且气厚浊，难入病所，不利于发泄；惟佩兰气味俱薄，轻灵透达尤良，性又平和，更无耗阴之虞，故治上述病证，非佩兰莫入，其用量以5g为宜。

苍术

- **基原**——菊科植物茅苍术或北苍术的干燥根茎。
- **释名**——本品与白术皆作术，后分苍、白二种。《本草纲目》言其根苍黑色，且药材断面有红黄色油腺点，习称朱砂点，苍术、赤术之名当得于此。
- **产地**——主产于江苏、河南、河北、山西、陕西，以产于江苏茅山一带者质量最好，故名茅苍术。
- **采制**——春、秋二季采挖，除去泥沙，晒干，撞去须根。生用或麸炒用。
- **性状**——为不规则类圆形或条形厚片。外表皮灰棕色至黄棕色，有皱纹，有时可见根痕。切面黄白色或灰白色，散有多数橙黄色或棕红色油室，有的可析出白色细针状结晶。气香特异，味微甘、辛、苦。以切面朱砂点多、香气浓者为佳。
- **药性**——辛、苦，温。归脾、胃、肝经。
- **功效**——燥湿健脾，祛风散寒，明目。
- **应用**
  - 湿阻中焦，脘腹胀满，泄泻，水肿：本品苦温燥湿以祛湿浊，辛香健脾以和脾胃。
  - 风湿痹痛，脚气痿躄：本品辛散苦燥，长于祛湿，故痹证湿胜者尤宜，可与薏苡仁、独活等药同用。
  - 风寒感冒：本品辛香燥烈，能开肌腠而发汗，祛肌表之风寒表邪。又因其长于胜湿，故以风寒表证夹湿者最为适宜。
  - 夜盲，眼目昏涩：本品尚能明目，可单用或与羊肝、猪肝蒸煮同食。
- **用法用量**——煎服，3～9g。
- **鉴别用药**
  - 苍术（偏向脾胃兼表证）：燥湿健脾，祛风散寒，明目，发汗。
  - 白术（偏向里证重补气）：健脾益气，燥湿利水，安胎，止汗。
  - 共同点：①同属菊科植物，同归脾、胃经；②均有燥湿健脾作用，用治脾虚水停、湿滞中焦之证。
- **现代药理**——增强耐缺氧能力、抑制平滑肌、解痉、抗胃损伤、抗溃疡、保肝、降血糖、治疗夜盲及角膜软化症。
- **古籍摘要**
  - 《神农本草经》——主风寒湿痹，死肌，痉疸，止汗，除热，消食。作煎饵，久服轻身、延年、不饥。
  - 《医学启源》——主治同白术。若除上湿，发汗功最大；若补中焦，除湿力小。
  - 《主治秘要》——其用与白术同，但比之白术，气重而体沉。治胫足湿肿，加白术，泔浸，刮去皮用。
  - 《名医别录》——消痰水，逐皮间风水结肿，除心下急满及霍乱吐下不止。
- **名家经验**
  - 汪益清：苍术作用，不必拘于有湿才可应用之说，如苍术疗夜盲症、降血糖、治疟疾等，皆为辨病用药。著名医家李杲早在《用药法象》中谓苍术为“治痿要药”，痿者，筋脉弛缓，软弱无力也。
  - 顾文忠：一般较重的湿证，苍术用至30g，大多可取效。但对某些顽固性湿证，常需重用至50g或以上才能显效。想要重用苍术安全有效，须注意以下5个指征或条件：舌苔必须是白厚腻、黄厚腻或灰黑厚腻者；平素无出汗或出汗少者；无阴虚、血燥、津枯表现者；消化道无活动性溃疡及其他出血表现者；经常规剂量苍术治疗后湿邪不除者。
  - 陈建民：苍术燥湿健脾祛风湿功效卓著，但必以舌苔厚腻为准。
  - 王士福：苍术有较好的抗心律失常作用，临证每用苓桂术甘汤、生脉散、炙甘草汤化裁（余以为上方中张仲景所用之“术”为苍术而非白术），治疗心律失常、心动过速，取效甚佳，但苍术抗心律失常有效量为30g，少则疗效不显。

厚朴

- **基原**——木兰科植物厚朴或凹叶厚朴的干燥干皮、根皮及枝皮。
- **释名**——本品因“其木质朴而皮厚”（《本草纲目》）得名。
- **产地**——主产于四川、湖北、浙江。
- **采制**——4～6月剥取，根皮及枝皮直接阴干，干皮置沸水中微煮后，堆置阴湿处，“发汗”至内表面变紫褐色或棕褐色时，蒸软，取出，卷成筒状，干燥，切丝。生用或姜汁炙用。
- **性状**——呈弯曲的丝条状或单、双卷筒状。外表面灰褐色，有时可见椭圆形皮孔或纵皱纹。内表面紫棕色或深紫褐色，较平滑，具细密纵纹，划之显油痕。切面颗粒性，有油性，有的可见小亮星。气香，味辛辣、微苦。以皮厚、油性足、断面紫棕色、有小亮星、气味浓厚者为佳。
- **药性**——苦、辛，温。归脾、胃、肺、大肠经。
- **功效**——燥湿，行气，消积，化痰平喘。
- **应用**
  - 湿滞伤中，脘痞吐泻：本品苦燥辛散，既能燥湿，又能下气除胀满，为消除胀满的要药。
  - 食积气滞，腹胀便秘：本品可行气宽中、消积导滞，常与大黄、枳实同用。
  - 痰饮喘咳：本品能燥湿消痰、下气平喘，常与紫苏子、陈皮、半夏等同用。
  - 梅核气：本品有燥湿消痰、下气宽中之效，治疗七情郁结、痰气互阻、咽中如有物阻的梅核气证，常配半夏、茯苓、苏叶、生姜等药。
- **用法用量**——煎服，3～10g。
- **注意事项**——本品辛苦温燥，易耗气伤津，故气虚津亏者及孕妇当慎用。
- **鉴别用药**
  - 厚朴：以苦味为重，苦降下气消积除胀满，又下气消痰平喘，既可除无形之湿满，又可消有形之实满，为消除胀满的要药。
  - 苍术：以辛散温燥为主，为治湿阻中焦之要药，又可祛风湿。
  - 共同点：均为化湿药，味辛、苦，性温，具有燥湿之功，常相须为用，治疗湿阻中焦之证。
- **现代药理**——镇静、催眠、降压、抗血小板聚集、抗胃损伤、抗溃疡、保肝、抗氧化、抗感染、抗细菌、抗真菌、抗肿瘤。
- **古籍摘要**
  - 《神农本草经》——主中风，伤寒，头痛，寒热，惊悸气，血痹，死肌，去三虫。
  - 《药性赋》——味苦、辛，性温，无毒。可升可降，阴中之阳也。其用有二：苦能下气，去实满而消腹胀；温能益气，除湿满散结调中。
  - 《主治秘要》——能除腹胀。若虚弱，虽腹胀，宜斟酌用之，寒腹胀是也。大热药中兼用，结者散之，乃神药也。误服，脱人元气，切禁之。
  - 《名医别录》——主温中，益气，消痰下气，治霍乱及腹痛，胀满，胃中冷逆，胸中呕不止，泄痢，淋露，除惊，去留热，止烦满，厚肠胃。
- **名家经验**
  - 张锡纯：厚朴，味苦辛，性温。治胃气上逆，恶心呕哕，胃气郁结胀满疼痛，为温中下气之要药。愚治冲气上冲，并夹痰涎上逆之证，皆重用龙骨、牡蛎、半夏、赭石以降之、镇之、敛之，而必少用厚朴以宣通之，则冲气痰涎下降，而中气仍然升降自若无滞碍。
  - 李文瑞：厚朴具有理气除胀、增强肠蠕动之功，与兴奋肠管的现代药理作用相符。重剂用于腹胀较甚者，方可获效。一般用量为3～10g，重用为25～50g，最大用至80g。常在厚朴三物汤、枳术丸、厚朴七物汤等方中重用。临床主要用于帕金森病、腹部手术后、胃肠功能紊乱等。服药期间未见明显不良反应。
  - 徐景藩：厚朴燥湿力强，适用于脾胃湿邪重的患者，症见胃脘痞胀、恶心呕吐、嗳气反酸、食欲减退等。若胃中湿聚成痰，结于咽喉，可配半夏燥湿化痰，加桔梗、枳实、陈皮等调畅气机。

砂仁

- **基原**——姜科植物阳春砂、绿壳砂或海南砂的干燥成熟果实。
- **释名**——本品药用其果实，脱去果皮后，内有种仁数十粒，像砂粒一样缩聚成团，故名。
- **产地**——主产于广东、广西、云南、海南。
- **采制**——夏、秋二季果实成熟时采收，晒干或低温干燥。生用，用时打碎。
- **性状**——呈长椭圆形、椭圆形或卵圆形，有的有三棱，表面棕褐色，密生刺状突起，顶端有花被残基，基部常有果梗。种子集结成团，种子为不规则多面体，表面棕红色或暗褐色，有细皱纹。气芳香而浓烈，味辛凉、微苦。以色棕褐、仁饱满、气味浓者为佳。
- **药性**——辛，温。归脾、胃、肾经。
- **功效**——化湿开胃，温中止泻，理气安胎。
- **应用**
  - 湿浊中阻，脾胃气滞，脘痞不饥：本品辛散温通，气味芳香，其化湿醒脾开胃、行气温中之效均佳，古人谓其为“醒脾调胃要药”。
  - 脾胃虚寒，呕吐泄泻：本品善于温中暖胃以达止呕止泻之功，但其重在温脾。可单用研末吞服，或与干姜、附子等药同用。
  - 妊娠恶阻，胎动不安：本品能行气和中而止呕安胎。妊娠呕逆不能食者，可单用或与紫苏梗、白术等配伍同用；气血不足、胎动不安者可与人参、白术、熟地黄等配伍。
- **用法用量**——煎服，3～6g，后下。
- **注意事项**
  - 阴虚血燥者慎用。
  - 阳春砂、绿壳砂气芳香而浓烈，味辛凉、微苦；海南砂气味稍淡。
- **鉴别用药**
  - 砂仁（芳香化湿药）：①辛，温，归脾、胃、肾经；②芳香温通，化湿行气作用好，湿浊中阻、脾胃气滞所致纳少腹胀等均适用，为化湿和中醒脾之要药；③温脾止泻，用于寒湿泄泻等。
  - 紫苏（发散风寒药）：①归肺经，芳香气烈，外能通腠里、开毛窍、发汗解表，内能宣肺气、化痰结、利气止咳；②解鱼蟹毒，行气散结，故风寒感冒、鱼蟹中毒、梅核气等均可应用。
  - 共同点：①均气味芳香，入脾经；②都有行气宽中、止呕安胎的功效，可治脾胃气滞，胸闷食少呕逆，以及妊娠恶阻、胎动不安等。
- **现代药理**——镇痛、抗血小板聚集、兴奋胃肠平滑肌、消除胀气、促消化、抗胃损伤、抗溃疡。
- **古籍摘要**
  - 《本草纲目》——补肺醒脾，养胃益肾，理元气，通滞气，散寒饮胀痞，噎膈呕吐，止女子崩中，除咽喉口齿浮热。
  - 《开宝本草》——治虚劳冷痢，宿食不消，赤白泻痢，腹中虚痛，下气。
  - 《医林纂要》——润肾，补肝，补命门，和脾胃，开郁结。
  - 《药性论》——主冷气腹痛，止休息气痢，劳损，消化水谷，温暖脾胃。
- **名家经验**
  - 朱良春：砂仁化湿行气，健脾止带，对于妇科湿浊带下病，将砂仁与白术、山药、芡实等健脾祛湿止带药配伍，通过调节脾胃，运化水湿，使湿浊得化，带下自止，可有效改善带下量多、色白、质稀等症状。
  - 施今墨：在治疗食积不化、胃脘胀满、嗳腐吞酸等症状时，将砂仁与焦三仙（焦山楂、焦麦芽、焦神曲）、莱菔子等消食化积药配伍，可增强消食化积的作用，缓解胃脘胀满等不适症状。
  - 仝小林：苍术、砂仁、薏苡仁是临床常用的燥脾湿组合。现今多种疾病以中满湿盛为基本病机。苍术可健脾燥湿，常用剂量为12～30g；砂仁可芳香醒脾，常用剂量为3～6g；薏苡仁健脾祛湿，常用剂量为30～60g。

豆蔻

基原——姜科植物白豆蔻或爪哇白豆蔻的干燥成熟果实。

释名——又名白豆蔻，《本草纲目》云：“凡物盛多曰蔻。”本品药用其果实，形似豆，壳白厚，故名。

产地——按产地不同分为“原豆蔻”和“印尼白蔻”。原豆蔻主产于泰国、柬埔寨；印尼白蔻主产于印度尼西亚，我国云南、广东、广西等地亦有栽培。

采制——秋季果实由绿色转成黄绿色时采收，晒干。生用，用时捣碎。

性状——原豆蔻呈类球形，表面黄白色至淡黄棕色，有3条较深的纵向槽纹，顶端有突起的柱基，基部有凹下的果柄痕，两端均具浅棕色绒毛。果皮体轻，质脆，易纵向裂开，内分3室，每室含种子约10粒；气芳香，味辛凉略似樟脑。印尼白蔻个略小，表面黄白色，皮薄，种子瘦瘪，气味较弱。以个大、饱满、果壳完整、气味浓者为佳。

药性——辛，温。归肺、脾、胃经。

功效——化湿行气，温中止呕，开胃消食。

应用
- 湿浊中阻，脾胃气滞，不思饮食，胸腹胀痛，食积不消：本品既可化湿行气，又能开胃消食。
- 湿温初起，胸闷不饥：本品辛散入肺而宣化湿邪，故常用于湿温初起，胸闷不饥。
- 寒湿呕逆：本品能行气宽中、温胃止呕，尤以胃寒湿阻气滞之呕吐最为适宜。

用法用量——煎服，3～6g，后下。

注意事项——阴虚血燥者慎用。

鉴别用药
- 白豆蔻：姜科植物白豆蔻或爪哇白豆蔻的干燥成熟果实。化湿行气、温中止呕、开胃消食，适用于湿浊中阻、胸闷腹胀、寒湿呕逆等症。
- 草豆蔻：姜科植物草豆蔻的干燥种子。温中祛寒、行气燥湿，适用于心腹冷痛、寒湿吐泻、痰饮积聚等症。
- 肉豆蔻：肉豆蔻科植物肉豆蔻的干燥种仁。温中散寒、醒脾燥湿、解酒消食，适用于脘腹冷痛、泄泻及饮酒过多所致的呕吐等症。
- 红豆蔻：姜科植物大高良姜的果实。温中涩肠、行气消食，适用于久泻不止、脾胃虚寒引起的脘腹胀痛等症。
- 共同点：四种豆蔻气味均属辛温，入脾胃二经，都具有化湿散寒止呕的作用。所以，临床上用于治疗寒湿阻滞中焦、胸闷不畅、脘腹胀满疼痛、呕恶欲吐、大便不爽、口淡黏腻等症，四者均可选用。但因其性能有强弱程度的不同，临床上应用则各有特点。

现代药理——促进胃液分泌、增进胃肠蠕动、抑制肠内异常发酵、祛除胃肠积气、止呕。

古籍摘要
- 《证类本草》——主积冷气，止吐逆反胃，消谷下气。
- 《本草通玄》——其功全在芳香之气，一经火炒，便减功力；即入汤液，但当研细，待诸药煎好乘沸点服尤妙。
- 《本草便读》——性热气香，入肺部宣邪破滞，味辛质燥，行胃中止呕除寒。

名家经验
- 焦树德：本品有芳香行气、温燥化湿的特点，可用于治疗夏秋之交发生的温湿病。常配伍杏仁、薏苡仁、厚朴、半夏、滑石、通草、竹叶（三仁汤）等同用，而起到辛开、苦降、淡渗的功效，是治疗湿温最常用的药。白豆蔻配陈皮、生麦芽、香稻芽等，可用于食欲缺乏；配高良姜、香附、干姜、吴茱萸等，可用于胃寒疼痛。
- 徐正廷：白蔻系出自《药性切用》，为姜科植物白豆蔻之全果实，其微辛温，化湿行气，和胃消滞，治脘腹胀闷、呕吐、纳呆等。在临床上常以中药白蔻一味捣碎，开水泡茶含服治疗百余例妊娠呕吐患者，屡屡收效。

第七章　利水渗湿药

第一节　利水消肿药

茯苓

- **基原**——多孔菌科真菌茯苓的干燥菌核。
- **产地**——主产于安徽、云南、湖北。
- **采制**——多于7～9月采挖。挖出后除去泥沙，反复堆置“发汗”，直至出现皱纹、脱水后，阴干，称为“茯苓个”；或将鲜茯苓按不同部位切制，阴干，分别称为“茯苓块”和“茯苓片”。生用。
- **性状**——呈类球形，大小不一，外皮薄而粗糙，棕褐色至黑褐色，有明显的皱缩纹理，内部白色，少数淡红色，有的中间抱有松根，气微，味淡，嚼之粘牙。茯苓块为去皮后切制的茯苓，呈立方块状或方块状厚片，大小不一，白色、淡红色或淡棕色。茯苓片为去皮后切制的茯苓，呈不规则厚片，厚薄不一，白色、淡红色或淡棕色。以切面白色细腻、粘牙力强者为佳。
- **药性**——甘、淡，平。归心、肺、脾、肾经。
- **功效**——利水渗湿，健脾，宁心安神。
- **应用**
  - 水肿尿少：本品味甘而淡，甘则能补，淡则能渗，药性平和，既可祛邪，又可扶正，利水而不伤正气，实为利水消肿之要药，可用治寒热虚实各种水肿。
  - 痰饮眩悸：本品善于渗泄水湿，使湿无所聚、痰无由生，可治痰饮之目眩心悸，常配伍桂枝、白术、甘草等。
  - 脾虚食少，便溏泄泻：本品味甘，入脾经，能健脾补中，渗湿而止泻，使中焦清升浊降，尤宜于脾虚湿盛泄泻，可与山药、白术、薏苡仁等同用。
  - 心神不安，惊悸失眠：本品补益心脾而宁心安神。常用治心脾两虚，气血不足之心悸，失眠，健忘，多与黄芪、当归、远志等同用。
- **用法用量**
  - 煎服，10～15g。健脾利湿宜茯苓，利水消肿宜茯苓皮，养血安神宜茯神。
  - 茯苓皮以皮达皮、利水消肿，适用于水肿，小便不利。煎服15～30g。
  - 茯神为茯苓菌核中间带有松根的部分。能宁心安神，适用于心神不安，惊悸，健忘，失眠。煎服10～15g。
- **现代药理**——兴奋心脏、抗胃损伤、抗溃疡、保肝、利尿、免疫调节、抗细菌、抗肿瘤。
- **古籍摘要**
  - 《神农本草经》——主胸胁逆气，忧恚，惊邪，恐悸，心下结痛，寒热，烦满，咳逆，口焦舌干，利小便。久服安魂、养神、不饥、延年。
  - 《本草衍义》——此物行水之功多，益心脾不可阙也。
  - 《名医别录》——止消渴，好唾，大腹淋沥，膈中痰水，水肿淋结。开胸腑，调脏气，伐肾邪，长阴，益气力，保神守中。
  - 《世补斋医书》——茯苓一味，为治痰主药，痰之本，水也，茯苓可以行水。痰之动，湿也，茯苓又可行湿。
- **名家经验**
  - 张志远：治疗心悸、忐忑不安、精神恍惚、恐惧易醒等症状，加入茯苓、甘草有良好治疗作用，若出现神志不安症状，还可添加龙骨、牡蛎、紫石英以助重镇安神。行水消肿时茯苓用量为30～60g，对于虚劳咳嗽、痰多咳嗽，或久嗽不止，每剂茯苓至少用30g，宜与麻黄、百部、白芥子、苦杏仁、五味子等合用。
  - 何任：肿瘤患者多有脾胃虚弱、水湿内停的情况，在扶正抗癌的方剂中加入茯苓，能帮助患者恢复脾胃的运化功能，增强体质，使湿邪从小便而出，防止湿浊内生，起到改善患者症状、提高生活质量、延缓肿瘤进展的作用。

薏苡仁

- **基原**——禾本科植物薏米的干燥成熟种仁。
- **产地**——主产于福建、河北、辽宁。
- **采制**——秋季果实成熟时采割植株，晒干，打下果实，再晒干，除去外壳、黄褐色种皮和杂质，收集种仁。生用或炒用。
- **性状**——呈宽卵形或长椭圆形。表面乳白色，光滑，偶有残存的黄褐色种皮；一端钝圆，另一端较宽而微凹，有一淡棕色点状种脐；背面圆凸，腹面有一条较宽而深的纵沟。质坚实，断面白色，粉性。气微，味微甜。以粒大、饱满、色白者为佳。
- **药性**——甘、淡，凉。归脾、胃、肺经。
- **功效**——利水渗湿，健脾止泻，除痹，排脓，解毒散结。
- **应用**
  - 水肿，脚气浮肿，小便不利：本品淡渗甘补，既能利水消肿，又能健脾补中。
  - 脾虚泄泻：本品能渗除脾湿、健脾止泻，尤宜治脾虚湿盛之泄泻，常与人参、茯苓、白术等合用。
  - 湿痹拘挛：本品渗湿除痹，能舒筋脉、缓和拘挛。
  - 肺痈，肠痈：本品能清肺肠之热、排脓消痈。
  - 赘疣，癌肿：本品能解毒散结。
- **用法用量**——煎服，9～30g。清利湿热宜生用，健脾止泻宜炒用。
- **注意事项**——本品性质滑利，孕妇慎用。本品力缓，用量宜大。
- **鉴别用药**
  - 薏苡仁：性凉能除痹、排脓、解毒散结，常用于湿痹拘挛、肺痈、肠痈、赘疣、癌肿。
  - 茯苓：性平和缓，为利水渗湿之要药，其利水渗湿、健脾之力较薏苡仁为强，对于水肿、痰饮，无论寒热虚实，均可配伍使用，又有宁心作用，可治心悸怔忡、失眠多梦。
  - 共同点：两者均归脾经，都能健脾利水渗湿。对于脾虚湿盛之证，常相须应用。
- **现代药理**——镇痛、解热、降温、促排卵、催乳、兴奋子宫、降血糖、免疫调节、抗感染、抗肿瘤。
- **古籍摘要**
  - 《神农本草经》——主筋急，拘挛不可屈伸，风湿痹，下气。
  - 《景岳全书》——薏仁，味甘淡，气微凉，性微降而渗，故能去湿利水，以其去湿，故能利关节，除脚气，治痿弱拘挛湿痹，消水肿疼痛，利小便热淋，亦杀蛔虫。以其微降，故亦治咳嗽唾脓，利膈开胃。以其性凉，故能清热，止烦渴、上气。但其功力甚缓，用为佐使宜倍。
  - 《本草纲目》——薏苡仁属土，阳明药也，故能健脾益胃。虚则补其母，故肺痿、肺痈用之。筋骨之病，以治阳明为本，故拘挛筋急风痹者用之。土能胜水除湿，故泄痢水肿用之。
- **名家经验**
  - 孙浩：寻常疣、扁平疣之毒发于肌肤，肌肤为肺脾所主，薏苡仁善抗疣毒，并直入肺脾二经以消灭之。薏苡仁治疗寻常疣、扁平疣有独特疗效，无论辨证为何证均可用之。宜大量冲服（轧面）或煎服，一般月余可脱落。
  - 吴天强：临证治疗乳腺结核、乳腺纤维腺瘤、乳腺小叶增生、子宫肌瘤、卵巢囊肿，在对应用药基本方中，加入生薏苡仁、白芥子，神奇地发现病灶消除神速。薏苡仁消肿瘤，最小量不能低于50g，炒用没有生用效果好。
  - 钟新渊：薏苡仁祛湿清热，不仅能治痰热，治水肿也很适宜。对小儿肾炎，不论初、中、末期，皆可用之；不论是否脾虚，均可加入大枣同煎。单用薏苡仁，量要大一点，每次20～30g较为适宜。一般用生薏苡仁，但个别人吃生薏苡仁会导致腹泻，此时则宜炒用。
  - 王幸福：治疗感冒引发的支气管炎时，用500g生薏苡仁高压锅压半小时后，每小时喝250mL，高热开始退却，痰量明显减少，再服两日即痊愈。强调薏苡仁大剂量和生用效果较好，为减缓利水导致的阴气受损，可加入大枣平衡药效。

猪苓

- **基原**——多孔菌科真菌猪苓的干燥菌核。
- **释名**——猪苓为多孔科寄生植物猪苓的干燥菌核，因其表皮呈黑褐色，内部呈黄褐色，成块如猪屎而得名。
- **产地**——主产于陕西、山西、河北、云南、河南。
- **采制**——春、秋二季采挖，除去泥沙，干燥，切厚片。生用。
- **性状**——为类圆形或不规则的厚片。外表皮黑色或棕黑色，皱缩。切面类白色或黄白色，略呈颗粒状。气微，味淡。以外皮色黑、切面色白者为佳。
- **药性**——甘、淡，平。归肾、膀胱经。
- **功效**——利水渗湿。
- **应用**——水肿，小便不利，泄泻，淋浊，带下：本品甘淡渗泄，利水渗湿作用较强，用于水湿停滞的水肿，单用即可。
- **用法用量**——煎服，6～12g。
- **鉴别用药**
  - 猪苓：仅有利水渗湿之功，且利水作用较茯苓强。
  - 茯苓：利中有补，能健脾补中、宁心安神，用于脾虚湿盛所致的腹泻、便溏、食少等，以及失眠、健忘等。且茯苓又为治痰要药。
  - 共同点：两者皆甘淡性平，都能利水渗湿，对于水肿、小便不利等水湿内停者，常相须为用。
- **现代药理**——保肝、利尿、免疫调节、抗细菌、抗肿瘤。
- **古籍摘要**
  - 《医学启源》——淡渗药，大燥亡津液，无湿证勿服。
  - 《药性论》——解伤寒温疫大热，发汗，主肿胀，满腹急痛。
  - 《本草衍义》——行水之功多，久服必损肾气，昏人目。
  - 《本草纲目》——开腠理，利小便，与茯苓同功。但入补药不如茯苓也。
- **名家经验**
  - 王沛：猪苓，前人用之，多治小便不利、水肿胀满、淋浊带下、妊娠子肿、脾湿引起的泻痢和痰湿引起的湿疟等证。王氏用之，多针对心脏功能不全引起的水肿，各种原因导致的胸水、腹水、下肢浮肿和泌尿系统诸疾患。余在诊治恶性肿瘤晚期患者时，用猪苓入煎剂或做食疗，用期亦不短，服后反应良好，不见有明显的利尿作用，更无损肾气、昏人目之弊端。
  - 邓铁涛：猪苓在改善肾脏疾病的水肿、蛋白尿等症状方面有重要作用。对于脾肾气虚、水湿内停的患者，将猪苓与黄芪、党参、茯苓等配伍，能健脾补肾、利水消肿，通过调整机体的脏腑功能，促进水液代谢，减轻水肿，同时有助于改善肾功能，减少蛋白尿。
  - 路志正：使用猪苓时，特别强调顾护脾胃正气。猪苓虽有利水渗湿之功，但过用或单用可能会损伤脾胃阳气。因此，在使用猪苓时，常配伍一些健脾和胃的药物，如砂仁、陈皮等，以防止猪苓利水伤正，达到治疗疾病与保护正气的双重目的。
  - 朱良春：猪苓多糖具有免疫调节和抗肿瘤活性，在治疗癌性腹水等病症时，将猪苓与半边莲、大腹皮、龙葵等利水抗癌药物配伍，既能利水消肿，又能调节机体免疫，提高患者的生存质量，延长生存期。
  - 曾培杰：猪苓甘淡平和，利水渗湿。黄元御认为，猪苓渗利泄水，较之茯苓更捷。也就是说它开启身体水热下行的作用非常厉害，但补益健脾之功，却不如茯苓，所以慢性调理用茯苓，急性攻逐水热用猪苓。

泽泻

- **基原**——泽泻科植物东方泽泻或泽泻的干燥块茎。
- **释名**——“去水曰泻，如泽水之泻也”（《本草纲目》），本品因功用而得名。
- **产地**——主产于福建、四川。
- **采制**——冬季茎叶开始枯萎时采挖，洗净，干燥，除去须根和粗皮，切厚片，晒干。生用或盐水炙用。
- **性状**——为圆形或椭圆形厚片。外表皮淡黄色至淡黄棕色，可见细小突起的须根痕。切面黄白色至淡黄色，粉性，有多数细孔。气微，味微苦。以切面色黄白、粉性足者为佳。
- **药性**——甘、淡，寒。归肾、膀胱经。
- **功效**——利水渗湿，泄热，化浊降脂。
- **应用**
  - 水肿胀满，小便不利，泄泻尿少，痰饮眩晕：本品淡渗，其利水渗湿作用较强，治疗水湿停蓄之小便不利、水肿，常与茯苓、猪苓、桂枝等配用。
  - 热淋涩痛，遗精：本品性寒，既能清膀胱之热，又能泄肾经之虚火，故下焦湿热者尤为适宜。
  - 高脂血症：本品利水渗湿，可化浊降脂，可与决明子、荷叶、何首乌等药同用。
- **用法用量**——煎服，6～10g。
- **现代药理**——扩张冠状动脉、降血脂、抗动脉粥样硬化、保肝、利尿、免疫调节、抗感染。
- **古籍摘要**
  - 《药性论》—— 主肾虚精自出，治五淋，利膀胱热，宣通水道。
  - 《本草要略》—— 除湿通淋，止渴，治水肿，止泻痢，以猪苓佐之。
  - 《本草纲目》—— 渗湿热，行痰饮，止呕吐、泻痢、疝痛、脚气。
- **名家经验**
  - 朱良春：泽泻甘淡性寒，其功长于利水。但其用量若大于30g（汤剂），亦可通大便，朱氏以为泽泻之功，尚不止于此，重用泽泻可治疗单纯性肥胖、高胆固醇血症、脂肪肝、糖尿病及原发性高血压。
  - 李久成：内耳眩晕症是由内耳膜迷路水肿引起的，以自身或周围景物旋转性平衡感觉失常为主要症状的疾病，属中医“眩晕”范围。泽泻具有较强的利水渗湿作用，能有效地减轻内耳膜迷路的水肿。若将泽泻用量增至30g以上，效果往往比较令人满意，反之则疗效欠佳。
  - 颜文明：泽泻主治梅尼埃病而有痰浊上逆、眩晕呕吐之症者。以泽泻配白术、陈皮、法半夏等治疗有效。
  - 张锡纯：泽泻利水作用较强，对于水肿实证，如阳水之风水相搏证，常将泽泻与麻黄、石膏等配伍，以宣肺利水，使水湿之邪从汗、尿分消。对于阴水之脾肾阳虚证，常与附子、茯苓等药物同用，如真武汤，通过温阳化气利水，增强脾肾的运化功能，以消退水肿。
  - 施今墨：泽泻与决明子、生山楂、何首乌等配伍用于治疗高脂血症，通过利水渗湿，促进体内脂质代谢，降低血脂水平，改善血液黏稠度，预防和治疗因高脂血症引起的各种疾病。
  - 仝小林：茯苓、生白术、泽泻是临床常用的利脾湿三味小方。现今多种疾病以脾虚湿困为基本病机。茯苓可利水渗湿，常用剂量为9～120g；生白术可健脾燥湿，常用剂量为9～90g；泽泻渗湿化浊，常用剂量为15～30g。利脾湿三味小方用于代谢性疾病、内分泌、消化系统疾病等有脾湿之证。
  - 何庆勇：泽泻汤出自《金匮要略》，为水饮上犯证而设，临床运用有以下三个关键点。一是抓住主要方证与方证鉴别，泽泻汤的主要方证是头晕，前额如有贴物，头晕与体位无关，舌淡胖，凡是符合上述方证者，用之皆效，且应当与苓桂术甘汤方证相鉴别。二是依照原方比例使用，泽泻与白术的比例应为5∶2，且应用重剂，常按照经方绝对剂量，用泽泻50～70g, 白术用20～28g，量少则无效。三是依照类方加减以及经方叠用，可在泽泻汤基础上加猪苓、茯苓、桂枝，取五苓散之意，也可叠用茯苓杏仁甘草汤、桂枝甘草汤、枳术汤等方剂。

第二节 利尿通淋药

车前子

- **基原**——车前科植物车前或平车前的干燥成熟种子。
- **释名**——“此草好生道边及牛马迹中”（《本草纲目》），故曰“车前”；药用其种子谓“车前子”，药用其全草谓“车前草”。
- **产地**——全国大部分地区均产。
- **采制**——夏、秋二季种子成熟时采收果穗，晒干，搓出种子，除去杂质。生用或盐水炙用。
- **性状**——呈椭圆形、不规则长圆形或三角状长圆形，略扁。表面黄棕色至黑褐色，有细皱纹，一面有灰白色凹点状种脐。质硬，气微，味淡。以粒大、饱满、色黑者为佳。
- **药性**——甘，寒。归肝、肾、肺、小肠经。
- **功效**——清热利尿通淋，渗湿止泻，明目，祛痰。
- **应用**
  - 热淋涩痛，水肿胀满：本品甘寒滑利，善于通利水道、清膀胱之热。
  - 暑湿泄泻：本品能利水湿，分清浊而止泻，即“利小便以实大便”，尤宜于湿盛之大便水泻、小便不利者。
  - 目赤肿痛，目暗昏花：本品善于清肝热而明目，治目赤涩痛，多与菊花、决明子等同用。
  - 痰热咳嗽：本品入肺经，能清肺化痰止咳，多与瓜蒌、浙贝母、枇杷叶等清肺化痰药同用。
- **用法用量**——煎服，9～15g，宜包煎。
- **注意事项**——孕妇及肾虚精滑者慎用。
- **鉴别用药**
  - 生车前子：长于利水通淋，清肺化痰，清肝明目，用于水肿、淋证、暑湿泄泻、痰热咳嗽、肝火目赤等。
  - 炒车前子：寒性稍减，并能提高煎出效果，作用与生品相似，长于渗湿止泻，用于湿浊泄泻，小便短少。
  - 盐制车前子：引药入肾，泄热作用较强，利尿而不伤阴，能益肝明目，用于眼目昏暗，视力减退。
- **现代药理**——拟胆碱作用、降压、镇咳、导泻、祛痰、利尿。
- **古籍摘要**
  - 《神农本草经》——主气癃，止痛，利水道小便，除湿痹。
  - 《名医别录》——主男子伤中，女子淋沥，不欲食。养肺，强阴，益精，令人有子，明治赤痛。
  - 《本草纲目》——导小肠热，止暑湿泻痢。
- **名家经验**
  - 张希文：车前子治咳喘效奇，轻者用小量，5g为宜；咳而有痰者用中量，10g为宜；咳而喘促者用大量，15～20g为宜。药理研究证实，车前子所含有效成分车前子苷能促进气管及支气管内黏液的分泌，有明显祛痰作用，并有一定的镇咳作用。
  - 邵长荣：车前草一般用于利尿消肿。它既然可利颜面及下肢之水，必定也能消肺中之水。咳喘不息，多是痰饮壅肺，也是水湿之邪作祟，当然也可应用车前草清利之。水清饮除，肺野清虚，气道通畅，则喘咳可平。故喘咳不休、痰饮壅盛者多有加之，疗效颇佳。
  - 程玉霞：车前子分生品、清炒、盐炒三种，清炒易出汁，盐炒意取偏重入肾。但煎煮中唯生品糊化，两种炒品却得汁不占半，既不滞筛，也不结底，表明生品车前子经过火炒，所含易黏物质之负效应已被遏制，即使遇水，也不析出，从根本上已杜绝了糊化，故布包只适用于生品。
  - 祝谌予：鲜车前草一把（可带根）洗净，煮水，一次饮完，1日2次。治妇女黄带、小便时尿道热痛。车前草走下焦，长于清热利湿解毒，故治疗湿热下注，作用斐然。

滑石

- **基原**——硅酸盐类矿物滑石族滑石，主含含水硅酸镁。
- **释名**——本品为矿石类药物，其“性滑利窍，其质又滑腻，故以名之”（《本草纲目》）。
- **产地**——主产于山东、辽宁、广西。
- **采制**——采挖后，除去泥沙及杂石，洗净，砸成碎块，粉碎成细粉用，或水飞晾干用。
- **性状**——呈不规则的块状。白色、黄白色或淡蓝灰色，有蜡样光泽。质软，细腻，手摸有滑润感，无吸湿性，置水中不崩散。气微，味淡。以色白、滑润者为佳。
- **药性**——甘、淡，寒。归膀胱、肺、胃经。
- **功效**——利尿通淋，清热解暑；外用祛湿敛疮。
- **应用**
  - 热淋，石淋，尿热涩痛：滑石性滑利窍，寒则清热，故能清膀胱湿热而通利水道，为治淋证常用药。
  - 暑湿烦渴，湿温初起：本品甘淡而寒，既能利水湿，又能解暑热，为治暑湿、湿温之常用药。
  - 湿热水泻：本品既清热解暑热，又利水分清泌浊，即所谓能“分水道，实大肠”。
  - 湿疮，湿疹，痱子：本品外用有清热收湿敛疮作用。
- **用法用量**——煎服，10～20g；滑石块先煎，滑石粉包煎。外用适量。
- **注意事项**
  - 脾虚、热病伤津及孕妇慎用。
  - 滑石粉用作避孕器具及会阴的撒布剂，可引起直肠、阴道或创面等处的肉芽肿，其卵巢癌发生率高于不用者。
- **现代药理**——利水、吸附、收敛、保护肠内壁、保护创面、抑菌。
- **古籍摘要**
  - 《神农本草经》——主身热泄澼，女子乳难，癃闭，利小便，荡胃中积聚寒热。
  - 《本草纲目》——滑石利窍，不独小便也。上能利毛腠之窍，下能利精溺之窍。盖甘淡之味，先入于胃，渗走经络，游溢津气，上输于肺，下通膀胱。肺主皮毛，为水之上源。膀胱司津液，气化则能出。故滑石上能发表，下利水道，为荡热燥湿之剂。
- **名家经验**
  - 张锡纯：滑石，色白味淡，质滑而软，性凉而散。《神农本草经》谓其主身热者，以其微有解肌之力也，谓其主癃闭者，以其饶有淡渗之力也；且滑者善通窍络，故又主女子乳难；滑而能散，故又主胃中积聚；因热小便不利者，滑石最为要药，若寒温外感诸证，上焦燥热，下焦滑泻无度，最为危险之候，可用滑石与生山药各两许，煎汤服之，则上能清热，下能止泻，莫不随手奏效。
  - 刘绍勋：滑石，滑利柔润、利窍淡渗，有“上开腠理而发表”的作用。无论治疗外感或是流感，方中必用滑石，无不收效甚速。仔细玩味，无非外邪一从汗解，一从溲去使然。
  - 兰友明：痛风是血尿酸增高在组织内沉积引起组织损伤的疾病，滑石能增加尿量，促进尿素、氯化物、尿酸等的排泄。单味滑石40g（布包），加水500mL，浸泡30分钟后煮沸，频服代茶饮，每日1剂，治疗痛风，疗效显著。
  - 陈家骅：治痢方中用滑石者多，滑石水飞研细用；滑石所含的硅酸镁有吸附和收敛作用，研细后总表面积增大，内服能吸附大量化学刺激物或毒物，保护肠管而起消炎止泻作用。故发挥作用应冲服。六一散、益元散、碧玉散等以滑石为主的散剂，均以冲服为好。如果将其混入他药同煎，不仅降低疗效，也浪费药物。

木通

- **基原**——木通科植物木通、三叶木通或白木通的干燥藤茎。
- **释名**——本品药用其藤茎，古称“通草”。因茎中“有细细孔，两头皆通，故名通草，即今所谓木通也”（《本草纲目》）。
- **产地**——主产于江苏、湖南、湖北。
- **采制**——秋季采收，截取茎部，除去细枝，阴干，切片。生用。
- **性状**——呈圆形、椭圆形或不规则形片。外表皮灰棕色或灰褐色。切面射线呈放射状排列，髓小或有时中空。气微，味微苦而涩。以切面黄白色、具放射状纹者为佳。
- **药性**——苦，寒。归心、小肠、膀胱经。
- **功效**——利尿通淋，清心除烦，通经下乳。
- **应用**
  - 淋证，水肿：本品能利尿通淋，使湿热之邪下行从小便排出。
  - 心烦尿赤，口舌生疮：本品味苦气寒，性通利而清降，能上清心经之火，下泄小肠之热。
  - 经闭乳少，湿热痹痛：本品入血分，既能通经下乳，又能利血脉、通关节。
- **用法用量**——煎服，3～6g。
- **注意事项**——孕妇慎用；不宜长期或大量服用。
- **鉴别用药**
  - 木通：木通科植物木通、三叶木通或白木通的干燥藤茎。饮片呈圆形、椭圆形或不规则形片。皮部为灰棕色或灰褐色，且较厚。切面射线呈放射状排列，髓小或有时中空。气微，味微苦而涩。
  - 川木通：毛茛科植物小木通或绣球藤的干燥藤茎。切片边缘不整齐，残存皮部黄棕色，木部浅黄棕色或浅黄色，有黄白色放射状纹理及裂隙，其间布满导管孔，髓部较小，类白色或黄棕色，偶有空腔。气微，味淡。功效及用法用量同木通。孕妇慎用。不宜长期或大量服用。
  - 关木通：马兜铃科植物东北马兜铃的藤茎。皮部薄，木部宽广，断面黄色或淡黄色，有多层整齐环状排列的导管，射线放射状，髓部不明显。摩擦残余粗皮，有樟脑样臭。气微，味苦。所含的马兜铃酸为肾毒性成分，过量服用和久服，容易引起急性肾功能衰竭，故被禁止使用。
  - 共同点：三者都具有利尿通淋、疏通经络、促进乳汁分泌、调节月经、清热的功效。
- **现代药理**——抗炎、抑菌、利尿、抗血栓。
- **古籍摘要**
  - 《神农本草经》—— 主去恶虫，除脾胃寒热，通利九窍、血脉、关节，令人不忘。
  - 《药性论》—— 主治五淋，利小便，开关格，治人多睡，主水肿浮大，除烦热。
- **名家经验**
  - 张锡纯：木通味苦性凉，能泄上焦之热，曲曲引之下行自水道达出，为利小便清淋浊之要药。其贯串经络之力，又能治周身拘挛，肢体痹疼，活血消肿，催生通乳，多用亦能发汗。
  - 焦树德：通草、木通、滑石皆能利小便，但通草能引肺热下行而利小便；木通能导心火下行而利小便；滑石能除膀胱湿热而利小便。
  - 曾培杰：木通为蔓藤之梗，全体玲珑通透，故能通九窍，窜经络，而且木通的横切面有很多像针孔样的小孔道。大凡藤木中空，善于祛风通导水湿，木通既善利水，亦可以微发小汗，所以上可以使乳汁疏而通之，经脉痹痛祛而除之，下可以让水道利而通之，闭经通而开之，并且使周身郁结之火热从小便出。
  - 张怀阳：木通科植物木通、三叶木通或白木通的藤茎为木通；马兜铃科植物木通马兜铃（东北马兜铃）为关木通；毛茛科植物小木通或绣球藤为川木通，川木通与木通的成分、药理和功能相似，但临床应用时应辨证施治，一切实邪所致的经脉不通均可使用木通，湿热瘀血所致的经脉不通可用川木通。因关木通含有肾毒性成分马兜铃酸，过量使用可导致肾脏毛细血管发生病变，肾小管坏死而引起急性肾功能衰竭，国家药品监督管理局将关木通列为禁用中药。

海金沙

- **基原**——海金沙科植物海金沙的干燥成熟孢子。
- **释名**——本品药用植物的孢子，“其色黄如细沙也。谓之海者，神异之也”（《本草纲目》）。本品因形、色而得名。
- **产地**——主产于浙江、江苏、湖南。
- **采制**——秋季孢子未脱落时采割藤叶，晒干，搓揉或打下孢子，除去藤叶。生用。
- **性状**——呈粉末状，棕黄色或浅棕黄色。体轻，手捻有光滑感，置手中易由指缝滑落。气微，味淡。以色黄棕、质轻、手捻光滑者为佳。
- **药性**——甘、咸，寒。归膀胱、小肠经。
- **功效**——清利湿热，通淋止痛。
- **应用**——热淋，石淋，血淋，膏淋，尿道涩痛：其性下降，善清小肠、膀胱湿热，尤善止尿道疼痛，为治诸淋涩痛之要药。
- **用法用量**——煎服，6～15g，包煎。
- **现代药理**——利胆、抗菌等。
- **古籍摘要**
  - 《本草品汇精要》——主通关窍，利水道。
  - 《证类本草》——主通利小肠。得栀子、马牙消、蓬沙共疗伤寒热狂。
  - 《本草纲目》——治湿热肿满，小便热淋、膏淋、血淋、石淋、茎痛，解热毒气。
- **名家经验**
  - 张锡纯：海金沙清利湿热，通淋止痛，是治疗淋证的要药。对于石淋，常将海金沙与鸡内金、滑石等配伍，鸡内金化坚消石，滑石清热利尿通淋。对于血淋，将海金沙与小蓟、白茅根等凉血止血药同用，既清利下焦湿热，又凉血止血，使湿热去、血络宁，血淋自止。
  - 岳美中：海金沙的剂量应根据病情的轻重和患者的体质来确定，一般来说，治疗淋证等实证时，剂量可适当偏大；而在治疗慢性疾病，患者体质较弱时，剂量宜适中，以免损伤正气。在炮制方面，海金沙一般以生用为主，以充分发挥其清热通淋的功效，但在与一些滋补药物同用，也可采用炒海金沙，以增强其健脾利湿的作用。
  - 朱良春：海金沙是治疗淋证的要药，其性下降，善清小肠、膀胱湿热，利水通淋。对于热淋、石淋、血淋等各种淋证，常将海金沙与金钱草、鸡内金等配伍使用。在治疗石淋时，以海金沙的利水通淋之力，配合金钱草的利胆排石，鸡内金的消食化积、通淋化石，可增强排石效果，促进结石排出。
  - 焦树德：用海金沙配合冬葵子、牛膝、金钱草、泽泻、泽兰、赤芍、槟榔(或沉香)、王不留行等，治疗泌尿系统结石，有时可收到比较理想的效果。腰痛明显的可配用桑寄生、续断、狗脊、杜仲、乳香、没药等。
  - 崔木平：海金沙治疗泌尿系结石时需因人而异，因地制宜，随证加减，辨证论治。海金沙配滑石，清热凉血、利尿通淋力倍，为治疗热淋、膏淋、石淋之常用对药；配鸡内金、金钱草、海浮石，清热利湿、化石通淋效增，多用于湿热蕴结所致石淋及胆石症等；配琥珀以破血行滞，化石通淋，适用于湿热蕴结之血淋、石淋、小便癃闭。
  - 曾培杰：海金沙是治疗尿道结石的首选药物，就像小儿专家重视鸡屎藤，妇科专家重视四物汤，伤科专家重视复元活血汤一样，但见小便黄赤，用之无不随手取效，有石可以排石，无石可以利尿清热，改善小便疼痛淋涩。

第三节 利湿退黄药

茵陈

- **基原**——菊科植物滨蒿或茵陈蒿的干燥地上部分。
- **释名**——"此草似青蒿而不香，叶背色白，经冬不死，至春则更因旧苗而生新苗，故有因陈之名"（《本草便读》）。
- **产地**——主产于陕西、山西、河北。
- **采制**——春季幼苗高6～10cm时采收（绵茵陈）或秋季花蕾长成时采割（花茵陈），除去杂质及老茎，晒干。
- **性状**——绵茵陈多卷曲成团状，灰白色或灰绿色，全体密被白色茸毛，绵软如绒。气清香，味微苦。花茵陈茎呈圆柱形，多分枝，表面淡紫色或紫色，有纵条纹，被短柔毛，体轻，质脆，断面类白色。气芳香，味微苦。以幼嫩、绵软、色灰白、香气浓者为佳。
- **药性**——苦、辛，微寒。归脾、胃、肝、胆经。
- **功效**——清利湿热，利胆退黄。
- **应用**
  - 黄疸尿少：本品苦泄下降，微寒清热，善于清利脾胃肝胆湿热，使之从小便而出，为治黄疸之要药。
  - 湿温暑湿：本品气清芬，可清利湿热，治疗外感湿温或暑湿、身热倦怠、胸闷腹胀、小便不利，常与滑石、黄芩、木通等药同用。
  - 湿疮瘙痒：本品苦而微寒，其清利湿热之功，可用于湿热内蕴之湿疮瘙痒，风痒瘾疹，可单味煎汤外洗，也可与黄柏、苦参、地肤子等同用。
- **用法用量**——煎服，6～15g。外用适量，煎汤熏洗。
- **注意事项**——蓄血发黄者及血虚萎黄者慎用。
- **现代药理**——利胆、保肝、诱导肝药酶、解热、镇痛、抗感染、降血脂、降血压、松弛血管平滑肌、选择性扩张脑血管、抗心律失常、抗病原微生物、增强免疫、抗肿瘤、利尿、平喘、防龋齿。
- **古籍摘要**
  - 《神农本草经》——主风湿寒热邪气，热结，黄疸。
  - 《名医别录》——主治通身发黄，小便不利，除头热，去伏瘕。
  - 《本草便读》——性味苦寒。能升能降，功专发汗利水，为治湿病黄疸之要药。然苦寒中亦兼有微辛微香，其形质性味，与青蒿相似，但青蒿不能治湿，此则治湿为长，一切表里湿热，皆可治之。惟虚寒黄疸小便自利者当禁之。
- **名家经验**
  - 任永叔：临床治疗传染性肝炎、重症肝炎、高胆红素血症等。用茵陈9～15g无效，30～60g微效，100g以上有明显效果，因此治疗急性黄疸型传染性肝炎，一般病例用量均为100～200g，重症肝炎有用到500g的。应用中未发现任何毒副作用，一般在4～7天内开始退黄，2周内退净，患者厌食、胁痛、呕吐、乏力等症状都随之好转，各型肝炎一般在1个月内肝功能正常，部分乙型肝炎、丙型肝炎病毒复制可被抑制。
  - 蒲辅周：黄疸有阳黄、阴黄之分，茵陈虽为治疗黄疸之要药，但需根据辨证灵活配伍。对于阳黄，常与栀子、大黄等清热利湿、通腑泄热之品同用，以清利肝胆湿热，使黄疸消退；对于阴黄，则与附子、干姜等温阳散寒药物配伍，用茵陈的利湿退黄之效，配合温阳药以助化寒湿，达到退黄目的。
  - 王辉武：在治疗重症肝炎时，黄疸消长是病情的关键指征。一般用茵陈蒿汤化裁治疗，茵陈用量30～40g效果不佳时，参考《伤寒论》茵陈蒿汤原方剂量，将茵陈用到90g，配合熟大黄30g、栀子20g，调整剂量比例后，退黄疗效明显提升。
  - 周仲瑛：对于黄疸日久、湿热未尽、瘀血内阻的患者，可将茵陈与活血化瘀的莪术、三棱、泽兰等药物同用，以清热利湿、活血化瘀，改善肝脏的气血瘀滞状态，促进黄疸的消退和肝功能的恢复。

金钱草

- **基原**——报春花科植物过路黄干燥全草。
- **释名**——《本草纲目拾遗》："其叶对生，圆如钱。"
- **产地**——主产于四川。
- **采制**——夏、秋二季采收，除去杂质，晒干，切段。生用。
- **性状**——为不规则的段。茎棕色或暗棕红色，有纵纹，实心。叶对生，展平后呈宽卵形或心形，上表面灰绿色或棕褐色，下表面色较浅，主脉明显突出，用水浸后，对光透视可见黑色或褐色的条纹。偶见黄色花，单生叶腋。气微，味淡。以叶多者为佳。
- **药性**——甘、淡、咸，微寒。归肝、胆、肾、膀胱经。
- **功效**——利湿退黄，利尿通淋，解毒消肿。
- **应用**
  - 湿热黄疸，胆胀胁痛：本品既能清肝胆之热，又能除下焦湿热，有清热利湿退黄之功。
  - 石淋，热淋，小便涩痛：本品利尿通淋，善排结石，尤宜于治疗石淋，可大剂量煎汤代茶饮，或与海金沙、鸡内金、滑石等同用。
  - 痈肿疔疮，毒蛇咬伤：本品有解毒消肿之效，可用鲜品捣汁内服或捣烂外敷，或配蒲公英、野菊花等同用。
- **用法用量**——煎服，15～60g。
- **鉴别用药**
  - 金钱草：①本品归肝胆经，味咸能软坚，更长于化石，还有良好的利湿退黄、清肝胆之热的作用，湿热黄疸及胆道结石、胆道炎症也较为常用，为治热淋、石淋、黄疸、疮毒之要药；②清热解毒，恶疮肿毒、毒蛇咬伤、水火烫伤等。
  - 海金沙：①本品归小肠经，寒能清热，甘能渗利通淋，又入血分，善清小肠、膀胱二经血分湿热，有一定的凉血止血之功，故血淋用之也好；②止尿道疼痛之功尤其显著，淋痛较著者适宜；③利水消肿，用治湿热所致的水肿，小便不利。
  - 共同点：均归膀胱经，均能利水通淋，治疗砂淋、石淋之尿道涩痛，常相须为用。
- **现代药理**——利胆、退黄、抑菌、抗感染、抑制免疫、抗排斥。
- **古籍摘要**
  - 《采药志》——发散头风风邪。治脑漏，白浊热淋，玉茎肿痛，捣汁冲生酒吃。
  - 《百草镜》——治跌打损伤，疟疾，产后惊风，肚痛，便毒，痔漏；擦鹅掌风；汁漱牙疼。
- **名家经验**
  - 裴正学：目前市售金钱草共三个品种。①报春花科植物路过黄(多年生草本)之根茎；②旋花科植物马蹄金之全草，又叫小金钱草；③唇形科植物活血丹之全草，又名连钱草。三者为不同科属之三种植物药草，但其作用均为利尿通淋、清热退黄，凡利胆之药均具健胃作用，金钱草多则清热退黄，少则健胃促食。
  - 赵玺如：金钱草现已成为治疗胆、肾、膀胱结石症的一种常用药，尤其是治疗泌尿系统结石，配用海金沙，确能使不少结石排出或消失。用四川大金钱草效果较好，并且剂量要增大到40～60g连续服用2周以上才可取效。长期服用金钱草会出现头晕等反应，可能与低钾有关，适当补充钾，盐，同时加一些固涩药物，如金樱子、芡实等。
  - 朱良春：乌药30g，金钱草90g。能解痉排石，主治肾及膀胱结石绞痛。乌药"上入脾肺，下通膀胱与肾"，与金钱草配伍，可解痉排石，用于治疗肾及膀胱结石所致的绞痛，屡收显效。
  - 仝小林：尿石症的核心病机为湿热蕴结、气滞血瘀，因此清热利湿、理气化瘀、通淋排石是其治疗大法。治疗尿石症时，临床常用大叶金钱草、鸡内金、桃仁三味药。大叶金钱草为清热通淋、化坚排石的要药，临床中常从30g起步，逐步加量至90g，最大用量达120g；鸡内金健胃消食、通淋化石，临床常用剂量为10～30g；桃仁活血通络，临床常用剂量为5～10g。此外，高胆红素血症可参照中医的黄疸病论治，其主要为湿邪致病，湿可挟热、挟寒、挟瘀等。治疗时以茵陈利胆退黄，临床常用剂量为15～120g；赤芍凉血散瘀，临床常用剂量为15～60g；金钱草利湿退黄、排石通淋，临床常用剂量为15～90g。三味药小方具有良好的保肝利胆、降胆红素、降酶的功效。

虎杖

- **基原**——蓼科植物虎杖的干燥根茎和根。
- **释名**——“杖言其茎，虎言其斑也”（《本草纲目》）。本品药用其根茎和根，茎表面散在着红色或紫色的斑点，因药用部位和茎上的斑点而得名。
- **产地**——主产于江苏、江西、山东、四川。
- **采制**——春、秋二季采挖，除去须根，洗净，趁鲜切短段或厚片，晒干。生用。
- **性状**——为不规则厚片。外表皮棕褐色，有时可见纵皱纹及须根痕；切面皮部较薄，木部宽广，棕黄色，射线放射状，皮部与木部较易分离；根茎髓中有隔或呈空洞状。质坚硬。气微，味微苦、涩。以切面色黄者为佳。
- **药性**——苦，微寒。归肝、胆、肺经。
- **功效**——利湿退黄，清热解毒，散瘀止痛，化痰止咳。
- **应用**
  - 湿热黄疸，淋浊，带下：本品苦寒，有清热利湿之功，治湿热黄疸可单用，亦可与茵陈、黄柏、栀子等配伍。
  - 水火烫伤，痈肿疮毒，毒蛇咬伤：本品入血分，有凉血清热解毒作用。
  - 经闭，癥瘕，跌打损伤：本品有活血散瘀止痛之功。
  - 肺热咳嗽：本品既能苦降泄热，又能化痰止咳，治肺热咳嗽，可单用，也可与浙贝母、枇杷叶、苦杏仁等配伍。
  - 热结便秘：本品可用于泄热通便。
- **用法用量**——煎服，9～15g。外用适量，制成煎液或油膏涂敷。
- **注意事项**——孕妇慎用。
- **现代药理**——兴奋心脏、营养心肌、调脂、改善血液黏滞度、降血糖、抗休克、抑制血小板聚集、抗病原微生物、抑制乙型肝炎病毒表面抗原（HBsAg）、抗肿瘤、镇咳、平喘、解热、镇痛，对烫伤创面有收敛、防止感染和消炎作用。
- **古籍摘要**
  - 《名医别录》——主通利月水，破留血癥结。
  - 《日华子本草》——治产后恶血不下，心腹胀满，排脓，主疮疖痈毒，女人血运，扑损瘀血，破风毒结气。
  - 《滇南本草》——攻诸肿毒，止咽喉疼痛，利小便，走经络。
- **名家经验**
  - 朱良春：虎杖20g，山楂15g，能清利湿热，化瘀消积。主治急慢性肝炎、肝硬化、脂肪肝属湿热郁滞而症见脘腹痞满、纳差、肝大胁痛、黄疸、肝功能不正常者。山楂有降酶作用，虎杖有抑制多种病毒及乙型肝炎病毒表面抗原的作用，故两药用于HBsAg阳性者也有一定疗效。
  - 颜德馨：用虎杖治多例非感染性白细胞升高者皆有效果。包括血小板、红细胞不正常，皆用虎杖作为调节药物，伍以活血之味，尚属应手。虎杖用量，感染性疾病者15g；非感染性疾病或久病不愈者30g。
  - 张武：虎杖，荆楚称“活血莲”者也，长于活血、解毒、利水，药性平和。乙型肝炎病毒，缠绵难去，宜疏调缓图，每于疏运肝脾等剂中，不用抗病毒之板蓝根、大青叶辈，而取虎杖15～30g配入，旁用金银花、炒麦芽等，用虎杖者，扬其活血解毒之长，无苦寒败胃之弊，颇为得手。
  - 汪受传：湿、热、毒、瘀为江南地区小儿肺系疾病的常见病理因素，不管是急性期还是缓解期，属阳证、热证者，均可以用虎杖进行治疗，以清热解毒、清肺化痰、清热利湿、活血散瘀。本品苦寒，热象明显时使用固然适宜，但需根据病情变化及患儿体质做到中病即止，以免损伤中阳。对于气虚毒恋者，可在益气固表为主的基础上酌量使用。但相对而言，急性发作期的使用频率更高，脾胃素虚者则应少用或慎用。

第八章　温里药

附子

- **基原**——毛茛科植物乌头的子根的加工品。
- **释名**——乌头、附子二者同出一物，《本草纲目》：“初种为乌头，象乌之头也。附乌头而生者为附子，如子附母也。乌头如芋魁，附子如芋子，盖一物也。”因其形状而得名。
- **产地**——主产于四川。
- **采制**——6月下旬至8月上旬采挖，除去母根、须根及泥沙，习称“泥附子”，采用不同方法加工制成盐附子（净泥附子浸入胆巴溶液过夜，再加食盐反复浸泡、晾晒，直至表面出现盐霜、体质变硬）、黑附片（又称黑顺片，净泥附子浸入胆巴溶液数日后煮至透心，捞出水漂，切片后染成浓茶色，再蒸至出现油面、光泽后，烘干）、白附片（净泥附子浸入胆巴溶液数日后煮至透心，捞出后去皮切片，水漂、蒸透、晒干）。
- **性状**
  - 盐附子：圆锥形，表面灰黑色，有盐霜，切面灰褐色，味咸而麻，刺舌。以个大、体重、色灰黑、表面起盐霜者为佳。
  - 黑顺片：外皮黑褐色，切面暗黄色，油润有光泽，半透明。以皮黑褐、切面油润有光泽者为佳。
  - 白附片：无外皮，黄白色，半透明。以片大、色黄白、油润半透明者为佳。
- **药性**——辛、甘，大热。有毒。归心、肾、脾经。
- **功效**——回阳救逆，补火助阳，散寒止痛。
- **应用**
  - 亡阳虚脱，肢冷脉微：本品能上助心阳、中温脾阳、下补肾阳，为“回阳救逆第一品药”。
  - 肾阳虚衰、阳痿宫冷，虚寒吐泻、脘腹冷痛，阴寒水肿，心阳不足、胸痹冷痛，阳虚外感：本品辛甘温煦，有峻补元阳、益火消阴之效，凡肾、脾、心诸脏阳气衰弱，阴寒内盛者，均可应用。
  - 寒湿痹痛：本品气雄性悍、走而不守，能温经通络，逐经络中风寒湿邪，故有较强的散寒止痛作用。
- **用法用量**——煎服，3～15g；先煎，久煎，口尝至无麻辣感为度。
- **注意事项**
  - 本品辛热燥烈，孕妇慎用，阴虚阳亢者忌用。附子反贝母、瓜蒌、半夏、白蔹、白及。
  - 生品外用，内服须炮制。若内服过量，或炮制、煎煮方法不当，可引起中毒。表现为心律紊乱、血压下降、体温降低、呼吸抑制，肌肉麻痹和中枢神经功能紊乱等。
- **现代药理**——强心、抗心律失常、抗休克、扩张血管、增加血流量、增强肾上腺皮质系统的功能、抗寒冷、抗炎、镇痛、增强免疫、抗氧化、延缓衰老、抗凝、抗血栓。
- **古籍摘要**
  - 《神农本草经》——主治风寒咳逆，邪气，温中，金创，破症坚积聚，血瘕，寒湿踒躄，拘挛，膝痛不能行步。
  - 《本草汇言》——附子，回阳气，散阴寒，逐冷痰，通关节之猛药也。诸病真阳不足，虚火上升，咽喉不利，饮食不入，服寒药愈甚者，附子乃命门主药，能入其窟穴而招之，引火归原，则浮游之火自熄矣。凡属阳虚阴极之候，肺肾无热证者，服之有起死之殊功。
  - 《本草正义》——附子，本是辛温大热，其性善走，故为通十二经纯阳之要药，外则达皮毛而除表寒，里则达下元而温痼冷，彻内彻外，凡三焦经络，诸脏诸腑，果有真寒，无不可治。
- **名家经验**
  - 张锡纯：制附子和生附子的运用有明确的区分，制附子性温而缓和，适用于一般的阳虚证，如脾胃阳虚的泄泻、腹痛等，可与白术、干姜等配伍，以温运脾胃。生附子则性烈而走窜，回阳救逆之力更强，对于阳气暴脱、阴寒内盛的危重症候，如霍乱吐泻、四肢厥冷、脉微欲绝等非生附子不可。在急救时，常以生附子与干姜、甘草配伍，或加入人参等，以增强回阳救逆、益气固脱的功效。
  - 李可：对于一些心力衰竭、呼吸衰竭等危重症患者，只要有阳气欲脱的表现，如大汗淋漓、四肢厥冷、脉微欲绝等，应果断使用大剂量附子回阳救逆、益气固脱。曾用破格救心汤（以100g甚至更多附子为主药）使许多患者转危为安。
  - 冉雪峰：使用附子时要准确把握阳虚指征，如畏寒、肢冷、面色苍白等，还要结合脉象、舌象等进行综合判断。对于脉象沉细、迟弱，舌淡胖、苔白滑等阳虚表现明显者，才适宜使用附子。

干姜

基原——姜科植物姜的干燥根茎。

产地——主产于四川、贵州、湖北、广东、广西。

采制——冬季采收，除去须根和泥沙，晒干或低温干燥，切厚片或块。生用或炒炭用。

性状——为不规则纵切片或斜切片，具指状分枝。切面灰黄色或灰白色，略显粉性，可见较多的纵向纤维，有的呈毛状。气香，味辛辣。以粉性足、气味浓者为佳。

药性——辛，热。归脾、胃、肾、心、肺经。

功效——温中散寒，回阳通脉，温肺化饮。

应用
- 脾胃寒证，脘腹冷痛，呕吐泄泻：本品辛热燥烈，主入脾胃而长于温中散寒、健运脾阳，“治感寒腹痛”，为温暖中焦之主药。
- 亡阳证，肢冷脉微：本品辛热，入心、脾、肾经，有温阳守中、回阳通脉的功效。
- 寒饮喘咳：本品辛热，入肺经，能温肺散寒化饮，常与细辛、五味子、麻黄等同用。

用法用量——煎服，3～10g。

注意事项——干姜辛热燥烈，阴虚内热、血热妄行者忌用。

鉴别用药
- 生姜：姜之鲜品，发散风寒，化痰止咳，温中止呕（呕家圣药），解鱼蟹毒，作用偏于表；生姜皮，辛凉力缓，可和中利水消肿；生姜汁，经绞榨鲜生姜而得，辛散之力较强，长于化痰止咳，又可治疗水火烫伤。
- 干姜：姜之干品，辛热燥烈，长于温中回阳散寒，兼可温肺化饮，作用偏于里。
- 炮姜：干姜之炮制品（取净干姜，照烫法用沙烫至鼓起，表面棕褐色），温中止泻，温经止血。
- 煨姜：生姜之煨制品，辛散弱于生姜，而温中止呕之效较生姜为胜，长于温中止呕止泻。

现代药理——镇静、镇痛、抗炎、止呕、升高血压、抗血栓、灭螺、抗血吸虫、利胆。

古籍摘要
- 《神农本草经》——主治胸满咳逆上气，温中，止血，出汗，逐风湿痹，肠澼下利。生者尤良。
- 《珍珠囊》——干姜其用有四：通心阳，一也；去脏腑沉寒痼冷，二也；发诸经之寒气，三也；治感寒腹痛，四也。
- 《本草求真》——大热无毒，守而不走，凡胃中虚冷，元阳欲绝，合以附子同投，则能回阳立效，故书则有附子无姜不热之句。

名家经验
- 冉雪峰：干姜与附子相须为用，是回阳救逆的关键配伍。在治疗阳气衰微、阴寒内盛的危重症候，如亡阳证时，干姜能增强附子的回阳作用，二者合用可迅速振奋阳气，挽救生命。
- 徐灵胎：凡味厚之药主守，气厚之药主散，干姜气味俱厚，故散而能守。夫散不全散，守不全守，则旋转于经络脏腑之间，驱寒、除湿、和血、通气所必然矣，故性虽猛峻，不妨服食。
- 朱良春：善用干姜治疗痹证，认为寒湿痹阻经络是痹证的主要病因之一，干姜能温通经络，散寒除湿。常将干姜与桂枝、独活、桑寄生等药物配伍，以增强祛风除湿、通络止痛的效果。
- 施今墨：干姜、黄连伍用，出自《伤寒论》半夏泻心汤。治心下痞满疼痛。干姜、黄连所用的剂量多少，应以详细辨证而定。若热多寒少，则多用黄连，少佐干姜；如热少寒多，则多用干姜，少佐黄连；寒热等同者，则黄连、干姜各半。
- 仝小林：脾阳虚是2型糖尿病胃轻瘫的重要病机，治则为温阳散寒，治法以温脾阳为主，佐以降逆止呕、理气止痛。干姜、吴茱萸、肉豆蔻是治疗该病的常用组合，其中，干姜温中散寒、回阳救逆；吴茱萸散寒止痛、降逆止呕、助阳止泻；肉豆蔻温中涩肠，行气消食，三药合用温阳散寒，可改善2型糖尿病胃轻瘫脾阳虚之病机。临床常用剂量为干姜9～30g，吴茱萸6～15g，肉豆蔻6～15g。

肉桂

基原 —— 樟科植物肉桂的干燥树皮。

释名 —— 《新修本草》："大小枝皮俱名牡桂，然大枝皮肌理粗虚如木兰，肉少味薄，不及小枝皮也。小枝皮肉多，半卷，中必皱起，味辛美，一名肉桂，一名桂枝，一名桂心。"因其皮肉丰厚而称肉桂。

产地 —— 主产于广东、广西。

采制 —— 秋季剥取，刮去栓皮，阴干。生用。因剥取部位及品质不同可分为企边桂、板桂、油板桂等。

性状 —— 呈槽状或卷筒状，外表面灰棕色，稍粗糙，有不规则的细皱纹和横向突起的皮孔；内表面红棕色，略平坦，有细纵纹，划之显油痕。质硬而脆，易折断，断面不平坦。气香浓烈，味甜、辣。以皮厚、油性大、香气浓者为佳。

药性 —— 辛、甘，大热。归肾、脾、心、肝经。

功效 —— 补火助阳，散寒止痛，温经通脉，引火归元。

应用
- 肾阳不足，命门火衰，阳痿宫冷，腰膝冷痛：本品辛甘大热，能补火助阳、益阳消阴，作用温和持久，为治命门火衰之要药。
- 心腹冷痛，虚寒吐泻，寒疝腹痛：本品甘热助阳以补虚，辛热散寒以止痛，善去痼冷沉寒。
- 冲任虚寒、寒凝血滞之痛经经闭，寒湿痹痛，阴疽流注：本品辛散温通，能行气血、通经脉、散寒止痛。
- 肾虚作喘，虚阳上浮，眩晕目赤：本品大热入肝肾，能使因下元虚衰所致上浮之虚阳回归故里，故曰引火归元。

用法用量 —— 煎服，1～5g，宜后下或焗服；研末冲服，每次1～2g。

注意事项
- 阴虚火旺，里有实热，有出血倾向者及孕妇慎用。
- 不宜与赤石脂同用。

鉴别用药
- 肉桂（树干之皮，力强；温里药）：①温热性较大，主祛里寒，用于心腹冷痛，寒疝作痛；②补火助阳，用于肾阳虚衰所致的阳痿宫冷，虚喘心悸；③引火归元。
- 桂枝（树之嫩枝，力缓；发散风寒药）：①善于祛除外寒，有发汗解表之功，用于风寒表证；②温心阳，通血脉，用于心悸；③助阳化气，治疗痰饮、蓄水证。
- 共同点：①同出一物，均为辛、甘、温，均温经通脉、散寒止痛；②均治寒凝血滞诸痛证，如胸痹，脘腹冷痛，风寒湿痹，阳虚水肿，痰饮，经寒血滞之痛经、经闭。

现代药理 —— 增强冠脉及脑血流量、抗心肌缺血、抗血小板聚集、抗凝、抗胃溃疡、镇静、镇痛、解热、抗惊厥、抑菌。

古籍摘要
- 《神农本草经》—— 主上气咳逆，结气，喉痹，吐吸，利关节，补中益气。
- 《医学衷中参西录》—— 味辛而甘，气香而窜，性大热纯阳。为其为树身近下之皮，故性能下达，暖丹田，壮元阳，补相火。其色紫赤，又善补助君火，温通血脉，治周身血脉因寒而痹，故治关节腰肢疼痛及疮家白疽。

名家经验
- 焦树德：肉桂的作用和缓浑厚，能补下焦肾中不足的真火（温补肾阳），更能引火归元，以息无根之火，故前人称它能"救阳中之阳"。而附子的作用迅速急烈，能回阳救逆，故前人称它能"救阴中之阳"。故救急药中多用附子，补益药中多用肉桂。
- 施奠邦：附子与肉桂均为温阳主药，前者性刚，后者性柔；附子入气分，肉桂入血分；回阳救逆用附子，引火归元用肉桂；凡滋补药中可少佐肉桂以少火生气。
- 许公岩：肉桂辛甘大热，属纯阳之品，善于峻补命门之火，益火消阴，兼可温中暖胃，以助运化。对于肾阳不足、命门火衰所致的畏寒肢冷、阳痿尿频、宫寒不孕、腰膝冷痛等症，常配合制附子、山茱萸等药温补肾阳；对于脾肾阳虚、腹中冷痛、食少便溏者，则与干姜、补骨脂等药同用以温补脾肾。

吴茱萸

基原——芸香科植物吴茱萸、石虎或疏毛吴茱萸的干燥近成熟果实。

释名——《本草纲目》："茱萸南北总有，入药以吴地者为好，所以有吴之名也。"

产地——主产于贵州、湖南、四川、云南、陕西。

采制——8～11月果实尚未开裂时，剪下果枝，晒干或低温干燥，除去枝、叶、果梗等杂质。生用，或用甘草汤制过用。

性状——呈球形或略呈五角状扁球形，表面暗黄绿色至褐色，粗糙，有多数点状突起或凹下的油点。质硬而脆，横切面可见子房5室，每室有淡黄色种子1粒。气芳香浓郁，味辛辣而苦。以饱满、色绿、香气浓者为佳。

药性——辛、苦，热。有小毒。归肝、脾、胃、肾经。

功效——散寒止痛，降逆止呕，助阳止泻。

应用

- 寒滞肝脉，厥阴头痛，经行腹痛，寒疝腹痛，寒湿脚气肿痛：本品辛散苦泄，性热祛寒，主入肝经，既散肝经之寒邪，又疏肝气之郁滞，为治肝寒气滞诸痛之主药。
- 脘腹胀痛，呕吐吞酸：本品辛散苦泄，性热祛寒，善于散寒止痛，还能疏肝解郁、降逆止呕，兼能制酸止痛。
- 脾肾阳虚，五更泄泻：本品性味辛热，能温脾益肾、助阳止泻。多与补骨脂、肉豆蔻、五味子等同用。

用法用量——煎服，2～5g。外用适量。

注意事项

- 本品辛热燥烈，易耗气动火，故不宜多用、久服。阴虚有热者忌用。孕妇慎用。
- 量大中毒可致强烈的腹痛、腹泻、视物模糊、错觉、脱发、胸闷、头痛、眩晕或猩红热样药疹。

现代药理——抑制血小板聚集、抗血栓、降压、改善心肌缺血、抗胃溃疡、止痉、兴奋子宫。

古籍摘要

- 《神农本草经》——主温中下气，止痛，咳逆寒热，除湿，血痹，逐风邪，开腠理。
- 《本草纲目》——开郁化滞，治吞酸，厥阴痰涎头痛，阴毒腹痛，疝气血痢，喉舌口疮。
- 《神农本草经疏》——辛温暖脾胃而散寒邪，则中自温、气自下，而诸证悉除。

名家经验

- 王琦：男性阴囊潮湿、坠胀疼痛等症状，若辨证为肝经寒湿者，可用吴茱萸温肝散寒、燥湿理气。如在治疗精索静脉曲张、慢性前列腺炎等疾病时，常将吴茱萸与小茴香、乌药、荔枝核等配伍，以达到温经散寒、行气止痛的效果，改善患者症状。
- 李可：使用大剂量的吴茱萸以治疗一些阳气暴脱、阴寒内盛的危重症，例如在救治心衰合并剧烈呕吐、四肢厥冷等阴盛格阳症状的患者时，吴茱萸能温通十二经，上可温胃散寒以止呕，下可暖肾助阳以回厥，常将其与附子、干姜等回阳救逆之品同用，以挽垂危之阳。
- 周仲瑛：一些寒热错杂、虚实夹杂的消化系统疾病，如溃疡性结肠炎，若患者既有脾胃虚寒的腹泻、腹痛、便溏等症状，又有肝郁化热的烦躁、口苦等表现，将吴茱萸与黄连、黄芩等清热药，以及党参、白术等健脾药配伍，寒温并用，攻补兼施，调节脾胃升降，平衡寒热虚实。
- 龚士澄：左金丸原方由黄连300g、吴茱萸50g组成，主治肝经火旺，胁痛、脘痞、吞酸等症，以黄连为主，是实则泻子之旨，少佐吴茱萸以开郁降逆。我每次用黄连1.5～5g，吴茱萸1.5～5g，入煎剂，取吴茱萸辛散温通，开郁散结，降逆止呕，并引热下行，不至上逆犯胃，黄连苦寒，清心泄火，直折木火上炎之势，今用则辛开苦降，和胃制酸作用良好。善治肝郁化热，胃失和降而致的中脘痞满、胁肋胀痛、呕吐、吞酸、嘈杂、口苦、嗳气、苔黄、脉弦等症。可用于急、慢性胃炎，十二指肠球部溃疡及慢性肠炎。病证往往寒热错杂，寒多热多比重不一，热多用"凉左金"（即左金丸用量），寒热相等用"平左金"（各等份），寒甚热少用"温左金"（重吴茱萸，轻黄连）。

第九章　理气药

陈皮

- **基原**——芸香科植物橘及其栽培变种的干燥成熟果皮。
- **释名**——原名为“橘皮”。习惯认为，新鲜橘皮味较辛辣，气燥而烈，入药一般以放置陈久，辛辣之味缓和者为宜，故名“陈橘皮”“陈皮”。
- **产地**——主要产于广东、广西、福建、四川、江西。
- **采制**——秋末冬初果实成熟时采收果皮，晒干或低温干燥，切丝。生用。
- **性状**——呈不规则的条状或丝状。外表面橙红色或红棕色，有细皱纹和凹下的点状油室。内表面浅黄白色，粗糙，附黄白色或黄棕色筋络状维管束。气香，味辛、苦。以色鲜艳、香气浓者为佳。
- **药性**——辛、苦，温。归脾、肺经。
- **功效**——理气健脾，燥湿化痰。
- **应用**
  - 脾胃气滞、湿阻之脘腹胀满、食少吐泻：本品辛香走窜，温通苦燥，入脾胃经，有行气、除胀、燥湿之功，故为治脾胃气滞、湿阻之脘腹胀满、食少吐泻之佳品，对寒湿阻滞中焦者，最为适宜。
  - 呕吐，呃逆：本品有苦降之性，《名医别录》谓其“下气，止呕”，《本草纲目》谓其“疗呕哕反胃嘈杂，时吐清水”，故为治呕吐、呃逆之佳品。
  - 湿痰寒痰，咳嗽痰多：本品苦温，长于燥湿化痰，又能理气宽胸，为治湿痰、寒痰之要药。
  - 胸痹：本品辛行温通，入肺走胸，能行气通痹止痛。治痰气交阻之胸痹、胸中气塞、短气，可配伍枳实、生姜等。
- **用法用量**——煎服，3～10g。
- **注意事项**
  - 本品辛散苦燥，温能助热，故内有实热、舌赤少津者慎用。
  - 附药
    - 橘核：橘的种子，能理气散结、止痛，用于疝气疼痛、睾丸肿痛及乳房结块等。煎服，3～10g。
    - 橘络：橘的中果皮及内果皮之间的纤维束群，能行气通络、化痰止咳，用于痰滞经络之胸痛、咳嗽、痰多。煎服，3～5g。
    - 橘叶：橘树的叶，能疏肝行气、散结消肿，用于胁肋作痛、乳痈、乳房结块等。煎服，6～10g。
    - 化橘红（柚子皮）：芸香科植物化州柚或柚的未成熟或接近成熟的干燥外层果皮，能理气宽中、燥湿化痰，功效最接近陈皮，用于湿痰或寒痰咳嗽、食积呕恶、胸闷等。煎服，3～10g。
- **鉴别用药**
  - 陈皮：①成熟之果皮，性和缓而主升浮；②色黄主入脾经，重在理气调中；③质轻入肺经，治疗痰湿咳嗽等。
  - 青皮：①未成熟之果实，性峻急而沉降；②色青主入肝经，重在疏理肝气；③能消积，质重下行，治气滞血瘀之癥瘕及食积等。
  - 共同点：二者皆可理中焦之气而健胃，用于脾胃气滞之脘腹胀满，食积不化等。
- **现代药理**——提高唾液淀粉酶活性、抑制胃肠运动，平喘、镇咳、祛痰，升高血压、抗血小板聚集、抗氧化、延缓衰老、强心、抗休克、抗过敏、抗肿瘤。
- **古籍摘要**
  - 《神农本草经》——主胸中瘕热，逆气，利水谷，久服去臭，下气通神。
  - 《名医别录》——主下气，止呕咳。……治脾不能消谷，气冲胸中，吐逆，霍乱，止泄。
  - 《本草纲目》——疗呕哕反胃嘈杂，时吐清水，痰痞咳疟，大便闭塞，妇人乳痈。入食料，解鱼腥毒。其治百病，总是取其理气燥湿之功。同补药则补，同泻药则泻，同升药则升，同降药则降。
- **名家经验**
  - 蒲辅周：治疗中焦气滞、湿阻脾胃时，常以陈皮与厚朴、苍术等药物配伍，以燥湿行气，和中化湿，消除胃脘胀满、恶心呕吐、肢体困重等症状，恢复中焦脾胃的升降功能。
  - 岳美中：在虚证患者的补益方剂中适当加入陈皮，防止补益药物过于滋腻，使之补而不滞，有助于药物吸收和正气恢复，如在八珍汤等补益方剂中常加入陈皮，增强方剂的整体疗效。
  - 邓铁涛：心血管疾病患者存在痰湿阻滞、气机不畅时，将陈皮与瓜蒌、薤白、半夏等药物配伍，理气化痰，宽胸散结，可改善心肌供血，减轻患者的胸闷、憋气等不适。

枳实

基原——芸香科植物酸橙及其栽培变种或甜橙的干燥幼果。

释名——《本草纲目》："枳乃木名，从只，谐声也。实乃其子，故曰枳实。"本品因实入药而得名。

产地——主产于四川、江西、湖南、湖北、江苏。

采制——5～6月间收集自落的果实，除去杂质，自中部横切为两半，晒干或低温干燥，较小者直接晒干或低温干燥，切薄片。生用或麸炒用。

性状——为不规则弧状条形或圆形薄片。切面外果皮黑绿色或棕褐色，中果皮部分黄白色至黄棕色，近外缘有1～2列点状油室，条片内侧或圆片中央具棕褐色瓤囊。气清香，味苦、微酸。以外皮色黑绿、香气浓者为佳。

药性——苦、辛、酸，微寒。归脾、胃经。

功效——破气消积，化痰散痞。

应用
- 积滞内停，痞满胀痛，泻痢后重，大便不通：本品辛行苦降，入脾胃经，既能破气除痞，又能消积导滞，故可用治胃肠积滞、气机不畅者。
- 痰阻气滞，胸痹，结胸：本品能行气化痰以消痞，破气除满而止痛。
- 脏器下垂：治疗胃扩张、胃下垂、子宫脱垂、脱肛等脏器下垂者，可单用本品或配伍黄芪、白术等补中益气之品。

用法用量——煎服，3～10g。炒后性较平和。

注意事项——孕妇慎用。

鉴别用药
- 枳实：①枳实性猛，苦泄破气；②长于消积除痞导滞，积滞痞闷便秘多用。
- 枳壳：①枳壳性缓，偏于理气；②长于开胸宽中消胀，气滞胸满腹胀多用。
- 共同点：①青皮、陈皮同源，枳实、枳壳同源，因其迟早采收，特分老嫩而立名也。嫩者性酷治下，青皮、枳实相同；老者行缓治高，陈皮、枳壳无异。②二者苦辛微寒，均能行气除满，化痰消积，用治脾胃气滞及痰阻胸痞证。③二者与补气药同用，又可治气陷脏器脱垂等证。

现代药理——双向调节胃肠运动、抗溃疡、利胆、升压、强心、降血脂、抗血栓、抗休克、利尿、调节子宫功能、抗氧化、抗菌、镇痛、护肝、降糖、抗过敏。

古籍摘要
- 《神农本草经》——主大风在皮肤中，如麻豆苦痒，除寒热结，止利，长肌肉，利五脏，益气，轻身。
- 《名医别录》——除胸胁淡癖，逐停水，破结实，消胀满，心下急，痞痛，逆气，胁风痛，安胃气，止溏泄，明目。
- 《本草纲目》——大抵其功皆能利气。气下则痰喘止，气行则痞胀消，气通则痛刺止，气利则后重除。

名家经验
- 张锡纯：枳实有较强的破气之力，治疗痰浊阻滞、胸阳不振所致的胸痹时，将枳实与薤白、瓜蒌等配伍，可通阳散结、豁痰下气，消除胸部闷痛、痞塞之感。
- 施今墨：枳实与白术配伍，一散一补，一消一健，用于治疗脾虚食积、腹胀便溏等症状，可增强脾胃的运化功能，消补兼施，使脾胃调和。
- 岳美中：枳实虽为破气之品，但适当配伍可升举阳气、提升脏器。如枳实与黄芪、升麻、柴胡等补中益气、升阳举陷药同用，可调节脾胃气机，增强脾胃升清功能，改善胃下垂等病症。
- 仝小林：中满内热、土壅木郁是2型糖尿病胃肠实热的核心病机。临床治疗应用枳实、厚朴、生大黄组成的厚朴三物汤，厚朴作为小肠动力药，用9～30g以下气除满；枳实作为胃动力药，用9～15g以破气消积；大黄作为大肠动力药，视患者肠腑燥实之轻重而用1.5～15g以泻热通下。三者用于临床表现为脘腹胀满、大便秘结、舌红苔黄等的2型糖尿病胃肠实热证患者，药证相应，效如桴鼓。

木香

- **基原**——菊科植物木香的干燥根。
- **释名**——《本草纲目》："木香，草类也。本名蜜香，因其香气如蜜也。缘沉香中有蜜香，遂讹此为木香尔。昔人谓之青木香。后人因呼马兜铃根为青木香，乃呼此为南木香、广木香以别之。"
- **产地**——原产于印度、缅甸、巴基斯坦，从广州进口，称为广木香。国内云南引种者，名"云木香"。
- **采制**——秋、冬二季采挖，除去泥沙及须根，切段，大的再纵剖成瓣，干燥后撞去粗皮，切厚片。生用或煨用。
- **性状**——为类圆形或不规则的厚片。外表皮黄棕色至灰褐色，有纵皱纹。切面棕黄色至棕褐色，中部有明显菊花心状的放射纹理，形成层环棕色，褐色油点（油室）散在。气香特异，味微苦。以香气浓郁、油性足者为佳。
- **药性**——辛、苦，温。归脾、胃、大肠、胆、三焦经。
- **功效**——行气止痛，健脾消食。
- **应用**
  - 脾胃气滞，脘腹胀痛，食积不消，不思饮食：本品辛行苦泄温通，芳香气烈，能通理三焦，尤善行脾胃之气滞，故为行气调中止痛之佳品，又能健脾消食，故食积气滞尤宜。
  - 泻痢后重：本品辛行苦降，善行大肠之滞气，为治泻痢后重之要药。治湿热泻痢，里急后重，常与黄连配伍。
  - 胸胁胀痛，黄疸，疝气疼痛：本品辛香能行，味苦能泄，走三焦和胆经，能疏理肝胆和三焦之气机。
  - 此外，本品芳香醒脾开胃，在补益方剂中用之，能减轻补益药的腻胃和滞气之弊。
- **用法用量**——煎服，3～6g。生用行气力强；煨用实肠止泻，用于泄泻腹痛。
- **注意事项**——本品辛温香燥，凡阴虚火旺者慎用。
- **鉴别用药**
  - 木香：菊科植物木香的干燥根。能行气止痛，健脾消食。主要用于脾胃气滞所致的脘腹胀痛、嗳气、牙痛、痢疾、里急后重等症状，侧重于调理中焦脾胃之气，善治脾胃气滞之实证，也可用于脾虚气滞之证，常与补气健脾药同用。
  - 川木香：菊科植物川木香或灰毛川木香的干燥根。功效与木香相似，行气止痛。但川木香行气止痛之力较强，偏于走里，多用于治疗胃肠气滞、脘腹胀痛、里急后重等症状，尤其对于脾胃气滞兼寒者较为适宜。
  - 土木香：菊科植物土木香的干燥根。能健脾和胃，行气止痛，驱虫。不仅能行气止痛，用于脾胃气滞所致的脘腹胀痛等，还具有驱虫作用，可用于治疗蛔虫、绦虫等肠道寄生虫病。
- **现代药理**——抗胃溃疡、调节胃肠运动、抑菌、抗炎、抗肿瘤、扩张血管、抑制血小板聚集。
- **古籍摘要**
  - 《日华子本草》——治心腹一切气，止泻霍乱痢疾安胎，健脾消食疗羸劣，膀胱冷痛，呕逆反胃。
  - 《本草纲目》——木香乃三焦气分之药，能升降诸气。
  - 《本草求真》——下气宽中，为三焦气分要药。然三焦则又以中为要……中宽则上下皆通，是以号为三焦宣滞要剂。
- **名家经验**
  - 张锡纯：木香与黄连、白头翁、白芍等清热燥湿、凉血解毒之品配伍，治疗痢疾腹痛、里急后重之症，可有效缓解痢疾症状，减轻腹痛和里急后重之感。
  - 朱良春：木香可行气止痛，改善癌症患者因气滞血瘀引起的疼痛症状。在治疗胃癌、肠癌等消化系统肿瘤时，木香常与莪术、三棱、白花蛇舌草等抗癌药物同用。
  - 施今墨：木香、黄连伍用，名曰香连丸，出自《太平惠民和剂局方》。用于治疗湿热痢疾，症见脓血相兼、里急后重等。古云以黄连厚肠止痢，实属现代医学抑制志贺菌属。用木香调气行滞，消除里急后重之苦，此即金代医家刘河间所说的"行血则便脓自愈，调气则后重即除"之意。二药相互为用，治疗痢疾最为常用。若伍以马齿苋、血余炭、益元散，其效更著。

川楝子

- **基原**——楝科植物川楝树的干燥成熟果实。
- **释名**——川楝子原名“楝实”，因“楝实以蜀川者为佳”（《本草纲目》）而得名。又因“其子如小铃，熟则黄色，名金铃，象形也”（《本草纲目》），故又有“金铃子”之名。
- **产地**——我国南方各地均产，以四川产者为佳。
- **采制**——冬季果实成熟时采收，除去杂质，干燥。用时打碎，生用或炒用。
- **性状**——呈类球形，表面金黄色至棕黄色，微有光泽，少数凹陷或皱缩，具深棕色小点。果肉松软，淡黄色，遇水润湿显黏性。气特异，味酸、苦。以个大、饱满、外皮金黄色、果肉黄白色者为佳。
- **药性**——苦，寒。有小毒。归肝、小肠、膀胱经。
- **功效**——疏肝泄热，行气止痛，杀虫。
- **应用**
  - 肝郁化火，胸胁、脘腹胀痛，疝气疼痛：本品苦寒清泄，既能清肝火，又能行气止痛，为治肝郁气滞疼痛之良药，尤善治肝郁化火诸痛。
  - 虫积腹痛：本品既能杀虫，又能行气止痛，常与槟榔、使君子等同用。
  - 头癣、秃疮：本品苦寒有毒，能清热燥湿、杀虫疗癣。可单用本品焙黄研末，以油调膏，外涂。
- **用法用量**——煎服，5～10g。外用适量，研末调涂。炒用寒性减弱。
- **注意事项**
  - 本品苦寒有毒，不宜过量或持续服用，脾胃虚寒者慎用。
  - 川楝子有胃肠道刺激作用、肝损害作用，还能阻断神经肌肉传递而致肌无力。
  - 中毒较轻时，可见头晕、头痛、嗜睡、恶心、呕吐、腹痛等，严重时会出现呼吸中枢麻痹，中毒性肝炎、内脏出血、精神失常等症状。
  - 同科属不同种的植物苦楝树的成熟果实，称为苦楝子。其性状与本品略有不同，性能功效相似，但毒性较川楝子为大，应区别用药，不能混淆。
- **现代药理**——杀灭蛔虫、抑菌、松弛奥狄括约肌、利胆、促吸收、抗炎、镇痛、抗氧化、抗生育、抗癌。
- **古籍摘要**
  - 《本草纲目》——楝实导小肠、膀胱之热，因引心包相火下行，故心腹痛及疝气为要药。
  - 《神农本草经疏》——邪在阳明也，苦寒能散阳明之邪热，则诸证自除。
  - 《本经逢原》——川楝，苦寒性降，能导湿热下走渗道，人但知其治疝之功，而不知其荡热止痛之用。《本经》主温病烦狂，取以引火毒下泄，而烦乱自除……其杀三虫利水道，总取以苦化热之义。古方金铃子散，治心包火郁作痛，即妇人产后血结心疼，亦宜用之。以金铃子能降火逆，延胡索能散结血，功胜失笑散而无腥秽伤中之患。
- **名家经验**
  - 张锡纯：川楝子有泄热之功，对于肝郁化火导致的疼痛，效果尤佳。在治疗胃脘痛属肝胃郁热者，常将川楝子与黄连、吴茱萸等清热泻火、和胃降逆之品同用，以泄热止痛，调和肝胃。
  - 李振华：对于肝郁气滞型胁痛，常以川楝子为君药，配伍柴胡、青皮、香橼等疏肝理气之品，以增强疏肝解郁、行气止痛的功效。若为肝胆湿热所致的胁痛，川楝子则与茵陈、栀子、龙胆草等清热利湿药同用，以清利肝胆湿热，缓解胁肋胀痛、口苦等症状。
  - 何任：川楝子有一定的止痛作用，对于肝癌、胃癌等引起的疼痛，属肝郁气滞或肝郁化火者，将川楝子与延胡索、徐长卿、白花蛇舌草等配伍使用，既能疏肝理气止痛，又可佐助清热解毒、抗癌之效。

乌药

- **基原**——樟科植物乌药的干燥块根。
- **释名**——本品以植物的块根入药，其表面黄棕色或棕黑色，古人谓之乌色。因“乌以色名”（《本草纲目》）而得名。
- **产地**——主产于浙江（道地产区浙江天台）、安徽、湖南、湖北。
- **采制**——全年均可采挖，除去细根，洗净，趁鲜切片，晒干。生用或麸炒用。
- **性状**——为类圆形的薄片。外表皮黄棕色或黄褐色。切面黄白色或淡黄棕色，射线放射状，可见年轮环纹。质脆。气香，味微苦、辛，有清凉感。以质嫩、粉性大、切面淡黄棕色、香气浓者为佳。质老、不呈纺锤状的直根，不可供药用。
- **药性**——辛，温。归肺、脾、肾、膀胱经。
- **功效**——行气止痛，温肾散寒。
- **应用**
  - 寒凝气滞，胸腹胀痛，气逆喘急，疝气疼痛，经寒腹痛：本品辛温，能疏理气机、散寒止痛，入肺、脾、肾经，故能治三焦寒凝气滞疼痛。
  - 肾阳不足，膀胱虚冷，遗尿尿频：本品辛散温通，入肾与膀胱经而能温肾散寒、缩尿止遗。可与益智仁、山药等同用。
- **用法用量**——煎服，6～10g。
- **现代药理**——双向调节胃肠道平滑肌、促进消化液分泌、促进呼吸、兴奋大脑皮质和心肌、加速血液循环、升压、抗病毒、抑菌、抗肿瘤、抗炎、镇痛、保护肝肾、调节凝血功能。
- **古籍摘要**
  - 《本草衍义》——乌药和来气少，走泄多，但不甚刚猛，与沉香同磨作汤，点治胸腹冷气，甚定当。
  - 《药品化义》——乌药，气雄性温，故快气宣通，疏散凝滞，甚于香附。外解表而理肌，内宽中而顺气。以此散寒气，则客寒冷痛自除；驱邪气则天行疫瘴即却；开郁气，中恶腹痛，胸膈胀满，顿然可减；疏经气，中风四肢不遂，初产血气凝滞，渐次能通，皆藉其气雄之功也。
  - 《本草求真》——凡一切病之属于气逆，而见胸腹不快者，皆宜用此。……功与木香、香附同为一类。但木香苦温，入脾爽滞，每于食积则宜；香附辛苦，入肝胆二经，开郁散结，每于忧郁则妙。此则逆邪横胸，无处不达，故用以为胸腹逆邪要药耳。
- **名家经验**
  - 汪昂：辛温香窜，上入脾肺，下通肾经，能疏胸腹邪逆之气，一切病证属气者皆可治。气顺则风散，故用以治中气、中风，膀胱冷气，小便频数，反胃呕吐，宿食不消，泻痢霍乱。
  - 张廷模：乌药作为一个行气药，止痛部位广泛，但是重点在脾胃，肝也能用；香附重点为肝，脾胃也能用。
  - 岳美中：乌药暖肝散寒，对于寒疝腹痛，将乌药与小茴香、青皮、吴茱萸等暖肝理气、散寒止痛之品配伍，可缓解疝气引起的疼痛等症状。
  - 张锡纯：乌药有温肾散寒、缩尿止遗的功效。对于下元虚冷、膀胱失约所致的小儿遗尿或老年人尿频，将乌药与益智仁、山药等配伍，组成缩泉丸，以温肾固涩，增强膀胱的约束功能。
  - 朱良春：乌药“上入脾肺，下通膀胱与肾”（《本草从新》），与金钱草配伍，可解痉排石，用于治疗肾及膀胱结石所致绞痛，屡收显效。组方：乌药30g，金钱草90g，能解痉排石，主治肾及膀胱结石绞痛。
  - 李果烈：乌药与百合配对使用见于陈修园《时方歌括》的百合乌药汤。此方为陈修园治疗胃脘痛之验方，尤适用于病机属肝气犯胃、气郁化热者。临床还可用于中晚期帕金森病、糖尿病肾病、抑郁症的治疗，亦获良效。
  - 曾培杰：百病皆生于气，情志气郁用香附，饮食气郁用木香。如果纯属气逆上冲，用乌药更能顺气下走。《本草求真》中说，乌药，功与木香、香附同为一类，但木香苦温，入脾爽滞，用于食积则宜；香附辛苦，入肝、胆二经，开郁散结，每于忧郁则妙。乌药善调冷气，所以气病疼痛偏寒者、偏虚者可用之，它辛香走窜，无处不达，故为胸腹逆邪要药。

香附

基原——莎草科植物莎草的干燥根茎。

释名——本品为药用植物的根茎，因“其根相附连续而生，可以合香，故谓之香附子”（《本草纲目》）。因形状及香气而得名。

产地——主产于山东、浙江、福建、湖南。

采制——秋季采挖，燎去毛须，置沸水中略煮或蒸透后晒干，或燎后直接晒干。生用，或醋炙用。

性状——为不规则厚片或呈颗粒状。外表皮棕褐色或黑褐色，有时可见环节。切面色白或黄棕色，质硬，内皮层环纹明显。气香，味微苦。以色棕褐、香气浓者为佳。

药性——辛、微苦、微甘，平。归肝、脾、三焦经。

功效——疏肝解郁，理气宽中，调经止痛。

应用

- 肝郁气滞，胸胁胀痛，疝气疼痛：本品辛香行散，味苦疏泄，主入肝经，善理肝气之郁结并止痛，为疏肝解郁之要药，肝郁气滞诸痛症均宜。
- 肝郁气滞，月经不调，经闭痛经，乳房胀痛：本品疏肝理气，善调经止痛，故为妇科调经之要药。
- 脾胃气滞，脘腹痞闷，胀满疼痛：本品味辛能行，入脾经，有行气宽中之功，故常用于治疗脾胃气滞证。

用法用量——煎服，6～10g。醋炙增强疏肝止痛作用。

鉴别用药

- 香附：性质平和，主入肝经，以疏肝解郁、调经止痛见长，主治肝气郁结之胁肋胀痛、乳房胀痛、月经不调等症，为妇科调经之要药。
- 木香：主入脾、胃、大肠经，善治脾胃气滞、脘腹胀痛、泻痢后重，为治胃肠气滞之要药；兼有疏理肝胆气滞作用，治胁痛、黄疸、疝气疼痛等。
- 共同点：两者均有理气宽中止痛之功；均用于治疗脾胃气滞、脘腹胀痛诸症。

现代药理——促进胆汁分泌、保护肝细胞、抑制肠管收缩、有雌激素样作用、抑制离体子宫收缩、强心、降低心率及降低血压、解热、镇痛、安定、抗菌、抗炎、抗肿瘤。

古籍摘要

- 《本草纲目》——利三焦，解六郁，消饮食积聚、痰饮痞满，胕肿腹胀，脚气，止心腹、肢体、头目、齿耳诸痛，……妇人崩漏带下，月候不调，胎前产后百病。乃气病之总司，女科之主帅也。
- 《本草求真》——专属开郁散气，与木香行气，貌同实异，木香气味苦劣，故通气甚捷，此则苦而不甚，故解郁居多，且性和于木香，故可加减出入，以为行气通剂，否则宜此而不宜彼耳。
- 《本草正义》——香附，辛味甚烈，香气颇浓，皆以气用事，故专治气结为病。

名家经验

- 施今墨：香附、苏梗伍用，不寒不热，不腻不燥，流畅气机甚妙。偏寒者，与高良姜、荜澄茄伍用；胁胀者，与柴胡、白芍合用；食滞者，与鸡内金、焦槟榔合用；阴虚者，与沙参、麦冬伍用；血瘀者，与川楝子、延胡索合用。
- 王超：香附在慢性胃炎治疗中具有局限性和广泛性。就局限性而言，香附主治肝胃不和证型。症见胃脘部胀满，两胁胀痛，纳差脘痞，胸闷善太息，嗳气频繁，吞酸恶心，每因情绪因素而加重，可主用香附伍以柴胡、木香、川楝子、青皮、枳壳等药组方施治。至于香附在慢性胃炎应用的广泛性，是因为慢性胃炎很多证型兼夹肝胃气滞，胃脘疼痛、嗳气、胀满是本病的三大显著特征。
- 焦树德：香附生用，偏于上行胸膈，外达皮肤；制熟用则偏入肝肾而利腰足。用于通行经络时宜酒浸炒；用于消积聚时，宜醋浸炒；用于消化痰饮，宜姜汁浸炒；用于妇女崩漏、月经过多，宜炒黑用（名黑香附，兼有止血作用）。
- 岳美中：香附是调经之要药，对于月经不调、痛经等，将香附与当归、白芍、熟地黄等养血调经药配伍，可疏肝理气，养血调经。对于肝郁脾虚、湿浊下注所致的带下病，香附与白术、苍术、山药等健脾化湿药同用，可疏肝健脾，化湿止带。

薤白

基原——百合科植物小根蒜或薤的干燥鳞茎。

释名——《本草纲目》："薤，本文作䪥，韭类也。故字从韭，从㲋，谐声也。"薤为菜类，其根色白，故名薤白。

产地——主产于河北、江苏、湖北、黑龙江、吉林、辽宁。

采制——夏、秋二季采挖，洗净，除去须根，蒸透或置沸水中烫透，晒干。生用。

性状——小根蒜呈不规则卵圆形，表面黄白色或淡黄棕色，皱缩，质硬，角质样，有蒜臭，味微辣。薤呈略扁的长卵形，表面淡黄棕色或棕褐色，质较软，嚼之粘牙。以个大、饱满、色黄白、半透明者为佳。

药性——辛、苦，温。归心、肺、胃、大肠经。

功效——通阳散结，行气导滞。

应用
- 胸痹心痛：本品辛散温通，善于散阴寒之凝滞、通胸阳之闭结，为治胸痹要药。
- 脘腹痞满胀痛，泻痢后重：本品辛行苦降，归胃、大肠经，有行气导滞、消胀止痛之功。

用法用量——煎服，5～10g。

现代药理——降低血脂、抗血小板聚集、抗动脉粥样硬化、抗心肌缺氧、减轻缺血再灌注损伤、止泻、抗炎、镇痛、抑菌。

古籍摘要
- 《本草纲目》——治少阴病厥逆泄痢及胸痹刺痛，下气散血。
- 《长沙药解》——肺病则逆，浊气不降，故胸膈痹塞；肠病则陷，清气不升，故肛门重坠。薤白，辛温通畅，善散壅滞，辛金不至上壅，故痹者下达而变冲和；庚金不至下滞，重者上达而化轻清。
- 《本草求真》——薤，味辛则散，散则能使在上寒滞立消；味苦则降，降则能使在下寒滞立下；气温则散，散则能使在中寒滞立除；体滑则通，通则能使久痼寒滞立解。是以下痢可除。

名家经验
- 王超：薤白与桂枝同属冠心病通阳的关键用药，不同之处如下。①冠心病实证应用通阳之品需根据证情选择，治疗痰浊壅塞者应首选薤白；治疗寒凝心脉者应首选桂枝。②冠心病虚证应用通阳之品，则桂枝较薤白更为适宜，因为桂枝能扶助心阳而化心气，通中寓补，而薤白性促开利，但通而无补，所以应该以桂枝为先用，若药力不足，再投以薤白一药。薤白酒炒通阳力增；清炙可缓滑利之性，减轻对胃的刺激。薤白常用的通阳辅助药物有桂枝、细辛、苏合香、白酒等。
- 施今墨：瓜蒌、薤白伍用，古人善治胸痹。然胸痹一证，以痰浊、血瘀二者较为常见。属痰浊者，合用二陈汤（半夏、茯苓、陈皮、甘草）治之。属血瘀者，常伍以紫丹参、葛根、降香为治。若辨证准确，用药配伍恰当，均可起到事半功倍之效矣。
- 岳美中：薤白能散胸中阴寒之邪，使阳气通行，血脉流畅。对于冠心病、心绞痛患者，表现为胸闷、胸痛、遇寒加重等症状，常以薤白为主药，配合桂枝、瓜蒌、丹参等药物，以通阳散寒、宽胸理气、活血化瘀，改善心肌供血，缓解心绞痛症状。
- 蒲辅周：善用薤白调理胃肠气滞。对于脾胃虚弱兼气滞的患者，常将薤白与党参、白术、陈皮等健脾理气药配伍，以增强脾胃运化功能，消除气滞之象。对于因寒凝气滞导致的腹痛、腹泻，可与薤白、高良姜、香附等药合用，起到温中散寒、行气止痛的作用。
- 仝小林：胸痹患者中痰瘀互阻证居多，辨证要点为胸闷痛、唇舌暗等。以薤白、瓜蒌、丹参三味配伍治疗，方中瓜蒌豁痰清痰热，薤白通阳散痹结，丹参活血归心经。三药寒热并用，气机合调，血络通达。剂量配伍方面，多用瓜蒌30g，薤白15g，丹参15g，未见明显不良反应。
- 曾培杰：薤白辛温带点苦，辛温入体，它就善于往上往外窜。这股向上向外窜的气，就可以打开胸膈中的寒痹。所以寒痰留饮胸痹，常少不了薤白。故仲景瓜蒌薤白三方都用到薤白，以去除胸中寒痹，治疗胸痹喘急。

第十章　消食药

山楂

基原——蔷薇科植物山里红或山楂的干燥成熟果实。

产地——主产于山东、河南、河北、辽宁。

采制——秋季果实成熟时采收。切片，干燥。生用或炒黄、炒焦用。

性状——为圆形片，皱缩不平，外皮红色，具皱纹，有灰白色小斑点。果肉深黄色至浅棕色。有的片上可见短而细的果梗或花萼残迹。气微清香，味酸、微甜。以片大、皮红、肉厚、核少者为佳。

药性——酸、甘，微温。归脾、胃、肝经。

功效——消食健胃，行气散瘀，化浊降脂。

应用

- 肉食积滞，胃脘胀满，腹痛泄泻：本品酸甘，微温不热，可消食化积，能治各种饮食积滞，尤为消化油腻肉食积滞之要药。
- 泻痢腹痛，疝气疼痛：本品入肝经，能行气散结止痛，炒用兼能止泻止痢。
- 血瘀经闭痛经，产后瘀阻腹痛，心腹刺痛，胸痹心痛：本品性温兼入肝经血分，能通行气血，有活血祛瘀之功。
- 高脂血症：本品能化浊降脂，可单用或配伍丹参、三七、葛根等，用治高脂血症以及冠心病、高血压。

用法用量——煎服，9～12g。生山楂、炒山楂偏于消食散瘀；焦山楂消食导滞作用增强，用于肉食积滞、泻痢不爽。

注意事项——脾胃虚弱而无积滞、胃酸分泌过多者慎用。

现代药理——强心、抗心肌缺血、降压、降脂、抗心律失常、抗血小板聚集、促消化、增强免疫、抗氧化、抗菌、利尿、抗肿瘤、镇静、收缩子宫、驱绦虫。

古籍摘要

- 《日用本草》——化食积，行结气，健胃宽膈，消血痞气块。
- 《本草纲目》——化饮食，消肉积，癥瘕，痰饮痞满吞酸，滞血痛胀。
- 《医学衷中参西录》——山楂，味至酸微甘，性平。皮赤肉红黄，故善入血分为化瘀血之要药。能除痃癖癥瘕、女子月闭、产后瘀血作疼（俗名“儿枕疼”）。为其味酸而微甘，能补助胃中酸汁，故能消化饮食积聚，以治肉积尤效。其化瘀之力，更能蠲除肠中瘀滞，下痢脓血，且兼入气分以开气郁痰结，疗心腹疼痛。若以甘药佐之（甘草、蔗糖之类，酸甘相合，有甲己化土之义），化瘀血而不伤新血，开郁气而不伤正气，其性尤和平也。

名家经验

- 李浩然：山楂，酸甘微温，入脾、胃、肝经，善消肉积。但凡人体之肝脾大、血脂过高、动脉粥样硬化以及肥胖之症等，皆肉积之表象也，故均能用之。对于肝炎患者，肝大或不大，亦当用之，盖山楂能祛脂活血，祛脂即保肝，活血能排毒。凡此用山楂，剂量须大，一般为30～60g。
- 王超：山楂具有良好的活血化瘀血之功，如《医学衷中参西录》云，味至酸微甘，性平。皮赤肉红黄，故善入血分，为化瘀血之要药。但肥胖症用之以化瘀血，实是又兼取其降血脂之功，二效合一，应该是近年来很多医家用山楂化肥胖症瘀血的关键用意所在。现代药理实验证明，山楂具有抗血小板聚集的作用，其多种制剂均有明显降血脂作用。
- 郝现军：山楂性温味酸，能消食健胃、活血化瘀。临床利用山楂活血消积的功效治疗肝脾大，亦取得了较好的效果，一般用量为30g以上。山楂炒黑名黑山楂，除有消积作用外，并兼有收敛之性，可用于治疗慢性泄泻夹积滞而伴有腹痛下坠者。
- 秦增寿：山楂善消食积、散瘀血，多用于肉积、癥瘕、痰饮、泻痢等症。推而广之，其善退白腐假膜，亦属其长。白喉之白腐假膜，与患处黏膜相连，强剥则出血，其状如胬肉、如败絮，实属疫毒熏蒸，瘀腐凝聚。用山楂配主方，于滋阴清热解毒之外，具消胬肉而散瘀血之功，药证相投，自然获效。

麦芽

- **基原**——禾本科植物大麦的成熟果实经发芽干燥的炮制加工品。
- **产地**——全国各地均有生产。
- **采制**——将麦粒用水浸泡后，保持适宜温度、湿度，待幼芽长至约5mm时，晒干或低温干燥。生用、炒黄或炒焦用。
- **性状**——呈梭形。表面淡黄色，背面为外稃包围，具5脉；腹面为内稃包围。除去内外稃后，腹面有1条纵沟；基部胚根处生出幼芽和须根，幼芽长披针状条形，长约5mm。须根数条，纤细而弯曲。质硬，断面白色，粉性。气微，味微甘。以芽完整、色淡黄、粒大、饱满者为佳。
- **药性**——甘，平。归脾、胃经。
- **功效**——行气消食，健脾开胃，回乳消胀。
- **应用**
  - 食积不化，脘腹胀满，脾虚食少：本品甘平，能行气消食、健脾开胃，尤善促进淀粉性食物的消化。
  - 乳汁郁积，乳房胀痛，妇女断乳：本品有回乳消胀之功，故可用于妇女断乳，或乳汁郁积之乳房胀痛。
  - 肝郁胁痛，肝胃气痛：本品能疏肝理气解郁，用治肝气郁滞或肝胃不和，胁肋、脘腹疼痛，常配伍柴胡、香附、川楝子等药。
- **用法用量**——煎服，10～15g，回乳炒用60g。
- **注意事项**——生麦芽健脾和胃，疏肝行气，用于脾虚食少、乳汁郁积；炒麦芽行气消食回乳，用于食积不消、妇女断乳；焦麦芽消食化滞，用于食积不消、脘腹胀痛。哺乳期妇女不宜使用。
- **现代药理**——助消化、降血糖、抗真菌、保肝、生麦芽催乳、炒麦芽回乳、小剂量催乳、大剂量回乳。
- **古籍摘要**
  - 《名医别录》——消食和中。
  - 《药性论》——消化宿食，破冷气，去心腹胀满。
  - 《本草纲目》——消化一切米、面、诸果食积。
- **名家经验**
  - 曾培杰：如果是纯粹的小儿食积，而无情志抑郁，用山楂、神曲都可以，可如果因为情志抑郁而饮食无味，闷闷不乐，这时就要选择一味既能健胃消食，又可以疏肝理气的药，而麦芽就专解这种土壅木郁。张锡纯曰，麦芽虽为脾胃之药，而实善疏理肝气。《本草求原》曰，麦芽善达肝以制化脾土，故能消导，凡拂郁致成膨膈等症，用之甚妙。人知其消谷而不知其疏肝也。
  - 王幸福：早年治回乳也都是照本宣科地用炒麦芽15～30g，可以说疗效平平，90%不效。后在看《不传之秘是药量》一节中说到，用炒麦芽断乳，古今医籍多有记载，然临床中，有的效如桴鼓，有的用之无效，问题的关键还是在于量要大，须用麦芽180g，微火炒黄，加水浓煎温服，才能收到满意效果。至此恍然大悟，后于临床验之，治疗该症疗效显著提高。
  - 毛德西：生麦芽舒肝通乳，炒麦芽健脾回乳。炒麦芽为健脾消食药物，不具备舒肝作用。凡由肝郁引起的各种病证，譬如肝炎、胆囊炎、胆结石、脂肪肝、肝硬化、肝脏肿瘤、慢性胃肠炎、神经官能症、乳腺腺病、月经不调等，均可用生麦芽舒解肝胆之气。只要病变部位出现痞、满、闷、胀、下坠、疼痛，以及口苦、纳差、情绪郁闷等症状，舌苔白而不缺津者，均是生麦芽的适应证，不必犹豫。一般用量为10～30g；对于乳络不通者，可用60～100g。
  - 刘雪强：现代对麦芽的炮制，除生用外，多用炒黄、炒焦等方法，一般认为生用消食，兼能疏肝；炒黄增强开胃消食作用，并能回乳；炒焦后消食化积作用更强，但回乳作用减弱。也有研究认为，麦芽的回乳作用关键不在于生、炒与否，而在于用量的多少。小剂量（10～15g）能消食开胃而催乳，大剂量（60g以上）则耗气散血而回乳。另有研究认为酵素类成分是麦芽消食的唯一有效成分，为保证淀粉酶的活性，主张麦芽应生用，且不宜入煎剂。

鸡内金

基原——雉科动物家鸡的干燥沙囊内壁。

释名——药用鸡胗内壁有一层金灿灿的膜，因其颜色而得名。

产地——全国各地均产。

采制——杀鸡后，取出鸡肫，立即剥下内壁，洗净，干燥。生用、炒用或醋炙用。

性状——为不规则卷片。表面黄色、黄绿色或黄褐色，薄而半透明，具明显的条状皱纹。质脆，易碎，断面角质样，有光泽。气微腥，味微苦。以色黄、完整不破碎者为佳。

药性——甘，平。归脾、胃、小肠、膀胱经。

功效——健胃消食，涩精止遗，通淋化石。

应用

- 食积不消，呕吐泻痢，小儿疳积：本品消食化积作用较强，并可健运脾胃，故广泛用于米、面、薯、芋、乳、肉等各种食积证。
- 遗精、遗尿：本品可固精缩尿止遗。可单味炒焦研末，温酒送服治遗精；或与菟丝子、桑螵蛸、覆盆子等同用治遗尿。
- 石淋涩痛，胆胀胁痛：本品有化坚消石以及通淋之功，常与金钱草、虎杖等药同用。

用法用量——煎服，3～10g。研末服，每次1.5～3g。研末服效果优于煎剂。

注意事项——脾虚无积滞者慎用。

现代药理——促进胃液分泌，促进消化，促进胰液分泌，增强胃蛋白酶、胰脂肪酶活性。

古籍摘要

- 《滇南本草》——宽中健脾，消食磨胃。治小儿乳食结滞，肚大筋青，痞积疳积。
- 《本草纲目》——治小儿食疟，疗大人淋漓、反胃，消酒积，主喉闭、乳蛾，一切口疮，牙疳诸疮。
- 《医学衷中参西录》——用鸡内金为脏器疗法，若再与白术等份并用，为消化瘀积之要药，更为健补脾胃之妙品，脾胃健壮，益能运化药力以消积也。

名家经验

- 王学诗：鸡内金俗称化骨丹。鸡内金焙干研细末，每次3～5g冲服，治疗消化不良、食积纳呆。鸡内金焙干研细末，每次5g，治疗小儿遗尿。鸡内金10g冲服配方药中，可增强治疗胆囊炎的效果。鸡内金单味或配方药中，治疗各种结石病。
- 岳美中：鸡内金具有通淋化石的功效，可与金钱草、海金沙、石韦等药物配伍，促进尿结石的排出，缓解因结石引起的疼痛、血尿等症状。将鸡内金与柴胡、郁金、茵陈等疏肝利胆药同用，可增强利胆排石的作用，改善胆囊的功能，消除结石。
- 蒋志君：鸡内金的功能主要有三，消食积、止遗尿、化结石。其实，鸡内金还善于治疗女性闭经，这一点许多人并不知晓。清代著名医学家张锡纯在他所著的《医学衷中参西录》一书中载有“论鸡内金为治女子干血要药”一文。所谓女子干血痨，便是一种顽固性的闭经。
- 王德鉴：鸡内金有运脾消食、固精止遗功效，用于治疗消化不良，食积不化，小儿疳积及遗尿、遗精等症。而王氏常用其治疗癌肿肿块坚硬者，将鸡内金研粉末，装胶囊吞服，每天3～6g。鸡内金是鸡砂囊角质内壁，有化坚散结消石之功，故用其治疗癌肿，且有助消化作用，用之有益无害。
- 王午桥：三金汤由鸡内金、广郁金、金钱草三味组成。鸡内金能消食滞、化结石，广郁金能行气活血、疏肝利胆，金钱草能清热解毒、利尿排石。此三药配合（鸡内金须生研吞服，每次3～5g），对胆囊疾患确有殊功。治胆病以三金入于适应证之主方中，效果明显。

第十一章　止血药

第一节　凉血止血药

小蓟

- **基原**——菊科植物刺儿菜的干燥地上部分。
- **释名**——首载于《名医别录》，此草之花如发髻，形小，髻通蓟，故名小蓟。
- **产地**——全国大部分地区均产。
- **采制**——夏、秋季花期采集，除去杂质，晒干，切断。生用或炒炭用。
- **性状**——为不规则的段。茎呈圆柱形，表面灰绿色或带紫色，具纵棱和白色柔毛。切面中空。叶片多皱缩或破碎，叶齿尖具针刺；两面均具白色柔毛。头状花序，总苞钟状；花紫红色。气微，味苦。以叶多、色绿者为佳。
- **药性**——甘、苦，凉。归心、肝经。
- **功效**——凉血止血，散瘀解毒消痈。
- **应用**
  - 血热吐血、衄血、尿血、血淋、便血、崩漏，外伤出血：本品性寒凉，善清血分之热而凉血止血，凡血热妄行之吐血、衄血、便血、尿血、崩漏，皆可选用。
  - 痈肿疮毒：本品能清热解毒，散瘀消肿，用治热毒疮疡初起肿痛之证。可单用鲜品捣烂敷患处，也可与蒲公英、紫花地丁等同用。
- **用法用量**——煎服，5～12g；鲜品加倍。外用适量，捣敷患处。
- **鉴别用药**
  - 小蓟：①兼能利尿通淋；②以治尿血、血淋为优，为治血淋要药。
  - 大蓟：①止血作用广泛，为血热出血及热毒疮疡之要药；②以治吐血、咯血及崩漏下血尤为适宜；③散瘀解毒消痈力强。
  - 共同点：①二者均能凉血止血，散瘀解毒消痈；②广泛用治血热出血诸证及热毒疮疡，常相须而用；③两药均具清肝降压之功，可用治肝炎、高血压（辅助用药）。
- **现代药理**——促凝、止血、抑菌。
- **古籍摘要**
  - 《日华子本草》——小蓟根凉，无毒，治热毒风并胸膈烦闷，开胃下食，退热，补虚损。苗，去烦热，生研汁服。小蓟力微，只可退热，不似大蓟能补养下气。
  - 《本草纲目拾遗》——清火、疏风、豁痰，解一切疔疮痈疽肿毒。
  - 《医学衷中参西录》——鲜小蓟根，味微辛，气微腥，性凉而润。为其气腥与血同臭，且又性凉濡润，故善入血分，最清血分之热，凡咳血、吐血、衄血、二便下血之因热者，服者莫不立愈。又善治肺病结核，无论何期，用之皆宜，即单用亦可奏效。并治一切疮疡肿疼、花柳毒淋、下血涩疼，盖其性不但能凉血止血，兼能活血解毒，是以有以上种种诸效也。其凉润之性，又善滋阴养血，治血虚发热；至女子血崩赤带，其因热者用之亦效。
- **名家经验**
  - 秦伯未：小蓟是凉血止血的要药，尤其擅长治疗血尿，在临床中，若患者因下焦湿热，灼伤血络而出现尿血，血色鲜红，伴有尿频、尿急、尿痛等症状，常以小蓟与蒲黄、木通、滑石等配伍，直折血分之热，使热清血宁，尿血自止。
  - 焦树德：小蓟有清热解毒、消散痈肿的功效，对于热毒蕴结所致的疖肿、痈疽等，初起红肿热痛时，可单用小蓟鲜品捣烂外敷，或与金银花、连翘、蒲公英等清热解毒药同用，以清热解毒，消肿止痛，促使疮痈消散。

地榆

基原——蔷薇科植物地榆或长叶地榆的干燥根。

释名——陶弘景云，其叶似榆而长，初生布地，故名。

产地——地榆产于黑龙江、吉林、辽宁、内蒙古、山西；长叶地榆习称“绵地榆”，主产于安徽、江苏、浙江、江西。

采制——春季将发芽时或秋季植株枯萎后采挖，除去须根，洗净，切片，干燥。生用或炒炭用。

性状——为不规则的类圆形片或斜切片。外表皮灰褐色至深褐色。切面较平坦，粉红色、淡黄色或黄棕色，木部略呈放射状排列；或皮部有多数黄棕色绵状纤维。气微，味微苦涩。地榆以切面粉红色者为佳，绵地榆以皮部有绵状纤维、切面黄棕色者为佳。

药性——苦、酸、涩，微寒。归肝、大肠经。

功效——凉血止血，解毒敛疮。

应用
- 血热便血，痔血，血痢，崩漏：本品性味苦寒，善泄血中之热而凉血止血；味兼酸涩，又能收敛止血，可用治多种血热出血之证。又因其性沉降，故尤宜于下焦血热之出血。
- 水火烫伤，痈肿疮毒，湿疹：本品苦寒能泻火解毒，味酸涩能敛疮，为治烧烫伤之要药，可单味研末麻油调敷，或与紫草、冰片同用。

用法用量——煎服，9～15g。外用适量，研末涂敷患处。止血多炒炭用，解毒敛疮多生用。

注意事项
- 本品性寒酸涩，凡虚寒性出血或有瘀者慎用。
- 对于大面积烧烫伤患者，不宜使用地榆制剂外涂，以防其所含鞣质被大量吸收而引起中毒性肝炎。

鉴别用药
- 地榆：①味酸，兼能收敛止血，凡下部之血热出血，诸如便血、痔血、崩漏、血痢等皆宜；②又能解毒敛疮，可治水火烫伤、湿疹及疮疡痈肿等，为治烫伤之要药。
- 槐花：①无收涩之性，止血功在大肠，故以治便血、痔血为佳；②槐花又清肝泻热，治疗肝火上炎之头痛目赤及高血压等。
- 共同点：①二药均能凉血止血，相须为用可治疗血热妄行的多种出血证；②尤长于治下焦血热所致的便血、痔血。

现代药理——止血、治疗烫伤、抗菌、抗炎、促进造血。

古籍摘要
- 《神农本草经》——主治妇人乳痛，七伤，带下病，止痛，除恶肉，止汗，疗金创。
- 《本草纲目》——地榆，除下焦热，治大小便血证。止血，取上截切片炒用，其梢则能行血，不可不知。杨士瀛云：诸疮痛者加地榆，痒者加黄芩。
- 《景岳全书》——味苦微涩，性寒而降，既清且涩，故能止吐血、衄血，清火明目，治肠风血痢及妇人崩漏下血，月经不止，带浊痔漏，产后阴气散失，亦敛盗汗，疗热疮，除恶肉，止疮毒疼痛。凡血热者当用，虚寒者不相宜也。作膏可贴金疮，捣汁可涂虎、犬、蛇、虫伤毒，饮之亦可。

名家经验
- 施今墨：将地榆与白及相伍，用于治疗胃及十二指肠溃疡出血。地榆凉血止血，白及收敛止血，二药合用，一凉一收，既能凉血清热，又能收敛止血，对于胃热炽盛、迫血妄行所致的出血，有较好的止血效果，可促进溃疡面的愈合。
- 焦树德：地榆酸寒凉血，外治痈肿疮疡及烫火伤，可单用本品，研为细末，香油调涂患处。或用生地榆二两、冰片二分、麝香少许，共研细末，伤处破者，可撒布此粉于伤面上；如未破者，可用香油调涂患处。也有用地榆末与黄连素同研为均匀细粉，用于烫伤或烧伤，取得良好效果。
- 王超：溃疡性结肠炎不论任何证型，只要其临床表现出现脓血便，均可在辨证处方中加用地榆一药以止血。一般而言，溃疡性结肠炎止血常用生地榆，若脓血较多或便下纯血可改用地榆炭。地榆常用的止血辅助药物有槐花、金银花炭、大蓟、小蓟等。
- 朱良春：地榆可作为溃疡病常规治疗药物，还可配伍温中补虚或疏肝和胃之剂。治上消化道出血，随症加入温运脾阳、养血摄血之黄土汤中，或单用本品清泄郁热、凉血止血，屡获佳效。

侧柏叶

基原——柏科植物侧柏的干燥枝梢和叶。

释名——“柏有数种，入药惟取叶扁而侧生者，故曰侧柏”（《本草纲目》）。因药用其枝叶，故名。

产地——全国各地均有产。

采制——多在夏、秋季采收，除去粗梗及杂质，阴干。生用或炒炭用。

性状——本品多分枝，小枝扁平。叶细小鳞片状，交互对生，贴伏于枝上，深绿色或黄绿色。质脆，易折断。气清香，味苦涩、微辛。以枝嫩、色深绿者为佳。

药性——苦、涩，寒。归肺、肝、脾经。

功效——凉血止血，化痰止咳，生发乌发。

应用

- 吐血，衄血，咯血，便血，崩漏下血：本品苦寒，善清血热，又兼能收敛止血，为治各种出血证之要药，尤以血热者为宜。
- 肺热咳嗽，咳痰黄稠：本品苦能降泄，寒能清热，长于清肺热、化痰止咳。可单用或配伍浙贝母、瓜蒌等药。
- 血热脱发，须发早白：本品寒凉入血而祛风，有生发乌发之效，《日华子本草》谓其“黑润鬓发”，适用于血热脱发、须发早白。

用法用量

- 煎服，6～12g。外用适量。止血多炒炭用，化痰止咳宜生用。
- 侧柏叶与柏子仁都来源于柏科植物侧柏。侧柏叶是指侧柏的嫩枝与叶，而柏子仁则是侧柏的干燥成熟种仁。侧柏叶凉血止血、化痰止咳、生发乌发，适用于血热所致的出血、肺热咳嗽，以及脱发、须发早白等。柏子仁养心安神、润肠通便、止汗，主要用于阴血不足、虚烦失眠、心悸怔忡、肠燥便秘、阴虚盗汗等病症。

现代药理——止血、抗炎、抑菌、祛痰、平喘。

古籍摘要

- 《名医别录》——主治吐血、衄血、痢血、崩中赤白。轻身益气，令人耐风寒，去湿痹，止饥。
- 《本草备要》——止吐衄崩淋，肠风尿（血）痢（血），一切血证，去冷风湿痹，历节风痛。涂汤火伤，生肌杀虫，炙罨冻疮，汁乌髭发。
- 《本草易读》——吐血衄血，痢血溺血，赤白崩中，风冷历节。敷汤火而止痛，解蛊痢而杀虫；灭瘢痕而生肌，润鬓发而黑头。

名家经验

- 焦树德：本品生用除凉血、止血外，尚能益阴清热，炒炭用则只可用于止血。实际上本品最常用于凉血、止血，生用的机会较多。例如四生丸（生侧柏、生地黄、生艾叶、生荷叶）常用于各种热性出血。对妇女倒经（每到月经期则衄血），在应证汤药中加入生侧柏叶25～50g、大小蓟各25g，效果较好。
- 施今墨：脱发多与肝肾阴虚、血热有关，常以侧柏叶与女贞子、墨旱莲等滋阴凉血之品配伍。侧柏叶凉血清热，可清血分之热以助毛发生长，与女贞子、墨旱莲等滋养肝肾之药合用，标本兼治，可改善脱发症状，促进头发生长。
- 路志正：侧柏叶能清热燥湿、凉血解毒，与黄柏、苍术、薏苡仁等清热利湿药配伍，治疗湿热下注所致的带下病，可增强清利下焦湿热的作用，使湿热得清，带脉得固，带下症状得以缓解。
- 岳美中：治疗肺热咯血，常重用侧柏叶及桑白皮、地骨皮、黄芩等清肺热之药，侧柏叶能清肺热、凉血止血，对于肺热灼伤肺络引起的咯血，以增强清肺凉血止血之力，使肺热清、络脉宁，咯血自止。
- 仝小林：肾性血尿多见于急慢性肾炎、IgA肾病、隐匿性肾小球肾炎、紫癜性肾炎、狼疮性肾炎等疾病中，其发病往往为感受风寒湿，邪伏肾络所致，而见血尿者则多兼湿、热、瘀等病理产物，临床常在扶正透邪的基础上，加用侧柏叶、仙鹤草、小蓟三味药。仙鹤草收敛止血兼可补虚，侧柏叶祛风止血兼能散瘀，小蓟善清血分热而凉血，三者配伍，恰合肾性血尿的病机特点，能针对性减少尿红细胞数量。

白茅根

基原——禾本科植物白茅的干燥根茎。

释名——“茅叶如矛，故谓之茅”（《本草纲目》），本品药用其根茎，色白，因此得名。

产地——全国大部分地区均产。

采制——春、秋二季采挖，洗净，晒干，除去须根和膜质叶鞘，捆成小把，切段。生用或炒炭用。

性状——为圆柱形的段。外表皮黄白色或淡黄色，微有光泽，具纵皱纹，有的可见稍隆起的节。切面皮部白色，多有裂隙，放射状排列，中柱淡黄色或中空，易与皮部剥离。气微，味微甜。以色白、味甜者为佳。

药性——甘，寒。归肺、胃、膀胱经。

功效——凉血止血，清热利尿。

应用

- 血热咯血、吐血、衄血、尿血：本品甘寒入血分，能清血分之热而凉血止血，可用治多种血热出血之证，可单用或配伍其他凉血止血药。
- 热病烦渴，肺热咳嗽，胃热呕吐：本品甘寒，善清肺胃之热、降泄火逆，既能清胃热而止呕，又能清肺热而止咳。
- 湿热黄疸，水肿尿少，热淋涩痛：本品能清热利尿以除湿退黄、消退水肿、通淋。

用法用量——煎服，9～30g。鲜品加倍。止血多炒炭用，清热利尿宜生用。

鉴别用药

- 白茅根：偏入血分，以凉血止血见长。
- 芦根：偏入气分，以清热生津为优。
- 共同点：两者均能清肺胃热而利尿，治疗肺热咳嗽、胃热呕吐和热淋涩痛，且常相须为用。

现代药理——止血、利尿、抗炎。

古籍摘要

- 《神农本草经》——主劳伤虚羸，补中益气，除瘀血，血闭，寒热，利小便。
- 《医学衷中参西录》——中空有节，最善透发脏腑郁热，托痘疹之毒外出；又善利小便淋涩作疼，因热小便短少，腹胀身肿；又能入肺清热以宁嗽定喘；为其味甘，且鲜者嚼之多液，故能入胃滋阴以生津止渴，并治肺胃有热，咳血、吐血、衄血、小便下血，然必用鲜者其效方著。春前秋后剖用之味甘，至生苗盛茂时，味即不甘，用之亦有效验，远胜干者。
- 《本草正义》——白茅根，寒凉而味甚甘，能清血分之热而不伤于燥，又不黏腻，故凉血而不虑其积瘀，以主吐衄呕血。泄降火逆，其效甚捷。

名家经验

- 焦树德：本品有清热利水的作用，对湿热淋（泌尿系统感染）、水肿等病，可配合车前子、木通、萹蓄、瞿麦、猪苓、茯苓、黄柏等同用。在应证汤药中加入茅根炭50g、黄柏炭20g、小蓟25g，用于尿中红细胞满视野或数十个，久久不愈者，每收理想效果。久病致虚而兼腰痛者，可酌加川断或川断炭、桑寄生。
- 王超：热邪是导致慢性肾小球肾炎尿血最基本的致病之邪，慢性肾小球肾炎兼夹热邪性质的有湿热证型，肝肾阴虚证型亦多夹湿热为患。不论何种证型，只要肉眼或镜检中出现血尿，就可以用白茅根以止之。但用量不宜太轻，一般在30g左右。由于白茅根止血为治血尿之标，还应用结合治血尿之本方药。
- 施今墨：白茅根味甘而不腻膈，性寒而不碍胃，利水而不伤阴，善清血分之热；芦根味甘而不滋腻，生津而不恋邪，专清气分之热。二药伍用，一气一血，气血两清，发汗解表，清热退热。茅根清里，芦根透表，二药配伍，一清一透，故于肺热咳喘，清透疹毒尤所擅长。
- 岳美中：白茅根有利水消肿、凉血止血的作用，对于急性肾炎，因风热或湿热之邪侵袭，导致肺失通调、脾失运化，出现水肿、血尿等症状者，白茅根可发挥重要作用。一般用量较大，常为30～60g甚至更多，与茯苓、泽泻、车前子等利水渗湿药同用，以增强利水消肿之功，同时其凉血之效可改善血尿症状，促进病情恢复。
- 赵绍琴：当热入血分，出现身热夜甚、斑疹隐隐、吐血、衄血等症状时，白茅根可与犀角（现用水牛角代）、生地黄、赤芍、牡丹皮等清热凉血药配伍。白茅根既能凉血止血，又能清热利尿，可使血分热毒从小便而出，有助于缓解血分证的病情，防止出血加重及瘀热互结。

第二节　化瘀止血药

三七

- **基原**——五加科植物三七的干燥根和根茎。
- **释名**——三七是五加科人参属多年生草本植物，其播种后三至七年挖采，而且每株长三个叶柄，每个叶柄生七个叶片，故而得名“三七”。
- **产地**——主产于云南、广西。
- **采制**——秋季花开前采挖，洗净，分开主根、支根及根茎，干燥。支根习称“筋条”，根茎习称“剪口”。切片，或捣碎，或碾细粉用。
- **性状**——主根呈类圆锥形或圆柱形。表面灰褐色或灰黄色，有断续的纵皱纹和支根痕。顶端有茎痕，周围有瘤状突起。体重，质坚实，断面灰绿色、黄绿色或灰白色，木部微呈放射状排列。气微，味苦回甜。以个大、体重、质坚实、断面灰绿色者为佳。
- **药性**——甘、微苦，温。归肝、胃经。
- **功效**——化瘀止血，消肿定痛。
- **应用**
  - 咯血，吐血，衄血，便血，尿血，崩漏，外伤出血：本品味甘微苦性温，入肝经血分，功善止血，又能祛瘀，有止血不留瘀、化瘀不伤正的特点，对人体内外各种出血，无论有无瘀滞均可应用，尤以有瘀滞者为宜，单味内服外用均有良效。
  - 血滞胸腹刺痛，跌扑肿痛：本品活血消肿，止痛力强，为治瘀血诸证之佳品，尤为伤科要药。可单味应用，以三七为末，黄酒或白开水送服；若皮破者，亦可用三七粉外敷。
- **用法用量**——煎服，3～9g；研末吞服，一次1～3g。外用适量。
- **注意事项**——孕妇慎用。阴虚血热之出血不宜单用。
- **现代药理**——止血、造血、抗血小板聚集、溶栓、降压、减慢心率、抗心律失常、降低心肌耗氧量、扩张脑血管、增强免疫、镇痛、抗炎、改善学习记忆、抗疲劳、延缓衰老、抗肿瘤、调节血脂。
- **古籍摘要**
  - 《本草新编》——三七根，止血之神药也，无论上中下之血，凡有外越者，一味独用亦效，加入补血补气药之中则更神。盖止药得补而无沸腾之患，补药得止而有安静之休也。
  - 《本草求真》——世人仅知功能止血住痛，殊不知痛因血瘀则痛作，血因敷散则血止。三七气味苦温，能于血分化其血瘀。……故凡金刃刀剪所伤，及跌扑杖疮血出不止，嚼烂涂之，或为末渗，其血即止。……且以吐血、衄血、下血、血痢、崩漏、经水不止、产后恶露不下，俱宜自嚼，或为末，米饮送下即愈。
  - 《医学衷中参西录》——善化瘀血，又善止血妄行，为吐衄要药。病愈后不至瘀血留于经络，证变虚劳。兼治二便下血，女子血崩，痢疾下血鲜红（宜与鸦胆子并用），久不愈，肠中腐烂，浸成溃疡，所下之痢色紫腥臭，杂以脂膜，此乃肠烂欲穿（三七能化腐生新，是以治之）。为其善化瘀血，故又善治女子癥瘕，月事不通，化瘀血而不伤新血，允为理血妙品。外用善治金疮，以其末敷伤口，立能血止疼愈。若跌打损伤、内连脏腑经络作疼痛者，外敷内服奏效尤捷。疮疡初起肿疼者，敷之可消。……三七之性，既善化血，又善止血，人多疑之，然有确实可征之处。如破伤流血者，用三七末擦之，则其血立止，是能止血也；其破处已流出之血，着三七皆化为黄水，是能化血。
- **名家经验**
  - 吴震西：三七主治出血诸证，胸痹心痛、跌打损伤。其指征是舌质紫、有瘀点瘀斑，脉涩或沉细无力。但孕妇忌用。三七配伍用量为煎服10g，急症宜用30～50g大剂量的水浸液灌肠；慢性疾病宜小剂量研粉末吞服1.5g，长期使用。
  - 周楚良：三七为活血化瘀药，无明显不良反应，能降血脂、调心律，可作为老年保健用药。临床应用指征为心胸闷胀、心悸（脉促、结、代，心电图心律失常）、心绞痛、咯血、老年性眩晕（脑动脉硬化）。
  - 邵梦扬：三七以止血著称，但又有良好的消瘀祛腐作用，对胃癌、肠癌、肝癌、食管癌等消化道癌症疗效较好。本品具有止血行血双向作用，故出血、血瘀均可用之，对于出血，不管因寒、因热、因瘀、因虚，均可配伍使用。

茜草

基原——茜草科植物茜草的干燥根和根茎。

释名——“茜草”的名字出自《汉官仪》：“染园出卮茜，供染御服。”《玉篇·草部》中描述：“蒨，青葱貌。”谓其草盛，陶弘景言此草“丰贱”，故“蒨”，当由长势茂盛得名。

产地——主产于陕西、河北、山东、河南、安徽。

采制——春、秋二季采挖，除去泥沙，干燥。切厚片或段。

性状——为不规则的厚片或段。根呈圆柱形，外表皮红棕色或暗棕色，具细纵纹；皮部脱落处呈黄红色。切面皮部狭，紫红色，木部宽广，浅黄红色，导管孔多数。气微，味微苦，久嚼刺舌。以切面色黄红者为佳。

药性——苦，寒。归肝经。

功效——凉血，化瘀，止血，通经。

应用

- 吐血，衄血，崩漏，外伤出血：本品味苦性寒，善走血分，既能凉血止血，又能化瘀止血，故可用于血热妄行或血瘀脉络之出血证，对于血热夹瘀之出血尤为适宜。
- 瘀阻经闭，风湿痹痛，跌扑肿痛：本品主入肝经，能活血通经，故可用治血滞闭经、风湿痹痛、跌打损伤之证，尤为妇科调经要药。

用法用量——煎服，6～10g。止血炒炭用，活血通经生用或酒炒用。

注意事项——孕妇慎用。

现代药理——止血、抗炎、抗肿瘤、抗氧化。

古籍摘要

- 《神农本草经》——主寒湿风痹，黄疸，补中。
- 《本草纲目》——气温行滞，味酸入肝而咸走血，手足厥阴血分之药也，专于行血活血。俗方用治女子经水不通，以一两煎酒服之，一日即通，甚效。

名家经验

- 施今墨：海螵蛸、茜草伍用，海螵蛸为收涩之品，有止血之功，李时珍说它可治“血枯、血瘕、经闭、崩带”等“厥阴本病”。茜草味辛能散，有行血活血之效。二药伍用，活血而不伤正，止血而不留瘀，善治崩漏之症。若加黄芪、当归、生熟地黄、大黄、仙鹤草、阿胶，其效更显。
- 朱良春：茜草苦寒，入肝经，药用其根部。此药既能行血，又能止血，故有“血见愁”之别名。前人经验，多谓炒炭止血，生用行血。实则茜草生用亦有显著止血的作用，不必炒炭，唯止血当用小剂量（常用6g左右），行血则须大剂量（20～30g）。茜草止血范围较广，无论吐血、衄血、尿血、便血、皮下出血、月经量多、子宫出血，凡因血热妄行引起的量多色鲜、舌红脉数者，皆可投以茜草，而收迅捷止血之效。
- 徐迪华：茜草根治咯血（肺结核、支气管扩张咯血），配大蓟、小蓟、生地黄、牡丹皮、山栀子、炒槐米；治妇科崩漏（内分泌失调、子宫内膜增生、血小板减少），配艾叶炭、熟地黄、阿胶、牡丹皮炭、蒲黄炭、地榆炭、淫羊藿、炒白芍。
- 刘渡舟：茜草色赤性温、味咸而酸，赤入营血、咸软坚、酸归肝，性温则宣通流行，故能行肝经之血滞、祛肝中之瘀积、补营分而生新血。土鳖虫性寒，能破血逐瘀，《金匮要略》“大黄䗪虫丸”“下瘀血汤”俱用之治干血。二味皆为厥阴肝经血分药，一温一寒，一草一虫，配合使用，能够行滞活血，化瘀破积，祛瘀生新，相辅相成，是肝病治疗的常用药对，柴胡解毒汤、柴胡活络汤、柴胡鳖甲汤、柴胡止痛汤等都含有这一药对。二药的临床处方常用量为各10g。当絮浊试验指标、A/G比值严重异常或病情顽固难以纠正时，可以酌增。

蒲黄

- **基原**——香蒲科植物水烛香蒲、东方香蒲或同属植物的干燥花粉。
- **释名**——本品因粉粒细小，颜色鲜黄，故名。
- **产地**——主产于浙江、江苏、安徽、湖北、山东。
- **采制**——夏季采收蒲棒上部的黄色雄花序，晒干后碾轧，筛取细粉。生用或炒用。
- **性状**——为黄色粉末。体轻，放水中则飘浮水面。手捻有滑腻感，易附着手指上。气微，味淡。以粉细、体轻、色鲜黄、滑腻感强者为佳。
- **药性**——甘，平。归肝、心包经。
- **功效**——止血，化瘀，利尿通淋。
- **应用**
  - 吐血，衄血，咯血，崩漏，外伤出血：本品甘平，长于收敛止血，兼有活血行瘀之功，为止血行瘀之良药，有止血不留瘀的特点。
  - 血滞经闭痛经，胸腹刺痛，跌扑肿痛：本品味辛，能活血通经、祛瘀止痛，凡跌打损伤、痛经、心腹疼痛等瘀血作痛者均可应用，尤为妇科所常用。
  - 血淋涩痛：本品既能止血，又能利尿通淋，常与生地黄、冬葵子、石韦等同用。
- **用法用量**——煎服，5～10g，包煎。外用适量，敷患处。止血多炒炭用，化瘀、利尿多生用。
- **注意事项**——孕妇慎服。
- **现代药理**——抗血栓、止血、抗心肌缺血、抗脑缺血。
- **古籍摘要**
  - 《神农本草经》——主心腹、膀胱寒热，利小便，止血，消瘀血。久服轻身、益气力。
  - 《药品化义》——蒲黄，色黄气香，专入脾经。若诸失血久者，炒用之以助补脾之药，摄血归源，使不妄行。又取体轻行滞，味甘和血，上治吐衄咯血，下治肠红崩漏。但为收功之药，在失血之初，用之无益。若生用亦能凉血消肿。
- **名家经验**
  - 王幸福：蒲黄功用主要分为三个方面，一是少腹瘀血证，如用于妇科痛经的失笑散；二是用于胃溃疡之类，收敛止血止痛；三是用于口腔中溃疡瘀斑之类及眼底出血。疗效都很好，比起三七粉，又便宜又好用。
  - 施今墨：蒲黄、五灵脂伍用，名曰失笑散，出自《太平惠民和剂局方》，治男女老少心痛、腹痛、少腹痛、小肠疝气，诸药不效者。治妇科疾病，多伍以当归、川芎、香附、艾叶；治胃寒而痛，与干姜炭、高良姜伍用；治冠心病、心绞痛，与紫丹参、三七、葛根、降香合用。
  - 蔡小荪：生蒲黄临床应用指征以有瘀阻腹痛者为主。一般止血常用炭药，但生蒲黄的止血作用强于蒲黄炭，较小剂量侧重于祛瘀，较大剂量侧重于止血。临床上对经量少而不畅、腹痛者，用10～12g；经量中等或偏多、带有血块、腹痛者，用12～15g；经量多如注、血块下且大、经量愈多腹愈痛者，用30～60g，配赤芍、牡丹皮、熟大黄以祛瘀，凉血止血，而不需止血、止痛之品。
  - 焦树德：本品为黄色粉末状，外伤出血时用此粉撒于伤口，可止血。对口舌生疮、皮肤湿疹，可用炼过的猪油或蜜调合本品，调成膏状，敷患处，有滋润、凉血、消肿作用。
  - 仝小林：瘀血阻络为糖尿病眼底出血的常见证型，离经之血便为瘀，蒲黄、三七、仙鹤草是活血化瘀、疏通血脉的良方，活血不破血，止血不留瘀。蒲黄药典用量5～10g，中医眼科医家陈达夫用生蒲黄24g，临床效佳。出血期应用炒蒲黄，静止期及恢复期用生蒲黄，常用9～30g。三七药典用量3～9g，研粉吞服1次1～3g。治疗眼底出血时需注意用量，三七粉1.5～6g或三七3～9g，避免活血太过加重出血。仙鹤草收敛止血，出血期多用至9～15g，若眼底出血瘀血较甚，或处于吸收期、恢复期，需注意用量，避免止血留瘀。

第三节　收敛止血药

白及

基原——兰科植物白及的干燥块茎。

释名——“其根白色，连及而生，故曰白及”（《本草纲目》），本品药用其根茎。

产地——主产于贵州、四川、湖南、湖北。

采制——夏、秋二季采挖，除去须根，洗净，置沸水中煮或蒸至无白心，晒至半干，除去外皮，晒干，切薄片。生用。

性状——为不规则的薄片。外表皮灰白色至灰棕色，或黄白色。切面类白色至黄白色，角质样，半透明，维管束小点状，散生。质脆。气微，味苦，嚼之有黏性。以切面色白、角质样者为佳。

药性——苦、甘、涩，微寒。归肺、胃、肝经。

功效——收敛止血，消肿生肌。

应用
- 咯血，吐血，外伤出血：本品味涩质黏，为收敛止血之要药，可治体内外诸出血证。
- 疮疡肿毒，皮肤皲裂，烧烫伤：本品寒凉苦泄，能泄血中壅滞；味涩质黏，能敛疮生肌，为外疡消肿生肌的常用药。

用法用量——煎服，3～10g，大剂量可用至30g；可入丸、散剂，每次用2～5g；研末吞服，每次1.5～3g；外用适量。

注意事项——不宜与川乌、制川乌、草乌、制草乌、附子同用。

现代药理——止血、促进伤口愈合、抗胃溃疡、抗肿瘤、抗菌。

古籍摘要
- 《神农本草经》——主痈肿恶疮败疽，伤阴死肌，胃中邪气，贼风鬼击，痱缓不收。
- 《本草汇言》——白及，敛气、渗痰、止血、消痈之药也。此药质极黏腻，性极收涩，味苦气寒，善入肺经。凡肺叶破损，因热壅血瘀而成疾者，以此研末日服，能坚敛肺藏，封填破损，痈肿可消，溃破可托，死肌可去，脓血可洁，有托旧生新之妙用也。
- 《本草求真》——方书既载功能入肺止血，又载能治跌扑折骨，汤火灼伤，恶疮痈肿，败疽死肌，得非似收不收，似涩不涩，似止不止乎？不知书言功能止血者，是因性涩之谓也。……书言能治痈疽损伤者，是因味辛能散之谓也。此药涩中有散，补中有破，故书又载去腐、逐瘀、生新。

名家经验
- 封万富：白及主治肺痨、骨痨、消化性溃疡。它为生肌长肉之妙药，没有破溃及溃疡者，不宜使用。治肺结核空洞，以白及与三七5∶1，共研细末，内服。治消化性溃疡（经胃镜或钡餐确诊），用白及与浙贝母5∶2，共研细末，内服。治骨痨，用白及、白芷、枯矾、白蔹各等份研末，醋调外敷。
- 尹莲芳：白及敛气、止血、消痈，质极黏腻，性极收敛，味苦寒，为善治各种出血及黏膜、皮肤炎性渗血、肿胀之要药。治溃疡性结肠炎，以白及20g，配黄连10g，合锡类散1支，保留灌肠。治久不收口之疮疡，以白及粉10g，配冰片0.5g敷患处。
- 于格：白及、诃子、五倍子均为传统收敛止血药，其中白及含黏液质、淀粉、甘露醇等，是传统的内服、外用止血药。诃子、五倍子一般以外用效果为佳。诃子多含鞣质，具有较强的消炎和收敛作用；五倍子含大量鞣酸及树脂、淀粉等，能使皮肤、黏膜溃疡组织蛋白凝固而起收敛作用，可使血液凝固而起止血作用。
- 施今墨：治疗胃溃疡、十二指肠溃疡等消化系统疾病时，常将白及与海螵蛸配伍，二者一敛一制，既能收敛止血，又能制酸止痛，对于溃疡面的修复和疼痛的缓解有很好的效果。在治疗咳嗽咯血时，将白及与枇杷叶、桑白皮等清肺止咳药配伍，以增强清肺止血、止咳化痰的作用。

仙鹤草

- **基原**——蔷薇科植物龙芽草的干燥地上部分。
- **释名**——其全草也被称作狼牙草，在《神农本草经》中，狼牙草的根芽被称为“狼牙”，因其具有一定的毒性，犹如狼的凶猛特性，可用来杀虫、解毒等，以毒攻毒。
- **产地**——主产于浙江、江苏、湖北。
- **采制**——夏、秋二季茎叶茂盛时采割，除去杂质，晒干，切段。生用。
- **性状**——为不规则的段，茎多数方柱形，有纵沟和棱线，有节。切面中空。叶多破碎，暗绿色，边缘有锯齿；托叶抱茎。有时可见黄色花或带钩刺的果实。气微，味微苦。以茎红棕色、质嫩、叶多者为佳。
- **药性**——苦、涩，平。归心、肝经。
- **功效**——收敛止血，截疟，止痢，解毒，补虚。
- **应用**
  - 咯血，吐血，尿血，便血，崩漏下血：本品味涩收敛，能收敛止血，广泛用于全身各部位的出血证。
  - 疟疾寒热：本品有截疟之功，治疗疟疾寒热，可单以本品研末，于疟发前2小时吞服，或水煎服。
  - 血痢，久泻久痢：本品味涩收敛，能涩肠止泻痢。因其药性平和，兼能补虚，又能止血，故对于血痢及久病泻痢尤为适宜。
  - 痈肿疮毒：本品能解毒消肿，可单用或配伍其他清热解毒药。
  - 阴痒带下：本品能解毒杀虫止痒，常与苦参、白鲜皮、黄柏等煎汤外洗。
  - 脱力劳伤：本品有补虚强壮的作用，可用治劳力过度所致的脱力劳伤，常与大枣同煮，食枣饮汁。
- **用法用量**
  - 煎服，6～12g；大剂量可用至30～60g；外用适量。
  - 仙鹤草的冬芽称为鹤草芽，是一种驱虫药。
- **现代药理**——止血、强心、抗炎、抗肿瘤、镇痛、降糖、降压，对多种肠道寄生虫、阴道滴虫有抑制和杀灭作用。
- **古籍摘要**
  - 《滇南本草》——调治妇人月经或前或后……治妇人赤带、带土黄色有涎、令人头目眩晕、体困。
  - 《本草纲目拾遗》——消宿食，散中满，下气，疗吐血各病，翻胃噎膈，疟疾，喉痹，闪挫，肠风下血，崩痢，食积，黄白疸，疔肿痈疽，肺痈，乳痈，痔肿。
  - 《本草求原》——叶蒸醋，贴烂疮，最去腐，消肿，洗风湿烂脚。
- **名家经验**
  - 干祖望：受民间用仙鹤草（脱力草）加红糖治疗“脱力”的启发，把二仙汤中的仙茅、淫羊藿保留，删去其余4味，加仙鹤草组成“三仙汤”，用于无外邪而神疲怠惰的各种疾病，效果良好，戏称其为“中药的激素”。
  - 王超：再生障碍性贫血应用止血药首选仙鹤草的原理有二。其一，仙鹤草具有良好的止血作用。故《百药效用奇观》以“仙鹤草乃止血之要药”。其二，再生障碍性贫血之出血常由脾虚、虚热、实热而来。仙鹤草味涩收敛，药性平和，可以广泛地适用于再生障碍性贫血引起的出血之症。
  - 汪庆安：止血和补虚是仙鹤草的主要功效，再生障碍性贫血、血小板减少性紫癜等血液疾病多与虚有关，又是血证，仙鹤草既能止血，又能补虚，重用此药多可获效。仙鹤草能补虚强心，其强心效力不逊于黄芪，进而升高血压，对劳累过度引起的气虚而见血压偏低者尤为合适。
  - 王庆国：仙鹤草性苦、涩、平，具收敛止血、止痢截疟、解毒杀虫之功。仙鹤草临证使用可止血止咳，补气力，治劳伤，调心律。临证活用仙鹤草治疗各种出血、虚劳、贫血、眩晕耳鸣、咳嗽不止、心律失常等。常用量为10～15g，视病情可用60～100g。

棕榈炭

- **基原**——棕榈科植物棕榈的干燥叶柄。
- **产地**——主产于湖南、四川、江苏、浙江。
- **采制**——采棕时割取旧叶柄下延部分和鞘片，除去纤维状的棕毛，晒干。煅炭用。
- **性状**——呈长条板状，一端较窄而厚，另一端较宽而稍薄，大小不等。表面红棕色，粗糙，有纵直皱纹；一面有明显的凸出纤维，纤维的两侧着生多数棕色茸毛。质硬而韧，不易折断，断面纤维性。以表面黑褐色至黑色、有光泽、触之有黑色炭粉者为佳。
- **药性**——苦、涩，平。归肝、肺、大肠经。
- **功效**——收敛止血。
- **应用**
  - 吐血，衄血，尿血，便血，崩漏：本品药性平和，味苦而涩，为收敛止血之良药，广泛用于各种出血病证，尤多用于崩漏。
  - 久泻久痢，妇人带下：本品苦涩收敛，也能止泻止带。
- **用法用量**——煎服，3～9g。
- **注意事项**——出血兼有瘀滞者不宜使用。
- **现代药理**——止血，缩短出血、凝血时间。
- **古籍摘要**
  - 《证类本草》——烧作灰，主破血止血。
  - 《本草纲目》——棕灰性涩，若失血去多，瘀滞已尽者，用之切当，所谓涩可去脱也。与乱发同用更良，年久败棕入药尤妙。
  - 《神农本草经疏》——主诸病，皆烧灰用者，凡血得热则行，得黑灰则止，故主鼻洪、吐血；苦能泻热，涩可去脱，故主崩中带下及肠风、赤白痢也；且血固脱之性而能消瘀血，故能破症也。凡失血过多内无瘀滞者，用之切当。
- **名家经验**
  - 焦树德：艾炭、棕榈炭常同用于止血。但艾炭暖子宫、逐寒湿、理气止血，偏用于子宫出血、崩漏带下。棕榈炭苦涩收敛而止血，偏用于下部大出血，有“涩可固脱”的效力。艾炭无收涩瘀滞的特点。棕榈炭对有瘀血或瘀阻未尽者不适用。出血症初起不可过早用此药，以免发生留瘀的弊害。
  - 曾培杰：白及、仙鹤草、紫珠、棕榈炭、血余炭、藕节等止血药如何区别使用？白及质黏腻，它就像胶水一样，迅速帮创面修复，所以各种溃疡面、疮疡面，不管外内伤，皆可用之。仙鹤草乃脱力草，能补虚收敛止血，劳力血脱用之最妙。紫珠能解诸毒物，所以各类热毒出血，可以用它，比如咽喉肿痛，烧烫伤，疮疡。集炭类止血药之大成者，莫过于十灰散，用十种药物烧灰存性，研成细末，可凉血止血，治疗各类血热出血，其中就有棕榈炭。烧灰后，收敛之性加强，另外，血见黑则止，炭类药止血功能是比较强的，不过必须要辨别出血的原因，不能片面地见血止血。血余炭是人头发炭化入药，发乃血之余，炭化存性能收敛止血，这味止血药，还能利小便，所以小便不利又出血的，用它最好。藕节是凉血止血的，但它药性平和，很少单用，一般加到复方之中，如果是简单的鼻衄出血、咯血吐血，可以用新鲜的藕来捣汁服用。
  - 岳美中：在治疗慢性疾病过程中，出现出血症状，可选用棕榈炭。如在慢性肾炎患者出现尿血时，在辨证论治的基础上加入棕榈炭，与小蓟、白茅根等配伍，以止血利尿，保护肾脏功能；对于肺结核咯血患者，用棕榈炭与百合、麦冬、川贝母等配伍，止血的同时，还能润肺止咳，滋养肺阴。
  - 祝谌予：棕榈经炭化后，其收敛固脱止血的作用增强。在临床应用中，对于各种出血，尤其是虚证出血，常选用棕榈炭来增强止血效果。

血余炭

基原——人发制成的炭化物。

释名——本品系人发制成的炭化物，因发乃血之余，故名血余炭。

产地——全国大部分地区均产。

采制——取头发，除去杂质，碱水洗去油垢，清水漂净，晒干，焖煅成炭，放凉。

性状——呈不规则块状，乌黑光亮，有多数细孔。体轻，质脆。用火烧之有焦发气，味苦。以体轻、色黑、光亮者为佳。

药性——苦，平。归肝、胃经。

功效——收敛止血，化瘀，利尿。

应用

- 吐血，咯血，衄血，血淋，尿血，便血，崩漏，外伤出血：发乃血之余，善入血分，并以炭入药，故有收敛止血之功，且能化瘀，有止血而不留瘀的特点，可用于各种出血之证，无论寒热虚实皆可。
- 小便不利：本品苦降下行，能化瘀利窍、通利水道，治血淋尤宜。

用法用量——煎服，5～10g。外用适量。

现代药理——缩短出血和凝血时间、抗菌、利尿。

古籍摘要

- 《神农本草经》——主五癃，关格不通，利小便水道，疗小儿痫，大人痓。
- 《名医别录》——主治咳嗽，五淋，大小便不通，小儿惊痫。止血鼻衄，烧之吹内立已。
- 《医学衷中参西录》——血余者，发也，不煅则其质不化，故必煅为炭然后入药。其性能化瘀血、生新血，有似三七，故善治吐血、衄血。而常服之又可治劳瘵，因劳瘵之人，其血必虚而且瘀，故《金匮》谓之血痹虚劳。其化瘀之力，又善治血痹，是以久久服之，自能奏效。血余能化瘀血、生新血，使血管流通故有斯效。其化瘀生新之力，又善治大便下血腥臭，肠中腐烂及女子月信闭塞，不以时至。

名家经验

- 汪庆安：溃疡性结肠炎与自身免疫功能有关，血余炭为血肉有情之品，效专力宏，有以人补人之妙。善养阴补虚，调节免疫功能。血余炭可以厚肠止泻，其成分可以吸附于溃疡面，防腐而保护肠黏膜，从而加速溃疡愈合。早年未重视此药，后来发现凡用血余炭的患者，效果都很好，没用此药的患者则效果一般或不好，而且同一患者，在用的时候效果很好，没用的时候又效果不理想，从而得知，此药的效果很出众。对久泻不愈而实邪不盛的患者，通常会加入此药，与赤石脂为伍以止泻。但有便血的患者，活血药就不敢妄用了，然而血余炭善于活血，又能止血补虚，实乃最佳选择。
- 邓铁涛：血余炭为人发煅炭而成，呈不规则的海绵状，大小不一，色黑光亮，质地轻而酥，易碎，研之清脆有声，以乌黑、发亮、质轻者为佳品。血余炭性平，药力温和，有止血、化瘀之功。且发为血之余，又为肾之华，肾主藏精，生髓。故煅炭存性之血余炭又有补阴之效，十分适用于妇科失血证。本品既能止血，又不留瘀；既能活血，又可补阴，寓开源于塞流之中，治失血证之妙，非他药可比。在治妇科失血方中，每每伍入此药，能收到满意之疗效。
- 朱良春：在治疗崩漏时，对于瘀血阻滞胞宫所致者，常以血余炭配合蒲黄、五灵脂等化瘀止血药，增强化瘀止血的效果，使瘀血去而新血安，从而达到止血调经的目的。
- 周仲瑛：在治疗尿血时，若为下焦湿热蕴结，常将血余炭与小蓟、白茅根、萹蓄等清热利湿、凉血止血药同用，血余炭能增强止血效果，同时其化瘀作用可使湿热之邪随小便排出，而不会因止血导致湿热瘀滞。

第四节 温经止血药

艾叶

- **基原**——菊科植物艾的干燥叶。
- **释名**——现代认为古代的艾是菊科植物艾，及近邻种的复合名称，药用其叶，故药材名为艾叶。
- **产地**——全国大部分地区均产。以湖北蕲州产者为佳，称“蕲艾”。
- **采制**——夏季花未开时采摘，除去杂质，晒干。生用或炒炭用。
- **性状**——本品多皱缩、破碎，有短柄，边缘有不规则的粗锯齿。上表面灰绿色或深黄绿色，有稀疏的柔毛和腺点；下表面密生灰白色绒毛。质柔软，气清香，味苦。以叶片大、叶背灰白色、绒毛多、香气浓者为佳。
- **药性**——辛、苦，温。有小毒。归肝、脾、肾经。
- **功效**——温经止血，散寒止痛，调经，安胎；外用祛湿止痒。
- **应用**
  - 虚寒性吐血，衄血，崩漏，月经过多：本品气香味辛，温可散寒，能暖气血而温经脉，为温经止血之要药，适用于虚寒性出血病证，尤宜于崩漏。
  - 少腹冷痛，经寒不调，宫冷不孕，脘腹冷痛：本品专入三阴经而直走下焦，能温经脉、暖宫散寒止痛，尤善调经，为治妇科下焦虚寒或寒客胞宫之要药。
  - 胎动不安，胎漏下血：本品为妇科安胎之要药。临床多与阿胶、桑寄生等同用。
  - 皮肤瘙痒：本品辛香苦燥，局部煎汤外洗有祛湿止痒之功，可用治湿疹、阴痒、疥癣等皮肤瘙痒。
- **用法用量**
  - 煎服，3～9g。外用适量，供灸治或熏洗用。
  - 醋艾炭温经止血，用于虚寒性出血；其余生用。
- **注意事项**——艾叶轻度刺激皮肤和黏膜；过量、长期服用有胃肠道、中枢神经系统及肝脏毒性。孕妇用后可发生子宫出血及流产。
- **现代药理**——止血、镇痛、抗炎、抗过敏、镇咳、平喘。
- **古籍摘要**
  - 《证类本草》——主灸百病，可作煎，止下痢，吐血，下部疮，妇人漏血，利阴气，生肌肉，辟风寒，使人有子。《名医别录》云，艾，生寒熟热。主下血，衄血，脓血痢，水煮及丸散任用。
  - 《药性论》——止崩血，安胎，止腹痛。长服止冷痢。又心腹恶气，取叶捣汁饮。
  - 《本草纲目》——服之则走三阴，而逐一切寒湿，转肃杀之气为融和；灸之则透诸经，而治百种病邪，起沉疴之人为康泰，其功亦大矣。
- **名家经验**
  - 施今墨：艾叶温经止血，暖胞散寒止痛；香附开郁调经，行气止痛。艾叶以除沉寒痼冷为主，香附以开郁散气为要。二药配伍，温开并举，调经散寒、理血利气、通经止痛的力量增强。主治下焦虚寒证，肝郁气滞证，症见月经不调、少腹冷痛、宫冷不孕、带下绵绵等，以及心腹冷痛。
  - 黄英儒：肉桂、艾叶同为治疗下焦虚寒的药物。艾叶性温能祛寒，治疗腹中冷痛，止血，调经，安胎，为妇科常用药，也是治疗下焦虚寒的药物。肉桂同样治疗下焦虚寒证，也是入血分的，但肉桂能行血不能止血，能堕胎不能安胎，这是两者的区别。
  - 江海涛：古人常把阿胶与艾叶放在一起，因为这二者一味滋阴，一味温阳。可以阴阳搭配，但这不是什么高明之处，最巧妙的是阿胶在上焦潜入到阳气内部去滋阴；艾叶在下焦钻入到阴血内部去温阳。这样药虽只有两味，却有很丰富的内涵，《金匮要略》中的胶艾汤就是这两味药加上四物汤和甘草。

灶心土

- **基原**——烧木柴或杂草的土灶内底部中心的焦黄土块。
- **释名**——又名“伏龙肝”。“此灶中对釜月下黄土也。以灶有神，故号为伏龙肝，并以迂隐其名尔”（《本草纲目》）。伏龙者，灶神也。其色如猪肝，故名。
- **产地**——全国农村均有。
- **采制**——在拆修柴火灶或烧柴火的窑时，将烧结的土块取下，用刀削去焦黑部分及杂质即可。
- **性状**——本品为不规则的块状，大小不一。全体红褐色，表面有刀削痕。质较硬，但易砸碎，并有粉末脱落，断面细软，色稍深，常有蜂窝状小孔。具烟熏气，味淡。以块大、色红褐、质细软者为佳。
- **药性**——辛，温。归脾、胃经。
- **功效**——温中止血，止呕，止泻。
- **应用**
  - 虚寒性出血：本品性温，专入中焦，温暖脾阳而止血，为温经止血之要药。凡脾气虚寒，不能统血之出血病证，皆可应用，尤善治吐血、便血。
  - 胃寒呕吐：本品质重而温，长于温中和胃、降逆止呕。主治脾胃虚寒，胃气不降之呕吐。可与干姜、半夏、白术等同用。
  - 脾虚久泻：本品既能温脾暖胃，又能涩肠止泻，主治脾虚久泻，常配伍附子、干姜、白术等。
- **用法用量**——煎服，15～30g，布包先煎；或60～120g，煎汤代水。
- **注意事项**——阴虚失血及热证呕吐反胃者忌服。
- **现代药理**——止血、止呕。
- **古籍摘要**
  - 《本草汇言》——温脾渗湿，性燥而平，气温而和，味甘而敛，以藏为用者也。故善主血失所藏，如《金匮要略》之疗先便血；《名医别录》方之止妇人血漏，漏带赤白；《蜀本草》之治便血血痢，污秽久延；《杂病方》之定心胃卒痛，温汤调服七剂即定。他如藏寒下泄，脾胃因寒湿而致动血络，成一切失血诸疾，无用不宜尔。
  - 《本草便读》——伏龙肝即灶心土，须对釜脐下经火久炼而成形者，具土之质，得火之性，化柔为刚，味兼辛苦。其功专入脾胃，有扶阳退阴散结除邪之意。凡诸血病，由脾胃阳虚而不能统摄者，皆可用之，《金匮要略》黄土汤即此意。
- **名家经验**
  - 张锡纯：善用灶心土，认为其“其质重，其气香，以之炒补脾药，则补脾之力更胜”。常以灶心土煎汤代水煎煮药物，取其温中健脾、和胃降逆之效，用于治疗脾胃虚寒、呕吐反胃、久泻不止等，另用灶心土配合其他药物治疗吐血、便血等病症。
  - 林芷晨：虚寒性出血的血色暗淡，因其阳气不足，一般还会伴有面色苍白或萎黄、舌质淡、四肢不温、倦怠乏力等的症状。热性出血，血热妄行，出血的颜色鲜红，患者舌红苔黄，脉洪大，一般还会伴有躁扰不安、汗出等热证表现。若是虚寒性出血，特别是消化道的出血，使用灶心土往往效如桴鼓。《金匮要略》的黄土汤治脾阳不足、脾不统血证，该方以辛温入中焦的灶心土为君药，加上散寒助阳的附子、白术为臣药，可温补脾阳，恢复脾统摄血液的功能。灶心土质重无毒，量轻者则不达其效，故陆渊雷曰：“此物质重而味淡，用少则不效。”临床找不到灶心土，可用赤石脂来代替灶心土，但赤石脂用量不宜过大。
  - 黄立中：治疗气血亏虚型宫颈癌并发尿血，大剂量灶心土单用能温阳固摄止血，灶心土用量为500g（用约2L水单药煎煮1小时，静置沉淀后取清液，如茶而饮，频频续服，同时服用益气养血止血中药，血止2天后停服）；治疗肺癌并发咯血，大剂量灶心土能平肝降气、降火止血，灶心土用量为800g（将灶心土煅烧约1小时后，用约2L开水浇渍，取渍水微温，频频而服，每天按此法服用，期间停服其他中西药）。

第十二章　活血化瘀药

第一节　活血止痛药

川芎

基原——伞形科植物川芎的干燥根茎。

释名——原名芎藭，因功用、产地而得名。“人头穹窿穷高，天之象也。此药上行，专治头脑诸疾，故有芎䓖之名”（《本草纲目》）。因主产于四川，故名“川芎藭”，简称“川芎”。

产地——主产于四川。

采制——夏季当茎上的节盘显著突出，并略带紫色时采挖，除去泥沙，晒后烘干，再去须根，切片。生用。

性状——为不规则厚片。外表皮灰褐色或褐色，有皱缩纹。切面黄白色或灰黄色，具有明显波状环纹或多角形纹理，散生黄棕色油点。质坚实。气浓香，味苦、辛，微回甜。以切面色黄白、香气浓、油性大者为佳。

药性——辛，温。归肝、胆、心包经。

功效——活血行气，祛风止痛。

应用——
- 血瘀气滞，胸痹心痛，胸胁刺痛，跌扑肿痛，月经不调，经闭痛经，癥瘕腹痛：本品辛香行散，温通血脉，既能活血祛瘀，又能行气通滞，为“血中气药”（《本草汇言》），功善止痛，为治气滞血瘀诸痛证之要药。
- 头痛：本品秉性升散，《本草汇言》谓其能“上行头目”，既能活血行气止痛，又长于祛风止痛，为治头痛之要药。
- 风湿痹痛：本品辛散温通，能“旁通络脉”，具有祛风通络止痛之功，治风湿痹阻、肢节疼痛，常配伍羌活、当归、姜黄等。

用法用量——煎服，3～10g。

注意事项——本品辛温升散，凡阴虚阳亢之头痛，阴虚火旺之舌红口干、多汗、月经过多及出血性疾病，不宜使用。孕妇慎用。

现代药理——扩张心脑血管、抑制血小板聚集、抗血栓、持久降压、抑制子宫平滑肌、镇静、镇痛。

古籍摘要——
- 《神农本草经》——主中风入脑，头痛、寒痹，筋挛缓急，金疮，妇人血闭无子。
- 《本草汇言》——川芎，上行头目，下调经水，中开郁结，血中气药。尝为当归所使，非第治血有功，而治气亦神验也。
- 《本草新编》——川芎……血闭者能通，外感者能散，疗头风甚神，止金疮疼痛。此药可君可臣，又可为佐使，但不可单用……倘单用一味以补血，则血动，反有散失之忧。若单用一味以止痛，则痛止，转有暴亡之虑。

名家经验——
- 张天嵩：用川芎治疗头痛，一辨病情，对于偏头痛、紧张性头痛、三叉神经痛、外伤后（脑水肿除外）、普通病毒性感染所致头痛可大胆应用；对于脑出血、大面积脑栓塞、脑瘤等其他原因导致颅内高压引起的头痛则不宜应用。二考用量，当细考病情之久暂与轻重。对于发病急或头痛轻浅者，如外感头痛或鼻窦炎所致的头痛，不论其风寒、风热、风湿等，用量宜小，一般以6～9g为宜，量大则有头晕不适之感；对于时作时止、发时头痛剧烈者，如中重度偏头痛，则宜重用，一般用量在30g以上，疼痛明显减轻或消失后，迅速减量，既巩固疗效，又防止不良反应出现。
- 汪庆安：本品辛温，能上行头目，祛风止痛，无论外感还是内伤头痛均适宜。对实证顽固型头痛，川芎剂量需要较大（20～30g，甚至更多），但对虚证，小剂量调和气血即可。
- 施今墨：当归、川芎伍用，名曰佛手散，又名芎归散。出自《普济本事方》。治妊娠伤胎、难产、胞衣不下等症。临证处方多取酒川芎入药，意即增强行气、活血、止痛的作用。治疗头痛剧烈者，二药宜重用，当归10～20g，川芎15～30g。

延胡索

基原——罂粟科植物延胡索的干燥块茎。

释名——原名“玄胡索”，简称“玄胡”。本品因避讳而两易其名。宋避真宗讳，改玄为延；清避康熙讳，改玄为元，故有“延胡索”“元胡索”之名，分别简称为“延胡”“元胡”。

产地——主产于浙江。

采制——夏初茎叶枯萎时采挖，除去须根，洗净，置沸水中煮或蒸至恰无白心时，取出，晒干，切厚片或捣碎。生用或醋炙用。

性状——为不规则的圆形厚片。外表皮黄色或黄褐色，有不规则细皱纹。切面或断面黄色，角质样，具蜡样光泽。气微，味苦。以断面金黄色、有蜡样光泽者为佳。

药性——辛、苦，温，归肝、脾经。

功效——活血，行气，止痛。

应用——气血瘀滞，胸胁、脘腹疼痛，胸痹心痛，经闭痛经，产后瘀阻，跌扑肿痛：本品辛散温通，既能活血，又能行气，且止痛作用显著，为活血行气止痛要药。李时珍谓其“能行血中气滞，气中血滞，故专治一身上下诸痛”，临床可广泛用于血瘀气滞所致身体各部位的疼痛。

用法用量——煎服，3～10g；研末服，每次1.5～3g。醋炙可加强止痛之功。

现代药理——镇痛、镇静、催眠、扩张冠状动脉、抗心律失常、保护心肌细胞、扩张外周血管、降压、抗溃疡、抑制胃液分泌、抗菌、抗炎、抗肿瘤、抗应激。

古籍摘要
- 《雷公炮炙论》——心痛欲死，速觅延胡。
- 《本草纲目》——能行血中气滞，气中血滞，故专治一身上下诸痛，用之中的，妙不可言。……盖玄胡索能活血化气，第一品药也。
- 《神农本草经疏》——主破血，产后诸病，因血所为者。妇人月经不调，腹中结块，崩中淋露，产后血运，暴血冲上，因损下血，或酒摩及煮。

名家经验
- 王超：不论冠心病的任何证型，只要其临床表现见有心胸疼痛之症，即可在辨证处方中加用延胡索。一般实证可予常规用量，虚证轻遣即可，常能收效。延胡索醋炙可增强止痛效果，冠心病宜用之。
- 施今墨：川楝子、延胡索伍用，名曰金铃子散，出自《活法机要》。治热厥心痛，或发或止，久不愈者。近代医者用于治疗肝郁气滞、气郁化火所引起的胸腹胁肋疼痛，或痛经，疝气痛，时发时止，食热物则疼痛增剧，舌红苔黄，脉弦或数。它的治疗范围很广，不论肝、胆、脾、胃、心、腹疾患，还是妇女痛经，以及疝气疼痛等症，凡属气滞血瘀，兼见热象者，用之均宜。
- 曾培杰：延胡索止痛不管是单味药还是用中成药，或者加到复方里，如金铃子散，效果都比较好。头痛可加川芎，腹痛可加小茴香，跌打损伤、心脑血管疾病可加三七，产后恶露不下可加童便、温酒。随身体病症需要，灵活加味，应手取效。如果是体虚之人，应该配合些补益之品，如与黄芪、当归同用，这样气行痛止，不至于耗伤正气。
- 秦亮甫：延胡索有良好的镇静、镇痛、催眠作用。主治气血阻滞引起的各种疼痛。治疗肝胆病引起的疼痛，最好用醋炒。延胡索配伍用量为9g。
- 孟宪杰：延胡索可治疗跌打损伤，血瘀气滞引起的周身疼痛，腹满胀痛。醋炙延胡索可加强止痛作用。本品可研细末，直接吞服，温开水送服，每次2～3g。
- 刘启泉：延胡索辛散温通，活血行气止痛。白芍酸甘养阴，柔肝缓急止痛，与延胡索相伍既能加强止痛之功，又使其无辛散温燥伤阴之弊。二者配合，一动一静，动静结合，对于气滞络瘀导致的胃脘疼痛及消化性溃疡患者均有较好疗效。
- 王幸福：临床上经常碰到一些患者捂着肚子喊痛，遇到这种情况肯定是先止痛，我的方法是用市售元胡止痛片，20片碾碎，一次冲服，5分钟即可解决问题。《雷公炮炙论》载有：心痛欲死，速觅延胡。延胡就是现在的延胡索。用这个方法时，一定要先排除胃穿孔一类的急腹症，这一点不用多说了。切记：元胡止痛片一定要保证足量，而且必须碾碎冲服，不能减量或吞服。

郁金

- **基原**——姜科植物温郁金、姜黄、广西莪术或蓬莪术的干燥块根。前两者分别习称“温郁金”和“黄丝郁金”，其余按性状不同称“桂郁金”或“绿丝郁金”。
- **释名**——金，言其色黄；郁，言其善治郁病。诚如朱丹溪所云：“古人用治郁遏不能升者，恐命名因此也。”
- **产地**——主产于四川、浙江、广西、云南。
- **采制**——冬季茎叶枯萎后采挖，除去泥沙或细根，蒸或煮至透心，干燥，切薄片。生用。
- **性状**——为椭圆形或长条形薄片。外表皮灰黄色、灰褐色至灰棕色，具不规则的纵皱纹。切面灰棕色、橙黄色至灰黑色。角质样，内皮层环明显。以切面角质样者为佳。
- **药性**——辛、苦，寒。归肝、肺、心经。
- **功效**——活血止痛，行气解郁，清心凉血，利胆退黄。
- **应用**
  - 气滞血瘀，胸胁刺痛，胸痹心痛，月经不调，经闭痛经，乳房胀痛：本品辛散苦泄，既能活血祛瘀以止痛，又能疏肝行气以解郁，善治气滞血瘀之证。
  - 热病神昏，癫痫发狂：本品辛散苦泄性寒，归心肝经，能清心解郁开窍。
  - 血热吐衄，妇女倒经：本品性寒苦泄，辛散解郁，能清降火热、解郁顺气、凉血止血，善治肝郁化热、迫血妄行之吐血衄血，妇女倒经。
  - 肝胆湿热，黄疸尿赤，胆胀胁痛：本品苦寒清泄，能疏肝利胆、清利湿热，可用于治疗肝胆病。
- **用法用量**——煎服，3～10g；研末服，2～5g。
- **注意事项**——畏丁香，不宜与丁香、母丁香同用。
- **鉴别用药**
  - 郁金：药性偏寒，既入血分，又入气分，善活血止痛，行气解郁，长于治疗肝郁气滞血瘀之痛证。还有凉血止血、清心开窍、利胆退黄的作用。
  - 香附：药性偏温，专入气分，善疏肝行气，调经止痛，长于治疗肝郁气滞之月经不调。
  - 共同点：均能疏肝解郁，可用于肝气郁结之证。
- **现代药理**——保肝、利胆、降低血液黏度、抑制血小板聚集、促消化液分泌、抗心律失常、抗菌、抗炎、止痛、抗早孕。
- **古籍摘要**
  - 《本草纲目》——治血气心腹痛，产后败血冲心欲死，失心颠狂蛊毒。
  - 《本草汇言》——郁金，清气化痰、散瘀血之药也，其性轻扬，能散郁滞，顺逆气，上达高巅，善行下焦，为心肺肝胃气血火痰郁遏不行者最验。故治胸胃膈痛，两胁胀满，肚腹攻疼，饮食不思等证；又治经脉逆行，吐血衄血，唾血血腥。此药能降气，气降则火降，而痰与血亦各循其安所之处而归原矣。
- **名家经验**
  - 王荫卿：治疗肝硬化腹水，多以重用郁金取效，并体会其用量需大，每用30～60g，腹水方能很快消退。认为郁金为气中血药，疏肝解郁，有逐水消积之功，祛邪而不伤正。
  - 施今墨：枳壳、郁金伍用，可治疗肝气犯胃，两胁胀痛。前者以气滞为主，后者兼见血瘀，临证宜审。每遇慢性肝炎，除见有胁肋疼痛，以刺痛为主，胃脘不适之症外，尚有瘀血指征（如面色青暗，舌质紫，且有瘀点、瘀斑，或舌下静脉瘀滞等）者，用之甚宜。
  - 黄英儒：郁金用于止血的处方中，可以起到止血而不留瘀的好处。郁金用于胃痛，不仅行气解郁，镇痛力量也好。对于那些阴虚火旺、破血妄行、失血过多的证候，最好暂时不用郁金。一切外伤、内伤之瘀证，不管新瘀旧瘀都可以消除，且不留后患。
  - 曾培杰：郁金能化血，能让瘀化下行，如盆中死血得郁金则化散，明矾能净水，如浊水之中放入明矾，立马澄清，此浊降清升也。所以白金丸，即白明矾配合郁金，能令攻心的痰瘀下行，故心神复清，癫狂减轻。肝主疏泄，郁金能入肝，助肝疏泄，令胃肠可以泻出恶物。故凡肠道有郁闷之气胀满者，亦可用郁金以解之。不过郁金开郁通滞，必须体实，如若体虚者，必须配以补剂，无补剂则愈开愈郁，故血亏者若再用破血之药以开郁，郁不能开，而阴血却先伤，万不可犯此虚虚实实之戒。

乳香

- **基原**——橄榄科植物乳香树及其同属植物树皮渗出的树脂。
- **释名**——本品药用其树脂，因其“垂滴如乳头”而气芳香，故名。
- **产地**——主产于埃塞俄比亚、索马里。
- **采制**——春、夏季采收。将树干的皮部由下向上切伤，使树脂渗出，数天后凝成固体，即可采收。可打碎生用，内服多炒用。
- **性状**——呈长卵形滴乳状、类圆形颗粒或粘合成大小不等的不规则块状物。表面黄白色，半透明，被有黄白色粉末，久存则颜色加深。质脆，遇热软化。破碎面有玻璃样或蜡样光泽。具特异香气，味微苦。以淡黄白色、断面半透明、香气浓者为佳。
- **药性**——辛、苦，温。归心、肝、脾经。
- **功效**——活血定痛，消肿生肌。
- **应用**
  - 跌打损伤，痈肿疮疡：本品辛香走窜，苦泄温通，入心、肝经，既能行气通滞、散瘀止痛，又能活血消痈、祛腐生肌，为外伤科要药。
  - 气滞血瘀，胸痹心痛，胃脘疼痛，痛经经闭，产后瘀阻，癥瘕腹痛，风湿痹痛，筋脉拘挛：本品辛散通泄，既入血分，又入气分，能行血中气滞，宣通脏腑气血、透达经络，长于止痛，可用于血瘀气滞之诸痛证。
- **用法用量**——煎汤或入丸、散，3～5g，宜炮制去油。外用适量，研末调敷。
- **注意事项**
  - 对胃肠道有较强的刺激性，可引起呕吐、腹痛、腹泻等，胃弱者慎用，孕妇及无瘀滞者忌用。
  - 乳香可能会引起过敏反应，因此过敏体质者不宜服用乳香。
- **鉴别用药**
  - 乳香偏于行气、伸筋，治疗痹证多用。
  - 没药偏于活血化瘀，治疗血瘀气滞较重之胃痛多用。
  - 共同点：两者功效主治相似，常相须为用，治疗跌打损伤、瘀滞疼痛，痈疽肿痛，疮疡溃后久不收口以及多种瘀滞痛证。
- **现代药理**——镇痛、抗炎、抗菌、抗氧化、抗胃溃疡、抗血小板聚集、抗肿瘤。
- **古籍摘要**
  - 《景岳全书》——味苦辛，性温，微热。辟邪恶诸气，治霍乱，通血脉，止大肠血痢疼痛，及妇人气逆血滞，心腹作痛，消痈疽诸毒，托里护心，活血定痛，舒筋脉，疗折伤。煎膏止痛长肉。
  - 《本草纲目》——消痈疽诸毒，托里护心，活血定痛伸筋，治妇人难产折伤。乳香香窜，能入心经，活血定痛，故为痈疽疮疡、心腹痛要药。……产科诸方多用之，亦取其活血之功尔。
  - 《本草汇言》——乳香，活血祛风，舒筋止痛之药也。……又跌仆斗打，折伤筋骨，又产后气血攻刺，心腹疼痛，恒用此，咸取其香辛走散，散血排脓，通气化滞为专功也。
- **名家经验**
  - 汪庆安：对于有胃病的人，乳香、没药可能有一定的刺激性，建议剂量不要太大，或以三棱、莪术代替，同时加调胃之品。
  - 颜正华：乳香辛香走窜，善于活血散瘀、消肿止痛，为外伤科要药，无论是痈肿疮疡初起，红肿热痛，还是跌打损伤，瘀血肿痛，都可运用。在临床使用时，常与没药相须为用，增强活血止痛、消肿生肌之力。
  - 张锡纯：乳香，气香窜，味淡，故善透窍以理气……为宣通脏腑流通经络之要药，故凡心胃、胁腹、肢体、关节诸痛皆能治之。又善治女子行经腹痛，产后瘀血作痛……又善治风寒湿痹，周身麻木，四肢不遂及一切疮疡肿痛，或其疮硬不疼。外用为粉以敷疮疡，能解毒、消肿、生肌、止痛。虽为开通之品，不至耗伤气血，诚良药也。

第二节 活血调经药

丹参

- **基原** —— 唇形科植物丹参的干燥根及根茎。
- **释名** —— 因其皮红而肉紫，形似参，故称为丹参或紫丹参。
- **产地** —— 主产于四川、山东、河北。
- **采制** —— 春、秋两季采挖，除去茎叶，洗净，润透，切成厚片，晒干。生用或酒炙用。
- **性状** —— 为类圆形或椭圆形的厚片。外表皮棕红色或暗棕红色，粗糙，具纵皱纹。切面有裂隙或略平整而致密，有的呈角质样，皮部棕红色，木部灰黄色或紫褐色，有黄白色放射状纹理。气微，味微苦涩。以外表皮色红、质地比较坚实、切面有放射状菊花芯、气味清香者佳。
- **药性** —— 苦，微寒。归心、肝经。
- **功效** —— 活血祛瘀，通经止痛，清心除烦，凉血消痈。
- **应用**
  - 瘀血阻滞之月经不调，痛经经闭，产后腹痛：本品苦泄，归心肝经，主入血分，功善活血化瘀、调经止痛、祛瘀生新，为治血行不畅、瘀血阻滞之经产病的要药。
  - 血瘀胸痹心痛，脘腹胁痛，癥瘕积聚，跌打损伤，热痹疼痛：本品入心肝血分，性善通行，能活血化瘀、通经止痛，为治疗血瘀证的要药。
  - 疮痈肿痛：本品性寒入血分，既能凉血活血，又能散瘀消痈，可用于热毒瘀阻所致的疮痈肿痛，常配伍金银花、连翘、紫花地丁等药。
  - 心烦不眠：本品性寒入心经，有清心凉血、除烦安神之功。
- **用法用量** —— 煎服，10～15g。活血化瘀宜酒炙用。
- **注意事项** —— 孕妇慎用。不宜与藜芦同用。
- **现代药理** —— 扩张冠状动脉、抗心律失常、抗动脉粥样硬化、降压、降低血液黏度、抑制血小板聚集、抗血栓、保肝、抗肝纤维化、镇静、镇痛、抗炎、抗过敏、抗肿瘤、抗疲劳。
- **古籍摘要**
  - 《日华子本草》—— 养神定志，通利关脉，治冷热劳，骨节疼痛，四肢不遂；排脓止痛，生肌长肉；破宿血，补新生血；安生胎，落死胎；止血崩带下，调妇人经脉不匀，血邪心烦；恶疮疥癣，瘿赘肿毒，丹毒；头痛、赤眼；热温狂闷。
  - 《滇南本草》—— 补心定志，安神宁心。治健忘怔忡，惊悸不寐。
  - 《本草便读》—— 丹参，功同四物，能去瘀以生新，色合南离，善疗风而散结，性平和而走血，……味甘苦以调经，不过专通于营分。丹参虽有参名，但补血之功不足，活血之功有余，为调理血分之首药。其所以疗风痹去结积者，亦血行风自灭，血行则积自行耳。
- **名家经验**
  - 焦树德：丹参能活瘀血、生新血、凉血、安神，对于瘀血阻滞所致的各种病症，如瘀血痹阻经络所致的肢体疼痛、麻木，以及瘀血内停所致的胸腹疼痛等，都有很好的治疗作用，其活血而不伤正，能使瘀血去而新血生，在临床应用中非常广泛。
  - 颜德馨：久病必有瘀，在治疗多种慢性疾病时，常以丹参来活血化瘀，调畅气血。如治疗心脑血管疾病时，将丹参与黄芪、川芎、水蛭等配伍，对于一些因气血瘀滞导致的疑难杂症，如慢性肝病、自身免疫性疾病等，也会重用丹参，以化瘀解毒，调和气血。
  - 孙鲁川：对于因瘀血导致的不孕症，如患者表现为按期行经，但腰腹疼痛，量少色黑有瘀块，脉象弦细兼数，舌红苔薄黄等瘀血痛经之症，以丹参为主药活血化瘀。如用丹参饮，在患者月经来潮第一日，煎服丹参90g，连服3日，常能收到良效。
  - 李国衡：凡局部创伤后有严重血瘀阻滞，留血（新鲜血肿）、瘀血（陈旧血肿）、结血（瘀滞粘连）者，均可选用丹参。丹参具有活血祛瘀、凉血养血安神双向多方面的作用，故局部血瘀而全身气血偏虚、睡眠不实者，用丹参比较适宜。但是，气虚体软、言语无力者则不宜使用。

红花

- **基原**——菊科植物红花的干燥花。
- **释名**——原名“红蓝花”。《本草图经》云：“其花红色，叶颇似蓝，故有蓝名。”因颜色而得名。
- **产地**——主产于河南、新疆、四川。
- **采制**——夏季花色由黄转为鲜红时采摘阴干或微火烘干。生用。
- **性状**——为不带子房的管状花。表面红黄色或红色。花冠筒细长，先端5裂，裂片呈狭条形；雄蕊5枚，花药聚合成筒状，黄白色；柱头长圆形，顶端微分叉。质柔软。气微香，味微苦。以色红黄、鲜艳、质柔软者为佳。
- **药性**——辛，温。归心、肝经。
- **功效**——活血通经、祛瘀止痛。
- **应用**
  - 瘀血阻滞之经闭，痛经，恶露不行：本品入心肝血分，秉辛散温通之性，活血祛瘀、通经止痛之力强，是妇科瘀血阻滞之经产病的常用药。
  - 瘀滞腹痛，胸痹心痛，胸胁刺痛，癥瘕痞块：本品能活血祛瘀、通经止痛，善治瘀阻心腹胁痛。
  - 跌扑损伤，疮疡肿痛：本品善于通利血脉、消肿止痛，为治跌打损伤、瘀滞肿痛之要药，常配伍血竭、麝香等。
  - 热郁血瘀，斑疹色暗：本品能活血通脉以化瘀消斑，可用于瘀热郁滞之斑疹色暗，常配伍当归、葛根、牛蒡子等。
  - 此外，红花还可用于回乳、瘀阻头痛、眩晕、中风偏瘫、喉痹、目赤肿痛等证。
- **用法用量**——煎服，3～10g。外用适量。
- **注意事项**——孕妇及月经过多者慎用。有溃疡病及出血性疾病者慎用。
- **鉴别用药**
  - 红花：菊科植物红花的整个干燥花朵，一朵朵的，上品红花呈红黄相间色，气微香。道地产地是新疆，性温，功在活血通经、养血祛斑、消肿止痛。药效较弱，但价格相对便宜。
  - 藏红花：鸢尾科植物番红花的花柱头，一根根的，上品呈深红色，香气浓郁。道地产地在伊朗（故称西红花，因其经西藏引入，又称藏红花），国内上海、浙江已引种成功。性微寒，功在活血化瘀、凉血解毒、解郁安神。在同等剂量下，药效是红花的好几倍，属于名贵药材，价格较高。
  - 共同点：功效两者相似，临床应用也基本相同，但藏红花力量远强于红花。
- **现代药理**——扩张冠状动脉、抗心律失常、抑制血小板聚集、增强纤维蛋白溶解、降压、降低血液黏度、兴奋子宫和肠道平滑肌、镇痛、镇静、抗惊厥、抗缺氧、抗炎。
- **古籍摘要**
  - 《本草衍义补遗》—— 红花，破留血，养血。多用则破血，少用则养血。
  - 《本草便读》—— 色赤而温，心肝皆及，味甘且苦，辛散俱优，调血脉可去瘀生新，治折伤理胎前产后。
- **名家经验**
  - 施今墨：对于红花的剂量使用十分考究，在治疗一般瘀血轻症时，常使用3～6g；对于瘀血较重、病程较长的病症，则可酌情增加至9～15g，但应注意中病即止，避免过量使用导致耗血动血。
  - 贺支支：黄芪与红花相伍，黄芪甘温补中益气，红花和血化瘀，共奏益气、活血、和血、化瘀之功，以此治疗胃出血、水肿等疑难重症，疗效显著。黄芪托毒排脓，红花尚有润燥散肿之功，正符合溃疡病血肉肿腐之变，故两者可协调发挥作用。
  - 蒲辅周：红花不仅能活血化瘀，还可微调气血。在治疗一些慢性疾病，如心悸、胸痹等，当出现气血不畅、脉络瘀阻的轻微症状时，会在方剂中加入少量红花，一般为3～5g，起到疏通气血、调和脉络的作用，使气血运行顺畅，而不至于过度攻伐，影响正气。
  - 颜德馨：情志疾病与瘀血也有密切关系，常运用红花来调理情志。对于肝郁气滞、瘀血内阻所致的抑郁、烦躁等症状，会在疏肝理气的基础上，加入红花与合欢皮、郁金等药物，以活血化瘀、解郁安神，使气血调和，情志自畅。

桃仁

基原——蔷薇科植物桃或山桃的成熟种子。

产地——主产于辽宁、河北、河南、山东、四川、云南等地。

采制——果实成熟后采收，除去果肉及核壳，取出种子，干燥。生用，或照烊法去皮用、炒黄用，用时捣碎。

性状——呈扁长卵形。表面黄棕色至红棕色，密布颗粒状突起。一端尖，中部膨大，另一端钝圆稍偏斜，边缘较薄。类白色，富油性。山桃仁呈类卵圆形，较桃仁小而肥厚。以颗粒均匀、饱满者为佳。

药性——苦、甘，平。归心、肝、大肠经。

功效——活血祛瘀，润肠通便，止咳平喘。

应用
- 瘀血阻滞之经闭痛经，产后腹痛，癥瘕痞块，跌扑损伤：本品味苦通泄，入心肝经血分，善泄血滞，祛瘀力强，为治疗多种瘀血阻滞病证的要药。
- 肺痈，肠痈：本品既能活血祛瘀以消痈，又能润肠通便以祛瘀，为治肺痈、肠痈的常用药。
- 肠燥便秘：本品富含油脂，能润肠通便，常配伍当归、火麻仁等。
- 咳嗽气喘：本品味苦降泄，能降泄肺气、止咳平喘，常与苦杏仁同用。

用法用量——煎服，5～10g，捣碎用；桃仁霜入汤剂宜包煎。

注意事项
- 桃仁功善活血，有堕胎之弊，孕妇忌用。
- 富含油脂，具有润肠通便之功，脾虚便溏者慎用（可用压榨去油的桃仁霜）。
- 含苦杏仁苷，在体内可分解成氢氰酸，大量服用易引起中毒，故临床用量不宜过大。

现代药理——增加脑血流量、降低血管阻力、抑制血小板聚集、镇痛、抗炎、抗菌、抗过敏、镇咳、平喘、抗纤维化。

古籍摘要
- 《神农本草经》——主瘀血，血闭，瘕邪，杀小虫。
- 《本草纲目》——治血结、血秘、血燥，通润大便，破畜血。
- 《神农本草经疏》——散而不收，泻而无补。过用之及用之不得其当，能使血下不止，损伤真阴。

名家经验
- 王幸福：王氏早期将桃仁视作普通活血药。在肝病及肝纤维化的治疗中，一般不用桃仁，而是大量运用丹参、赤芍等药物。治疗效果虽尚可，但仍存在不尽如人意之处，对部分患者疗效欠佳。后来，研读上海已故知名医家王玉润先生的著作，发现桃仁乃是治疗肝硬化的特效药物。随即在临床中加以验证，经过多年实践证实，在肝硬化治疗中应用桃仁效果显著。使用桃仁后，能够改善肝功能，促使肝质变软，肝脏表面结节减少，肝脏纤维化程度有不同程度的减轻，肝结缔组织减少，纤维束变松弛等。自此，将桃仁列为肝硬化治疗的必用药物。由于桃仁含有一定毒素，不宜一次性大量使用。
- 仝小林：用桂枝茯苓丸加莪术、三七治疗痛经、子宫肌瘤等寒湿瘀阻型妇科病，其中桃仁用量多为9～15g。仝教授在用桃核承气汤治疗脑出血、流行性出血热等急重症时，桃仁用量可达30g。
- 朱良春：对于肾脏疾病，如慢性肾炎、肾病综合征等，若出现瘀血阻滞的表现，使用桃仁可改善肾脏的血液循环，与益母草、水蛭等药配伍，可增强化瘀利水的功效，减少蛋白尿，促进水肿消退，保护肾功能。
- 蒲辅周：使用桃仁时，注重炮制方法对药效的影响。生桃仁活血化瘀之力较强，炒桃仁则相对缓和，且有一定的润肠作用。如治疗瘀血较重的产后腹痛，常选用生桃仁，与炮姜、川芎等配伍，以增强化瘀止痛之效；对于年老体弱、瘀血较轻且伴有便秘的患者，则选用炒桃仁，与当归、火麻仁等配伍，既化瘀又润肠。

益母草

基原——唇形科植物益母草的新鲜或干燥地上部分。

释名——原名“茺蔚”。因“此草及子皆充盛密蔚，故名茺蔚”（《本草纲目》）。又因本品“消瘀化水，是其所长。以产母必有瘀浊停留，此物能消之化之，邪去则母受益，故有益母之名”（《本草便读》）。

产地——我国大部分地区均产。

采制——鲜品春季幼苗期至初夏花前期采割；干品夏季茎叶茂盛、花未开或初开时采割，晒干，或切段晒干。鲜用，或生用。

性状——为不规则的段。茎方形，四面凹下成纵沟，灰绿色或黄绿色。切面中部有白髓。叶片灰绿色，多皱缩、破碎。轮伞花序腋生，花黄棕色，花萼筒状，花冠二唇形。气微，味微苦。以质嫩、叶多、色灰绿者为佳。

药性——苦、辛，微寒。归肝、心包、膀胱经。

功效——活血调经，利水消肿，清热解毒。

应用——
- 瘀滞月经不调，痛经经闭，恶露不尽：本品辛散苦泄，主入血分，功善活血调经、祛瘀通经，为妇科经产病的要药。
- 水肿尿少：本品既能利水消肿，又能活血化瘀，尤宜于水瘀互结的水肿。可与白茅根、泽兰等同用。
- 跌打损伤，疮痈肿毒：本品辛散苦泄，性寒清热，既能活血散瘀以止痛，又能清热解毒以消肿，可与川芎、当归等同用。

用法用量——煎服，9～30g；鲜品12～40g。

注意事项——孕妇慎用。无瘀滞及阴虚血少者忌用。

现代药理——兴奋子宫、抗着床、抗早孕、抗心肌缺血再灌注损伤、抗血小板聚集、降低血液黏度、扩张血管、利尿。

古籍摘要——
- 《证类本草》——主浮肿下水，兼恶毒肿。
- 《本草纲目》——活血破血，调经解毒。治胎漏产难，胎衣不下，血运血风血痛，崩中漏下，尿血泻血，疳痢痔疾，打扑内损瘀血，大便小便不通。
- 《景岳全书》——性滑而利，善调女人胎产诸证，故有益母之号。……然惟血热血滞及胎产艰涩者宜之。若血气素虚兼寒及滑陷不固者皆非所宜，不得以其益母之名，谓妇人所必用也。盖用其滑利之性则可，求其补益之功则未也。

名家经验——
- 朱良春：益母草有显著之清肝降逆作用，对产后高血压尤验，但用量必须增至60g以上，药效始宏。此外益母草利水消肿，若每日用30～45g时，利尿作用尚不明显，用至60～120g时（儿童酌减），始见佳效。鉴于其具有活血、利水之双重作用，故对于水血同病，或血瘀水阻所致之肿胀，堪称佳品。
- 张学文：益母草虽曰“益母”，但不止用于妇科，实则对内科水瘀互结之证疗效亦好，中医认为“血不利则为水”，而益母草既可活血消癥，又可利水消肿，两擅其长，对凡瘀血久留，水瘀互结之脑水肿、颅内压增高、急性肾炎、高血压等均可以治疗。但此药作用平和而力弱，用量一般需大，30～90g为成人常用量，治肾炎时干品可用至90～120g；鲜品180～240g，方有显效。
- 仝小林：中老年女性绝经后机体逐渐衰退，在肾气渐衰、五脏失调、气机不利等因素作用下出现显著虚态，同时伴有血、水的循行和代谢能力下降。治疗当以气、血、水为要，气充则温煦、推动有力，助血、水流通，血、水流通又可辅助气机调畅。以益母草、黄芪、当归三味药作为补气、调（活）血、利水的基础方。黄芪功专补气，当归尤擅补血活血，益母草功在活血利水，三药合用，共奏气血周流之效。方中黄芪临床常用剂量为15～30g，当归为9～15g，益母草为15～30g。此外，益母草功效与剂量密切相关，小剂量（15～30g）活血利水，大剂量（＞30g）破血，当＞60g时，破血逐瘀作用显著；配伍茺蔚子、车前子活血利水，为降压靶药，用量为30～120g。

牛膝

- **基原**——苋科植物牛膝的干燥根。
- **释名**——本品药用部位为植物的根。因“其茎有节，似牛膝，故以为名”（《本草经集注》）。
- **产地**——怀牛膝主产于河南；川牛膝主产于四川、云南、贵州等地。
- **采制**——冬季茎叶枯萎时采挖，除去须根和泥沙，捆成小把，晒至干皱后，将顶端切齐，晒干，切段。生用或酒炙用。
- **性状**——为圆柱形的段。外表皮灰黄色或淡棕色，有微细的纵皱纹及横长皮孔。质硬脆，易折断，受潮变软。切面平坦，淡棕色或棕色，略呈角质样而油润，中心维管束木部较大，黄白色，其外围散有多数黄白色点状维管束，断续排列成2～4轮。气微，味微甜而稍苦涩。以切面淡棕色、略呈角质样者为佳。
- **药性**——苦、甘、酸，平。归肝、肾经。
- **功效**——逐瘀通经，补肝肾，强筋骨，利尿通淋，引血下行。
- **应用**
  - 瘀血阻滞之经闭，痛经，胞衣不下：本品苦泄甘缓，归肝肾经，性善下行，长于活血通经，多用于妇科瘀滞经产诸疾。
  - 跌扑伤痛：本品苦泄下行，功善活血祛瘀、通经止痛，治跌打损伤、腰膝瘀痛，常配伍续断、当归、红花等。
  - 腰膝酸痛，筋骨无力：本品味苦通泄，味甘缓补，性质平和，主归肝肾经，既能活血祛瘀，又能补益肝肾、强筋健骨，善治肝肾不足之证。
  - 水肿，小便不利：本品性善下行，既能利尿通淋，又能活血祛瘀，为治下焦水湿潴留病证常用药。
  - 气火上逆之吐血衄血、牙痛口疮，阴虚阳亢之头痛眩晕：本品酸苦降泄，能导热下泄、引血下行，常用于气火上逆、火热上攻之证。
- **用法用量**——煎服，5～12g。活血通经、利尿通淋、引血（火）下行宜生用，补肝肾、强筋骨宜酒炙用。
- **注意事项**
  - 本品为动血之品，性专下行，孕妇及月经过多者忌服。中气下陷，脾虚泄泻，下元不固，多梦遗精者慎用。
  - 牛膝分两种，怀牛膝长于补肝肾、强筋骨，川牛膝长于活血通经，两者均能活血通经、补肝肾、强筋骨、利尿通淋、引火（血）下行。
- **现代药理**——兴奋子宫、抗早孕、降压、降糖、增强免疫、抑制肿瘤转移、保肝、提高记忆力和耐力、降低血液黏度、抗凝。
- **古籍摘要**
  - 《神农本草经》——主寒湿痿痹，四肢拘挛，膝痛不可屈伸，逐血气，伤热火烂，堕胎。
  - 《本草纲目》——治久疟寒热，五淋尿血，茎中痛，下痢，喉痹，口疮，齿痛，痈肿恶疮，伤折。牛膝乃足厥阴、少阴之药，所主之病，大抵得酒则能补肝肾，生用则能去恶血。
  - 《医学衷中参西录》——（牛膝）原为补益之品，而善引气血下注，是以用药欲其下行者，恒以之为引经。故善治肾虚腰疼腿疼，或膝疼不能屈伸，或腿痿不能任地。兼治女子月经血枯，催生下胎。又善治淋疼，通利小便，此皆其力善下行之效也。
- **名家经验**
  - 王幸福：牛膝除了补益肝肾外，还有两点突出作用。一是引药下行，补肾和治妇科病时常加；二是治淋证，即西医称的泌尿系统感染，非用不可。引药下行为一般医家所熟悉和善用，但是对后一方面的作用，却用得不多。实际上，牛膝是一味治疗淋证不可多得的好药，既补又攻，祛邪又不伤正气，治疗热淋、血淋、石淋、虚淋、浊淋、毒淋等各种淋证时，不分男女老少，不管用何方，只要加入怀牛膝，取效甚为明显。
  - 仝小林：治疗高血压，使用补肝肾平肝降压的药物时，常用牛膝、杜仲、天麻等，牛膝用量常为30g；根据血压情况，牛膝用量为9～140g，均未见不良反应。治疗糖尿病周围神经病变手指麻木、下肢浮肿者，用怀牛膝配伍生意苡仁、水蛭活血利水，补肝肾，用量为30g。
  - 黄煌：自拟四味健步汤（白芍、丹参、石斛、怀牛膝）治疗多种疾病所致的下肢疼痛或浮肿并见瘀血证，怀牛膝补肝肾，强筋骨，活血化瘀兼引血下行，用量为15～60g；曾用桂枝茯苓丸加大黄牛膝方治疗痛经，怀牛膝活血祛瘀，引血下行，用量为15g。

第三节　活血疗伤药

土鳖虫

- **基原**——鳖蠊科昆虫地鳖或冀地鳖的雌虫干燥体。
- **释名**——本品为药用动物的虫体，生活于土中，陶弘景曰："形扁如鳖，故名土鳖。"
- **产地**——主产于江苏、浙江、湖北、河北、河南。
- **采制**——捕捉后，置沸水中烫死，晒干或烘干。生用。
- **性状**——地鳖呈扁平卵形。前端较窄，后端较宽，背部紫褐色，具光泽，无翅。质松脆，易碎。气腥臭，味微咸。冀地鳖背部黑棕色，通常在边缘带有淡黄褐色斑块及黑色小点。以完整、色红褐、质轻者为佳。
- **药性**——咸，寒。有小毒。归肝经。
- **功效**——破血逐瘀，续筋接骨。
- **应用**
  - 跌打损伤，筋伤骨折：本品味咸性寒，主归肝经，入血分，性善走窜，活血力强，功善破血逐瘀、消肿止痛、续筋接骨，为伤科疗伤常用药。
  - 血瘀经闭，产后瘀阻腹痛，癥瘕痞块：本品入肝经血分，能破血消癥、逐瘀通经，常用于瘀滞经产病及癥瘕痞块。
- **用法用量**——煎服，3～10g；研末服，1～1.5g，黄酒送服。外用适量。
- **注意事项**——孕妇忌服。药物过敏者慎用，易引起过敏反应，主要表现为全身瘙痒，皮肤上有鲜红色皮损或密集细小的丘疹，甚至引起剥脱性皮炎。
- **现代药理**——调节脂质代谢、抗氧化、保护血管内皮、抗凝血、溶栓、抗肿瘤、促进骨折愈合。
- **古籍摘要**
  - 《神农本草经》——主心腹寒热洗洗，血积癥瘕，破坚，下血闭。
  - 《本草纲目》——行产后血积，折伤瘀血，治重舌，木舌，口疮，小儿腹痛夜啼。
  - 《神农本草经疏》——治跌扑损伤，续筋骨有奇效。乃足厥阴经药也。……咸寒能入血软坚，故主心腹血积、症瘕血闭诸证，血和而荣卫通畅，寒热自除，经脉调匀，……又治疟母为必用之药。
- **名家经验**
  - 汪庆安：外伤劳损引起的腰痛多与瘀血有关，如举重伤腰，恶血归之。治疗瘀血腰痛，土鳖虫为首选药，与乳香、没药、三七联用，效果极佳。一般用20～25g，2日内即可见效。曾经有过2次，因为没用土鳖虫，效果很不理想，加上之后效果立竿见影。脑血栓形成早期，治疗以活血化瘀为主，虫类药是最易见效的。曾连服20g土鳖虫一月，20日左右即感乏力、面白、刷牙出血。而等量丹参、赤芍、益母草等植物药连服半月或一月无上述感觉。所以使用土鳖虫不宜超过半个月，否则有引发脑出血的可能。病邪尚浅而过用活血，易引邪入中，故应改用丹参、当归等。
  - 黄飞剑：土鳖虫具有通关开结、活血化瘀之功效，兼降血脂。常用于心脑血管疾病及其后遗症、颈动脉斑块、慢性肾炎、乳腺增生、前列腺增生等。其自创的大开心汤中常用土鳖虫配伍蜈蚣、地龙，以通关开结、活血化瘀通络。常用剂量为6～15g，以9g最为多用。土鳖虫久用可耗伤正气，所以久用一般不超过15g。
  - 朱良春：善用虫类药治疗类风湿关节炎、强直性脊柱炎、硬皮病等各种痹证，土鳖虫尤其常用，其经典名方痹通汤中用炙土鳖虫配伍露蜂房、当归、鸡血藤等，通经络、止痹痛，其中土鳖虫能活血通络止痛，常用量为10～15g；认为痛风当以"泄化浊瘀"为法，常用土鳖虫配伍土茯苓、萆薢、威灵仙泄浊化瘀治疗痛风，其中土鳖虫能促进湿浊泄化，溶解瘀结，常用量为10g。
  - 周仲瑛：常将土鳖虫用于恶性肿瘤及各种风湿免疫病的治疗，取其活血散瘀、通经止痛、消瘕、接骨续筋之用。治肝癌时，土鳖虫配伍炙鳖甲、海藻、昆布等以软坚散结；治肺癌时，土鳖虫配伍炙僵蚕、炙蜈蚣、露蜂房等，以祛瘀活血、搜风解毒、剔络止痛，尤其适合于肺中肿块较大或伴骨质破坏者；治胃癌时，配伍五灵脂、蒲黄、丹参、莪术等以活血止痛；治大肠癌时，配伍桃仁、红花、赤芍、丹参等以活血化瘀；治疗脑瘤时，配伍泽兰、川芎、制大黄等。
  - 王琦：前列腺增生属于久病入络，由于败瘀凝痰，痼结难解，必须用虫类药深入隧络，常用土鳖虫攻剔痼结之瘀阻，常用剂量为10g。

骨碎补

基原——水龙骨科植物槲蕨的根茎。

释名——陈藏器云："骨碎补本名猴姜，开元皇帝以其主伤折，补骨碎，故命此名。"因其功用而得名。

产地——主产于湖北、江西、四川。

采制——全年均可采挖，以冬春两季为主。除去叶及鳞片，洗净，润透，切片，干燥。生用或砂烫用。

性状——为不规则厚片。表面深棕色至棕褐色，常残留细小棕色的鳞片，有的可见圆形的叶痕。切面红棕色，黄色的维管束点状排列成环。气微，味淡、微涩。以色棕者为佳。

药性——苦，温。归肝、肾经。

功效——疗伤止痛，补肾强骨；外用消风祛斑。

应用——
- 跌扑闪挫，筋骨折伤：本品苦温，入肝肾经，能活血通经、散瘀消肿、疗伤止痛、续筋接骨，为伤科要药。
- 肾虚腰痛，筋骨痿软，耳鸣耳聋，牙齿松动，久泻：本品苦温性燥，入肾经，能温补肾阳、强筋健骨，可治肾阳虚损之证。
- 斑秃，白癜风：本品外用能消风祛斑，可用于治疗斑秃、白癜风。

用法用量——煎服，3～9g。外用适量，研末调敷，亦可浸酒擦患处。

注意事项——孕妇及阴虚火旺、血虚风燥者慎用。

现代药理——降血脂、抗动脉粥样硬化、促进钙吸收、抑制骨退行性病变、镇静、镇痛。

古籍摘要——
- 《药性论》——主骨中毒气风血疼痛，五劳六极，手足不收，上热下冷，悉能主之。
- 《本草求真》——功专入肾补骨，且能入心破血。是以肾虚耳鸣。……久泻多责于肾，跌仆损伤骨痛，牙痛血出，无不用此调治。

名家经验——
- 曾培杰：初泻伤脾，久泻伤肾，若脾肾两虚，则久泻难愈。所以治疗顽固五更泄有用补肾止泻的四神丸而起效，当然也可以加进骨碎补，或者单用骨碎补食疗也有效果。《本草纲目》讲用骨碎补打成粉，放在猪肾里煨熟吃，可以迅速温肾暖脾，以治久泻。中医认为脾胃就像锅鼎，下面肾阳就像炉火，只有炉火力够，锅鼎之物才能彻底腐熟，而不至于泄泻，排出不消化的食物。
- 许樵南：牙痛有寒、热、虚、实之分。寒者宜温经散寒，骨碎补加附子；热者宜清热解毒，骨碎补加金银花；虚者宜调补气血，骨碎补加当归、党参；实者宜泻火解毒，骨碎补加生大黄。骨碎补性降，能补肾而收浮阳，对肾虚阳浮之牙痛，定当有效，可配入六味地黄丸应用。
- 汪庆安：腰为肾之府。腰肌劳损多有肾虚，在诸多补肾壮腰的中药里，自感骨碎补的效果很明显，其次为狗脊、杜仲、续断、牛膝等。此外，肾开窍于耳，故耳病多从肾治。肾虚引起的耳鸣耳聋，可以用骨碎补补肾聪耳。链霉素等药引起的耳鸣耳聋，骨碎补可以对抗并治疗其毒副作用。据报道，单用此药30g，三周就可以消除中毒症状。
- 王庆国：将骨碎补与补骨脂、当归等用白酒浸泡涂于头皮，治肾虚脂溢性脱发、斑秃；还可用骨碎补酒精浸泡液治疗鸡眼、疣子。
- 颜德馨：骨碎补是治疗骨伤要药，对于骨折初期，常将骨碎补与桃仁、红花、乳香、没药等活血化瘀药同用，以促进局部瘀血的消散，减轻肿痛；在骨折中后期，则与续断、杜仲、牛膝等补肾强骨药配伍，加速骨折愈合，促进筋骨恢复。
- 仝小林：原发性骨质疏松症腰痛的核心病机为肾精亏虚，治法当以补肾强骨为主，补骨脂、骨碎补、杜仲三药合用可补肾、强骨、解痛，临床效果令人满意。杜仲推荐用量为6～10g，骨质疏松症常用剂量为10～60g；骨碎补推荐用量为3～9g，骨质疏松症常用9～30g，以达补肾强骨之效；补骨脂推荐用量为6～10g，骨质疏松症常用9～30g，且多为盐炙。此外，骨碎补与补骨脂二药性温，可伤阴助火，阴虚火旺及大便秘结者须辨证化裁。

血竭

- **基原**——棕榈科植物麒麟竭的果实及树干中渗出的树脂。
- **释名**——因其树脂干后如血块状而得名。
- **产地**——主产于印度尼西亚、马来西亚、伊朗等国，我国的广东、台湾也有种植。
- **采制**——采集果实，置蒸笼内蒸煮使树脂渗出；或将树干割伤或钻以若干小孔，使树脂自然渗出，凝固而成。打碎研末用。
- **性状**——本品略呈类圆四方形或方砖形。表面暗红，有光泽，附有因摩擦而成的红粉。质硬而脆，破碎面红色，研粉为砖红色。在水中不溶，在热水中软化。以表面黑红色、研末血红色、火烧呛鼻者为佳。
- **药性**——甘、咸，平。归心、肝经。
- **功效**——活血定痛，化瘀止血，生肌敛疮。
- **应用**
  - 跌打损伤，心腹瘀痛：本品入血分而散瘀止痛，为伤科及其他瘀滞痛证要药。
  - 外伤出血：本品既能散瘀，又能止血，有止血不留瘀的特点，适用于瘀血阻滞、血不归经的出血，尤宜于外伤出血。
  - 疮疡不敛：本品外用，能活血消肿、祛瘀化腐、敛疮生肌，可单用或配伍乳香、没药等。
- **用法用量**——研末，1～2g，或入丸剂。外用研末撒或入膏药用。
- **注意事项**——无瘀血者不宜用。孕妇及月经期者忌用。
- **鉴别用药**
  - 血竭：棕榈科植物麒麟竭果实渗出的树脂经加工制成，功在活血定痛、化瘀止血、生肌敛疮。血竭与龙血竭功能主治相似，外观形状也相近，由于血竭资源短缺，市场价远高于龙血竭，临床上基本都在用龙血竭替代血竭，但两者在功效主治上还是有一定差异的。血竭祛瘀定痛作用更强。
  - 龙血竭：百合科植物剑叶龙血树的含脂木材经乙醇提取得到的提取物，功在活血散瘀、定痛止血、敛疮生肌。作为植物防御反应产生的树脂，龙血竭除了有活血散瘀、定痛止血、敛疮生肌的功效外，其抗真菌、抗炎作用也较强，更适合用于治疗真菌性疾病、炎症。
- **现代药理**——降低血液黏度、抑制血小板聚集、抗血栓形成、降血脂、降血糖、抗菌、抗炎、镇痛、改善免疫功能。
- **古籍摘要**
  - 《新修本草》——主五脏邪气，带下，止痛，破积血，金疮生肉。
  - 《海药本草》——主打伤折损，一切疼痛，补虚及血气搅刺，内伤血聚，并宜酒服。
  - 《日华子本草》——治一切恶疮疥癣，久不合者，敷。此药性急，亦不可多使，却引脓。
- **名家经验**
  - 焦树德：对于心绞痛或心肌梗死引起的疼痛表现为血瘀证（疼痛较固定、刺痛、舌质青紫或瘀斑明显、脉涩）者，常用血竭粉二至五分，装入胶囊中，随汤药吞服。或再加三七粉一二分。对活血止痛有帮助。其他血瘀明显的证候，也有时使用。如用七厘散（服法同上）效果更好。外科多外用，常配入生肌散类药物中使用。
  - 何少山：血竭临床应用指征为瘀血内停、血行失畅的病证。尤其对妇女血瘀内积成癥，血液黏滞者必用血竭。血竭口服可活血祛瘀止痛，外敷可止血生肌敛疮，故其既能祛瘀又能止血，临床用之每获良效。但需掌握“活血而不破血，逐瘀而不伤正”的原则，只可暂用，不宜久服，中病即止。
  - 王幸福：血竭是治疗颈椎腰椎病的特效药，但血竭质量对疗效的发挥至关重要，外表颜色鲜红、摸起来黏手不易洗、捣时不易碎，只有用这样的血竭治疗颈椎和腰椎病才能取得良好效果。
  - 朱良春：痹证日久，瘀血阻滞是重要的病理环节。血竭能活血散瘀、通络止痛，在治疗顽痹时，常将血竭与全蝎、蜈蚣、地龙等虫类药配伍，可增强搜风通络、化瘀止痛之效，对于关节疼痛、肿大、屈伸不利等症状有较好的缓解作用。
  - 周仲瑛：在治疗肺痈、肺痨等肺系疾病出现咯血、胸痛等症状时，根据病情适当使用血竭。血竭既能化瘀止血，又能生肌敛疮，对于肺络受损所致的出血及肺组织的损伤有较好的修复作用。常与白及、仙鹤草、鱼腥草等药配伍，以止血化瘀、清热解毒、敛肺生肌。

第四节　破血消癥药

莪术

- **基原**——姜科植物蓬莪术、广西莪术或温郁金（温莪术）的干燥根茎。
- **产地**——主产于四川、广东、广西。
- **采制**——冬季茎叶枯萎后采挖，洗净，蒸或煮至透心，晒干或低温干燥后除去须根和杂质，切厚片。生用或醋制用。
- **性状**——为类圆形或椭圆形的厚片。外表皮灰黄色或灰棕色，有时可见环节或须根痕。切面黄绿色、黄棕色或棕褐色，内皮层环纹明显，散在“筋脉”小点。气微香，味微苦而辛。以质坚实、香气浓者为佳。
- **药性**——辛、苦，温。归肝、脾经。
- **功效**——破血行气，消积止痛。
- **应用**
  - 癥瘕积聚，瘀血经闭，胸痹心痛：本品辛散苦泄温通，既入血分，又入气分，能破血行气、散瘀消癥、消积止痛。
  - 食积气滞，脘腹胀痛：本品行气止痛、消食化积，常配伍枳实、青皮、槟榔等。
  - 跌打损伤，瘀肿疼痛：常与其他祛瘀疗伤药同用。
- **用法用量**——煎服，6～9g。外用适量。醋制后可加强祛瘀止痛作用。
- **注意事项**——孕妇及月经过多者忌用。部分患者可见头晕、恶心、面部潮红、呼吸困难、胸闷。
- **鉴别用药**
  - 莪术：蓬莪术、温郁金、广西莪术的根茎，完整、质坚实、香气浓。功在行气破血、消积止痛。
  - 郁金：温郁金、蓬莪术、广西莪术、姜黄的干燥块根，质坚实、外皮皱纹细、断面色黄。功在活血止痛、行气解郁、清心凉血、利胆退黄。
  - 姜黄：姜科植物姜黄的干燥根茎。功在破血行气、通经止痛。
  - 片姜黄：姜科植物温郁金的干燥根茎，断面粉性足。功在破血行气、通经止痛。
  - 共同点：这四种中药材均来源于姜科姜黄属植物，同科同属，只是具体的植物种类和药用部位有所不同。
- **现代药理**——抑制血小板聚集、抗血栓形成、保肝、抑菌、抗病毒、抗肿瘤、抗炎、抗胃溃疡、抗早孕。
- **古籍摘要**
  - 《日华子本草》——治一切气，开胃消食，通月经，消瘀血，止扑损痛，下血及内损恶血。
  - 《神农本草经疏》——行气破血散结，是其功能之所长，若夫妇人小儿，气血两虚，脾胃素弱而无积滞者，用之反能损真气，使食愈不消而脾胃益弱，即有血气凝结、饮食积滞，亦当与健脾开胃、补益元气药同用，乃无损耳。
  - 《药品化义》——以其味辛性烈，专攻气中之血，主破积削坚，有星移电闪之能。去积聚癖块，经闭血瘀，扑损疼痛。与三棱功用颇同，亦勿过服。
- **名家经验**
  - 黄和：常在辨证方中伍用莪术治疗腔隙性脑梗死、冠心病、血管炎、慢性肾炎、肾病综合征、乳腺小叶增生、子宫肌瘤、卵巢囊肿、体表炎性肿块、良性肿瘤、恶性肿瘤以及血瘀之头痛、眩晕、颈肩腰背四肢疼痛等，凡气血瘀滞之证均可应用。
  - 王幸福：莪术的两大作用，即开胃化食，削癥去瘕，是一味很好的、很有效的开胃药，对胃癌疗效较好。胃癌早期用莪术，会增进食欲，增强体质，促进病情稳定；胃癌晚期用莪术，能够明显减轻疼痛，改善机体中毒症状。故开胃化食，不一定非要使用焦三仙、谷麦芽一类，不妨广开药路，用一用莪术，也许能带来不少的惊喜。

三棱

- **基原**——黑三棱科植物黑三棱的干燥块茎。
- **释名**——《本草图经》中记载“三棱，叶有三棱也”，因其叶片具有三棱形状，故得名三棱。因产地不同又名荆三棱、京三棱。
- **产地**——主产于江苏、河南、山东、江西。
- **采制**——冬季至次春，挖取块茎，去掉茎叶须根，洗净，削去外皮，晒干。切片生用或醋炙后用。
- **性状**——为类圆形的薄片。外表皮灰棕色。切面灰白色或黄白色，粗糙，有多数明显的细筋脉点。气微，味淡，嚼之微有麻辣感。以色黄白者为佳。
- **药性**——辛、苦，平。归肝、脾经。
- **功效**——破血行气，消积止痛。
- **应用**——三棱所主治的病证与莪术相同，二者常相须为用。但三棱偏于破血，莪术偏于破气。
- **用法用量**
  - 煎服，5～10g。
  - 醋炙后可加强祛瘀止痛作用。
- **注意事项**——孕妇及月经过多者禁用。不宜与芒硝、玄明粉同用（十九畏）。
- **鉴别用药**
  - 三棱：苦泄性平，破血力强，偏于破血祛瘀。
  - 莪术：辛散温通，破气力大，偏于破气消积。
  - 共同点：所治病证两者基本相同，常相须为用。
- **现代药理**——抗血小板聚集、抗血栓形成、降低血液黏度，镇痛，抗肿瘤。
- **古籍摘要**
  - 《日华子本草》——治妇人血脉不调，心腹痛，落胎，消瘀血，补劳，通月经，治气胀，消扑损瘀血，产后腹痛，血运并宿血不下。
  - 《神农本草经疏》——从血药则治血，从气药则治气，老癖癥瘕，积聚结块，未有不由血瘀、气结、食停所致，苦能泄而辛能散，甘能和而入脾，血属阴而有形，此所以能治一切凝结停滞有形之坚积也。
  - 《医学衷中参西录》——三棱气味俱淡，微有辛意；莪术味微苦，气微香，亦微有辛意，性皆微温，为化瘀血之要药。若细核二药之区别，化血之力三棱优于莪术，理气之力莪术优于三棱。
- **名家经验**
  - 李裕蕃：三棱功擅破血祛瘀，行气止痛，化积消癥。大多医家认为其为削伐之品，一般用量在10g以内。李裕蕃治疗卵巢囊肿常用三棱30～100g，虽久用，未发现毒副作用。
  - 黄煌：对于体内多瘀滞、皮肤干燥、便秘、形体充实等伴有高脂血症患者，采用活血、化瘀、消癥之法。在桂枝茯苓丸基础上化裁，配伍三棱、莪术以加强活血消癥之效，其中三棱破血行气、莪术消积化结，两者合用以改善患者瘀血等内环境，达到降血脂之效果，三棱常用量为10g。
  - 董廷瑶：常用三棱治疗新生儿黄疸兼肝脾肿大、小儿疳积、食滞、血小板减少等症。治疗新生儿黄疸兼肝脾肿大，证属湿热阻滞、气机失调、瘀血发黄者，以三棱为君药活血消积，配以清热利湿的茵陈、连翘、赤小豆等，加强清热化瘀之功，常用量为4.5g；治疗小儿面色萎黄，形体瘦弱，腹大满硬，时有脐周作痛等，证属气滞血瘀者，常用三棱消积止痛，配伍五谷虫、青皮、佛手等降浊理气之品，共奏化瘀理气消痰之效，常用量为5g；治疗小儿血小板减少性紫癜伴有肝脾肿大、血虚挟瘀之象者，用破瘀消积之三棱以破血行瘀，配伍墨旱莲、冬青等凉血和血之品，以化瘀消癥，常用量为3～6g。
  - 李广文：三棱、莪术辛苦性温，入肝脾二经。《本草纲目》谓“三棱能破气散结，故能治诸病。其功可近于香附而力峻，故难久服”。《药性论》中谓莪术“治女子血气心痛，破痃癖冷气”。古今医者调气行血多习用香附、川芎之类，而不喜用三棱、莪术，概皆以为二药破癥瘕、逐瘀过于猛烈，从而不敢妄用。《医学衷中参西录》云：“三棱、莪术性近和平，而以治女子瘀血，虽坚如铁石亦能徐徐消除，而猛烈开破之品转不能建此奇功，此三棱、莪术独具之良能也”。故三棱、莪术药性并非前人所述之猛烈，只要辨证准确，确属“瘀血”为患，用以消癥瘕积聚，其效如神。

水蛭

基原——水蛭科动物蚂蟥、水蛭或柳叶蚂蟥的干燥全体。

产地——主要为养殖品，野生品亦有。主产于山东、江苏、湖北、四川、河北等地，道地产区为山东微山、东平、南阳等湖中，以微山湖产量最大。

采制——夏秋季捕捉。捕捉后洗净，用沸水烫死，切段晒干或低温干燥。生用，或用滑石粉烫后用。

性状——呈不规则的段状、扁块状或扁圆柱状。背部表面黑褐色，稍隆起，腹面棕褐色，均可见细密横环纹。切面灰白色至棕黄色，胶质状。质脆，气微腥。以色黑褐者为佳。

药性——咸、苦，平。有小毒。归肝经。

功效——破血通经，逐瘀消癥。

应用
- 血瘀经闭，癥瘕痞块：本品咸苦入血通泄，主归肝经，破血逐瘀力强，常用于瘀滞重症，常与虻虫相须为用。
- 中风偏瘫，跌打损伤，瘀滞心腹疼痛：本品有破血逐瘀、通经活络之功，又常用于中风偏瘫、跌打损伤、瘀滞心腹疼痛。

用法用量
- 煎服，1.5～3g；研末服，0.3～0.5g。以入丸、散剂或研末服为宜。
- 或以鲜活者（人工养殖，不携带有害微生物）放置于瘀肿局部吸血消瘀。

注意事项
- 孕妇及月经过多者忌用。
- 对脾胃虚弱以及消化系统疾病患者易引起恶心、呕吐、腹痛、腹泻等；个别患者可出现过敏反应。

现代药理——抗凝血、抑制血小板聚集、抑制血栓形成、改善血液流变、降血脂、抗动脉粥样硬化、抗肿瘤。

古籍摘要
- 《神农本草经》——主逐恶血，瘀血，月闭，破血瘕积聚，无子，利水道。
- 《本草新编》——治折伤，利水道，通月信，堕妊娠，亦必用之药。蓄血不化，舍此安除乎。
- 《医学衷中参西录》——凡破血之药，多伤气分，惟水蛭味咸专入血分，于气分丝毫无损。且服后腹不觉疼，并不觉开破，而瘀血默消于无形，真良药也。

名家经验
- 王幸福：水蛭的主要作用是活血祛瘀、破癥散结。今人用水蛭常治疗冠心病、高脂血症等病。其实水蛭还有显著的兴阳作用，过去治疗阳痿和性功能较弱的病证时，常用淫羊藿、仙茅、枸杞子、肉苁蓉、蜈蚣、鹿茸之类，效用好坏参半。后发现凡是加入水蛭的处方均起效快，作用显著，不加水蛭的处方则起效慢，甚止无效。尤其是高血压、高脂血症、糖尿病、前列腺疾病等导致的性功能障碍的患者，屡用屡效。
- 颜德馨：善用水蛭祛除瘀血，治疗疑难杂病屡获良效。其运用水蛭均以生水蛭打粉装胶囊吞服，日用量为1～6g。新病如急性脑梗死瘀血多实，宜峻剂攻瘀，祛瘀务净，常用水蛭粉2次/日，2g/次；针对臌胀、慢性心脑血管疾病等久病之瘀，多见正气不足，宜缓攻之，防止耗伤正气，常用水蛭粉2次/日，1g/次。
- 鲜光亚：水蛭，古今本草专著多谓其性峻猛，且“有大毒”，嘱其慎用。故世人多畏之而不用，即或用之，用量十分轻微，入煎剂3～5g，且经焙炙后方敢使用，意在去其毒性和减其峻猛之性。殊不知，水蛭经焙炙后功效大减，加之用量轻微，实难以发挥其活血化瘀的功效。笔者初上临床，对水蛭亦畏其性猛和毒性，很少使用，即或用之，必经焙炙，用量亦小，疗效甚微。阅张锡纯《医学衷中参西录·水蛭解》后，始明其理，方才放胆使用水蛭，且概不焙炙，一律生用。但由于水蛭腥味很重，每每不易为患者接受，故临床多将水蛭晒干（或低温焙干）研粉装入胶囊吞服，以除其腥。
- 石春荣：擅用水蛭治疗颅脑外伤后神经损伤诸症，如顽固性头痛、眩晕、健忘、不寐、癫痫等，也常选水蛭为主药治疗男科顽疾，其“柴蛭散瘀汤（丸）”在治疗男子性功能障碍、前列腺疾病、睾丸精囊疾病、不育等方面疗效显著。
- 仝小林：临床可用黄芪、山萸肉、水蛭粉为基础配伍治疗夜尿多。方中黄芪益气补虚固摄，山萸肉滋补肾阴、酸涩收敛、固精益肾；水蛭粉疏通肾络，也可化瘀通络，防止浊毒伤络。方中黄芪常用剂量为30～90g，山萸肉常用剂量为9～30g，水蛭常用剂量为3～6g，打粉冲服。

第十三章　化痰止咳平喘药

第一节　温化寒痰药

半夏

- **基原**——天南星科植物半夏的干燥块茎。
- **释名**——《礼记·月令》云："五月半夏生，盖当夏之半也。"即半夏之块茎在仲夏成熟，此时夏季刚过一半，故名"半夏"。
- **产地**——主产于四川、湖北、河南、安徽、贵州。
- **采制**——夏、秋二季采挖，洗净，除去外皮和须根，晒干。捣碎生用，或用生石灰、甘草制成法半夏，用生姜、白矾制成姜半夏，用白矾制成清半夏。
- **性状**——呈类球形，有的稍偏斜。表面白色或浅黄色，顶端有凹陷的茎痕，周围密布麻点状根痕；下面钝圆，较光滑。质坚实，断面洁白，富粉性。气微，味辛辣、麻舌而刺喉。以皮净、色白、质坚实、粉性足者为佳。
- **药性**——辛，温。有毒。归脾、胃、肺经。
- **功效**——燥湿化痰，降逆止呕，消痞散结；外用消肿止痛。
- **应用**
  - 湿痰，寒痰：本品味辛性温而燥，为燥湿化痰，温化寒痰之要药。尤善治脏腑之湿痰。
  - 胃气上逆，呕吐反胃：本品味苦降逆和胃，为止呕要药。各种原因的呕吐，皆可随证配伍用之。
  - 胸脘痞闷，梅核气：本品辛开散结、化痰消痞。
  - 痈疽肿毒，瘰疬痰核，毒蛇咬伤：本品内服能化痰消痞散结，外用能散结消肿止痛。
- **用法用量**——内服一般炮制后使用，3～9g。外用适量，磨汁涂或研末以酒调敷患处。
- **注意事项**
  - 性温燥，阴虚燥咳、血证、热痰、燥痰应慎用。反乌头。生品内服宜慎。
  - 生半夏对口腔、喉头、消化道黏膜有强烈的刺激性，可致失音、呕吐、水泻等副反应，严重者喉头水肿致呼吸困难，甚至窒息；超量服用或长期服用可慢性中毒、致畸、致突变。
- **鉴别用药**
  - 生半夏：气微，味辛辣、麻舌而刺喉。研末或膏剂用，陈用为佳（置久，温燥之性有所减缓）。
  - 清半夏：生半夏用白矾加工炮制所得。气微，味微涩、微有麻舌感。长于燥湿化痰，主治湿痰咳嗽，胃脘痞满，痰涎凝聚，咳吐不出。
  - 姜半夏：为生半夏经水浸泡后，与生姜、白矾共煮而成的炮制品。气微香，味淡、微有麻舌感，嚼之略粘牙。长于温中化痰，降逆止呕，主治痰饮呕吐，胃脘痞满。
  - 法半夏：是生半夏用白矾、甘草、石灰加工炮制后的中药。气微，味淡略甘、微有麻舌感。长于燥湿化痰，主治痰多咳喘，痰饮眩悸，风痰眩晕，痰厥头痛。
- **现代药理**——止咳、祛痰、镇吐、抑制胃液分泌、抗胃溃疡、利胆、抗肿瘤、镇静催眠、降血脂。
- **古籍摘要**
  - 《医学启源》——治寒痰及形寒饮冷伤肺而咳，大和胃气，除胃寒，进饮食。治太阴痰厥头痛，非此不能除。
  - 《本经逢原》——同苍术、茯苓治湿痰；同栝蒌、黄芩治热痰；同南星、前胡治风痰；同芥子、姜汁治寒痰。惟燥痰宜栝蒌、贝母，非半夏所能治也。
- **名家经验**
  - 江尔逊：①制半夏无毒；生半夏有毒，久煮可消除其毒性。②制半夏可用大剂量，不必先煮；生半夏宜先煮半小时以去其毒性，若重用30～60g，以先煮1小时为宜。③半夏取效关键是用量：若燥湿化痰，6～10g足矣；降逆止呕，15～20g不为多；镇静安神，必用30～60g。
  - 俞长荣：成人通常用姜半夏和法半夏，对老弱、小儿多用法半夏或半夏曲，生半夏甚少使用。
  - 黄和：治疗多寐，小剂量半夏疗效不明显，30g以上方显其化浊开郁、通窍醒脑之功，而60g以上时镇静宁神作用增强，故剂量为30～60g效佳。
  - 王德群：如果想药效好的话，就用生半夏，因为法半夏在炮制过程中在矾水中泡、洗，有效成分流失了不少。如果用生半夏，它的疗效要比法半夏强很多。

天南星

- **基原**——天南星科植物天南星、异叶天南星或东北天南星的干燥块茎。
- **释名**——“虎掌因叶形似之，非根也。南星因根圆白，形如老人星状，故名南星，即虎掌也”（《本草纲目》）。
- **产地**——天南星主产于河南、河北、四川；异叶天南星主产于江苏、浙江；东北天南星主产于辽宁、吉林。
- **采制**——秋、冬季采挖，除去须根及外皮，晒干，即生南星；用姜汁、明矾制过用，为制南星。
- **性状**——呈扁球形。表面类白色或淡棕色，较光滑，顶端有凹陷的茎痕，周围有麻点状根痕，有的块茎周边有小扁球状侧芽。质坚硬，不易破碎，断面不平坦，白色，粉性。气微辛，味麻辣。以个大、色白、粉性足者为佳。
- **药性**——苦、辛，温。有毒。归肺、肝、脾经。
- **功效**——燥湿化痰，祛风止痉，散结消肿。
- **应用**
  - 顽痰咳喘，胸膈胀闷：本品苦辛性温，其温燥之性胜于半夏，有较强的燥湿化痰之功。
  - 风痰眩晕，中风痰壅，口眼歪斜，半身不遂，癫痫，惊风，破伤风：本品苦泄辛散温行，入肝经，可通行经络，尤善祛风痰、止痉搐。
  - 痈肿，瘰疬痰核，蛇虫咬伤：生天南星外用能消肿散结止痛。治痈疽肿痛，未成脓者，可促其消散，已成脓者可促其速溃。
- **用法用量**
  - 煎服，3～10g，多制用。外用生品适量，研末以醋或酒调敷。
  - 胆南星：为制天南星的细粉与牛、羊或猪胆汁经加工而成，或为生天南星细粉与牛、羊或猪胆汁经发酵而成。能清热化痰，息风定惊。煎服，3～6g。
- **注意事项**
  - 辛温燥烈，有毒，阴虚燥痰及孕妇忌用。
  - 生天南星毒性较大，口嚼可使舌、咽、口腔麻木和肿痛，甚则头昏心慌、四肢麻木，甚至呼吸缓慢、窒息、呼吸停止；如确需内服时，需配生姜充分煎透。服后觉有舌麻时，可用食糖解之。
- **鉴别用药**
  - 半夏（治湿痰之要药）：①主入脾、肺经，重在治脏腑湿痰，湿痰咳嗽；②降逆止呕，治胃气上逆之呕吐效佳。
  - 天南星（治风痰之要药）：①主入肝、肺经，温燥之性甚于半夏，开泄走窜之力亦强，主治顽痰、老痰；②重在祛经络风痰而能解痉，善治风痰眩晕、半身不遂、破伤风等。
  - 共同点：①均辛温有毒，孕妇慎用；②内服时为燥湿化痰之要药，能燥湿化痰、解毒散结，善治湿痰、寒痰，炮制后又治热痰、风痰；③外用可消肿散结，用于痈疽肿痛、毒蛇咬伤。
- **现代药理**——祛痰、镇痛、镇静、抗惊厥、抗心律失常、抗肿瘤。
- **古籍摘要**
  - 《证类本草》——主中风，除痰，麻痹，下气，破坚积，消痈肿，利胸膈，散血，堕胎。
  - 《本草纲目》——治惊痫，口眼㖞斜，喉痹，口舌疮糜，结核，解颅。
  - 《本经逢原》——南星、半夏皆治痰药也。然南星专走经络，故中风、麻痹以之为向导；半夏专走肠胃，故呕逆、泄泻以之为向导。
- **名家经验**
  - 李现林：天南星是一种善治多种疑难疾病的奇特良药，由于其苦、辛，温，有毒，具辛烈开泄之性，遂使众多医家慎用或弃用。然而胡建华认为生天南星直接口含对口腔黏膜确有一定的刺激作用，但一经煎煮，则无任何不良反应。白矾炮制后（制天南星）也可去其毒性。《本草纲目》云：“得防风则不麻，得牛胆则不燥，得火炮则不毒。”刘嘉湘教授治疗肿瘤，每剂生天南星内服用量为30～60g，经万余人使用，均无不良反应。徐伯平通过临床观察发现天南星用于治疗肿瘤，其疗效与剂量、持续时间有关，每剂用量宜＞60g，若经久煎（持续煎沸超过2小时），并在餐后服，每剂生天南星用量不超过100g是安全的。因此，制天南星煎汤内服，虽大剂量使用也是安全的。
  - 王士福：常用60g以上的大剂量制天南星治疗湿痰流注关节之痹证，每每收效显著。
  - 陈连起：生天南星、生半夏必须先煎煮30分钟，再与他药共煎30分钟，方可服用，否则易中毒。

芥子

基原——十字花科植物白芥或芥的干燥成熟种子。前者习称“白芥子”，后者习称“黄芥子”。

产地——主产于河南、安徽。

采制——夏末秋初果实成熟时割取植株，晒干，打下种子，除去杂质，用时捣碎。生用或炒用。

性状——白芥子呈球形。表面灰白色至淡黄色，种皮薄而脆，破开后内有白色折叠的子叶，有油性。气微，味辛辣。黄芥子较小，表面黄色至棕黄色，少数呈暗红棕色。研碎后加水浸湿，则产生辛烈的特异臭气。以粒大、饱满者为佳。

药性——辛，温。归肺经。

功效——温肺豁痰，利气散结，通络止痛。

应用
- 寒痰咳喘，悬饮胸胁胀痛：本品辛温力雄，性善走散，能温肺寒、利气机、豁痰涎、逐水饮。
- 痰滞经络，关节麻木疼痛，痰湿流注，阴疽肿毒：本品温通经络，善散“皮里膜外之痰”，又能消肿散结止痛。

用法用量
- 煎服，3～9g。外用适量，研末调敷。
- 对皮肤黏膜刺激性较强，可作发疱用。

注意事项
- 本品辛温走散，耗气伤阴，久咳肺虚以及消化道溃疡、出血者及皮肤过敏者忌用。
- 用量不宜过大；祛痰煎煮时间不宜过长。
- 对皮肤黏膜刺激性较强，可以局部外用，严重的可能出疱（冷灸），部分人局部过敏。

现代药理——祛痰、促消化、催吐（大量）、发疱、抑菌。

古籍摘要
- 《本草纲目》——利气豁痰，除寒暖中，散肿止痛。治喘嗽反胃，痹木脚气，筋骨腰节诸痛。
- 《神农本草经疏》——白芥子味极辛，气温。能搜剔内外痰结，及胸膈寒痰，冷涎壅者殊效。
- 《药品化义》——白芥子……横行甚捷，……通利甚锐，专开结痰，痰属热者能解，属寒者能散。痰在皮里膜外，非此不达；在四肢两胁，非此不通。若结胸证，痰涎邪热固结胸中及咳嗽失音，以此同苏子、枳实、瓜蒌、杏仁、芩、连为解热下痰汤，诚利气宽胸神剂。

名家经验
- 朱良春：白芥子辛温，味厚气锐，内逐寒痰水饮，宽利胸膈，用于咳嗽气喘，痰多不利，胸胁咳唾引痛；外走经络，消痰结，止痹痛，除麻木。朱老指出白芥子含有脂肪油、白芥子苷、芥子酶等成分，除作为祛痰平喘咳之剂（如三子养亲汤）外，对机体组织中不正常的渗出物之吸收，尤有殊功。早年，朱老用白芥子、甘遂、大戟组成的古方控涎丹治疗慢性淋巴结炎、湿性胸膜炎、胸腔积液、腹腔积液、气管炎或肺炎痰涎壅盛者，以及瘰疬、流注等，有较好疗效。近20余年，又用白芥子作为主药，治疗各种结节病，均取得成功。
- 张璐：白芥子作为三伏贴最主要的药物，自古就有外用先例，三伏贴应用其辛温、渗透、走窜之性，散寒化痰、理气通络，用于寒湿痰饮所致疾病；配伍甘遂、细辛、延胡索、生姜等药物，有促进吸收、粘合药粉、协同增效的作用；白芥子也是三伏贴发疱的主要原因，根据经验，贴敷时间越长，刺激越强，越容易起疱。采用生、炒白芥子及白芥子用量配比不同，反应也不同（在贴敷2小时的前提下，白芥子比例为20%时患者发疱极少，低于1%；如果白芥子比例提高至40%，则发疱患者数显著增加，可能会达到治疗总人数的20%或更多）。由于患者体质不一，反应也不同，所以接诊新患者时，要询问其体质，是否容易过敏，个别患者非常敏感，可能半小时就会起疱，所以2小时只是针对大多数人。如果贴敷后短时间内有明显的灼热疼痛感，也要及时撤去穴位贴，并用湿毛巾擦净皮肤上的药物；如果局部红肿或有小水疱，可用碘伏外涂，如果水疱较大，或水疱破后流水不止，需到医院处理。临床可以通过调整药物剂量比例及贴敷时间，减轻或避免发疱的问题。
- 刘再朋：白芥子化皮里膜外之凝痰，专治外科之痰证，如痰核、痰包、痰块、痰病。治甲状舌管囊肿、腘窝囊肿，配二陈汤；治多发性脂肪瘤，配平胃散；治甲状腺瘤，配四海舒郁丸；治髌部滑囊炎，配桃红四物汤；治淋巴结核，配化坚二陈汤，加白附子、僵蚕、山慈菇、猫爪草。

旋覆花

- **基原**——菊科植物旋覆花或欧亚旋覆花的干燥头状花序。
- **释名**——《本草衍义》曰："花淡黄绿繁茂，圆而覆下。"即旋覆花的花淡黄绿色，繁茂且呈圆形，向下覆，因此得名旋覆花。不同地区的旋覆花有不同俗称，如浙江叫金佛草花，河北则据其六月开花叫六月菊。
- **产地**——全国大部分地区均产。
- **采制**——夏、秋二季花开时采收，除去杂质，阴干或晒干。
- **性状**——呈扁球形或类球形，总苞由多数苞片组成，呈覆瓦状排列，苞片披针形或条形，灰黄色，有的可见椭圆形小瘦果。体轻，易散碎。气微，味微苦。以朵大、色浅黄者为佳。
- **药性**——苦、辛、咸，微温。归肺、脾、胃、大肠经。
- **功效**——降气，消痰，行水，止呕。
- **应用**
  - 风寒咳嗽，痰饮蓄结，胸膈痞闷，喘咳痰多：本品苦降辛开，咸能软坚，既可降肺气、消痰涎而平喘咳，又能消痞行水而除痞满。
  - 呕吐噫气，心下痞硬：本品又善降胃气而止呕止噫，常与赭石、半夏、生姜等同用。
  - 本品配香附等，还可治气血不和之胸胁疼痛。
- **用法用量**——布包（因本品有绒毛，易刺激咽喉作痒而致呛咳呕吐，故须布包入煎）煎服，3～10g。
- **注意事项**
  - 阴虚劳嗽、津伤燥咳者忌用。
  - 诸花皆升，旋覆花独降。
- **现代药理**——抗支气管痉挛、镇咳、祛痰、抑菌、促胃酸分泌、利胆、提高胃肠平滑肌张力、扩张冠状动脉、抑真菌、抗炎。
- **古籍摘要**
  - 《神农本草经》——主结气，胁下满，惊悸。除水，去五脏间寒热，补中，下气。
  - 《药性论》——主肋胁气，下寒热水肿，主治膀胱宿水，去逐大腹，开胃，止呕逆不下食。
  - 《本草汇言》——旋覆花，消痰逐水，利气下行之药也。主心肺结气，胁下虚满，胸中结痰，痞坚噫气，或心脾伏饮，膀胱留饮，宿水等症。大抵此剂微咸以软坚散痞，性利下气行痰水，实消伐之药也。
- **名家经验**
  - 余国俊：以旋覆花为主的金沸草散治疗外感咳嗽，效果良好。金沸草散由旋覆花、白芍、生甘草、荆芥、紫苏叶、前胡、法半夏、杏仁、白芥子、桔梗组成。金沸草散有疏风散寒、宣肃肺气之效，旋覆花、白芍、甘草3味药起到关键性作用。
  - 陈莲舫：旋覆花性沉降，味辛咸，辛则能散能横行，故可宣散肺气达于皮毛；咸能入肾，故可纳气下行以归根，使胃中之痰涎或水饮息息下行而从浊道出，不复上逆犯肺，肺自清虚。此是一药之功，三脏戴泽，三焦通利矣，实为治咳之要药。陈氏用旋覆花，并不完全局限于治疗风寒喘嗽、痰多气壅等证，即便是肝肺不调之干咳少痰，或肺肾亏虚之劳嗽，亦屡用之，可见其运用之广。为加强宣肺、止咳、祛痰作用，陈氏还常加用杏仁、川贝、枇杷叶、款冬花之类，若痰多气逆则配用蛤壳、紫苏子等，以增化痰、降气之力。
  - 刘鸿：旋覆代赭汤是传统经方，主治胃虚痰阻气逆之噫气。因赭石性味苦寒，质重沉降，易伐伤胃气，脾胃虚弱、阴虚劳嗽者需谨慎配伍。用黛蛤散代替赭石，组成旋覆花黛蛤散治疗顽固性咳嗽、咳嗽变异性哮喘等，尤其是中医辨证属木火刑金的咳嗽，其效如神，配伍其他中药可以治疗多种咳喘。青黛咸寒，归肝肺胃经，能清肝泻火、凉血止血。海蛤壳咸寒，入肺胃经，擅长清肺化痰软坚，两药共用清肝利肺，主治肝火犯肺的咳嗽吐痰、胸胁闷痛。此方旋覆花、海蛤壳、青黛比例为10∶10∶1，这样既可避免赭石的弊端，又可增强化痰止咳降逆作用。
  - 关幼波：遇到患者有胃气上逆的打呃、胃脘胀满；肝气上逆的胸闷、胁痛、梅核气；肝阳上亢的头晕、头胀、头痛；肝风内动的抽搐、角弓反张；痰浊内阻引起的胸闷、胸痛；顽痰不化的癫痫、面瘫等。均可应用旋覆花、代赭石对药，既调理气机，有升有降，又化痰消壅，有宣有化。主要调理肝胃之气，有平肝降逆、重镇潜阳之功，肝气挟痰为病用之更佳。两者用量均为10g，用生赭石嘱患者煮药30～40分钟即可，饭后服药。

白前

- **基原**——萝藦科植物柳叶白前或芫花叶白前的根茎及根。
- **释名**——明《本草原始》记载："根白色，长于白微。苗生于白微之前，故名白前。"其根为白色，且生长位置或生长时间上似乎先于白薇，所以得名白前。
- **产地**——主产于浙江、江苏、安徽、湖北。
- **采制**——秋季采挖，洗净，晒干。生用或蜜炙用。
- **性状**——柳叶白前呈细圆柱形的段。表面黄白色或黄棕色，节明显，质脆，断面中空，有时节处簇生纤细的根或根痕，气微，味微甜。芫花叶白前呈细圆柱形的段，表面灰绿色或灰黄色，质较硬。以色黄白者为佳。
- **药性**——辛、苦，微温。归肺经。
- **功效**——降气，祛痰，止咳。
- **应用**
  - 外感风寒咳嗽，咳痰不爽：常配荆芥、桔梗、百部等宣肺解表之品。
  - 内伤肺热咳喘：常与清泻肺热之桑白皮、葶苈子等同用。
  - 久咳肺气阴两虚：与益气润肺之黄芪、沙参等配伍。
  - 咳喘浮肿，喉中痰鸣，不能平卧：常配紫菀、半夏、大戟等以逐饮平喘。
- **用法用量**——煎服，3～10g。
- **现代药理**——祛痰、镇咳、平喘、抗炎、镇痛、抑制胃溃疡形成、止泻、抗血栓形成、抗凝血。
- **古籍摘要**
  - 《名医别录》——主治胸胁逆气，咳嗽上气。
  - 《本草纲目》——白前色白而味微辛甘，手太阴药也。长于降气，肺气壅实而有痰者宜之。若虚而长哽气者，不可用也。张仲景治嗽而脉浮，泽漆汤中亦用之，方见《金匮要略》。
  - 《本草汇言》——白前泄肺气，定喘嗽之药也，疗喉间喘呼，为治咳之首剂；宽膈之满闷，为降气之上品。前人又主奔豚及肾气，然则性味功力，三因并施，脏腑咸入，腠里皮毛，靡不前至，盖以功力为名也。
- **名家经验**
  - 施今墨：常用白前、前胡作为化痰止咳之药对，认为白前走里，清肺降气，祛痰止咳；前胡走表，宣散风热，降气消痰。肺主气，外合皮毛。肺气宜宣，肺气宜降。若外感风寒、风热或浊痰蕴肺，均可引起肺的清肃功能失调，以致胸闷气逆、咳嗽多痰等症。故以白前清肃肺气，降气化痰；前胡宣散风热，下气化痰。白前重在降气，前胡偏于宣肺。二药伍用，一宣一降，肺之清肃功能恢复正常，故痰可去，嗽可宁。此外，前胡对新感咳嗽效果极佳，而白前对久咳不愈者更宜。二药相互为用，不论新感咳嗽，还是年久咳嗽，均有良效，实属止咳之上品也。
  - 朱良春：擅用止嗽散加味治疗诸般咳嗽，白前降气化痰，长于下气，百部长于下痰止嗽，二者合用降气化痰止咳。治疗时感高热伴痰多气促，常用白前降气消痰止咳，葶苈子泻肺平喘，二者合用共奏止咳平喘之功，白前用量为10g。
  - 黄英儒：前胡、白前都是止咳祛痰、表散的药物，对外感咳嗽的作用尤其好。但前胡辛凉，宜于热证，疏散表邪的作用较好。白前的止咳作用比前胡优，寒咳热咳都可选用，特别是对剧烈的干咳，痰少痰稠，包括急性支气管炎、慢性支气管炎、新久咳嗽，都能降气止咳，镇咳的效果可靠，可以配在治疗各种咳嗽的处方中。
  - 龚士澄：前贤多称白前善治肺间痰壅气逆，凡无实邪、无痰饮、肺气虚、大便溏者，均不宜用，又认为白前降多而脾气易陷，肠道易滑，也不宜于咳而兼泻之证。通过长期临床观察，知其性既能肃肺，又能宣肺，能开能升，能利肠，能治咳而兼泻，老幼虚实咸宜。前贤用牛蒡子、桔梗散结升提，治外感咳嗽，喉间痰不易出。我惯用白前10g，宣肺豁痰，瓜蒌壳10g，宽胸利膈，二药配对，则痰涎滑，气道润，一咳即出，咳乃松解。

第二节　清化热痰药

川贝母

- **基原**——百合科植物川贝母、暗紫贝母、甘肃贝母、梭砂贝母、太白贝母或瓦布贝母的干燥鳞茎。
- **释名**——本品因其“形似聚贝子，故名贝母”（《本草经集注》）。根据产地不同分为浙贝母和川贝母两种，产于四川等高海拔地区的名曰川贝母。
- **产地**——主产于四川、青海、甘肃、云南、西藏。
- **采制**——夏、秋二季采挖，除去须根，粗皮，晒干。生用。
- **性状**——性状不同分别称作“松贝”“青贝”“炉贝”和“栽培品”。其中松贝呈类圆锥形或近球形，表面类白色。外层鳞叶2瓣，大小悬殊，大瓣紧抱小瓣，未抱部分呈新月形，习称“怀中抱月”，质硬而脆，断面白色，富粉性。气微，味微苦。以整齐、色白、粉性足者为佳。
- **药性**——苦、甘，微寒。归肺、心经。
- **功效**——清热润肺，化痰止咳，散结消痈。
- **应用**
  - 肺热燥咳，干咳少痰，阴虚劳嗽，痰中带血：本品味苦性微寒，能清肺化痰，又味甘质润而润肺止咳，尤宜于内伤久咳、燥痰、热痰之证。
  - 瘰疬、乳痈、肺痈：本品虽能化痰散结，但作用较浙贝母差，一般采用浙贝母。
- **用法用量**——煎服，3～10g；研末服1～2g。
- **注意事项**
  - 脾胃虚寒及有湿痰者不宜用。
  - 反乌头，不宜与川乌、制川乌、草乌、制草乌、附子同用。
- **现代药理**——祛痰、镇咳、松弛支气管平滑肌、降压、解痉、止泻、扩瞳、麻痹中枢（大量）、抗乙酰胆碱、抗缺氧、镇痛、催眠。
- **古籍摘要**
  - 《神农本草经》——主伤寒烦热，淋沥，邪气，疝瘕，喉痹，乳难，金疮，风痉。
  - 《本草汇言》——贝母，开郁，下气，化痰之药也，润肺消痰，止咳定喘，则虚劳火结之证，贝母专司首剂。
- **名家经验**
  - 曾培杰：川贝母是治郁要药，尤其善于治疗痰郁，特别适合于心中气郁不快，胸膈痰浊交阻忧郁不伸的患者。所以患者精神抑郁烦躁，堵塞成结的，用一般疏肝理气之品，未必能化散得开，这时就要配合一些散结消肿之品，比如皂角刺。此外，川贝母以甘味为主，偏于润肺止咳，所以虚劳痰热咳嗽可用之；浙贝母苦味独重，虽然痰热咳嗽也可以用，但它更能够消痈散结，治疗痰热郁肺，甚至闭结成痰核，形成痈肿，或者肿瘤，这时就得用浙贝母，因为浙贝母苦泄开破力更强，能够散结消痈。
  - 龚士澄：婴幼儿一切咳嗽，凡无寒热气喘者，每日用川贝母极细粉3～5g，熟蜂蜜调如糊状，分次涂于母亲乳头上，任小儿吮之，此法方便、安全、有效。吮吸一二日，肺系之痰逐渐由气管咽入食管，并随大便下出，咳即随止。老人阴虚久咳，喉干便燥，而又难胜药力者，以黄梨一枚，挖出梨核，填入川贝母粉5g，置饭锅或蒸笼内蒸熟食之，日食2枚，则肺与大肠皆润，津液生，大便软，干咳自重而轻。
  - 施今墨：川贝母、知母伍用，名曰二母散，出自《和剂局方》。知母苦寒，气味俱厚，上行入肺，中行归胃，下行走肾，功专滋阴降火，消痰止嗽，润燥滑肠；川贝母苦甘而凉，气味俱清，走上焦入心肺，能润肺散结（散心胸郁结之气），化痰止嗽。二药伍用，并走上焦，清气滋阴、降气润燥、化痰止咳的力量增强。主治阴虚燥咳诸证，即水亏火旺，肺脏受累，以致咳嗽痰少、久久不愈、口干舌红等症；肺热咳嗽诸证。治阴虚咳嗽发热，亦可与沙参、麦冬、瓜蒌配伍，其效更著。
  - 黄英儒：川贝母祛痰而兼补虚，滋润作用较强，用于阴虚火盛之燥痰久咳；浙贝母祛痰而兼清热，开泄作用较强，用于外感风热之热痰暴咳；土贝母祛痰而兼解毒作用。

浙贝母

基原 —— 百合科植物浙贝母的干燥鳞茎。大者除去芯芽，习称“大贝”；小者不去芯芽，习称“珠贝”。

释名 —— “形似聚贝子，故名贝母”（《本草经集注》）。根据产地不同分为浙贝母和川贝母两种，产于浙江的名曰浙贝母。

产地 —— 原产于浙江象山，现主产于浙江宁波鄞州区。此外，江苏、安徽、湖南、江西等地亦产。

采制 —— 初夏植株枯萎时采挖，洗净，去外皮，拌以煅过的贝壳粉，吸去浆汁，切厚片或打成碎块。生用。

性状 —— 为类圆形的厚片或碎块，有的具芯芽。切面微鼓起或平坦，灰白色或粉白色，略角质状或富粉性。质硬，断面灰白色或白色，有的浅黄棕色。气微，味苦。以切面白色、粉性足者为佳。

药性 —— 苦，寒。归肺、心经。

功效 —— 清热化痰止咳，解毒散结消痈。

应用
- 风热咳嗽，痰火咳嗽：本品功似川贝母，苦寒之性较甚而偏苦泄，长于清化热痰、降泄肺气。
- 瘰疬，瘿瘤，疮毒，肺痈，乳痈：本品苦泄，可清解热毒、化痰散结消痈。

用法用量 —— 煎服，3～10g。

注意事项
- 脾胃虚寒及有湿痰者不宜用。
- 反乌头，不宜与川乌、制川乌、草乌、制草乌、附子同用。

鉴别用药
- 浙贝母：①本品苦寒降泄力大，长于清肺化痰，治疗肺热咳嗽、热痰咳嗽优于川贝母；②清热散结之功强于川贝母；③苦寒，偏于实证；④鳞片（3～4cm）比川贝母（1～2cm）稍大，价格相对便宜。
- 川贝母：①本品味甘，性微寒，治疗肺燥咳嗽、燥痰咳嗽优于浙贝母；②宜治肺热燥咳、阴虚干咳、虚劳久咳；③偏甘润，长于润肺止咳。④大部分生长在高海拔地区，自然生长者为佳，产量少价格高。
- 共同点：①同能清热化痰止咳，解毒散结；②治疗热痰咳嗽、肺热咳嗽、燥痰咳嗽、肺燥咳嗽、疮痈、痰核瘰疬等；③均反乌头类药。

现代药理 —— 祛痰、镇咳、平喘、镇痛、镇静、扩瞳、兴奋子宫、抑制心脏、降压、抑制唾液分泌、松弛肠道。

古籍摘要
- 《神农本草经》—— 味辛，平。主伤寒烦热，淋沥邪气，疝瘕，喉痹，乳难，金疮，风痉。
- 《景岳全书》—— 大治肺痈、肺痿、咳喘、吐血、衄血，最降痰气，善开郁结，止疼痛，消胀满，清肝火，明耳目，除时气烦热，黄疸，淋闭，便血，溺血；解热毒，杀诸虫及疗喉痹，瘰疬，乳痈发背，一切痈疡肿毒……较之川贝母，清降之功，不啻数倍。
- 《雷公炮制药性解》—— 味辛苦，性微寒，无毒，入心、肺二经。清心润肺，止嗽消痰，主胸腹气逆，伤寒烦热，淋沥瘕疝，喉痹，金疮，人面疮，瘿瘤诸恶疮。去心研用。

名家经验
- 王庆安：浙贝母合夏枯草、鳖甲、僵蚕、海浮石可治颈前结节。浙贝母与白僵蚕、海藻合用，对乳腺结块有消散作用（乳腺增生）。
- 王琦：浙贝母解郁结，通淋漓，男科之用浙贝母，多取其“解郁散结，利水通淋”之功。《金匮要略》治妊娠小便难，用当归贝母苦参丸，李时珍曰，治心中气郁不快。清代医家傅青主用贝母于保产无忧散中以治漏胎或难产，说明古人用贝母范围较广。现代研究证明，浙贝母对腺体分泌有抑制作用。故常用浙贝母治疗前列腺炎、前列腺肥大等。认为前列腺疾病常出现前列腺导管阻塞或不畅，其病因与瘀、湿、虫、毒郁结有关，而浙贝母能散郁结、通淋漓，用之尤当。临床常与苦参等配伍使用，治前列腺肥大，常于3～5剂见效。
- 曾培杰：《本草汇言》中有贝母敷恶疮的记载，贝母可以作为外科专药使用。胃部溃疡可以看成是消化道里面的恶疮，故乌贝散，就用海螵蛸，配合川贝母或者浙贝母，用4∶1的比例，打成药粉，这样既可以抗酸，也可以促进溃疡疮口的修复。

瓜蒌

- **基原**——葫芦科植物栝楼或双边栝楼的干燥成熟果实。
- **释名**——瓜蒌种植时，其藤茎需要爬架，在高处结瓜，遂称“瓜楼”，后来又被写成“瓜蒌”和“栝楼”。
- **产地**——主产于山东、浙江、河南。
- **采制**——秋季果实成熟时，连果梗剪下，置通风处阴干。生用。
- **性状**——呈不规则的丝或块状。外表面橙红色或橙黄色，皱缩或较光滑；内表面黄白色，有红黄色丝络，果瓤橙黄色，与多数种子黏结成团。具焦糖气，味微酸、甜。以皮厚、皱缩、糖性足者为佳。
- **药性**——甘、微苦，寒。归肺、胃、大肠经。
- **功效**——清热化痰，宽胸散结，润肠通便。
- **应用**
  - 痰热咳喘：本品甘寒而润，善清肺热、润肺燥而化热痰、燥痰。
  - 胸痹、结胸：本品能利气开郁、导痰浊下行而奏宽胸散结之效。
  - 肺痈，肠痈，乳痈：本品能清热散结消肿，常配清热解毒药以治痈证。
  - 肠燥便秘：瓜蒌仁润燥滑肠，适用于肠燥便秘。
- **用法用量**——煎服，全瓜蒌10～20g，瓜蒌皮6～12g，瓜蒌仁10～15g（打碎入煎）。
- **注意事项**
  - 本品甘寒而滑，脾虚便溏者及寒痰、湿痰证忌用。
  - 瓜蒌反乌头，不宜与乌头、附子等药材同用。
- **鉴别用药**
  - 瓜蒌皮：清热化痰，宽胸理气，适用于痰热咳嗽，胸闷胁痛。
  - 瓜蒌仁：润燥化痰，润肠通便，适用于燥咳痰黏，肠燥便秘。
  - 瓜蒌（全瓜蒌）：清热化痰，宽胸散结，润肠通便。则兼有瓜蒌皮、瓜蒌仁之功效。
  - 瓜蒌根：又名天花粉，能清热泻火，生津止渴，消肿排脓。用于热病烦渴，肺热燥咳，内热消渴，疮疡肿毒。天花粉针剂临床用于中期妊娠、死胎、过期流产的引产，故孕妇忌用天花粉。
- **现代药理**——祛痰、抗炎、抑菌、抗溃疡、扩张冠脉、抗缺氧、抑制血小板聚集、抗癌。
- **古籍摘要**
  - 《名医别录》——治胸痹，悦泽人面。
  - 《本草纲目》——润肺燥，降火，治咳嗽，涤痰结，利咽喉，止消渴，利大肠，消痈肿疮毒。
  - 《本草述》——栝楼实，阴厚而脂润，故于热燥之痰，为对待的剂。若用之于寒痰、湿痰、气虚所结之痰，饮食积聚之痰，皆无益而有害者也。
- **名家经验**
  - 张志远：瓜蒌治疗，一言以蔽之，以开结为主，宜于上、中二焦。大黄虽然通利力优，但对胸闷、胀满、梗阻，用瓜蒌效果较好。其临床运用瓜蒌常效仿张仲景，一是用全果，二是用大量，少则20g，多则80g，临床证实疗效好且无不良反应，尤其是对于结胸证，可用“大者一枚”，约100g。
  - 史载祥：瓜蒌薤白半夏汤是治疗胸痹心痛的基础方、通治方，是针对胸痹心痛的核心病机“阳微阴弦”而设，以痰浊壅塞、心阳痹阻、脉络闭遏所致的胸痛彻背、难以平卧为主症。与瓜蒌薤白白酒汤相比，胸背痛、短气更重；较之枳实薤白桂枝汤，心中痞、留气结在胸的疼痛更为突出。
  - 邵长荣：对于肺热疾病、痰热咳嗽伴便秘患者，邵氏取瓜蒌仁甘寒清润之性，以清肺化痰、涤痰导滞。对于慢性肺病，尤其是痰热胶结而致胸膈痞塞伴便秘、上下不通的患者，瓜蒌皮仁同用，以宽胸理气、润肠通便。

竹茹

基原——禾本科植物青秆竹、大头典竹或淡竹的茎的中间层。

产地——主产于江苏、浙江、江西、四川。

采制——全年均可采制，取新鲜茎，刮去外层青皮，然后将中间层刮成丝状，摊放阴干。生用或姜汁炙用。

性状——为卷曲成团的不规则丝条或呈长条形薄片状。宽窄厚薄不等，浅绿色、黄绿色或黄白色。纤维性，体轻松，质柔韧，有弹性。气微，味淡。以色绿、丝细均匀、质柔软、有弹性者为佳。

药性——甘，微寒。归肺、胃、心、胆经。

功效——清热化痰，除烦，止呕。

应用
- 痰热、肺热咳嗽，痰热心烦不寐：本品甘微寒，善于清化热痰。
- 胃热呕吐、妊娠恶阻：本品能清热降逆止呕，为治胃热呕逆之要药。
- 中风痰迷，舌强不语：本品善于清热化痰，可与生姜汁、胆南星、牛黄等药配伍。
- 本品还有凉血止血作用，可用于吐血、衄血、崩漏。

用法用量——煎服，5～10g。生用清化痰热，姜汁炙用止呕。

鉴别用药
- 竹茹：①竹竿的皮刮去后，里面的白肉刮成丝；②药力较弱，主治痰热喘咳、烦热不眠之证；③兼清胃止呕、凉血止血，用于胃热呕吐及血热出血证，为治热性呕逆之要药。
- 竹沥：①竹子砍成段，烧竹子中间部分时两端断裂处流出的汁液；②本品性滑，祛痰力强，寒痰及便溏者忌用。
- 天竺黄：①竹子被竹蜂咬破后流出的汁液，凝固后的块状物；②甘缓，清热化痰之功与竹沥相似而无寒滑之弊，又兼清心定惊之功，多用治中风痰迷、癫狂惊风证，为小儿痰热惊风之要药。
- 共同点：三者均来源于竹，均能清热化痰，治痰热之证（竹茹＜天竺黄＜竹沥），均可治心肝二经的心烦证（竹茹＜天竺黄＜竹沥）；竹沥、天竺黄力强而兼定惊之功，凡痰火内结之痰壅喘急、中风痰迷、惊痫癫狂，均可用之。

现代药理——对白色葡萄球菌、枯草杆菌、大肠埃希菌均有较强的抑制作用。

古籍摘要
- 《名医别录》——主治呕，温气寒热，吐血，崩中，溢筋。
- 《医学入门》——治虚烦不眠，伤寒劳复，阴筋肿缩腹痛，妊娠因惊心痛，小儿痫口噤，体热。
- 《本草汇言》——竹茹，清热化痰，下气止呃之药也。如前古治肺热热甚，咳逆上气，呕哕寒热及血溢崩中诸证。此药甘寒而降，善除阳明一切火热痰气为疾，用之立安，如诸病非因胃热者勿用。

名家经验
- 张锡纯：竹茹味淡，性微凉，善开胃郁，降胃中上逆之气使之下行，故能治呕吐，止吐血、衄血。因其性凉而能降，故又能清肺利痰，宣通三焦水道下通膀胱，为通利小便之要药，与叶同功而其力尤胜于叶。
- 施今墨：半夏降逆止呕，燥湿化痰，消痞除满；竹茹清热止呕，下气清痰。半夏性温偏热，善化湿痰而止呕；竹茹性偏于凉，长于清利热痰而止呕。二药配伍，一热一寒，相互制约，相互为用，可使健脾燥湿、和胃止呕力彰。
- 徐经世：姜竹茹善清胆和胃，平衡升降，常用于加味黄连温胆汤、丹七和络饮治疗痞满、吞酸、呕吐、胃痛等；淡竹茹善化痰清热，和中安神，可治疗惊悸不宁、心烦失眠等；鲜竹茹善清肺祛痰，止咳平喘，常用于痰热壅肺、肺气上逆所致的痰热咳嗽、哮喘等。竹茹清心除烦、降逆开郁，用于治疗因郁而致的各种病症；此外，竹茹还具有调和诸药、引药入胃、调节中枢脾胃气机升降平衡的作用，用于各种恶性肿瘤术后调治。
- 曾培杰：竹茹能够通降胃肠，把周身热火往下收。所以能顺气止呕，降胃退热；竹沥是竹子烧出来的水，药性更快速，直达经络，寒凉性滑，也能治痰热惊风；而天竺黄是竹子里分泌液干燥后的块状物，药性更缓，而不至于寒滑伤人，但也能够豁痰利窍，镇惊安神，是小儿惊风要药，多在小儿科里运用。特别是痰热扰乱了神志，更宜速速用之。

前胡

- **基原**——伞形科植物白花前胡或紫花前胡的干燥根。
- **产地**——主产于浙江、湖南、四川。
- **采制**——白花前胡于冬季至次春茎叶枯萎或未抽花茎时采挖，除去须根，洗净，晒干或低温干燥；紫花前胡于秋、冬二季地上部分枯萎时采挖，除去须根，晒干。切薄片。生用或蜜炙用。
- **性状**——为类圆形或不规则形的薄片。外表皮黑褐色或灰黄色，有时可见残留的纤维状叶鞘残基。切面黄白色至淡黄色，皮部散有多数棕黄色油点，可见一棕色环纹及放射状纹理。气芳香，味微苦、辛。以切面淡黄白色、香气浓者为佳。
- **药性**——苦、辛，微寒。归肺经。
- **功效**——降气化痰，散风清热。
- **应用**
  - 痰热咳喘，咳痰黄稠：本品辛散苦降，性寒清热，宜于痰热壅肺、肺失宣降之咳喘胸满，咳痰黄稠量多，常配伍苦杏仁、桑白皮、浙贝母等。
  - 风热咳嗽痰多：本品味辛性微寒，能疏散风热、宣肺化痰止咳。
- **用法用量**——煎服，3～10g。
- **鉴别用药**
  - 前胡：性偏微寒，兼能疏散风热，多用于外感风热或痰热咳喘。
  - 白前：性温，祛痰作用较强，多用于内伤寒痰咳喘。
  - 共同点：均能降气化痰，治疗肺气上逆、咳喘痰多，常相须为用。
- **现代药理**——祛痰、平喘、镇咳、扩张血管、抗血小板聚集、增加冠状动脉血流量、减少心肌耗氧量、降低心肌收缩力、抗心衰、降压、抗菌、抗炎、镇静、解痉、抗过敏、抗溃疡。
- **古籍摘要**
  - 《名医别录》——主治痰满，胸胁中痞，心腹结气，风头痛，去痰实，下气。治伤寒热，推陈致新，明目，益精。
  - 《本草通玄》——肺肝药也。散风祛热，消痰下气，开胃化食，止呕定喘，除嗽安胎，止小儿夜啼。
  - 《日华子本草》——治一切劳，下一切气，止嗽，破症结，开胃下食，通五脏，主霍乱转筋，骨节烦闷，反胃，呕逆，气喘，安胎，小儿一切疳气。
- **名家经验**
  - 王新午：前胡主痰满，胸胁中痞，心腹结气，推陈致新，其功效与贝母相似。余治痰嗽结气，每以之代贝母，取其廉也。上海报纸曾记载，当时贝母缺货，经名中医师会商，用前胡代替，药商大哗。
  - 龚士澄：对于咳逆倚息、短气、不得卧、胸满、呕吐甚至浮肿等症，《金匮要略》名曰“支饮”。由于水饮停留于胸膈胃脘部位，上迫于肺，肺失肃降，气机升降受阻所致，当用葶苈大枣泻肺汤、小半夏汤治疗。如不能达到预期效果时，辄加用前胡一味，即可显效。盖痰之稀者为饮，饮之稠者为痰，前胡之辛，能散水饮，前胡之苦，善降逆气，所以用之合拍。
  - 曾培杰：三拗汤用麻黄、杏仁、甘草三药。叶天士说，辛以散邪，佐味苦以降气。这三味药能够辛散外邪，苦降内气，是理顺肺气的要药，符合肺宣发肃降的功能，如果肺气郁闭，胸满多痰，这时就可以在辨证方中加些前胡。《名医别录》讲前胡主疗痰满。《药义明辨》说前胡辛以散结，苦能降气，结散痰降，乃痰气要药也。所以可以把前胡加入各类痰气的辨证方中，加强祛痰的功效。
  - 仝小林：前胡、紫苏子、葶苈子三味中药组成前百苏苈汤（自拟），用于治疗上焦肺气郁闭之劲咳、郁咳有良好效果。外感四时寒热之邪，风寒袭肺，或痰热壅肺，或内伤饮停心肺，均易阻滞气机，肺之宣发肃降不利，肺气上逆，常变生为劲咳、郁咳。此类咳嗽经一般的化痰止咳之法疗效欠佳，久治难愈，其关键之处在于恢复肺脏正常的宣发肃降功能。前百苏苈汤中前胡、百部宣肺，以止咳缓嗽为主，紫苏子、葶苈子降气，以化痰蠲饮为要，两药对一升一降，既能通调肺气以治本，又兼祛邪止痉（支气管痉挛）以治标。临床上，前胡常用剂量为9～30g，以15g为多，根据咳嗽频度及剧烈程度选择合适剂量；百部常用15～30g；紫苏子与葶苈子则依据咳嗽以痰为主或以饮为主来化裁使用，紫苏子化痰，常用剂量为9～15g，葶苈子化饮，常用剂量为15～30g。

桔梗

- **基原**——桔梗科植物桔梗的干燥根。
- **释名**——《本草纲目》云："此草之根结实而梗直。"故名桔梗。
- **产地**——全国大部分地区均产。
- **采制**——春、秋二季采挖，洗净，除去须根，趁鲜剥去外皮或不去外皮，干燥。生用。
- **性状**——呈圆柱形或略呈纺锤形。外皮多已除去或偶有残留。切面皮部黄白色，较窄；形成层环纹明显，棕色；木部宽，有较多裂隙。气微，味微甜后苦。以色白、味苦者为佳。
- **药性**——苦、辛，平。归肺经。
- **功效**——宣肺，利咽，祛痰，排脓。
- **应用**
  - 咳嗽痰多，咳痰不爽，胸闷不畅：本品辛散苦泄，开宣肺气，有较好的祛痰作用，为肺经气分病之要药，治咳嗽痰多、咳痰不爽，无论寒热皆可应用。
  - 咽痛音哑：本品能宣肺泄邪以利咽开音疗哑。
  - 肺痈吐脓：本品性散上行，能利肺气以排壅肺之脓痰。
  - 癃闭、便秘：本品可宣开肺气而通二便。
- **用法用量**——煎服，3～10g；或入丸、散用。
- **注意事项**——呕吐、呛咳、眩晕、阴虚火旺咯血等不宜用，胃、十二指肠溃疡者慎服。用量过大易致恶心呕吐。
- **现代药理**——祛痰、止咳、平喘、抗菌、抗炎、增强免疫、抗溃疡、降压、降脂、镇静、镇痛、解热、抗过敏、保肝、降血糖、抗癌、抗氧化。
- **古籍摘要**
  - 《神农本草经》——主胸胁痛如刀刺，腹满，肠鸣幽幽，惊恐悸气。
  - 《药性赋》——其用有四：止咽痛，兼除鼻塞；利膈气，仍治肺痈；一为诸药之舟楫；一为肺部之引经。
  - 《药性切用》——辛苦性平，色白入肺，力能清咽利膈，表散外邪，肺气滞于大肠者，宜桔梗开之，为药舟楫，能引沉降之品至于至高之分成功。
- **名家经验**
  - 龚士澄：膈上不宽加枳桔，这是医家用药的一句心得之言。枳壳配合桔梗，一下一上，一降一升，调理气机，大有转胸中大气之功，胸中大气一转，往往痰咳胸痛满胀随之即消。所以要透过枳壳、桔梗这组药，学到升降用药的配伍思路。桔梗配合旋覆花能升降胸中痰水，桔梗也可配合半夏化胃中湿痰。
  - 黄煌：桔梗主治咽痛、咽干或咳者。其咽痛常为干痛，可伴音哑声嘶；其咳不伴喘，常为干咳，或为浊痰如脓，诉说胸闷胸痛者。另外，吉益东洞说，桔梗主治浊唾肿脓也，旁治咽喉痛。从《金匮要略》治疗肺痈的桔梗汤和以排脓命名的排脓散、排脓汤来看，桔梗还可治吐痰如脓腥臭。另外，桔梗不可大量使用，过量会引起恶心或呕吐。从配伍上看，桔梗汤中甘草与桔梗的用量比例为2∶1，推测甘草用量大于桔梗可能有缓和桔梗对咽喉及消化道黏膜的刺激。排脓汤中桔梗与甘草用量之比虽为3∶2，但方中配伍的生姜、大枣，同样可以缓和桔梗的刺激。
  - 黄英儒：凡是需要开提肺气、宣泄上焦的疾病，如咳痰黏稠、喉痹、胸满胁痛、癃闭、小便难出、腹痛下利、痈脓已成者都可选用。但桔梗含有多量皂素，中病即止，不宜过量多用，以免产生溶血作用。桔梗与杏仁均为宣肺止咳定喘药物。杏仁以止咳平喘为主，兼可滑肠，开泄作用强，宜于外感风热。桔梗以祛痰排脓为主，可以升提肺气，治疗气管炎、咽炎及化脓性疾病。
  - 王飞：桔梗味辛则宣则散，味苦则降则泄。桔梗配杏仁开宣肺气，化痰止咳；配茯苓，宣肺布津，健脾利湿；配枳壳宣肺利气，化痰散痞；配紫苏梗理气开郁，宽胸利膈；配冬瓜子宣肺利气，调节大便；配黄芪升举宗气，补养心气；配麦冬宣肺利咽，养阴生津；配甘草宣肺利咽，解毒排脓；配鱼腥草清热化痰，解毒消痈。可用于治疗咳嗽、喘证、肺痈、胸痹、痢疾、泄泻、腹痛、癃闭、梅核气、便秘等病。桔梗常用剂量一般5～10g，痰多黏稠者用至15～20g。但因其为升浮之药，故气机上逆者禁用。桔梗内服过量可引起恶心呕吐，临床应用需严格控制使用剂量，不要超剂量使用，也不要长期使用，以防发生不良反应。

瓦楞子

- **基原**——蚶科动物毛蚶、泥蚶或魁蚶的贝壳。
- **释名**——《临海异物志》："蚶之大者径四寸，背上沟文似瓦屋之垄。"故名瓦楞子。
- **产地**——主产于山东、浙江、福建、广东。
- **采制**——全年捕捞，洗净，置沸水中略煮，去肉，晒干。生用或煅用，用时打碎。
- **性状**——为不规则碎块或粉末。类白色、灰白色至灰黄色。较大碎块外表可见放射状肋线，有的可见棕褐色茸毛。气微，味淡。以放射肋线明显者为佳。
- **药性**——咸，平。归肺、胃、肝经。
- **功效**——消痰化瘀，软坚散结，制酸止痛。
- **应用**
  - 瘰疬，瘿瘤：本品咸能软坚，消痰散结，常与海藻、昆布、浙贝母、夏枯草等配伍。
  - 癥瘕痞块：可单用，醋淬为丸服；或与三棱、莪术、鳖甲等行气破血、消癥软坚之品配伍。
  - 顽痰胶结：本品味咸，能消顽痰，宜与竹沥、瓜蒌、黄芩等清肺化痰药同用。
  - 胃痛泛酸：煅瓦楞子制酸止痛，可单用，也可配伍甘草、海螵蛸、延胡索等。
- **用法用量**
  - 煎服，10～15g，宜打碎先煎；研末服，每次1～3g。
  - 生用消痰散结；煅用制酸止痛。
- **现代药理**——中和胃酸、抗消化性溃疡、抑制幽门螺杆菌、保肝、降血糖、降血脂。
- **古籍摘要**
  - 《神农本草经疏》——烧过，以米醋三度淬后，埋令坏，醋膏丸，治一切血气，冷气，癥癖。
  - 《医林纂要》——去一切痰积，血积，气块，破癥瘕，攻瘰疬。
  - 《本草求真》——此与鳖甲、虻虫同为一类，皆能消疟除积。但虻虫其性最迅，此与鳖甲其性稍缓耳。
- **名家经验**
  - 杨泽民：凡治疗胃脘痛，均在辨证施治同时加入煅瓦楞子，无论寒热虚实证，或伴泛吐酸水、或嘈杂、或内热，都效如桴鼓；对嘈杂、灼热为主症者，则以泻心汤为基本方加用煅瓦楞子，疗效同样卓著，故可广泛用于消化性溃疡和胃炎的治疗。
  - 王新陆：海螵蛸咸涩微温，可收敛止血、制酸止痛，为治疗胃脘痛胃酸过多之佳品。煅瓦楞子味咸性平，可化痰软坚、消瘀散结、制酸止痛，主要用于肝胃不和、胃痛吐酸之证。二者相伍制酸止痛效果较好。
  - 甘聚珊：化瘀软坚、消痞肿，轻用三棱、莪术，重用瓦楞子。乙型肝炎病程较长，查体或B超检查中肝脾均呈不同程度的肿大，属中医学中"痞块"。因肝藏血，肝气郁结，脉络瘀阻，气滞血瘀，积久成痞，治宜以活血化瘀、软坚为主。肝病日久多系正虚邪恋，用药不宜峻猛太过，若以轻柔之品，恐难除痼结积痞。三棱为血中之气药，莪术为气中之血药，均属活血化瘀峻猛之辈，作用擅消积除结，轻用之取其气使消而勿伐。重用瓦楞子软坚散结，三药和补气血相伍用，疗效可靠。
  - 李佃贵：瓦楞子咸平，入肺肝经，能消痰软坚、消瘀散结、制酸止痛。在肝硬化、子宫肌瘤、甲状腺疾病等疾病中，取瓦楞子消痰软坚散结之功，常配伍莪术、丹参、生大黄、鳖甲等药。
  - 仝小林：反酸是消化系统疾病的常见症状，常因精神紧张、生活方式不规律、食用刺激性食物等诱发，与西医的胃食管反流病、慢性胃炎、慢性胃溃疡、糖尿病胃轻瘫等疾病相关。现代医学认为反酸的发生与抗反流屏障削弱、食管酸清除作用减低、食管黏膜屏障功能障碍、反流物对食管黏膜冲击及幽门螺杆菌感染等关系密切。中医认为反酸病位在脾胃，常与呕吐并见，以中焦气机升降失常、胃失和降、气机上逆为核心病机，治疗当以和胃降逆为主。清半夏、生姜组成的小半夏汤降逆化痰、和胃止呕，再加煅瓦楞子制酸止痛、化痰消瘀，入煎剂的常用剂量清半夏为6～45g，生姜为15～30g，煅瓦楞子为9～15g。

第三节　止咳平喘药

苦杏仁

- **基原**——蔷薇科植物山杏、西伯利亚杏、东北杏或杏的成熟种子。
- **产地**——主产于内蒙古、新疆。
- **采制**——夏季采收成熟果实，除去果肉及核壳，晾干。生用或炒用。
- **性状**——呈扁心形。表面乳白色或黄白色，一端尖，另一端钝圆，肥厚，左右不对称，富有油性。气微，味苦。以颗粒均匀、饱满、完整、味苦者为佳。
- **药性**——苦，微温。有小毒。归肺、大肠经。
- **功效**——降气止咳平喘，润肠通便。
- **应用**
  - 咳嗽气喘，胸满痰多：本品具有苦降之性，长于降泄上逆之肺气，又兼宣发壅闭之肺气，以降为主，降中兼宣，为治咳喘之要药。
  - 肠燥便秘：本品质润，能润肠通便。
  - 湿温初起，暑温夹湿：本品有宣发疏通肺气之功。
- **用法用量**——煎服，3～10g，宜打碎煎煮，不可生服。
- **注意事项**
  - 阴虚咳喘及大便溏泻者忌用；婴儿慎用。
  - 本品含有苦杏仁苷，加热后产生氢氰酸，过量服用可致机体中毒，临床表现为眩晕、头痛、呕吐、呼吸急促、心悸、发绀等，重者出现昏迷、惊厥、血压下降、呼吸麻痹，最后因呼吸或循环衰竭而死亡。
- **鉴别用药**——甜杏仁：蔷薇科植物杏及其栽培变种的干燥成熟味甜的种子。大而扁，扁平卵形，顶端尖，基部圆，左右对称，淡黄棕色，具多数深棕色脉纹，形成纵向凹纹。性味甘，平；归肺、大肠经，无毒（可生食或作为食品原料）。能润肺止咳，润肠通便。适用于虚劳咳嗽，肠燥便秘。煎服，5～10g。
- **现代药理**——镇咳、平喘、抑制胃蛋白酶活性、抗消化性溃疡、灭杀肠道寄生虫、抑菌、抗炎、镇痛、增强免疫功能、抗肿瘤、抗脑缺血、降血糖。
- **古籍摘要**
  - 《本草纲目》——除肺热，治上焦风燥，利胸膈气逆，润大肠气秘。
  - 《本草便读》——功专降气，气降则痰消嗽止。能润大肠，故大肠气闭者可用之。
- **名家经验**
  - 焦树德：杏仁有苦杏仁、甜杏仁两种，处方上只写杏仁，药房即给苦杏仁，须用甜杏仁时须写清楚。苦杏仁力较急，适用于壮人、实证。甜杏仁味甘、性平，力较缓，适用于老人、体虚及虚劳咳喘。苦杏仁有小毒，小儿使用时，须注意用量不可过大，以防中毒而致呼吸麻痹。用量一般为5～15g。久咳肺气虚者慎用。苦杏仁中毒时，轻者可用杏树皮100g煎汤服用，重者须急送医院抢救。
  - 王超：杏仁分为苦、甜两种，在临床上一般认为二者功用的区别是苦杏仁性属苦泄，长于治喘咳实证；甜杏仁偏于滋润，多用于肺虚久咳。感冒咳嗽应用以苦杏仁为宜。杏仁常用的止咳辅助药物有白前、前胡、紫菀、款冬花、百部等。
  - 黄煌：杏仁主治胸满而喘，兼治腹胀便秘。胸满为自觉证，是胸部的满闷感，常伴有咳嗽、气喘以及腹胀、便秘。如气喘、胸满、腹胀较厉害者，患者可能出现面目水肿。杏仁配麻黄、桂枝、甘草治无汗身痛而喘；配桂枝、芍药、厚朴治汗出腹胀而喘；配茯苓、甘草治眩悸胸满短气；配大黄、巴豆治大便不通而胸腹胀痛者。
  - 邵长荣：苦杏仁，性温，味苦；有小毒。能降气止咳平喘，润肠通便。主治咳嗽气喘、胸满痰多、血虚津枯、肠燥便秘。对于慢性肺病咳痰喘患者，肺气肃降失常，而致腑道不利，临床常以苦杏仁、紫苏子配伍使用，意在降肺气。

百部

基原——百部科植物直立百部、蔓生百部或对叶百部的干燥块根。

释名——本品药用其块根，因“其根多者百十连属，如部伍然，故以名之”（《本草纲目》）。

产地——主产于安徽、江苏、湖北、浙江、山东等地。

采制——春、秋二季采挖，除去须根，洗净后置沸水中略烫或蒸至无白心，取出，晒干，切厚片。生用，或蜜炙用。

性状——为不规则厚片或不规则条形斜片。表面灰白色、棕黄色，有深纵皱纹；切面灰白色、淡黄棕色或黄白色，角质样；皮部较厚，中柱扁缩。质韧软。气微，味甘、苦。以质坚实、断面角质样者为佳。

药性——甘、苦，微温。归肺经。

功效——润肺止咳，杀虫灭虱。

应用
- 新久咳嗽，肺痨咳嗽，顿咳：本品甘润苦降，微温不燥，善于润肺下气止咳，治疗咳嗽，无论新久、寒热，均可配伍使用，尤以小儿顿咳、阴虚痨嗽为宜。
- 头虱，体虱，疥癣，蛲虫病，阴痒：本品有杀虫灭虱作用。

用法用量
- 煎服，5～15g；外用适量，水煎或浸泡。
- 久咳虚嗽宜蜜炙用，杀虫灭虱宜生用。

现代药理——镇咳、驱虫、抑菌、灭虱、抗结核、镇静、镇痛。

古籍摘要
- 《名医别录》——主治咳嗽上气。
- 《药性论》——治肺家热、上气咳逆，主润益肺。
- 《日华子本草》——治疳蛔及传尸，骨蒸劳，杀蛔虫、寸白、蛲虫。

名家经验
- 焦树德：百部能杀蛔、蛲、蝇、虱及一切树木蛀虫。单用煎剂、粉剂，或灌肠用，对蛲虫有一定的疗效。也可配合使君子、大黄、鹤虱、槟榔、苦楝皮等同用，煎汤内服，治蛔虫也有一定作用。用本品烧烟或用水煎洗，可灭虱。对树木蛀虫可用烟熏。本品煎水洗疥癣也有疗效。
- 施今墨：百部、白前伍用，出自《医学心悟》止嗽散。治外感咳嗽，日久不止，痰多不爽，或微恶风，头痛，舌苔白，脉浮缓。百部、白前治咳嗽时取蜜炙之品。治疗咳嗽，当辨新患还是久罹。新感不久，咳初起，宜宣肺止咳，取前胡、白前伍用治之；咳嗽已久，咽已不痒，肺气不降，气逆作咳，宜用白前、百部治之。
- 刘尚义：紫菀、百部、款冬花是刘老用于润肺止咳化痰的常用组合。紫菀性味苦，温，其功效主要为温肺下气、消痰止咳。款冬花性味辛温，具有润肺下气、化痰止嗽的作用，《日华子本草》曰其“润心肺益五脏，除烦，补劳劣，消痰止嗽，肺痿吐血，心虚惊悸，洗肝明目及中风”。百部性味甘、苦，微温，归肺经，最早记载于《名医别录》，其功效主要是润肺止咳、杀虫灭虱。
- 龚士澄：甘、苦，微温。入肺经。润肺止咳，善治一切新久咳嗽，对治疗肺痨咳嗽和小儿顿咳（百日咳）尤为擅长。用量为4～10g。百部能降低呼吸中枢兴奋性。服用量超过20g常引起呼吸中枢麻痹。
- 仝小林：常用百部配伍射干、炙麻黄等治疗寒痰阻肺证，百部降肺气止咳，射干、麻黄温肺散寒，下气止咳。配伍黄连、清半夏等治疗痰火扰心之不寐，百部化痰止咳，黄连清心降火，清半夏从脾截断生痰之源。配伍茯苓、肉桂等治疗咳喘，百部止咳化痰，茯苓健脾化痰，肉桂温阳。
- 曾培杰：著名妇科洗液妇炎洁里就用百部配合苦参、黄柏等清热除湿的药物，来驱逐妇人下焦湿热虫痒。百部起到杀虫止痒的作用。《中医杂志》报道，有个小伙子肛门瘙痒三年，下午、晚上加重，奇痒，难以入眠，面色萎黄，形体消瘦。遂用生百部30g，泡在高度酒精里三天，用棉球蘸取擦拭肛门，一瓶酒精还没用完，病就好了，一年后随访未复发。足见百部杀虫止痒之功。

紫菀

基原——菊科植物紫菀的干燥根及根茎。

释名——本品药用其根及根茎，因“其根色紫而柔宛，故名”（《本草纲目》）。

产地——主产于河南、安徽等地。

采制——春、秋二季采挖，除去有节的根茎（母根），编成辫状晒干，切厚片。生用，或蜜炙用。

性状——为不规则的厚片或段。根外表皮紫红色或灰红色，有纵皱纹。切面淡棕色，中心具棕黄色的木心。气微香，味甜，微苦。以色紫、质柔韧者为佳。

药性——苦、辛，温。归肺经。

功效——润肺下气，化痰止咳。

应用——痰多喘咳，新久咳嗽，劳嗽咯血：本品辛散苦降，温润不燥，长于润肺下气、辛开肺郁、化痰浊而止咳。治咳嗽，无论外感内伤，寒热虚实，皆可应用，以肺气壅塞、咳嗽有痰者用之最宜。

用法用量——煎服，5～10g。外感暴咳生用，内伤久咳蜜炙用。

注意事项——阴虚干咳者慎服。

现代药理——祛痰、镇咳、平喘、抑菌、抗病毒、抗肿瘤、抗氧化、利尿。

古籍摘要

- 《神农本草经》——主咳逆上气，胸中寒热结气。
- 《本草备要》——专治血痰，为血劳圣药。
- 《本草正义》——紫菀柔润有余，虽曰苦辛而温，非燥烈可比。专能开泄肺郁，定咳降逆，宣通窒滞，兼疏肺家气血。凡风寒外束，肺气壅塞，喘促哮吼，咳呛不爽，及气火潘灼，郁为肺痈，咳吐脓血，痰臭腥秽诸证，无不治之。

名家经验

- 王幸福：紫菀味辛而润，专长开泄肺郁，宣通二便，且肺与大肠相表里，两者关联很大。肺通则大便通，反之大便通，肺亦通。小便亦然。实践证明，用紫菀可止咳兼顾二便不通，临床不可不知。
- 颜正华：治疗咳嗽（外感和内伤两类），紫菀、浙贝母是常用的药物组合，紫菀润肺下气、化痰止咳，浙贝母清热化痰止咳，二者配伍化痰止咳之功显著，紫菀多用10～15g，以10g居多。
- 周平安：常用紫菀配伍款冬花，治疗呼吸系统疾病之咳嗽痰多者，紫菀甘润苦泄，长于化痰，款冬花辛苦温润，长于止咳，二者配伍可润肺化痰止咳，且寒热虚实，无所避忌。
- 施今墨：紫菀气温不热，质润不燥，润肺下气，化痰止咳；苏子清利上下，降气平喘，化痰止咳。紫菀以润肺为主；苏子以降气为要。二药伍用，一润一降，润降相济，化痰止咳，下气平喘，利气宽膈的力量增强。主治咳嗽气喘、咳痰不爽、胸膈满闷等症；慢性支气管炎、支气管哮喘等病兼见上述诸症者，亦可使用。
- 龚士澄：婴幼儿伤风，咳嗽阵作，呼吸气粗，喉间痰多作哮鸣音，甚至咳即呕吐者，紫菀30g，陈醋20mL，加水，在罐内煮沸，待香气四溢，靠近婴幼儿，使口鼻吸入药醋蒸气，每日4～5次，每次熏闻约15分钟，第二日，换药、醋再熏，当见显效。此乃取醋之香，散邪解毒，而散中有收；取紫菀之润，润肺止咳，而润中有开。近似气雾疗法。
- 曾培杰：用紫菀来治尿血，一般鲜有人知，这降气止咳之品，如何治尿血？中医认为天气肃降，地气流行，正如天上下雨、地上江河流通顺畅一样，所以肺脉上亢，肺气不降，引起一派血热尿血，这时但用紫菀，加到辨证方中，宣降肺气，肺为水之上源，膀胱自然水道通畅。故《张氏医通》记载，如果右寸脉独大而数，小便点滴难下者，此金燥不能生水，气化不及州都，用生脉散，去五味子，加大剂紫菀，可一服而愈。

款冬花

- **基原**——菊科植物款冬的干燥花蕾。
- **释名**——“款者至也。至冬而花也”（《本草纲目》）。本品根据花开的时间而得名。
- **产地**——主产于河南、甘肃、山西、陕西等地。
- **采制**——12月或地冻前当花尚未出土时采挖，除去花梗，阴干。生用，或蜜炙用。
- **性状**——呈长圆棒状，上端较粗，下端渐细或带有短梗，外面被有多数鱼鳞状苞片。苞片外表面紫红色或淡红色，内表面密被白色絮状茸毛。气香，味微苦而辛。以花朵大、色紫红、无花梗者为佳。
- **药性**——辛、微苦，温。归肺经。
- **功效**——润肺下气，止咳化痰。
- **应用**——新久咳嗽，喘咳痰多，劳嗽咯血：本品辛散而润，温而不燥，长于润肺下气止咳，略具化痰作用。
- **用法用量**
  - 煎服，5～10g。或入丸、散、膏用。外用时适量，研末敷。
  - 外感暴咳宜生用，内伤久咳宜蜜炙用。
- **鉴别用药**
  - 款冬花：重在止咳，适用于各种咳嗽气喘症状。
  - 紫菀：尤善祛痰，于咳嗽痰多、咳痰黏稠等症状效果较好。
  - 共同点：均有润肺下气、止咳化痰之功，且均温润不燥，咳嗽无论寒热虚实，病程长短，均可用之，二者常相须为用。
- **注意事项**——阴虚、咯血或肺痈吐脓血者慎服。
- **现代药理**——镇咳、祛痰、平喘、抗炎、升高血压、兴奋呼吸中枢、抗溃疡、止泻、利胆、抗血小板聚集、抗肿瘤。
- **古籍摘要**
  - 《神农本草经》——主咳逆上气，善喘，喉痹。
  - 《本经逢原》——润肺消痰，止嗽定喘。
  - 《本经疏证》——盖凡唾脓血失音者，及风寒水气盛者，多不甚用款冬，但用紫菀；款冬则每同温剂、补剂用者为多。
- **名家经验**
  - 周仲瑛：款冬花辛温而润，止咳化痰，治疗咳喘无论寒热虚实、病程长短皆可配伍使用，见于古今诸多治咳喘方中。临证治疗咳喘证，常以款冬花配伍麻黄、射干、杏仁、紫苏子治疗风寒咳喘；配伍桑白皮、炒黄芩、金荞麦根治疗风热咳喘；配伍紫菀、百合、玉竹、羊乳治疗阴虚咳喘。
  - 蒋健：款冬花为润肺、化痰、止咳之良药，凡咳嗽不论外感内伤、虚实寒热皆可施用，肺虚久嗽，肺寒痰多咳嗽尤宜（与《药品化义》的认识极近）。一般用量为6～15g，单用可至30g或50g，未见明显不良反应。
  - 晁恩祥：治疗慢性咳嗽之风邪犯肺证，慢性阻塞性肺疾病之痰浊阻肺、肺失宣降证，均于方中加入款冬花降气止咳化痰，配伍紫菀以宣肺止咳。
  - 曾培杰：火热刑金引起的肺部咳嗽，就要以贝母为主。如果属于津伤燥咳，就要以润肺的知母为主。如果是感受外寒咳嗽，就要以款冬花为主，毕竟款冬花性温能够散肺寒、止咳嗽。但它又温而不燥，可以润肺，无论寒热虚实，都可以用这种不偏不颇的止咳药。此外，《太平圣惠方》载有一个著名的紫菀冬花散，治疗久嗽不止，用紫菀、款冬花两味药，打成细粉，每次用三钱，加几片生姜煎水服用。而《图经本草》也记载，久嗽不愈，用紫菀、百部、款冬花打粉，每用三钱，以姜三片，乌梅一个，煎汤服用。款冬花甘缓而润，治疗咳嗽偏寒者，无论新久咳嗽，内伤外感，皆可使用。

葶苈子

基原——十字花科植物播娘蒿或独行菜的干燥成熟种子。

产地——主产于河北、辽宁、内蒙古、江西、安徽。

采制——夏季果实成熟时采割植株，晒干，搓出种子，除去杂质。生用或炒用。

性状——南葶苈子呈长圆形略扁，表面棕色或红棕色，微有光泽，具纵沟2条，种脐类白色，略带黏性；北葶苈子呈扁卵形，一端钝圆，另一端尖而微凹，种脐位于凹入端，黏性较强。以粒充实、棕色者为佳。

药性——苦、辛，大寒。归肺、膀胱经。

功效——泻肺平喘，行水消肿。

应用
- 痰涎壅肺，喘咳痰多，胸胁胀满，不得平卧：本品苦泄辛散，功专泻肺之实而下气定喘，尤善泻肺中水饮及痰火。
- 水肿，胸腹积水，小便不利：本品能泻肺气之壅闭，而通调水道、行水消肿。

用法用量——煎服，3～10g，包煎。

鉴别用药
- 葶苈子：苦寒，作用峻猛，非实证不用，长于泻肺行水以平喘，多治痰壅邪盛之喘咳不得平卧及胸腹积水。
- 桑白皮：甘寒，作用较缓，长于清肺热、泻肺火以平喘止咳，多用于肺热咳喘及皮肤水肿。
- 共同点：均能泻肺平喘，利水消肿，治肺热及肺中水气，或痰饮咳喘及水肿证。

现代药理——镇咳、强心、利尿、降脂、抗抑郁、抗血小板聚集、抗肿瘤、抗菌。

古籍摘要
- 《神农本草经》——味辛，寒。主癥瘕积聚结气，饮食寒热，破坚。
- 《长沙药解》——味苦、辛，性寒，入足太阳膀胱经。破滞气而定喘，泻停水而宁嗽。
- 《冯氏锦囊秘录》——葶苈子，行气走泄，消浮肿痰喘及咳，膀胱留热。凡肿壅上气，痰饮喘促，大降气病，通利水道之要药。虚者远之，以性甚急而善逐水，殊动真气也。

名家经验
- 岳美中：对于胸腔积液、腹水等病症，只要是属于实证，水饮停聚，阻滞气机，出现咳嗽气喘、胸胁胀满等症状，可用葶苈子与椒目、防己、大黄等药物配伍，以增强泻水逐饮、通利二便的功效，使水饮之邪从二便排出，从而缓解症状。
- 余国俊：擅用葶苈子治疗肺胀，无论虚证、实证，均在当用方药中加葶苈子一味，重用至30g以上，有提高泻肺除胀之效。古籍虽言葶苈子猛峻，虚证不宜用，但余氏重用此药每每取效，且近年来药理研究证实葶苈子有较好的强心作用。
- 李文瑞：葶苈子具有泻肺排热痰、消心胸之水的功效，部分与强心的现代药理作用基本相合，重剂用于心胸之水、痰热壅盛等病证方可获效。在葶苈大枣泻肺汤、小陷胸汤等方中重用葶苈子，可治疗肺炎、感冒所致的痰多色黄，以及心包积液、胸腔积液等，一般用量为3～10g，重用一般为15～25g，最大用至30g。
- 陈乔林：咳嗽气喘或胸膈疼痛；咳唾大量泡沫痰或血性痰；发绀、气喘、水肿、小便不利者，凡具备上述指征皆可用葶苈子。凡慢性阻塞性肺疾病，虽无痰涎壅盛，只要症见有咳喘、舌质夹青、舌下络脉迂曲见瘀斑者，即宜与当归合用。葶苈子配伍用量为15～25g。治上呼吸道感染之咳喘，配伍射干、麻黄、地龙。治渗出性胸膜炎，配伍紫苏子、郁金、莱菔子、白芥子、车前子、枳实、槟榔。治急性左心衰竭、肺水肿，以葶苈子30g为主，配参附汤、黑锡丹。治慢性充血性心力衰竭，配伍防己、桂枝、桃仁、附子、益母草、大腹皮、五加皮。治肺源性心脏病急性发作期、严重呼吸道感染合并心肺功能不全者，配伍防己、椒目、大黄、桂枝、泽兰、益母草、大腹皮、鱼腥草。

第十四章　安神药

第一节　重镇安神药

磁石

- **基原**——氧化物类矿物尖晶石族磁铁矿的矿石，主含四氧化三铁。
- **释名**——俗称“吸铁石”，在中国古代，磁石被称为“慈石”，这是因为古人将磁石吸铁的现象比作慈母之招子，故名“慈石”。因其具有磁性，故名磁石。
- **产地**——主产于河北、山东、辽宁、江苏。
- **采制**——采挖后，除去杂石和杂质，砸碎。生用或煅用。
- **性状**——为不规则的碎块，灰黑色或褐色，条痕黑色，具金属光泽。质坚硬，具磁性。有土腥气，味淡。以色灰黑、有光泽、能吸铁者为佳。
- **药性**——咸，寒。归心、肝、肾经。
- **功效**——镇惊安神，平肝潜阳，聪耳明目，纳气平喘。
- **应用**
  - 心神不宁，惊悸，失眠：本品质重沉降，入心经，能镇惊安神；味咸入肾，又兼有益肾之功；性寒清热，清泻心肝之火，故能顾护真阴、镇摄浮阳、安定神志，常与朱砂、神曲同用。
  - 肝阳上亢，头晕目眩：本品入肝、肾经，既能平肝阳，又能益肾阴，常配石决明、珍珠、牡蛎等。
  - 视物昏花，耳鸣耳聋：本品入肝、肾经，能益肾阴，有聪耳明目之效，宜于肾虚耳鸣、耳聋，常与熟地黄、山茱萸、五味子等滋补肾阴药同用。
  - 肾虚气喘：本品入肾经，质重沉降，纳气归肾，有益肾纳气平喘之功，常与五味子、核桃肉、蛤蚧等配伍。
- **用法用量**
  - 煎服，9～30g，先煎。
  - 镇惊安神、平肝潜阳宜生用，聪耳明目、纳气平喘宜醋淬后用。
- **注意事项**——因吞服后不易消化，如入丸散用，不可多服。脾胃虚弱者慎用。
- **鉴别用药**
  - 磁石：益肾阴、潜肝阳，主治肾虚肝旺、肝火扰心之心神不宁。
  - 朱砂：镇心、清心而安神，善治心火亢盛之心神不安。
  - 共同点：均为重镇安神常用药，二药质重性寒入心经，均能镇心安神。
- **现代药理**——抑制中枢神经、镇静、催眠、抗惊厥、抗炎、镇痛、促凝。
- **古籍摘要**
  - 《神农本草经》——味辛，寒。主周痹，风湿，肢节中痛，不可持物，洗洗酸消，除大热烦满及耳聋。
  - 《药性论》——补男子肾虚风虚，身强、腰中不利，加而用之。
  - 《本草纲目》——磁石法水，色黑而入肾，故治肾家诸病而通耳明目。
- **名家经验**
  - 张锡纯：磁石能镇摄浮阳，可用于肝阳上亢扰动心神导致的失眠、烦躁等。还能引血归经，对于一些因气血上逆导致的病症有一定的治疗作用，比如在治疗吐血、衄血等病症时，若因肝阳上亢、气血上逆所致，磁石可配合赭石等药物，起到镇逆降血的功效。
  - 蒲辅周：磁石在调节人体阴阳平衡方面有一定的作用。对于一些因阴阳失调导致的心悸、怔忡等病症，磁石可通过镇摄心神、平衡阴阳来发挥治疗作用。在治疗耳鸣、耳聋时，若属肾虚髓海不足，可用磁石配合熟地黄、山茱萸、五味子等补肾填精之品，以补肾聪耳。
  - 张学文：临床无论是阴虚火旺、心肾不交，或心虚胆怯等证引起心烦失眠、头晕耳鸣、心烦口苦等，均可在所拟方剂中酌加磁石，取其镇静、安神之效。因磁石具有良好镇静安神作用，质重性寒，兼可清热，能清热安神。
  - 岳美中：在治疗慢性肾病时，对于肾虚不固、精微下泄的患者，会在补肾固精的方剂中加入磁石，磁石可助肾封藏，固摄精微，减少蛋白尿等症状。在治疗老年病方面，如老年人的骨质疏松症，磁石配合补肾壮骨药物，可能有助于促进钙盐沉积，增强骨密度。

龙骨

- **基原**——古代哺乳动物如三趾马类、犀类、鹿类、牛类、象类等骨骼的化石或象类门齿的化石。
- **释名**——龙骨实际上是远古动物的骨骼化石。古人认为这些化石是龙的骨骼，因此得名“龙骨”。
- **产地**——主产于山西、内蒙古、河南、河北、陕西、甘肃。
- **采制**——全年均可采挖，挖出后，除去泥土及杂质，贮于干燥处。生用或煅用。
- **性状**——龙骨通常呈骨骼状或不规则块状，大小不一。表面颜色为白色、灰白色、黄白色或淡棕色，较为平滑，断面不平坦，色白或黄白，有的中空，关节处膨大，断面有蜂窝状小孔。质地硬而脆，吸湿性强，舔之有吸力，无臭无味。以质硬、色白、吸湿力强者为佳。
- **药性**——甘、涩，平。归心、肝、肾经。
- **功效**——镇惊安神，平肝潜阳，收敛固涩。
- **应用**
  - 心神不宁，心悸失眠，惊痫癫狂：本品质重，入心、肝经，能镇惊安神，为重镇安神的常用药。
  - 肝阳上亢，头晕目眩：本品入肝经，质重沉降，有较强的平肝潜阳作用，常与赭石、牡蛎、白芍等药同用。
  - 正虚滑脱诸证：本品味涩能敛，有收敛固涩之功，宜于遗精、滑精、遗尿、尿频、崩漏、带下、自汗、盗汗等多种正虚滑脱之证。
  - 湿疮痒疹，疮疡久溃不敛：本品性收涩，煅后外用有收湿、敛疮、生肌之效，常与牡蛎、枯矾等同用。
- **用法用量**
  - 煎服，15～30g，先煎。外用适量。
  - 镇惊安神、平肝潜阳宜生用，收敛固涩宜煅用。
- **注意事项**——湿热积滞者不宜使用。
- **现代药理**——镇静、催眠、抗惊厥、松弛骨骼肌、免疫调节、消除溃疡、促进伤口愈合、促凝、降低血管通透性。
- **古籍摘要**
  - 《神农本草经》——甘，平。主心腹鬼注，精物老魅，咳逆，泄利脓血，女子漏下，癥瘕坚结，小儿热气，惊痫。
  - 《名医别录》——主治心腹烦满，四肢痿枯，汗出，夜卧自惊，恚怒，伏气在心下不得息，肠痈内疽，阴蚀，止汗，小便利，溺血，养精神，定魂魄，安五脏。白龙骨治梦寐泄精，小便泄精。
  - 《雷公炮制药性解》——味甘，性平，无毒，入肾经。主丈夫精滑遗泄，妇人崩中带下，止肠风下血，疗泻痢不止，得五色具者佳。
- **名家经验**
  - 王超：龙骨，味淡、微辛，性平。质最黏涩，具有翕收之力，以舌舐之即吸舌不脱。有翕收之力可知，能收敛元气，镇安精神，固涩滑脱。凡心中怔忡，多汗淋漓，吐血，衄血，二便下血，遗精白浊，大便滑泻，小便不禁，皆能治之。现代药理实验证明，龙骨具有收敛作用。
  - 施今墨：龙骨具有良好的收敛固涩作用，对于遗精、滑精等，常将龙骨与牡蛎相须为用，再配伍金樱子、芡实等药物，以增强固精止遗之效。在治疗崩漏带下时，若因冲任不固，气血失摄，龙骨可与黄芪、白术、山茱萸等补气养血、固摄冲任之品同用，起到止血止带的作用。
  - 章次公：在治疗一些精神疾病、神经系统疾病，如癫痫、癔症等，可在辨证的基础上加入龙骨。利用龙骨镇惊安神、平肝潜阳的作用，以缓解患者的抽搐症状，安定神志。对于一些慢性腹泻、脱肛等属于中气下陷、脾胃虚弱，兼有滑脱之象的病症，也可用龙骨与白术、黄芪、升麻等药配伍，以健脾益气、升阳举陷、涩肠止泻。

琥珀

- **基原**——古代松科松属植物的树脂埋藏地下经年久转化而成的化石样物质。
- **释名**——《本草乘雅半偈》：“虎魄入土化石，松脂入土化珀，同成坚固，因名琥珀。”
- **产地**——主产于广西、云南、辽宁、河南。
- **采制**——随时可采，从地下或煤层中挖出后，除去砂石、泥土等杂质，用时捣碎，研成细粉用。
- **性状**——呈不规则的块状、颗粒状或多角形，大小不一，颜色多为血红色、黄棕色或暗棕色，表面不平，具有光泽。其质地松脆，易碎，断面平滑，具有玻璃样光泽，不溶于水，但可以燃烧，燃烧时会产生白烟并带有松香气味，以色红、明亮、块整齐、质松脆、易碎者为佳。
- **药性**——甘，平。归心、肝、膀胱经。
- **功效**——镇惊安神，活血散瘀，利尿通淋。
- **应用**
  - 心神不宁，心悸失眠，惊风，癫痫：本品质重，归心、肝经，长于镇惊安神。常与石菖蒲、远志、茯神等安神药同用。
  - 血滞经闭痛经，心腹刺痛，癥瘕积聚：本品入心、肝血分，有活血通经、散瘀消癥之功。
  - 淋证，癃闭：本品能利尿通淋，治疗淋证、癃闭，单用即可。因其既能散瘀，又能利尿，故尤宜于血淋，近年常用琥珀研末吞服，治石淋伴血尿者，有一定疗效。
- **用法用量**
  - 研末冲服，或入丸散用，每次1.5～3g；不入煎剂。外用适量。
  - 琥珀粉不溶于水，可用蜂蜜、果酱调和（血糖高者慎用）或加入米粥中服用。
- **现代药理**——抑制中枢神经、抗惊厥、抗休克。
- **古籍摘要**
  - 《名医别录》——虎魄，味甘，平，无毒。主安五脏，定魂魄，杀精魅邪鬼，消瘀血，通五淋。生永昌。
  - 《雷公炮制药性解》——味甘，性平无毒，入心脾小肠三经。主辟百邪，安五脏，定魂魄，止心痛，消瘀血，利水道，通五淋，破症结，去目翳，敷金疮。
  - 《玉楸药解》——凉肺清肝，磨障翳，止惊悸，除遗精白浊，下死胎胞衣，涂面益色，敷疔拔毒，止渴除烦，滑胎催生。
- **名家经验**
  - 秦伯未：琥珀镇惊安神之力较强，对于心经有热、神不守舍所致的心悸、失眠、多梦等症，可以将琥珀与黄连、朱砂、茯神等药配伍，以清心安神。在治疗小儿惊风、癫痫等病症时，也可用琥珀与钩藤、全蝎、僵蚕等息风止痉药同用，发挥其镇惊定痫的作用。
  - 王超：琥珀与朱砂皆属治疗癫痫的重镇安神要药，不同之处如下。①朱砂性寒，兼有清心火之功，故适用于痰火内盛的癫痫证型；琥珀性平，又能活血，故适用于气滞血瘀或兼夹瘀血的癫痫证型。②不论癫痫的各类虚实证型，若久治难愈，多因有瘀血相兼为患，可以在相应用药之中配伍琥珀，既可镇定心神，又能活血化瘀，亦甚有效验。③癫痫久治难愈，需长期服用重镇安神药者，以琥珀为宜。因为癫痫日久，多有血瘀为患，琥珀在镇心安神的同时，又能活血化瘀。其次因为琥珀无毒，可以久服，而朱砂含汞，长期服用易蓄积中毒。
  - 王博：查阅古今医籍发现，癫痫的重镇安神治疗有两种选药倾向。一种是以龙骨、牡蛎为首选；一种则以朱砂、琥珀为先用。考琥珀因松脂入土，千年而成，物稀而贵，重镇安神作用颇为显著。由于癫痫属顽疾难治之病，其昏乱心神非重品不足以镇之，而龙牡为寻常介类之品，其药力显然有逊于琥珀，故癫痫应以琥珀为关键用药。现代药理实验证明，琥珀具有抗惊厥及镇静作用。
  - 曾培杰：琥珀镇惊能安魂魄，枣仁养血而宁心神，这样两味药能令神昏得安。同时《黄帝内经》认为，主不明则十二官危，使道闭塞不通，形乃大伤，而琥珀入心能够安神，令心主神明加强，入血脉能让十二经脉通畅不闭塞，入膀胱三焦能令水道宽阔，排泄邪浊，所以琥珀一味药为降本流末、安神定志之妙品。心胸中水热瘀滞能下撤，神志得安宁，则失眠烦躁自可减轻。琥珀还可运用于伤科，因为伤科少不了瘀血，瘀血不化散开，就容易攻心，而导致烦乱疼痛，甚至日久后会造成各种后遗症虚劳，故古人说，血化下行不作劳。要把伤损处的瘀血化成水，从小便排出，琥珀天生就具有这本事。所以在各类伤科，甚至心脑血管瘀阻胸痹疾患之中，常用琥珀跟三七研粉内服。

第二节 养心安神药

酸枣仁

- **基原**——鼠李科植物酸枣的干燥成熟种子。
- **产地**——主产于辽宁、河北、山西、内蒙古、陕西。
- **采制**——秋末冬初采收成熟果实，除去果肉和核壳，收集种子，晒干。生用或炒用，用时捣碎。
- **性状**——呈扁圆形或扁椭圆形，表面紫红色或紫褐色，平滑有光泽，富油性。以粒大、饱满、外皮紫红色者为佳。
- **药性**——甘、酸，平。归肝、胆、心经。
- **功效**——养心补肝，宁心安神，敛汗，生津。
- **应用**
  - 虚烦不眠，惊悸多梦：本品味甘，入心、肝经，能养心阴、益肝血而宁心安神，为养心安神之要药，尤宜于心肝阴血亏虚，心失所养之虚烦不眠，惊悸多梦，常与知母、茯苓、川芎等同用。
  - 体虚多汗：本品味酸能敛，有收敛止汗之效。常与五味子、山茱萸、黄芪等同用。
  - 津伤口渴：本品味甘酸，有敛阴生津止渴之功。常与生地黄、麦冬、天花粉等同用。
- **用法用量**——煎服，10～15g。本品炒后质脆易碎，便于煎出有效成分，可增强疗效。
- **鉴别用药**
  - 酸枣仁：①安神作用较强；②味酸，收敛止汗作用好，体虚自汗、盗汗者常用。
  - 柏子仁：①质润多脂，润肠通便而治疗肠燥便秘；②心神不宁兼有便秘者最为适宜。
  - 共同点：①均味甘性平，入心经，有养心安神之效，常相须为用；②用治阴血不足，心神失养所致的心悸、怔忡、失眠、健忘等。
- **现代药理**——镇静、催眠、镇痛、降温、改善心肌缺血、提高耐缺氧能力、降压、降脂、增强免疫功能、抗血小板聚集、抗肿瘤。
- **古籍摘要**
  - 《神农本草经》——味酸，平。主心腹寒热，邪结气聚，四肢酸疼，湿痹。久服安五脏。
  - 《本草蒙筌》——味酸，气平。无毒。……能治多眠不眠，必分生用炒用，多眠胆实有热，生研末，取茶叶姜汁调吞；不眠胆虚有寒，炒作散，采竹叶煎汤送下。……宁心志，益肝补中；敛虚汗，驱烦止渴。去心腹寒热，五脏能安。
  - 《本草纲目》——酸枣实味酸性收，故主肝病，寒热结气，酸痹久泄，脐下满痛之症。其仁甘而润，故熟用疗胆虚不得眠、烦渴虚汗之症；生用疗胆热好眠，皆足厥阴、少阳药也。
- **名家经验**
  - 王超：用酸枣仁治疗神经衰弱有两个问题需要注意。①用量问题，神经衰弱应用酸枣仁时必须用较大剂量才易获效，一般以一次剂量在20g左右为适中；②生熟问题，中医前贤有酸枣仁治不寐熟用、多寐生用之说，但实验证明，生枣仁无兴奋作用，生及炒熟的酸枣仁均有镇静作用。亦有学者报道，久炒油枯后，酸枣仁的镇静作用消失。宋代有的医家提出这是酸枣肉与酸枣仁之误，认为酸枣肉可治多眠，与麻黄可发汗、麻黄根节能止汗的道理相同。
  - 王博：一般而言，酸枣仁是针对神经衰弱虚弱证型的心神不安而用，临床表现有心悸不安、夜难入寐、多梦易醒等，即可在其辨证处方中加用酸枣仁一药。如心肾不交者，酸枣仁等养心安神药应与滋补肾阴、泻心火诸药配伍；如心脾两虚者，酸枣仁等养心安神药应与补脾益气、养心血诸药合用，亦可少加重镇安神药。因为酸枣仁味酸，又有补益之性，若神经衰弱实证初始用之，恐有敛邪之弊，故一般不予选用。
  - 王幸福：酸枣仁不仅是治疗失眠不寐的要药，且具有滋补强壮作用，久服能养心健脑，安五脏，强精神。临床中治疗神经衰弱，酸枣仁为必用之品，成人一次用量多在30g以上，甚至可达90g，只要配伍得宜，大多可应手取效，且无不良反应，还常喜欢生、熟并用。

柏子仁

- **基原**——柏科植物侧柏的干燥成熟种仁。
- **产地**——主产于山东、河南、河北。
- **采制**——秋、冬二季采收成熟种子，晒干，除去种皮，收集种仁。生用或制霜用。
- **性状**——呈长卵形或长椭圆形，表面黄白色或淡黄棕色，外包膜质内种皮，顶端略尖，有深褐色的小点，基部钝圆。质软，富油性。气微香，味淡。以粒饱满、色黄白、油性大者为佳。
- **药性**——甘，平。归心、肾、大肠经。
- **功效**——养心安神，润肠通便，止汗。
- **应用**
  - 阴血不足，虚烦失眠，心悸怔忡：本品味甘质润，药性平和，主入心经，具有养心安神之功，常与人参、五味子、酸枣仁等配伍。
  - 肠燥便秘：本品质润，富含油脂，有润肠通便之功，常与郁李仁、松子仁、杏仁等同用。
  - 阴虚盗汗：本品甘润，兼能补阴以止汗，宜与酸枣仁、牡蛎、麻黄根等收敛止汗药同用。
- **用法用量**——煎服，3～10g。
- **注意事项**——本品质润，便溏及痰多者慎用。
- **鉴别用药**
  - 柏子仁：质润多脂，能润肠通便而治肠燥便秘。
  - 酸枣仁：安神作用较强，其味酸，收敛止汗作用亦优，体虚自汗、盗汗较常选用，且能生津，可用于津伤口渴。
  - 共同点：二者皆味甘性平，均有养心安神、止汗之功，用治阴血不足、心神失养所致的心悸怔忡、失眠、健忘及阴虚盗汗，常相须为用。
- **现代药理**——改善睡眠、促进神经发育、减轻脑损伤。
- **古籍摘要**
  - 《神农本草经》——主惊悸，安五脏，益气，除湿痹。
  - 《本草纲目》——柏子仁性平而不寒不燥，味甘而补，辛而能润，其气清香，能透心肾，益脾胃，盖仙家上品药也，宜乎滋养之剂用之。养心气，润肾燥，安魂定魄，益智宁神。烧沥，泽头发，治疥癣。
  - 《药性论》——能治腰肾中冷，膀胱冷脓宿水，兴阳道，益寿，去头风，治百邪鬼魅，主小儿惊痫。
- **名家经验**
  - 黄英儒：柏子仁、酸枣仁与合欢花同为治疗不寐、惊悸、健忘、多汗等症之药。柏子仁有润燥通便的特点。酸枣仁多用于血虚、胆虚证，补性比柏子仁大，偏于补肝而合欢花多用于忧郁性之不眠症。
  - 施今墨：柏子仁是一味平和的滋补良药，善于养血安神、润肠通便。在治疗失眠症时，将柏子仁与首乌藤、合欢皮等药物配伍，以增强养血安神的功效。对于老年人或产后血虚所致的便秘，重用柏子仁，并配伍当归、肉苁蓉等养血润肠之品，以达到润肠通便而不伤正的目的。
  - 张锡纯：柏子仁味微甘微辛，气香性平，多含油质。能补助心气，治心虚惊悸怔忡；能涵濡肝木，治肝气横恣胁疼；滋润肾水，治肾亏虚热上浮。虽含油质甚多，但性不湿腻，且气香味甘，能补益脾胃。
  - 张子琳：柏子仁补心安神，治疗心慌、悸动有良效，但便溏者不宜用，否则便溏更甚，心悸不安反有增无减。只宜施于素体壮实者，脾虚者慎用，用之则因克伐脾气，必然导致食欲更减，犯“虚虚之戒”。余尝治疗李某，心慌，失眠，食少，便溏，前医用归脾汤三剂后，腹泻更甚，心悸不安。原方柏子仁用至15g。我仍用原方，但减柏子仁至6g，服之遂安。

合欢皮

基原——豆科植物合欢的干燥树皮。

释名——本品因功用而得名。苏颂云："欲蠲人之忿，则赠以青裳。青裳一名合欢，赠之使忘忿也。"因合欢蠲忿，令人欢乐无忧，故名。其中，药用其树皮者名"合欢皮"，药用其花或花蕾者名"合欢花"。

产地——全国大部分地区均产。

采制——夏、秋二季剥取，晒干。生用。

性状——呈弯曲的丝或块片状，外表面灰棕色至灰褐色，稍有纵皱纹，密生明显的椭圆形横向皮孔，棕色或棕红色。内表面淡黄棕色或黄白色，平滑，具细密纵纹。切面呈纤维性片状，淡黄棕色或黄白色。气微香，味淡、微涩、稍刺舌，而后喉头有不适感。以皮细嫩、皮孔明显者为佳。

药性——甘，平。归心、肝、肺经。

功效——解郁安神，活血消肿。

应用——

- 心神不安，愤怒忧郁，失眠多梦：本品性味甘平，入心、肝经，善于舒肝解郁、悦心安神，适宜于情志不遂、愤怒忧郁所致的心神不安、烦躁不宁、抑郁失眠，能使五脏安和、心志欢悦，以收解郁安神之效，为悦心安神之要药，可单用或与酸枣仁、首乌藤、郁金等安神解郁药配伍。
- 肺痈，疮肿：本品有活血消肿之功，能消散内外痈肿，可与鱼腥草、冬瓜仁、芦根等清热消痈排脓药同用，或与蒲公英、紫花地丁、连翘等清热解毒药同用。
- 跌扑伤痛：本品入心、肝血分，能活血祛瘀，常与乳香、没药、骨碎补等活血疗伤药配伍。

用法用量——煎服，6～12g。外用适量，研末调敷。

注意事项——孕妇慎用。

现代药理——镇静、安神、抗生育、抗肿瘤、增强免疫。

古籍摘要——

- 《神农本草经》——合欢味甘平，主安五脏，利心志，令人欢乐无忧。久服轻身、明目、得所欲。
- 《雷公炮制药性解》——味甘，性平，无毒，入心经。主安五脏，利心志，杀诸虫，消痈肿，续筋骨，令人欢乐无怒，轻身明目。花主小儿撮口，煎汤洗拭；跌打伤疼，热酒调下。
- 《本草求真》——气缓力微。用之非止钱许可以奏效，故必重用久服，方有补益怡悦心志之效矣，若使急病而求治即欢悦，其能之乎？

名家经验——

- 李浩然：合欢皮甘平，入心肝经，能解郁、宁心、和血、消痈肿，常用量为6～10g，其功效随剂量之大小而异。10g左右能镇静、宁心安神；15～20g，能和血消肿；30～60g，能清肺化瘀消痈。治疗肺系感染性疾病，例如大叶性肺炎、肺脓疡、渗出性胸膜炎等，处方均重用合欢皮，剂量在60g左右，能退热、促进炎症吸收。本品无明显毒性，即使用至90g亦未见不良反应。
- 汪庆安：有的患者因七情所伤，愤怒烦躁，忧郁不眠，此药可以解郁安神，对虚烦不眠最为合适。经验证明，酸枣仁与合欢花有很好的安眠作用，很多时候，即使没有辨证，用此二药也会获取很好的疗效。比如有人治疗其他疾病时，想顺便把失眠也治一下，可以此二药各30g加入方药中，无效者很少。等剂量下，合欢花要比酸枣仁效果明显。
- 龚士澄：脏躁证，喜悲伤欲哭，长吁短叹，精神恍惚不能自主，频频欠伸，甘麦大枣汤于平淡中每见神奇之效。亦间有服汤多日而未改善症状者，可加合欢皮10g，解郁和血，蠲忿忘忧，加郁金8g祛痰行气，自能消悲愁于不知不觉中。
- 郑其国：女人经水不调皆是气逆，妇人百病多属郁生。胸中抑郁会导致月经失调，投以合欢皮30g、当归15g、月季花10g。用合欢皮解胸中之郁，月季花下调经水，当归乃血中圣药，专补女人血。由此，抑郁可解，阴血得养，月经可调。

远志

基原——远志科植物远志或卵叶远志的干燥根。

释名——“所谓远志者，以肾藏志，远志能宣泄肾邪，邪着则志不定，邪去而志自远大也”（《本草便读》）。“此草服之能益智强志，故有远志之称”（《本草纲目》）。因其功用而得名。

产地——主产于山西、陕西、河北、河南。

采制——春、秋二季采挖，除去须根和泥沙，晒干，切段。生用或炙用。

性状——为圆筒形的段。外表皮灰黄色至灰棕色，有横皱纹，切面棕黄色。气微，味苦、微辛，嚼之有刺喉感。以色灰黄、肉厚、去净木心者为佳。

药性——苦、辛，温。归心、肾、肺经。

功效——安神益智，交通心肾，祛痰开窍，消散痈肿。

应用

- 心肾不交引起的失眠多梦、健忘惊悸、神志恍惚：本品苦辛性温，性善宣泄通达，既能开心气而宁心安神，又能通肾气而强志不忘，为交通心肾、安定神志、益智强识之佳品。
- 癫痫惊狂：本品味辛通利，能利心窍，逐痰涎，故可用治痰阻心窍所致之癫痫抽搐、惊风发狂等症。
- 咳嗽痰多：本品苦温性燥，入肺经，能祛痰止咳，常与苦杏仁、川贝母、桔梗等化痰止咳平喘药同用。
- 疮疡肿毒，乳房肿痛：本品辛行苦泄温通，可疏通气血之壅滞而消散痈肿，内服可单用为末，黄酒送服；外用可隔水蒸软，加少量黄酒捣烂敷患处。

用法用量——煎服，3～10g。外用适量。化痰止咳宜炙用。

注意事项——胃溃疡及胃炎患者慎用。

现代药理——镇静、催眠、抗惊厥、止痛、祛痰、镇咳、增强免疫功能、降压、降糖、降脂、利胆、利尿、消肿、抗氧化、抗菌、抗病毒、延缓衰老、抗突变、抗癌。

古籍摘要

- 《神农本草经》——主咳逆，伤中，补不足，除邪气，利九窍，益智慧，耳目聪明，不忘，强志倍力。
- 《名医别录》——主利丈夫，定心气，止惊悸，益精，去心下膈气，皮肤中热、面目黄。久服好色，延年。
- 《日华子本草》——主膈气惊魇，长肌肉，助筋骨，妇人血噤失音，小儿客忤，服无忌。

名家经验

- 王超：传统远志去心入药，否则令人烦闷。但实验证明，远志心的镇静安神作用尤强，故用远志可不必去心。由于远志性较温燥，内服刺激性较强，如远志用甘草汤浸泡炮制，可降低对胃黏膜的刺激。还有远志蜜炙一法，目的是增强其润肺止嗽的作用。
- 王博：远志善入心肾二经，不但具有良好的安神之功，而且能补肾壮阳。勃起功能障碍患者，心情多易焦虑不安，因此很多医家常在治疗肾虚阳痿的处方中，酌加远志、酸枣仁等以安定神志，使心神能够下主于肾，可助补肾诸药以起痿。远志属于养心安神类药物，如果用之效果不佳，可以加用具有重镇性质的安神之品。
- 朱良春：治疗癫痫、痴呆时，可将远志与全蝎、蜈蚣等虫类药同用。远志能祛痰开窍、宁心安神，全蝎、蜈蚣等可息风止痉、通络止痛，诸药合用，可增强化痰息风、开窍醒神、通络止痛的作用，对于痰瘀阻络、风痰上扰所致的癫痫发作、痴呆患者的认知障碍有一定改善作用。
- 林亚明：一直以来，医家多认为远志使用的剂量不宜过大，有“生用戟人咽喉”“若不去心，服之令人闷”之说。明代《救荒本草》载远志：“不去心令人心闷。”清代《得配本草》载远志“槌碎去心用，不去心令人闷绝”。各书籍中都多载远志具有一定的副反应，并认为与不去心有关。《中国药典》记录远志使用剂量为3～10g。也有个案报道言：桔梗远志配伍致吐。究其原因，桔梗和远志都含皂苷，能刺激胃黏膜，引起恶心呕吐，故临床应避免二药同用，剂量亦不宜过大。除此之外，《古今名医临证金鉴·中风卷》中应用远志的剂量通常最大为15g，多在15g以下。如：王季儒（天津）经验中使用远志6g；吕继端（湖北）经验“浊阴挟热，弥漫阻窍”中使用炙远志6g；朱进忠（山西）经验“痴呆证治”中使用远志10g；来茂春（云南）经验中使用远志15g。由此可见，现代医家应用远志的剂量都不大。

第十五章　平肝息风药

第一节　平抑肝阳药

石决明

- **基原**——鲍科动物杂色鲍（光底石决明）、皱纹盘鲍（毛底石决明）、羊鲍、澳洲鲍、耳鲍或白鲍的贝壳。
- **释名**——本品为贝壳类药物，“单片附石生”（《医学衷中参西录》），又善明目，故名。习惯以边有九孔者为佳，故又名“九孔石决”“九孔决明”。
- **产地**——主产于广东、山东、福建，进口澳洲鲍主产于澳洲、新西兰，耳鲍主产于印度尼西亚、菲律宾、日本。
- **采制**——夏、秋二季捕捞，去肉，洗净，干燥。生用或煅用，用时打碎。
- **性状**——为不规则的碎块，灰白色，有珍珠样彩色光泽，质坚硬。气微，味微咸。以内面具有珍珠样光彩者为佳。
- **药性**——咸，寒。归肝经。
- **功效**——平肝潜阳，清肝明目。
- **应用**
  - 肝阳上亢，头痛眩晕：本品咸寒质重，专入肝经，长于潜降肝阳、清泄肝热，兼益肝阴，为平肝凉肝之要药。
  - 目赤翳障，视物昏花，青盲雀目：本品长于清肝火、益肝阴，有明目退翳之功，为治目疾常用药。
  - 疮疡久溃不敛，胃痛泛酸及外伤出血：本品煅用有收敛、制酸、止血之功。
- **用法用量**
  - 煎服，6～20g，先煎。
  - 平肝、清肝宜生用，外用点眼宜煅用、水飞。
- **注意事项**——本品咸寒，易伤脾胃，故脾胃虚寒、食少便溏者慎用。
- **鉴别用药**
  - 石决明：咸寒质重，凉肝镇肝，兼益肝阴，故无论实证、虚证之目疾均可应用，尤多用于血虚肝热之羞明、目暗；并善治阴虚阳亢之头痛眩晕。
  - 决明子：苦寒，功偏清泻肝火而明目，常用治肝经实火之目赤肿痛；并能润肠通便，治疗肠燥便秘。
  - 共同点：均能清肝明目，用治肝热目赤肿痛、翳膜遮睛等。
- **现代药理**——镇静、解痉、降压、解热、抗炎、止痛、止血、保肝、降脂、抑菌、抗凝、中和胃酸。
- **古籍摘要**
  - 《冯氏锦囊秘录》——石决明，内服开清盲，消翳障，外点赤膜退，外障除，又治骨蒸痨热，兼通五淋。久服亦能益精。
  - 《医学衷中参西录》——石决明味微咸，性微凉，为凉肝、镇肝之要药，……善治脑中充血作疼、作眩晕。
  - 《本经逢原》——石决明味咸，软坚，入肝肾二经，为磨翳消障之专药。又治风热入肝，烦扰不寐，游魂无定。
- **名家经验**
  - 施今墨：生石决明、灵磁石伍用，为滋阴平肝之佳品。盖石决明以平肝为主，磁石以滋肾为要。故二药配伍，有水木相生之妙用，善治肝肾阴虚、水不涵木之证。若以肝阳上亢为主者，与紫石英、紫贝齿伍用；若以肾虚为主者，与枸杞子、菊花合用。
  - 秦伯未：对于肝阳上亢引起的头痛、眩晕等症状，常将石决明与钩藤、菊花等配伍使用，以平抑肝阳，缓解头痛眩晕。在治疗目疾方面，无论是肝火上炎所致的目赤肿痛，还是肝肾阴虚引起的视物昏花，石决明都能发挥清肝明目或益阴明目的作用，常与枸杞子、女贞子等药同用。
  - 颜正华：石决明咸寒沉降，主归肝经，长于潜降肝阳、清泄肝热，兼益肝阴，善治肝肾阴虚、阴不制阳而致的肝阳上亢之头痛眩晕。石决明亦是清肝明目常用之品，治目赤肿痛、翳膜遮睛、视物昏花等症，不论虚实均可应用，尤其适用于肝火上炎所致的目赤肿痛等。

牡蛎

- **基原**——牡蛎科动物长牡蛎、大连湾牡蛎或近江牡蛎的贝壳。
- **释名**——“蛤蚌之属，皆有胎生、卵生，独此化生，纯雄无雌，故得牡名。曰蛎曰蠔，言其粗大也”（《本草纲目》）。主要根据其粗大、独生而得名。
- **产地**——主产于广东、福建、浙江、江苏、山东。
- **采制**——全年均可捕捞，采得后，去肉，取壳，洗净，晒干。生用或煅用。用时打碎。
- **性状**——为不规则的白色碎块，质硬，断面层状。气微，味微咸。以质坚硬、内面光洁、色白者为佳。
- **药性**——咸，微寒。归肝、胆、肾经。
- **功效**——潜阳补阴，重镇安神，软坚散结，收敛固涩，制酸止痛。
- **应用**
  - 肝阳上亢，眩晕耳鸣：本品咸寒质重，入肝经，有与石决明类似的平肝潜阳之功，并能益阴。
  - 心神不宁，惊悸失眠：本品质重能镇，有重镇安神之功，常与龙骨相须为用，亦可配伍朱砂、琥珀、酸枣仁等。
  - 瘰疬痰核，癥瘕痞块：本品味咸，能软坚散结，常与浙贝母、玄参等配伍。
  - 自汗盗汗，遗精滑精，崩漏带下：本品煅后有与煅龙骨相似的收敛固涩作用，可用于多种滑脱不禁之证。
  - 胃痛吞酸：煅牡蛎有制酸止痛作用，用治胃痛泛酸，可与海螵蛸、瓦楞子、海蛤壳等药同用。
- **用法用量**
  - 煎服，9～30g，先煎。
  - 生用潜阳补阴、重镇安神、软坚散结；煅用收敛固涩、制酸止痛。
- **鉴别用药**
  - 牡蛎：平肝潜阳功效显著，又有软坚散结之功。
  - 龙骨：长于镇惊安神，且收敛固涩之力优于牡蛎。
  - 共同点：均有重镇安神、平肝潜阳、收敛固涩作用，均可用治心神不安、惊悸失眠、阴虚阳亢、头晕目眩及各种滑脱证。
- **现代药理**——镇静、抗惊厥、抗癫痫、镇痛、抗肝损伤、增强免疫功能、抗肿瘤、抗氧化、延缓衰老、抗胃溃疡、降脂、抗凝、抗血栓。
- **古籍摘要**
  - 《神农本草经》——主伤寒寒热，温疟洒洒，惊恚怒气，除拘缓鼠瘘，女子带下赤白。久服强骨节，杀邪气，延年。
  - 《雷公炮制药性解》——主遗泄带下，喉痹咳嗽，营卫虚热，去来不定，心胁下老痰痞积，宿血温疟，疮肿结核。
  - 《医学衷中参西录》——味咸而涩，性微凉。能软坚化痰，善消瘰疬，止呃逆，固精气。
- **名家经验**
  - 张山雷：牡蛎咸寒，其性纯阴，为凉肝镇肝之要药，对于肝阳上亢、肝风内动之证，用之咸宜。且其具软坚散结之力，于痰核、瘰疬、癥瘕等证也颇为常用。
  - 颜正华：牡蛎能平肝潜阳，对于高血压、眩晕等肝阳上扰者，可与天麻、钩藤等同用，以平肝息风、潜阳降逆，使血压平稳、眩晕缓解。在治疗自汗、盗汗时，煅牡蛎与黄芪、防风等配伍，能固表止汗，调和营卫。
  - 蒲辅周：牡蛎镇惊安神、制酸止痛，对于心烦失眠、惊悸不安等症，常与龙骨、茯神等药同用，以安心神。治疗胃酸过多时，煅牡蛎常与海螵蛸、瓦楞子等配伍，中和胃酸，缓解胃脘疼痛。
  - 王超：牡蛎与龙骨治疗心力衰竭可以合用。一般认为，龙骨的敛汗固脱药之力要大于牡蛎，所以，心力衰竭应用敛汗固脱药，常是先用龙骨而次用牡蛎。另外，牡蛎煅用功偏收敛固涩，心力衰竭宜用之。牡蛎常用的敛汗固脱辅助药物有龙骨、五味子、山茱萸等。
  - 林炜濠：龙骨、牡蛎善于收敛固涩，又有宁心安神、开通化痰之功，为治病之良药。张锡纯以为，龙骨、牡蛎临床宜生用而不宜煅用，唯欲借收涩之力以收一时之功，入丸剂时方宜用煅；入汤剂时，当捣细而不必先煎。另外，张锡纯重视方药配伍，如与山茱萸合用，可增强固涩元气之力；与芍药、山药配伍，善治淋证；与酸枣仁、龙眼肉配伍，可定心安神；与海螵蛸、茜草配伍，能止血不留瘀；与怀牛膝、赭石配伍，可重镇潜阳。

赭石

基原——氧化物类矿物刚玉族赤铁矿，主含三氧化二铁。

释名——本品为赭褐色矿石，赭是黑红色的意思，主产于古代之代郡（今之山西雁门关），故名赭石。

产地——主产于山西、河北。

性状——呈不规则的扁平块状，大小不一，颜色为棕红色或铁青色。其表面有圆形乳头状的突起，称为“钉头代赭”，另一面与突起相对处有同样大小的凹窝。质地坚硬，不易砸碎，断面呈层叠状，每层均依钉头而呈波涛状弯曲。以色棕红、断面呈层叠状、有钉头者为佳。

采制——采挖后，除去杂石。砸碎，生用，或煅后醋淬、研成粗粉用。

药性——苦，寒。归肝、心、肺、胃经。

功效——平肝潜阳，重镇降逆，凉血止血。

应用
- 肝阳上亢，眩晕耳鸣：本品味苦性寒，质重沉降，长于镇潜肝阳、清降肝火，为重镇潜阳常用之品。
- 呕吐，噫气，呃逆：本品质重性降，为重镇降逆之要药，尤善降上逆之胃气而具止呕、止呃、止噫之效。
- 气逆喘息：本品重镇降逆，可降上逆之肺气而平喘。
- 血热吐衄，崩漏下血：本品苦寒，入心肝血分，有凉血止血之效；质重又善于降气、降火，故尤适宜于气火上逆、迫血妄行之出血证。

用法用量
- 煎服，9～30g，先煎。
- 平肝潜阳、重镇降逆宜生用，止血宜煅用。

注意事项
- 本品苦寒，易伤脾胃，故脾胃虚寒、食少便溏者慎用。孕妇慎用。
- 因含微量砷，故不宜长期服用。

鉴别用药
- 赭石：主入肝经，长于平肝潜阳、凉血止血，善降肺胃之逆气而止呕、止呃、止噫。
- 磁石：主入肾经，偏于益肾阴而镇浮阳、纳气平喘、镇惊安神。
- 共同点：均为铁矿石类重镇之品，均能平肝潜阳、降逆平喘，用于肝阳上亢之眩晕及气逆喘息之证。

现代药理——镇静、抗惊厥、抗炎、止血、促进造血、收敛胃肠壁、保护黏膜面、兴奋肠管、促进肠蠕动。

古籍摘要
- 《神农本草经》——主鬼注、贼风、蛊毒，杀精物恶鬼，腹中毒邪气，女子赤沃漏下。
- 《医学衷中参西录》——能生血兼能凉血，而其质重坠，又善镇逆气，降痰涎，止呕吐，通燥结。……治吐衄之证，当以降胃为主，而降胃之药，实以赭石为最效。
- 《名医别录》——主带下百病，产难，胞衣不出，堕胎，养血气，除五脏血脉中热，血痹瘀，大人小儿惊气入腹，及阴痿不起。

名家经验
- 邹孟城：脑震荡与脑挫伤之治疗，无特效疗法，中医上多主张平肝化痰、潜阳息风。邹氏以前以钩藤、石决明、姜半夏、茯神、天麻、龙骨、牡蛎、磁石、竹茹、白蒺藜等治疗数例，鲜获速效。后读《诊暇录稿》，得以单味赭石重投缓服，以治脑震荡之法，用于临床，其效应若桴鼓，先后四五例，投剂辄应。
- 张平：重用赭石治呕吐，赭石用量一般为10g～30g，40g～120g即为大剂量。张锡纯曾在《医学衷中参西录》中记载，应用大剂量赭石治疗因胃气不降而致的吐衄、呕吐等症，效甚佳。
- 刘渡舟：在使用旋覆代赭汤时，赭石用量不宜超过人参，因为汗吐下后，脾胃之气已虚，正气不足，此时如果赭石用量过大，易损伤胃气，效果反而不好。
- 颜德馨：在治疗瘀血证时，对于因瘀血阻滞、气机上逆而出现的头痛、眩晕等症状，会选用赭石。利用其重镇降逆之效，引气血下行，配合活血化瘀药，如桃仁、红花等，以达到祛瘀通脉、平降逆气的目的，使气血通畅，诸症自解。

第二节 息风止痉药

羚羊角

- **基原**——牛科动物赛加羚羊的角。
- **产地**——主产于新疆、青海、甘肃。
- **采制**——野生赛加羚羊为国家一级保护动物，严禁捕猎。人工养殖羚羊全年可捕，捕得后，将角从基部锯下，晒干。一般以8～10月采收者质好色佳。镑片用，或砸碎，粉碎成细粉用。
- **性状**——呈长圆锥形，略呈弓状弯曲。类白色或黄白色，基部稍显青灰色；嫩枝全体光润如玉，无裂纹，对光透视有“血丝”或紫黑色斑纹，老枝有细裂纹；除顶端外，有隆起环脊。基部锯口类圆形，内有坚硬的骨塞，习称“羚羊塞”。除去骨塞后，对光透视，无骨塞部分的中心有一条细孔直通角尖，习称“通天眼”。质坚硬，断面角质。以质嫩、光润者为佳。
- **药性**——咸，寒。归肝、心经。
- **功效**——平肝息风，清肝明目，清热解毒。
- **应用**
  - 肝风内动，惊痫抽搐，妊娠子痫，高热痉厥，癫痫发狂：本品性寒，主入肝经，长于清肝热、息肝风、止痉搐，为治肝风内动、惊痫抽搐之要药。
  - 肝阳上亢，头痛眩晕：本品质重沉降，有平抑肝阳作用，常与石决明、龟甲、生地黄等同用。
  - 肝火上炎，目赤翳障：本品善于清泻肝火而明目，常配伍决明子、夏枯草、龙胆草等。
  - 温热病壮热神昏，温毒发斑：本品性寒清热，主入心、肝经，有清心凉肝、泻火解毒之功。
  - 痈肿疮毒：本品性寒，能清热解毒，可与黄连、栀子、金银花等药同用。
  - 肺热咳喘：本品尚有清肺热之效，临证配伍也可用于肺热咳喘。
- **用法用量**——煎服，1～3g；宜另煎2小时以上；磨汁或研粉服，每次0.3～0.6g。
- **注意事项**
  - 本品性寒，脾虚慢惊者忌用。
  - 山羊角功用与羚羊角相似而药力较弱，可作为羚羊角的代用品。煎服，10～15g。
- **现代药理**——抑制中枢神经、镇静、抗惊厥、降压、增强耐缺氧能力、解热、镇痛。
- **古籍摘要**
  - 《本草纲目》——肝主木，开窍于目，其发病也，目暗障翳，而羚羊角能平之。肝主风，在合为筋，其发病也，小儿惊痫，妇人子痫，大人中风搐搦及筋脉挛急，历节掣痛，而羚角能舒之。魂者肝之神也，发病则惊骇不宁，狂越僻谬，魇寐卒死，而羚角能安之。血者肝之藏也，发病则瘀滞下注，疝痛毒痢，疮肿，产后血气，而羚角能散之。相火寄于肝胆，在气为怒，病则烦懑气逆，噎塞不通，寒热及伤寒伏热，而羚角能降之。
  - 《本经逢原》——诸角皆能入肝，散血解毒，而犀角为之首推。……故痘疮之血热毒盛者，为之必需。若痘疮之毒，并在气分，而正面稠密，不能起发者，又须羚羊角以分解其势，使恶血流于他处，此非犀角之所能也。
- **名家经验**
  - 黄英儒：羚羊角为息风镇痉之要药，还可用于预防中风、热毒斑疹。一切急性热病之神昏谵语、痉挛抽搐、颤动、脑出血、流脑、各种侵犯脑神经的病变、高血压、结膜炎、小儿高热痉挛、斑疹焮肿皆可用之。
  - 刘兰芳：羚羊角与犀角同是治热病神昏惊厥之要药，故临证往往配伍应用，但犀角主入心经，取其清心热以凉血解毒；羚羊角主入肝经，重在清肝火而息风镇惊，这是二者不同之点。羚羊角与钩藤均为平肝息风之要药，也常相须为用。但前者多治热极生风，且有清热解毒之效；而后者善疗小儿惊风抽搐，且有疏散风热之性。
  - 周仲瑛：羚羊角清热解毒、凉血散瘀，可与水牛角、黄连、黄芩、栀子等清热解毒药，以及赤芍、丹皮等凉血化瘀药配伍，组成清营凉血、解毒化瘀之剂，治疗温热病热毒炽盛、深入营血导致的高热、神昏、发斑等症状，以直折热毒，凉血散瘀，防止热毒内陷心包，挽救危急重症。

牛黄

- **基原**——牛科动物牛的干燥胆结石。
- **释名**——牛黄系指牛的胆囊、胆管或肝管中的结石，色金黄或棕黄。因牛属丑，为隐其名，又名“丑宝”。
- **产地**——主产于华北、东北、西北地区。
- **采制**——宰牛时，如发现有牛黄，即滤去胆汁，将牛黄取出，除去外部薄膜，阴干，即为天然牛黄；用牛胆汁或猪胆汁经人工提取加工而成者，称为“人工牛黄”。研极细粉末用。
- **性状**——天然牛黄多呈卵形、类球形、三角形或四方形，大小不一。表面黄红色至棕黄色，有的表面挂有一层黑色光亮的薄膜，习称“乌金衣”，有的粗糙，具疣状突起，有的具龟裂纹。体轻，质酥脆，易分层剥落，断面金黄色，可见细密的同心层纹。水液能将指甲染成黄色，习称“挂甲”。以完整、色棕黄、质松脆、断面层纹清晰而细腻者为佳。
- **药性**——甘，凉。归心、肝经。
- **功效**——凉肝息风，清心豁痰，开窍醒神，清热解毒。
- **应用**
  - 温热病及小儿急惊风，惊厥抽搐，癫痫发狂：本品性寒凉，入心、肝经，有清心凉肝、息风止痉之功。
  - 热病神昏，中风痰迷：本品性凉，气味芳香，入心经，既能清心热，又能豁痰开窍而苏醒神志。
  - 咽喉肿痛，口舌生疮，痈肿疔疮：本品性凉，为清热解毒之良药。
- **用法用量**——0.15～0.35g，多入丸、散用。外用适量，研末敷患处。
- **注意事项**——非实热证不宜使用。孕妇慎用。
- **鉴别用药**
  - 牛黄：①重在治心，有清心、开窍醒神、祛痰之长，且解毒力强；②主要治疗热入心包，中风、惊风等痰热闭阻心窍之高热神昏谵语及恶疮肿毒等。
  - 羚羊角：①重在治肝，有息肝风、清肝热、平肝阳等作用；②主要治疗肝风内动，高热痉挛抽搐及肝火目疾。
  - 共同点：①均为息风止痉药，二者性偏寒凉，入心肝经，均可息风止痉，清热解毒；②用治温热病热极生风和小儿急惊风之高热、神昏谵语、痉挛抽搐，以及肝火上炎之眩晕头痛、目赤肿痛。
- **现代药理**——解热、抗炎、镇痛、镇静、抗惊厥、强心、抗心律失常、扩血管、降压、抗病原微生物、利胆、保肝、降脂。
- **古籍摘要**
  - 《神农本草经》——主惊痫，寒热，热盛狂痓。
  - 《名医别录》——主治小儿百病，诸痫，热口不开；大人狂癫。又堕胎。
- **名家经验**
  - 黄英儒：牛黄用于中风，必须用于中脏腑。必须有神志昏迷、痰涎壅盛的表现才能使用。如果属于中经络，症见四肢不遂、口眼歪斜、肌肤不仁，则不能使用，用之反而引邪入里促使病危。牛黄还用于清热解毒，对急性咽喉炎、疮疡溃烂者能解热毒。
  - 施今墨：牛黄能清肝泻火，珍珠可明目退翳，二者合用，对于肝火上炎、热毒蕴结所致的目赤肿痛、翳障胬肉等病症有很好的疗效，可清肝明目，消退翳障，改善眼部症状，恢复眼部功能。
  - 路志正：牛黄的用量应根据病情的轻重、患者的体质等因素灵活掌握。对于病情较轻、体质较弱的患者，宜用小剂量，一般以0.15～0.3g为宜，以避免寒凉太过损伤正气；而对于病情较重、体质较强的患者，可适当加大剂量，但一般也不超过0.5g。
  - 孙中林：牛黄具有清心开窍、化痰解毒、凉肝息风等功效，对于治疗高热神昏、中风惊厥、咽喉肿痛、疔疮疖肿以及西医的疑难病症如慢性胃炎伴肠上皮化生、糖尿病足、恶性肿瘤，有明显改善症状，提高疗效的作用。体外培育牛黄是中药现代化产物，与传统牛黄对比，可达到源于天然优于天然的境界，是天然牛黄的最佳替代产品。

钩藤

- **基原**——茜草科植物钩藤、大叶钩藤、毛钩藤、华钩藤或无柄果钩藤的干燥带钩茎枝。
- **释名**——钩藤也叫钩丁，药用其茎枝，因“其茎间有刺”（《唐本草》），“其刺曲如钓钩，故名”（《本草纲目》）。
- **产地**——主产于广西、广东、湖南、江西、四川。
- **采制**——秋、冬二季采收带钩的嫩枝，去叶，切段，晒干。生用。
- **性状**——呈圆柱形或类方柱形，表面红棕色至紫红色者具细纵纹，光滑无毛；黄绿色至灰褐色者有的可见白色点状皮孔，被黄褐色柔毛。多数枝节上对生2个向下弯曲的钩，或仅一侧有钩，另一侧为凸起的疤痕。断面黄棕色，皮部纤维性，髓部黄白色或中空。无臭，味淡。以茎细、双钩、光滑、色紫红者为佳。
- **药性**——甘，凉。归肝、心包经。
- **功效**——清热平肝，息风定惊。
- **应用**
  - 肝风内动，惊痫抽搐，高热惊厥：本品味甘性凉，入肝、心包二经，长于清心包之火、泻肝经之热，有息风止痉作用，为治肝风内动、惊痫抽搐之常用药，尤宜于热极生风、四肢抽搐及小儿高热惊厥等。
  - 头痛眩晕：本品性凉，主入肝经，既能清肝热，又能平肝阳，故可用治肝火上攻或肝阳上亢之头胀头痛、眩晕等症。
  - 感冒夹惊，小儿惊啼：本品性凉，有轻清疏泄之性，能清透热邪、定惊止搐，用于感冒夹惊、风热头痛等；又能凉肝止惊，可用治小儿惊哭夜啼，多与蝉蜕、薄荷等同用。
- **用法用量**
  - 煎服，3～12g，后下。
  - 本品有效成分钩藤碱加热后容易破坏，因此不宜久煎，需后下，且煎煮一般不超过20分钟。
- **注意事项**——市场上钩藤规格很多，品质优劣主要是看它的带钩率，每根上面有两根钩子的最好，是统货；里面有双钩，也有单钩的，甚至还有光杆儿的质量一般，叫选货；里面全是光杆儿的质量最次。
- **现代药理**——镇静、抗惊厥、抗脑缺血、保护脑组织、扩血管、降压、抗心律失常、抗血小板聚集、抗血栓、降脂、抗内毒素血症、平喘、调节平滑肌。
- **古籍摘要**
  - 《本草纲目》——手、足厥阴药也。足厥阴主风，手厥阴主火，惊痫眩晕，皆肝风相火之病，钩藤通心包于肝木，风静火息，则诸证自除。
  - 《本草害利》——甘寒，舒筋，除眩晕，心热、烦躁，下气宽中，治小儿惊痫、客忤胎风，祛肝风而不燥，庶几和中。今去梗，纯用钩，功加倍。
  - 《冯氏锦囊秘录》——钩藤，舒筋除眩，下气宽中，寒热惊痫，手足瘛疭，胎风客忤，口眼抽掣。
- **名家经验**
  - 王超：甲状腺功能亢进症宜用平肝息风药，钩藤主入肝经，具有良好的平肝息风作用，而且起效甚为迅捷。甲状腺功能亢进症的肝风内动典型表现为手指颤抖。《本草求真》曰：“藤类象筋，故抽掣病由筋生者，必为之用。”综上可知，用钩藤平息甲状腺功能亢进症之肝风最为对证。现代药理实验也证明，钩藤有镇静、抗惊厥的作用。
  - 施今墨：高血压是气血在人体内分布不均衡所致，即头脑气血充盈，膝以下供血不良，换言之是上盛下虚也。盖钩藤扩张血管降低血压，牛膝为补益之品而善引气血下注。二药合用，一扩张血管，一引气血下行，相互为用，故有良好的降压效果。
  - 朱良春：高血压患者若表现为肝阳上亢、肝风内动之证，常以钩藤为主药，配合夏枯草、黄芩、菊花等清热平肝之品，以降低血压，改善头晕、头痛等症状。
  - 赵绍琴：对于温病热入营分，有动风之象者，常用钩藤与水牛角、生地黄、竹叶卷心等配伍，来透热转气、息风止痉，使营分热邪透出气分而解，防止病情进一步发展为动风痉厥之重症。
  - 仝小林：高血压可分为“三期六态”，热壅态中的肝热证具有“四红二干”的临床表现，“四红”指面(目)红、唇红、舌红、掌红，“二干”指便干、口干。常处以夏枯草、黄芩、钩藤清肝降压，一般用量为夏枯草30～60g，黄芩15～30g，钩藤15～30g，根据兼证配合使用清热、降火、散火、行气、利湿之品。该小方治疗肝热型高血压时，降压效果显著，并可以明显减轻头晕、头痛、目赤等症状，临床疗效良好，但需注意不可长期大剂量使用。

天麻

基原——兰科植物天麻的干燥块茎。

释名——天麻入肝经，善于治风，因其植物“有风不动，无风自摇”，故被称为“定风草”。又因其茎似箭杆，色赤，故名赤箭。“天麻即赤箭之根”（《本草纲目》）。

产地——主产于湖北、四川、云南、贵州、陕西。其中四川荥经、云南昭通所产者质优，为道地药材，统称“川天麻”。

采制——立冬后至次年清明前采挖，冬季茎枯时采挖者名“冬麻”，质量优良；春季发芽时采挖者名“春麻”，质量较差。采挖后洗净，蒸透，敞开低温干燥。

性状——呈不规则的薄片。外表皮淡黄色至黄棕色，有时可见点状排成的横环纹。切面黄白色至淡棕色。角质样，半透明。气微，味甘。以色黄白、角质样、切面半透明者为佳。

药性——甘，平。归肝经。

功效——息风止痉，平抑肝阳，祛风通络。

应用

- 小儿惊风，癫痫抽搐，破伤风：本品主入肝经，擅息风止痉，且味甘质润，药性平和，故治疗肝风内动、惊痫抽搐，不论寒热虚实，皆可配伍应用。
- 肝阳上亢，头痛眩晕：本品既息肝风，又平肝阳，善治多种原因之眩晕、头痛，为止眩晕之良药。
- 手足不遂，肢体麻木，风湿痹痛：本品既息内风，又祛外风，并能通经络、止痛。

用法用量——煎服，3～10g。

注意事项

- 使用天麻及天麻制剂偶有过敏反应及中毒发生，大剂量炖服天麻有致急性肾功能衰竭及昏迷的风险。
- 市场上有黑表皮天麻和半透明天麻，前者是没有煮过水的，断面是白色，后者是煮过水的，断面是角质样的，只要认准“鹦鹉嘴”“蛤蟆皮”“圆肚脐”就行。好的天麻质地很硬很干，空心天麻品质相对较差。整个天麻用时先用微波炉加热变软，再去切片。

现代药理——镇静、催眠、抗惊厥、保护神经元、改善学习记忆、抗焦虑、抗抑郁、扩张血管、降压、保护心肌细胞、抗凝血、抗血栓、抗血小板聚集、抗炎、镇痛、延缓衰老、抗氧化、抗缺氧、抗辐射、保肝、保护胃黏膜、兴奋肠管、增强免疫功能。

古籍摘要

- 《神农本草经》——味辛，温。主杀鬼精物，蛊毒，恶气。久服益气力，长阴，肥健，轻身，增年。
- 《本草纲目》——疗大人风热头痛；小儿风痫惊悸；诸风麻痹不仁；风热语言不遂。
- 《本草汇言》——主头风，头痛，头晕虚旋，癫痫强痉，四肢挛急，语言不顺，一切中风，风痰。

名家经验

- 王超：天麻味甘质润，专入肝经，能平抑肝阳而息风，凡高血压因肝阳风动而起者，用之必有效验。正如《本草纲目》所论：“天麻，乃肝经气分之药。《素问》云：诸风掉眩，皆属于肝。故天麻入厥阴之经而治诸病。按罗天益云：眼黑头旋，风虚内作，非天麻不能治。天麻乃定风草，故为治风之神药。”天麻还有良好的止头痛作用，近年来应用天麻治疗高血压已不局限于平肝息风，只要高血压病见有头痛一症，即可在处方中加入天麻。
- 施今墨：茺蔚子既升又降，功专活血通络，补肾益阴，凉肝明目；天麻属阳性升，并走于上，擅平肝息风，而治眩晕。茺蔚子以活血为主，天麻以行气为要。二药伍用，一血一气，气血双调，故肝得平、风可息、络道通、疼痛止。
- 李济仁：在治疗头痛时，根据头痛的不同部位和性质来选用配伍天麻的药物。如太阳头痛，常将天麻与羌活、防风等药物配伍，以祛风通络、止痛；阳明头痛则与白芷、葛根等药物同用，利用天麻的息风作用，配合引经药，增强止痛效果。
- 熊继柏：眼睑痉挛多与风邪有关，内风常因肝火伤阴或肝血不足致经脉拘急。以四物汤补肝固本，酸枣仁养心安神，芍药甘草汤酸甘化阴，木瓜舒筋活络，天麻、钩藤等息风止痉、通络，共奏滋阴养血、搜风通络止痉之效。

地龙

基原——钜蚓科动物参环毛蚓、通俗环毛蚓、威廉环毛蚓或栉盲环毛蚓的干燥体。前一种习称“广地龙”，后三种习称“沪地龙”。

释名——地龙最早出现在《太平圣惠方》中。蚯蚓之所以被称为“地龙”，是因为蚯蚓能够在地下穿行，上食膏壤，下饮黄泉，形曲似龙，又能兴云知阴晴，故名地龙。

产地——主产于广东、广西、浙江。

采制——广地龙春季至秋季捕捉，沪地龙夏季捕捉，及时剖开腹部，除去内脏及泥沙，洗净，切段，晒干或低温干燥。生用。

性状——呈长条状薄片，弯曲，边缘略卷。全体具环节，背部棕褐色至紫灰色，腹部浅黄棕色；第14～16环节为生殖带，较光亮。气腥，味微咸。以条宽、肉厚者为佳。

药性——咸，寒。归肝、脾、膀胱经。

功效——清热定惊，通络，平喘，利尿。

应用
- 高热神昏，惊痫抽搐，癫狂：本品性寒，善于清热息风、定惊止痉，故适用于热极生风所致的神昏谵语、痉挛抽搐以及小儿惊风、癫狂。
- 关节痹痛，肢体麻木，半身不遂：本品性善走窜，长于通行经络，适用于多种原因导致的经络阻滞、血脉不畅。因药性寒凉，故以治疗关节红肿热痛、屈伸不利之热痹多用。
- 肺热喘咳：本品性寒降泄，长于清肺平喘，用治邪热壅肺、肺失肃降之喘息不止，喉中哮鸣有声者，可单味研末内服或配伍使用；亦可用鲜品水煎去渣后，加冰糖熬膏冲服。
- 湿热水肿，小便不利或尿闭不通：本品咸寒走下入肾，能清热结而利水道，可与泽泻、木通、芦根等清热利水药配伍。
- 高血压：本品有降压作用，常用治肝阳上亢型高血压。

用法用量
- 煎服，4.5～9g。鲜品10～20g。研末吞服，每次1～2g。外用适量。
- 本品味腥，内服容易引起呕吐，配伍少量陈皮一起煎煮，或炒香之后研末装胶囊服用，可减少此反应。

注意事项
- 过敏体质者应忌用；血压低者禁用。
- 地龙口服用量过大，可致中毒。中毒的症状表现为：头痛，头晕，血压先升高，后突然降低，腹痛，胃肠道出血，心悸，心慌，呼吸困难。中毒救治：①立即服盐水1杯，缓解不适；②葱3枚，甘草15g，水煎服。

现代药理——解热、镇痛、镇静、抗惊厥、抗血栓、抗凝血、利尿、降压、抗炎、平喘、抗肝纤维化、抗心律失常、促进创伤愈合、增强免疫功能、抗肿瘤、抗菌、兴奋子宫及肠平滑肌。

古籍摘要
- 《神农本草经》——味咸，寒。主蛇瘕，去三虫，伏尸，鬼注，蛊毒，杀长虫。仍自化作水。
- 《本草纲目》——性寒而下行，性寒故能解诸热疾，下行故能利小便、治足疾而通经络也。
- 《神农本草经疏》——大寒能祛热邪，除大热，故主伏尸鬼疰，及疗伤寒伏热狂谬。咸主下走，利小便，故治大腹、黄疸。

名家经验
- 史济招：凡低钙性肌肉痉挛、肢体抽搐者，必用地龙。舌质暗或舌下静脉怒张、关节活动受限、骨关节有病变时应用地龙。对于某些高血压患者，由于一过性脑供血不足而致的肢体活动不利，选用地龙疗效较好。另外，对癫痫引起的抽搐，也有较好的疗效。
- 王超：中风后遗症应用通经活络药时首选地龙。①地龙禀虫蚁灵动之性，性喜走窜，长于疏通；②中风后遗症之经络不通，多为瘀血所致，而地龙善走血分以化经络中之瘀血。如《本草求真》所言地龙“本有钻土之能，化血之力，而凡跌扑受伤，血瘀经络，又安有任其停蓄而不为之消化乎。”所以对中风后遗症瘀血阻滞经络的病机最为适用。
- 施今墨：地龙清热息风，通络止痉；豨莶草调节免疫功能，祛风湿，通经脉，补肝肾，镇静降压。二药伍用，祛风除湿、清热定惊、活血通络益彰。治中风后遗症，与补阳还五汤合用；治颈椎病，与羌活、葛根、姜黄伍用；治糖尿病周围神经病变，与降糖药方合用，亦可与四藤一仙方（钩藤、海风藤、络石藤、鸡血藤、威灵仙）合用。

全蝎

- **基原**——钳蝎科动物东亚钳蝎的干燥体。
- **产地**——主产于河南、山东、湖北、安徽。
- **采制**——野生蝎在清明至谷雨前后捕捉者，称为“春蝎”，此时未食泥土，品质较佳；夏季产量较多，称为“伏蝎”。饲养蝎一般在秋季，隔年收捕一次。捕得后，先浸入清水中，待其吐出泥土，置沸水或沸盐水中，煮至全身僵硬，捞出，置通风处，阴干。
- **性状**——本品头胸部与前腹部呈扁平长椭圆形，后腹部呈尾状，皱缩弯曲，头胸部呈绿褐色，有1对较大的钳状脚须，形似蟹螯，背面覆有梯形背甲，后腹部末节有锐钩状毒刺，毒刺下方无距。气微腥，味咸。以完整、色黄褐、盐霜少者为佳。
- **药性**——辛，平。有毒。归肝经。
- **功效**——息风镇痉，通络止痛，攻毒散结。
- **应用**
  - 肝风内动，痉挛抽搐，小儿惊风，中风口歪，半身不遂，破伤风：本品专入肝经，性善走窜，既平息肝风，又搜风通络，有良好的息风止痉之功，为治痉挛抽搐之要药。
  - 风湿顽痹，偏正头痛：本品为虫类药，善于搜风、通络止痛，治疗顽痹常配伍川乌、蕲蛇、没药等；治疗顽固性偏正头痛，多与天麻、蜈蚣、川芎等同用。
  - 疮疡，瘰疬：本品味辛有毒，能以毒攻毒，解毒而散结消肿，治疗诸疮肿毒，可用全蝎、栀子各7个，麻油煎黑去渣，入黄蜡为膏，外敷。
- **用法用量**——煎服，3～6g。外用适量。研末吞服，每次0.6～1g。
- **注意事项**
  - 本品有毒，用量不宜过大。孕妇禁用。
  - 用量过大可致头痛头昏、血压升高、心慌心悸、烦躁不安；严重者血压突然下降、呼吸困难、发绀、昏迷，最后多因呼吸麻痹而死亡。此外，还可引起蛋白尿、神经中毒，表现为面部咬肌强直性痉挛。
  - 过敏体质者还可出现过敏反应，表现为全身性红色皮疹及风团、发热、全身剥脱性皮炎等。
- **现代药理**——抗癫痫、抗惊厥、镇痛、抗凝血、抗血栓、抗肿瘤、降压、抑菌。
- **古籍摘要**
  - 《本草纲目》——足厥阴经药也，故治厥阴诸病。
  - 《雷公炮制药性解》——味甘、辛，性平，有毒，入肝经。主小儿风痫，手足抽掣，大人中风，口眼㖞斜，风痰耳聋，风毒瘾疹，出青州，紧小者良。去盐土，炙黄用。
  - 《本草备要》——甘、辛，有毒。色青属木，故治诸风眩掉，皆属肝木，惊痫搐掣，口眼㖞斜，疟疾风疮，耳聋带疝，厥阴风木之病。
- **名家经验**
  - 李济春：全蝎主治脑卒中，面肌痉挛，眼肌病，动眼神经麻痹所致的复视、重影，风湿痹痛，手足拘挛、抽搐。风象不著者不用；血虚者慎用。临床使用全蝎不必去头足，功效主要在尾。痹证年久者，可用活蝎数条，酒浸百日，每日早晚各服5mL。
  - 王幸福：全蝎除了解痉止痛、搜风通络外，还有营养开胃作用。治疗消耗性疾病结核、小儿疳积时加入全蝎，患者胃口好转，身体恢复较快；反之，胃口难开，身体复原较慢。此外，全蝎还是久病顽疾的克星，治疗扁平疣、荨麻疹、牛皮癣等皮肤顽疾，在用效方无进展时，加入一味全蝎，立时起效。
  - 朱良春：凡风动痉搐、痹着疼痛、瘀凝僵肿者，均可使用全蝎。但气血亏虚而无瘀凝者禁用，孕妇禁用。有个别过敏体质者，服用后皮肤瘙痒应停用。并暂用地肤子、白鲜皮各30g，徐长卿15g，煎服或熏洗。全蝎用量，一般每次散剂为1g，少则乏效，但每次不宜超过2g。
  - 仝小林：顽固性头痛为临床常见的疑难杂症之一。中医认为络脉不通是导致本病的直接原因，类似于现代医学提出的微循环障碍。该病致病因素中，风、痰、瘀尤为重要,久病入络，非虫类药不可搜风剔络，以全蝎粉、蜈蚣粉、僵蚕粉各1～1.5g冲服。一是祛风，并引诸药上行；二是活血化瘀；三是通络止痛，改善脑血管微循环。该小方止痛效果显著，并可以明显减少头痛发作次数、减轻头痛程度，治疗顽固性头痛久病入络者，临床疗效及安全性良好。

蜈蚣

基原——蜈蚣科动物少棘巨蜈蚣的干燥体。

产地——主产于浙江、湖北、湖南、江苏。

采制——春、夏二季捕捉，用竹片插入头尾，绷直，干燥。去竹片，洗净，微火焙黄，剪段用。

性状——呈扁平长条形，由头部和躯干部组成。头部暗红色或红褐色，有头板覆盖，头板近圆形；腹部淡黄色或棕黄色，皱缩；步足黄色或红褐色，呈弯钩形；背板为棕绿或墨绿色，具光泽；最末一对步足尾状，故又称尾足，易脱落。质脆，断面有裂隙。气微腥，有特殊刺鼻的臭气。以条宽、腹干瘪者为佳。

药性——辛，温。有毒。归肝经。

功效——息风镇痉，通络止痛，攻毒散结。

应用

- 肝风内动，痉挛抽搐，小儿惊风，中风口歪，半身不遂，破伤风：本品性温，善走窜，通达内外，有比全蝎更强的息风止痉及搜风通络作用，二者常相须为用。
- 风湿顽痹，顽固性偏正头痛：本品有较强的搜风、通络止痛作用，常与独活、威灵仙、川乌等同用治疗顽痹疼痛；与天麻、川芎、僵蚕等配伍治疗顽固性偏正头痛。
- 疮疡，瘰疬，蛇虫咬伤：本品有毒，能以毒攻毒，味辛又能散结。

用法用量——煎服，3～5g。外用适量。

注意事项

- 本品有毒，用量不宜过大。孕妇禁用。
- 服用大量蜈蚣能使心肌麻痹，并能抑制呼吸中枢。表现为恶心呕吐、腹痛腹泻、不省人事、心跳缓慢、呼吸困难、体温下降、血压下降等。
- 蜈蚣所含有毒成分具有溶血作用，出现溶血反应时，尿呈酱油色，排黑便，并出现溶血性贫血症状。
- 过敏体质者易出现全身皮肤红色粟粒样皮疹，瘙痒难忍，目赤肿痛，羞明流泪，伴发热、胸闷、纳差等，严重者可出现过敏性休克。
- 有服用蜈蚣粉致肝功能损害及急性肾功能衰竭者。

现代药理——抗惊厥、抗炎、镇痛、抗肿瘤、抗心肌缺血、抑菌、改善微循环、延长凝血时间、降低血液黏度，并有溶血和组胺样作用。

古籍摘要

- 《直指方》——蜈蚣有毒，惟风气暴烈者可以当之。
- 《医学衷中参西录》——凡气血凝聚之处皆能开之。性有微毒，而转善解毒，凡一切疮疡诸毒皆能消之。其性尤善搜风，内治肝风萌动，癫痫眩晕，抽掣瘛疭，小儿脐风；外治经络中风，口眼歪斜，手足麻木。

名家经验

- 陆德铭：蜈蚣的应用指征为肿块不易消散，口腔溃疡久不敛口，神经疼痛顽固不除，乳腺癌术后有转移者。但肝肾功能异常时不宜使用。蜈蚣常用配伍量为2条。
- 王幸福：蜈蚣，性味辛温，有毒，具有祛风、镇痉、解毒之功。可治中风、惊痫、破伤风、百日咳、瘰疬、结核、瘤块、疮疡、肿毒、风癣、痔漏等，用途甚广。但将其作为结核治疗特效药的人不多，经过多年的实践验证，王氏发现蜈蚣确为结核治疗良药。
- 刘复兴：蜈蚣“凡疮疡诸毒皆能消之”，对疮疡痈毒、肿瘤、久治不愈之皮肤病，刘氏都善用之，小至3月幼童，大至九旬老人，用之未见不良反应，故提出“皮疾起沉病疴，必用蜈蚣”。刘氏用蜈蚣粉配乌梅外敷胬肉、腐肉、皮赘，疗效切实。此外，在治疗感染性皮肤病，如毛囊炎、体癣、疣、带状疱疹等时，刘氏常在内服或外洗方中加蜈蚣2～3条，取其杀虫生肌之效。
- 仝小林：糖尿病性勃起功能障碍为临床常见疾病，改善血运、调节局部的血管神经的功能状态是关键。本病有虚实之分，标实者以气滞血瘀为主；本虚者以肾虚为主，行气活血化瘀应贯穿治疗的始终。临床常用川芎、白芍、蜈蚣粉为基础，配伍淫羊藿治疗阳痿。方中白芍酸甘化阴，养血柔肝，荣养络脉；蜈蚣力猛性燥，善走窜通达，通经逐邪，畅通经络；川芎甘辛温通，为行气活血之要药，佐蜈蚣以养血活血。三药配伍，补肝柔肝，荣养宗筋，养血益精，调和阴阳，行气通络，活血起痿。方中白芍常用剂量为9～30g，川芎常用剂量为9～15g，蜈蚣粉的常用剂量为1.5～3g，打粉冲服。

第十六章　开窍药

麝香

- **基原**——鹿科动物林麝、马麝或原麝成熟雄体香囊中的干燥分泌物。
- **释名**——本品为成熟雄麝香囊中的干燥分泌物，因其气味极浓烈，香气能远射，故名。其中颗粒较大、色紫黑者，常正对囊孔处，似有挡门之势，又称“当门子”“香子”。呈褐色粉末状者又称“元寸香”，简称“元寸”“寸香”。
- **产地**——主产于四川、西藏、云南。
- **采制**——野麝多在冬季至次春猎取，猎获后，割取香囊，阴干，习称“毛壳麝香”；剖开香囊，除去囊壳，习称“麝香仁”。家麝直接从其香囊中取出麝香仁，阴干或用干燥器密闭干燥。用时研碎。
- **性状**——麝香仁野生者由当门子和散香组成。当门子呈不规则圆球形或颗粒状，表面多呈紫黑色，油润光亮，微有麻纹，断面深棕色或黄棕色；散香呈粉末状，多呈棕褐色或黄棕色。质软，油润，疏松，气香浓烈而特异，味微辣，微苦带咸。养殖者呈颗粒状、短条形或不规则的团块；表面不平，紫黑色或深棕色，显油性，微有光泽。以颗粒色紫黑、粉末色棕褐、质柔、油润、香气浓烈者为佳。
- **药性**——辛，温。归心、脾经。
- **功效**——开窍醒神，活血通经，消肿止痛。
- **应用**
  - 热病神昏，中风痰厥，气郁暴厥，中恶昏迷：本品辛香温通，走窜之性甚烈，有极强的开窍通闭之功，可用于各种原因所致的闭证神昏，为醒神回苏之要药。
  - 血瘀经闭，癥瘕，胸痹心痛，心腹暴痛，跌扑伤痛，痹痛麻木，难产死胎：本品辛香，开通走窜，可行血中之瘀滞，开经络之壅遏，具有活血通经、止痛之功。
  - 痈肿，瘰疬，咽喉肿痛：本品辛香行散，有良好的活血散结、消肿止痛作用，内服、外用均可。
- **用法用量**——0.03～0.1g，多入丸散用。外用适量。
- **注意事项**——孕妇禁用。
- **鉴别用药**
  - 麝香：性温而辛，芳香走窜力强，重在开窍，寒闭、热闭均可应用，麝香能活血通经，可用于多种血瘀病证。
  - 牛黄：性凉而苦，偏于清心豁痰定惊，用于痰热闭阻心窍之神昏、惊狂癫痫之证。牛黄性凉善清热毒，以热毒壅盛之疮疡肿毒最宜。
  - 共同点：麝香与牛黄均为开窍醒神之常用药，治热病神昏及中风痰迷等，常相须为用。二者又可消肿，均可用于热毒疮肿。
- **现代药理**——提高耐缺氧能力、改善脑循环、兴奋中枢、抗脑损伤、改善学习记忆、强心、扩血管、收缩子宫、抗早孕、抗着床、抗炎，抗肿瘤、免疫抑制。
- **古籍摘要**
  - 《名医别录》——中恶，心腹暴痛胀急，痞满，风毒，妇人产难，堕胎，去面目中肤翳。
  - 《本草纲目》——通诸窍，开经络，透肌骨，解酒毒，消瓜果食积，治中风、中气、中恶、痰厥、积聚癥瘕。
  - 《药性论》——小儿惊痫、客忤，镇心安神，以当门子一粒，丹砂相似细研，熟水灌下。止小便利。能蚀一切痈疮脓。
- **名家经验**
  - 王超：麝香走窜之性悍烈，能耗气损阳、夺血伤阴，对于虚证证型的冠心病，非危急之时，平素亦应慎用，免犯虚虚之诫。又因本品价昂且真品难求，故历来多有医家用冰片代之。麝香常用的通脉开窍辅助药物有石菖蒲、冰片、地龙、蜈蚣、苏合香等。
  - 丁光迪：在温热病热入心包、痰热蒙蔽清窍，出现高热神昏、谵语抽搐等危急重症时，麝香是不可或缺的药物。如在安宫牛黄丸、紫雪丹等方剂中，麝香能增强清热开窍、豁痰醒神的作用，使邪热得清，心神得安。
  - 朱良春：麝香性温、味辛，归心、脾经。其功效包括①开窍醒神，用于热病神昏，中风痰厥，气郁暴厥，中恶昏迷；②活血通经，用于经闭，癥瘕；③止痛，用于心腹暴痛，痈肿瘰疬，咽喉肿痛，跌仆伤痛，痹痛麻木；④催产，用于难产死胎，但阴虚体弱及孕妇忌用。

冰片

- **基原**——来自龙脑香科植物龙脑香树者称“龙脑冰片”“梅片”；来自菊科植物艾纳香者称“艾片”；天然冰片是从樟科植物樟中提取加工而成，“合成龙脑”是用松节油、樟脑等人工合成。
- **释名**——本品为龙脑香树脂的加工品，“以白莹如冰，及作梅花片者为良”（《本草纲目》），故名，又名“梅花冰片”，简称“梅片”。
- **产地**——龙脑香主产于东南亚地区，我国台湾有引种；艾纳香主产于广东、广西、云南等地；天然冰片主产于江西、湖南。
- **采制**——由龙脑香树脂加工，或龙脑香树的树干、树枝切碎，经蒸馏冷却而得的结晶，称“龙脑冰片”，亦称“梅片”。或用菊科植物艾纳香的新鲜叶经提取加工制成的结晶，称“艾片（左旋龙脑）”，也可用樟科植物樟的新鲜枝、叶经提取加工制成天然冰片，或用松节油、樟脑等人工合成“合成龙脑”。研粉用。
- **性状**——天然冰片为白色结晶性粉末或片状结晶，合成冰片为无色透明或白色半透明的片状松脆结晶，两者气清香，味辛、凉；具挥发性，点燃产生浓烟，并有带光的火焰。以片大、色洁白、气清香纯正者为佳。
- **药性**——辛、苦，微寒。归心、脾、肺经。
- **功效**——开窍醒神，清热止痛。
- **应用**
  - 热病神昏，惊厥，中风痰厥，气郁暴厥，中恶昏迷：本品味辛气香，有开窍醒神之功效，功似麝香但力较弱，二者常相须为用。因其性偏寒凉，为凉开之品，宜用于热病神昏。
  - 胸痹心痛：本品入心经，止心痛，可与川芎或丹参等配伍。
  - 目赤肿痛，口舌生疮，咽喉肿痛，耳道流脓：本品苦寒清热，有良好的泻火解毒、清热止痛之功，为五官科常用药。
  - 疮疡肿痛，久溃不敛，烧烫伤：本品有清热解毒、防腐生肌作用。治疮疡溃后不敛，可配伍牛黄、珍珠、炉甘石等。
- **用法用量**
  - 0.15～0.3g，入丸散用。外用研粉点敷患处。
  - 冰片也可作为促透剂，加入其他药物中，促进其他药物透过黏膜或皮肤。
- **注意事项**——孕妇慎用。
- **现代药理**——双向调节中枢神经系统、抗缺氧、减轻脑损伤、抗心肌缺血、止痛、防腐、抗菌、抗生育、促进药物吸收和分布。
- **古籍摘要**
  - 《本草衍义》——此物大通利关膈热塞，其清香为百药之先，大人小儿风涎闭壅，及暴得惊热，甚济用。
  - 《本草便读》——辛温香烈，宣窍散气，凡一切风痰，诸中内闭等证，暂用以开闭搜邪，然辛香走窜之极，服之令人暴亡。惟外证点眼、吹喉等药用之，或藉其辛散，或赖其香开耳。
  - 《景岳全书》——疗喉痹、脑痛、鼻瘜、齿痛、伤寒舌出。
- **名家经验**
  - 施今墨：冰片辛散苦泄、芳香走窜、开窍醒神、散郁热、止疼痛；延胡索辛散温通，既走心包、肝经血分，又入肺、脾气分，功专活血化瘀、行气止痛，古谓“心痛欲死，急觅元胡索”。二药合用，通心窍、疏络道，散结缓急止痛益彰。
  - 朱良春：冰片具有清热解毒、化痰通络的作用。在治疗温热病痰热内闭心包时，冰片常与石菖蒲、郁金等化痰开窍之品同用，可增强化痰通络、醒脑开窍的功效。
  - 周仲瑛：冰片具有清热醒脑、豁痰开窍的功效，在治疗肺性脑病，痰热蒙蔽清窍，出现神志恍惚、谵语、嗜睡等症状时，常将冰片与黄芩、桑白皮、葶苈子等清肺化痰药，以及石菖蒲、郁金等开窍药配伍，以清热化痰、醒脑开窍。

石菖蒲

基原——天南星科植物石菖蒲的干燥根茎。

释名——《本草纲目》云："菖蒲，乃蒲类之昌盛者，故曰菖蒲。"至明代陈嘉谟的《本草蒙筌》，才将"石菖蒲"列为正名。至于在"菖蒲"之前，冠以"石"字，乃是因蒲类植物品种繁多，其中唯以"生石涧而叶细嫩者""根小节稠，味甚辛烈，堪收入药"，故名石菖蒲。

产地——主产于四川、浙江、江苏。

采制——秋、冬二季采挖，除去须根及泥砂，晒干。鲜用或生用。

性状——为扁圆形或长条形的厚片。外表皮棕褐色或灰棕色，有的可见环节及根痕。切面纤维性，类白色或微红色，有明显环纹及油点。气芳香，味苦、微辛。以条粗、切面类白色、无须根、香气浓者为佳。

药性——辛、苦，温。归心、胃经。

功效——开窍豁痰，醒神益智，化湿和胃。

应用
- 痰蒙清窍，神昏癫痫：本品辛开苦燥温通，芳香走窜，善于化湿、豁痰、辟秽而开窍醒神。
- 健忘失眠，耳鸣耳聋：本品入心经，开心窍，具有宁心安神益智、聪耳明目之功。
- 湿阻中焦，脘痞不饥，噤口下痢：本品气味芳香，具有化湿醒脾和胃之功。

用法用量——煎服，3～10g。鲜品加倍。

注意事项——古代文献称菖蒲以"一寸九节者良"，故本品亦称为"九节菖蒲"。但现代所用之九节菖蒲为毛茛科植物阿尔泰银莲花的根茎，有一定毒性，不可与石菖蒲相混淆。

鉴别用药
- 石菖蒲（开窍药）：①偏于化湿，兼能和胃；②常用于湿浊中阻，脘痞胀痛及噤口下痢。
- 远志（养心安神药）：①偏于化痰，兼能止咳；②常用于咳嗽痰多，消散痈肿作用也较优，善治痈疽肿毒、乳房胀痛等。
- 共同点：①均有祛除痰湿之功，既能开窍醒神，又可安神益智；②用于痰湿秽浊、蒙蔽清窍之神志昏乱、癫狂痴呆及心神不安、失眠、健忘等。

现代药理——镇静、抗惊厥、抗抑郁、改善学习记忆、抗脑损伤、调节肠胃、解痉、祛痰、镇咳、平喘、改善血液流变性、抗血栓、抗心肌损伤等。

古籍摘要
- 《神农本草经》——主风寒湿痹，咳逆上气，开心孔，补五脏，通九窍，明耳目，出音声。
- 《神农本草经百种录》——菖蒲能于水石中横行四达，辛烈芳香，则其气之盛可知，故入于人身，亦能不为湿滞痰涎所阻。
- 《玉楸药解》——开心益智，下气行郁。菖蒲辛烈疏通，开隧窍瘀阻，除神志迷塞，消心下伏梁，逐经络湿痹，治耳目聩聋，疗心腹疼痛。止崩漏带下，胎动半产，散痈疽肿痛，疥癣痔瘘。生石中者佳。四川道地，莱阳出者亦可用。

名家经验
- 王超：应用石菖蒲治疗癫痫要注意以下几点。①若神昏症状较重或持续时间较长，可适当加大石菖蒲用量或增添其他的通心窍之品；②石菖蒲应与化痰、活血化瘀等药物联用，因为痰浊广泛存在于各型癫痫中，治疗癫痫的任何证型，均可在其辨证用药的基础上适当地佐以石菖蒲等开窍之品。
- 朱良春：对心肌炎或冠心病而见心律不齐、心悸怔忡，夹有痰浊、苔白腻者，加以石菖蒲、炙远志，盖取石菖蒲、远志宁心化痰，调畅心气。梅核气一病，多由情怀抑郁、痰气交阻所致，石菖蒲既长于治痰，又兼有理气之功，故用之甚为合拍。临床上常在半夏厚朴汤等方剂中加用此药，可以提高疗效。此外，慢性气管炎患者服用石菖蒲后，可使痰量锐减，其专于治痰之功可见矣。
- 颜德馨：石菖蒲具有化痰开窍、活血化瘀的双重作用。在治疗中风、眩晕等心脑血管疾病的痰瘀互阻证时，将石菖蒲与丹参、川芎、水蛭等活血化瘀药配伍使用，以化痰祛瘀，通窍活络，改善脑部血液循环，减轻症状。

第十七章　补虚药

第一节　补气药

人参

基原——五加科植物人参的干燥根和根茎。人参传统以吉林抚松县产量最大、质量最好，称吉林参；野生者名“山参”；栽培者俗称“园参”；播种在山林野生状态下自然生长的称“林下山参”，习称“籽海”。

释名——本品药用其根，因“根如人形，有神”（《本草纲目》），故名。

产地——主产于吉林、辽宁、黑龙江。

性状——为圆形或类圆形薄片。外表皮灰黄色。切面淡黄白色或类白色，显粉性，形成层环纹棕黄色，皮部有黄棕色的点状树脂道及放射性裂隙。体轻，质脆。香气特异，味微苦、甘。以切面色淡黄白、点状树脂道多者为佳。

采制——秋季采挖，洗净的鲜参，直接晒干或烘干称生晒参；放在锅中蒸煮后制成红参（人参含有特殊的淀粉遇热变成淡红色）；水烫浸糖干燥后称为白糖参。炮制品切薄片或用时粉碎、捣碎。

药性——甘、微苦，微温。归脾、肺、心、肾经。

功效——大补元气，复脉固脱，补脾益肺，生津养血，安神益智。

应用
- 气虚欲脱，肢冷脉微：本品甘温补虚，能大补元气，复脉固脱，为拯危救脱之要药。
- 脾虚食少，肺虚喘咳，阳痿宫冷：本品归脾经，为补脾气之要药，常与白术、茯苓、甘草配伍。
- 气虚津伤口渴，内热消渴：本品既能补气，又能生津。常与石膏、知母同用。
- 气血亏虚，久病虚羸：本品味甘，能补气以生血、养血，可与白术、当归、熟地黄等药配伍。
- 心气不足，惊悸失眠：本品归心经，能补益心气，安神益智，常与黄芪、茯苓、酸枣仁等药配伍。

用法用量
- 煎服，3～9g；挽救虚脱可用15～30g，文火另煎兑服。也可研粉吞服，1次2g，1日2次。
- 生晒参、红参质量较好，其次为白糖参、参须；生晒参适用于气阴不足者，白糖参疗效欠佳，红参性偏温，适用于阳气虚弱者，野山参补益力最大（参中之上品）。

注意事项
- 不宜与藜芦、五灵脂同用。
- 实证、热证及湿热内盛正气不虚者、婴幼儿禁服。
- 过量或长期服用可出现中毒表现，如出血（鼻衄、玫瑰疹等）、头晕、血压升高、烦躁、失眠等。

现代药理——抗休克、促消化、吸收，保护胃肠黏膜、抗脾虚、加速能量供给、增强学习记忆、促进造血、抗疲劳、延缓衰老、抗心脑缺血、强心、抗心律失常、升高白细胞、调节中枢、增强免疫、抗肿瘤、抗辐射、抗应激、降脂、降糖、抗利尿。

古籍摘要
- 《神农本草经》—— 主补五脏，安精神，定魂魄，止惊悸，除邪气，明目，开心，益智。
- 《医学启源·药类法象》引《主治秘要》—— 补元气，止渴，生津液。
- 《本草汇言》——补气生血，助精养神之药也。

名家经验
- 刘亦选：人参临床应用指征为气虚——短（声音低微、呼吸气短）、淡（舌质淡嫩）、无力（四肢无力）、疲（精神疲倦、嗜睡），厥脱——汗（大汗淋漓）、白（面色苍白）、厥（四肢厥冷）、微（呼吸微弱）、绝（脉微欲绝）。但肝阳上亢及肝郁气滞者不宜服用，否则易致脑卒中。
- 王云铭：人参甘平，入脾、肝二经，能补五脏，安精神，补气养血，滋阴生津，为虚证要药，急救之治，以人参30～60g，浓煎顿服，以补气固脱。用于大出血、创伤性休克、心力衰竭等病的急救。
- 施今墨：人参、附子伍用，名曰参附汤，能回阳、益气、固脱。治元气大亏，阳气暴脱，症见手足逆冷、汗出、呼吸微弱、脉微等。人参、附子用量以2∶1最优。现代研究表明，人参主要含有人参皂苷，具有强心、抗休克作用，可治心源性休克；附子主要含有乌头碱，亦有强心作用，二者伍用，强心作用益彰，善治心力衰竭诸症，若病情严重者，以人参10～30g，制附子（先煎）10～30g为宜。

西洋参

- **基原**——五加科植物西洋参的干燥根。
- **释名**——因产于大西洋沿岸的美国、加拿大，功效似人参，故名西洋参，又名花旗参。
- **产地**——主产于美国、加拿大。我国北京、吉林、辽宁等地亦有栽培。
- **采制**——秋季采挖，洗净，晒干或低温干燥。切薄片，或用时打碎。
- **性状**——为长圆形或类圆形薄片。外表皮浅黄褐色。切面淡黄白至黄白色，形成层环棕黄色，皮部有黄棕色点状树脂道，近形成层环处较多而明显，木部略呈放射状纹理。气微而特异，味微苦、甘。以表面横纹紧密、气清香、味浓者为佳。
- **药性**——甘、微苦，凉。归肺、心、肾经。
- **功效**——补气养阴，清热生津。
- **应用**
  - 气阴两脱证：本品具有与人参相似的益气救脱功效，而药力较逊，因其药性偏凉，兼能清热养阴生津，常与麦冬、五味子等药同用。
  - 气虚阴亏，虚热烦倦，咳喘痰血：本品长于补肺气，兼能养肺阴、清肺热，可与玉竹、麦冬、川贝母等药同用。
  - 气虚津伤，口燥咽干，内热消渴：本品既能补气，又能生津，还能清热，常与西瓜翠衣、竹叶、麦冬等品同用。
- **用法用量**——煎服，3～6g，另煎兑服；入丸散剂，每次0.5～1g。
- **注意事项**
  - 本品性寒凉，能伤阳助湿，故中阳衰微、胃有寒湿者不宜服用。
  - 据十八反，本品不宜与藜芦同用。
- **现代药理**——抗缺氧、抗疲劳、增强和改善记忆、升高白细胞、增强免疫、抗肿瘤、抑制中枢、抗心律失常、抗应激、降脂、降糖、镇静。
- **古籍摘要**
  - 《本草从新》——补肺降火，生津液，除烦倦。虚而有火者相宜。
  - 《医学衷中参西录》——能补助气分，兼能补益血分，为其性凉而补，凡欲用人参而不受人参之温补者，皆可以此代之。
  - 《药性考》——洋参似辽参之白皮泡丁，味类人参，惟性寒，宜糯米饭上蒸用，甘苦，补阴退热。姜制，益元扶正气。
  - 《药性切用》——补气清肺，气味浓浓，功在珠参之上。胃虚不耐寒凉者，宜久制用。
- **名家经验**
  - 周岩：西洋参味甘微苦，性凉。凡欲用人参而不受人参之温补者，皆可以此代之。其所以能代人参者，以其体润性和，有参之益，无参之燥耳。
  - 岳美中：慢性肝病病程较长，易耗伤气阴，患者常出现神疲乏力、口干口苦、胁肋隐痛等症状。西洋参可补气养阴，滋养肝阴，缓解肝脏阴液不足的状况，常与枸杞子、当归、白芍等养血柔肝之药同用，以达到保肝护肝、改善症状的目的。
  - 施今墨：西洋参善治气阴两虚之证，对于一些热病后期、气阴耗伤的患者，以及体质虚弱、阴虚火旺的人群较为适宜。将西洋参与麦冬、五味子同用，可增强益气养阴的功效；与石斛、天花粉等配伍，用于治疗阴虚津亏所致的口渴、咽干等症状。
  - 高辉远：西洋参可经粉碎或切成小薄片，应用时加沸水浸泡取汁或煎汁服用。一般体弱者可用3～5g，放茶杯中冲入沸水，加盖闷5分钟即可服用，残渣可反复冲泡，饮至无参味为止。常饮有补气养阴生津、强身壮体的作用。若夏季暑热烦渴，出汗多，易致气阴两伤，也可选用西洋参5g，泡水代茶频饮，以达清暑益气、养阴生津之功效。

党参

- **基原**——桔梗科植物党参、素花党参或川党参的干燥根。
- **释名**——本品“原出山西上党，而根形如参，故名”（《中药材品种论述》）。
- **产地**——主产于山西、陕西、甘肃。
- **采制**——秋季采挖，洗净，晒干，切厚片。生用或米炒用。
- **性状**——为类圆形的厚片。外表皮灰黄色、黄棕色至灰棕色，有时可见根头部有多数疣状突起的茎痕和芽。切面皮部淡棕黄色至黄棕色，木部淡黄色至黄色，有裂隙或放射状纹理。有特殊香气，味微甜。以质柔润、味甜者为佳。
- **药性**——甘，平。归脾、肺经。
- **功效**——补脾益肺，养血生津。
- **应用**
  - 脾肺气虚，食少倦怠，咳嗽虚喘：本品味甘性平，主归脾、肺二经，有与人参类似的补益脾肺之气作用而药力较弱，为补中益气之良药。
  - 气血不足，面色萎黄，头晕乏力，心悸气短：本品有气血双补之功，常配伍黄芪、当归、熟地黄等药。
  - 气津两伤，气短口渴，内热消渴：本品有补气生津作用，可与麦冬、五味子、黄芪等药同用。
- **用法用量**——煎服，9～30g。
- **注意事项**——本品不宜与藜芦同用。
- **鉴别用药**
  - 党参：味甘性平，作用缓和，药力薄弱，古方治轻症和慢性病患者，可用党参加大用量代替人参，而对于急症、重症则仍以人参为宜。
  - 人参：大补元气，复脉固脱，故元气虚脱之证，应以人参急救虚脱，不能以党参代替。此外，人参还长于益气助阳、安神增智，而党参的类似作用不明显。
  - 共同点：均具有补益脾肺、益气生津、益气生血之功，均可用于脾气虚、肺气虚、津伤口渴、消渴、血虚之证。
- **现代药理**——调节胃肠运动、抗溃疡、促胃泌素释放、调节肠道菌群、促进造血、增强免疫、兴奋呼吸中枢、改善学习记忆、抗痴呆、延缓衰老、抗缺氧、抗辐射、降糖、调脂、抗心肌缺血。
- **古籍摘要**
  - 《本草从新》——补中益气，和脾胃，除烦渴。中气微虚，用以调补，甚为平妥。
  - 《本草正义》——补脾养胃，润肺生津，健运中气，本与人参不甚相远。其尤可贵者，则健脾运而不燥，滋胃阴而不湿，润肺而不犯寒凉，养血而不偏滋腻。
  - 《本草纲目拾遗》——《本经逢原》云：产山西太行山者，名上党人参。虽无甘温峻补之功，却有甘平清肺之力。不似沙参之性寒，专泄肺气也。
- **名家经验**
  - 徐灵胎：人参用之得当能补养元气、拯救危险，但气盛力浓，不论何种病证皆能补塞。若不察有邪无邪、是虚是实，滥用可能导致邪气留滞，轻者邪气不出，重者可致死亡。而党参药性相对平和，在扶正时不易增热，因此在清代，尤其是江南地区，被一些医家看重。
  - 黄英儒：党参分为潞党、台党、生党、熟党等，不管商品上的区分如何，都统称党参。党参是双补气血的补剂，对脾胃不和，有补脾养胃的作用，临床上许多处方都以党参代替人参，但是作为补虚固脱来讲，党参是不能代替人参使用的。
  - 施今墨：党参补气之力虽不及人参，但能养血和营，对于气血两虚之体尤为适宜。在治疗一些慢性病，如脾胃虚弱、气血不足导致的疲劳、乏力、面色萎黄等症状时，常用党参配伍其他药物，以达到补气养血、调理脾胃的目的。

太子参

基原——石竹科植物孩儿参的干燥块根。

释名——本品因其块根细小，药性平和，多用于小儿补益，故名“太子参”，又名“孩儿参”。

产地——主产于江苏、山东。

采制——夏季茎叶大部分枯萎时采挖，洗净，除去须根，置沸水中略烫后晒干或直接晒干。生用。

性状——呈细长纺锤形或细长条形，稍弯曲，表面灰黄色至黄棕色，较光滑，微有纵皱纹，凹陷处有须根痕。顶端有茎痕。质硬而脆，断面较平坦，周边淡黄棕色，中心淡黄白色，角质样。本品气微，味微甘。以肥厚、黄白色、无须根者为佳。

药性——甘、微苦，平，归脾、肺经。

功效——补气健脾，生津润肺。

应用
- 脾虚体倦，食欲不振：本品既能补脾气，又能养胃阴。可与山药、石斛等益脾气、养胃阴之品同用。
- 病后虚弱，气阴不足，自汗口渴：本品补气之力较为薄弱，然兼能养阴生津，且其性平偏凉，属补气药中的清补之品，因其作用平和，多入复方作病后调补之药，常配伍黄芪、五味子、麦冬等。
- 肺燥干咳：本品能补肺气，润肺燥，可配伍南沙参、麦冬、知母等养肺阴、润肺燥药。

用法用量——煎服，9～30g。

鉴别用药
- 太子参：性平力薄，其补气、养阴、生津与清热之力均不及西洋参。适用于气阴不足之轻症、热不盛者及小儿。
- 西洋参：性质偏凉，长于养阴清热生津，适宜气阴两伤而热较盛者。
- 共同点：均为气阴双补之品，均具有益脾肺之气，补脾肺之阴，生津止渴之功。

现代药理——增强免疫、抗应激、抗疲劳、改善记忆、延长寿命、促进小肠吸收、降糖、降脂、祛痰、止咳、抗菌、抗病毒、抗炎。

古籍摘要
- 《本草从新》——大补元气（指的是辽参之小者）。
- 《本草再新》——治气虚肺燥，补脾土，消水肿，化痰止渴。
- 《中国药用植物志》——治小儿出虚汗为佳。

名家经验
- 朱良春：太子参，其功用介于党参之补、沙参之润之间，其性不温不凉，不壅不滑，确系补气生津之妙品。治疗气机郁结、气阴两耗的冠心病、心肌炎、心律失常等病症，心肝同治尤多，用药首选太子参，再配伍宁心悦志、解郁安神的合欢皮，随症施方，每每应手取效。
- 徐景藩：对慢性胃病证属脾胃气虚者，一般常用党参，但如其虚不甚，脘痛隐隐，初次诊治，未知其个体反应性如何，不妨先用太子参，如无不适再投党参；有的胃阴不足证，兼有气虚，脘痛喜按，舌红口干，食少形瘦，可在滋养胃阴方中配加太子参；妇女脾胃气虚，常兼有明显的气滞，较适合用太子参；夏季胃病发作，食思不振，脘痞，神倦，午后低热，证属脾胃气虚者，可用太子参。
- 刘沈林：治疗脾胃病用太子参平补益气以运脾。方用四君子汤类，临证多用太子参或党参代替人参，用量在10～15g之间，平补而不滋腻，以防过甘而满中，加重脾不运化。
- 朴春丽：汤剂中太子参临床用量范围为6～45g，常用剂量为10～30g，丸剂用量为0.9g。根据病、证、症，寻找最佳用量与配伍，如养阴生津可配伍沙参、麦冬、五味子等，治疗冠心病、心肌炎、心律失常、糖尿病、甲状腺功能亢进、顽固性失眠，汤剂用量为10～30g，丸剂用量为0.9g；益气健脾可配伍茯苓、白术、黄芪治疗慢性胃炎、肝硬化、特发性膜性肾病、贫血、经期延长、哮喘、干燥综合征，用量为6～45g。

黄芪

- **基原**——豆科植物蒙古黄芪或膜荚黄芪的干燥根。
- **释名**——原名“黄耆”。《本草纲目》云：“耆，长也。黄耆色黄，为补药之长，故名。今俗通作黄芪。”因颜色、功用而得名。
- **产地**——主产于内蒙古、山西、黑龙江。
- **采制**——春、秋二季采挖，除去须根和根头，晒干，切片。生用或蜜炙用。
- **性状**——为类圆形或椭圆形的厚片，外表皮黄白色至淡棕褐色，可见纵皱纹或纵沟。切面皮部黄白色，木部淡黄色，有放射状纹理及裂隙，有的中心偶有枯朽状，黑褐色或呈空洞。气微，味微甜，嚼之有豆腥味。以切面色淡黄、粉性足、味甜者为佳。
- **药性**——甘，微温。归脾、肺经。
- **功效**——补气健脾，升阳举陷，益卫固表，利尿消肿，托毒生肌。
- **应用**
  - 脾气虚证：本品甘温，善入脾胃，为补中益气要药。脾气虚弱，倦怠乏力，食少便溏者，可单用熬膏服，或与党参、白术等补气健脾药配伍。
  - 肺气虚证：本品入肺能补益肺气，可用于肺气虚弱，咳喘日久，气短神疲者，常与紫菀、款冬花、杏仁等祛痰止咳平喘之品配伍。
  - 气虚自汗证：脾肺气虚之人往往卫气不固，表虚自汗。本品能补脾肺之气，益卫固表，常与牡蛎、麻黄根等止汗之品同用。
  - 气血亏虚，疮疡难溃难腐，或溃久难敛：疮疡中期，正虚毒盛不能托毒外达，疮形平塌，根盘散漫，难溃难腐者，可用本品补气生血，扶助正气，托毒外出。
  - 肌肤麻木或半身不遂：痹证、中风后遗症等气虚而致血滞，筋脉失养，症见肌肤麻木或半身不遂者，亦常用本品补气以行血。
- **用法用量**
  - 煎服，9～30g。
  - 益气补中宜蜜炙用，其他方面多生用。
- **注意事项**——凡表实邪盛，内有积滞，阴虚阳亢，疮疡初起或溃后热毒尚盛等证，均不宜用。
- **现代药理**——促进生长、抗疲劳、耐低温、抗病毒、促进造血、正性肌力作用、保护缺血缺氧心肌、利尿、保护肾脏、双向调节血压、延缓衰老、抗辐射、抗炎、降脂、降糖、增强免疫、抗肿瘤、保肝。
- **古籍摘要**
  - 《神农本草经》——主痈疽，久败疮，排脓，止痛，大风癞疾，五痔，鼠瘘，补虚，小儿百病。
  - 《长沙药解》——味甘，气平，入足阳明胃、手太阴肺经。入肺胃而补气，走经络而益营，医黄汗血痹之证，疗皮水风湿之疾，历节肿痛最效，虚劳里急更良，善达皮腠，专通肌表。
- **名家经验**
  - 于尔辛：凡有气虚、血虚、表虚不固、癌症发热多汗等，必用黄芪。但有腹胀、恶心、呕吐者，则宜慎用。
  - 蔡华松：黄芪治疗各种慢性眼病、慢性免疫性疾病（如葡萄膜炎）尤其是已经长期激素治疗无效，免疫力低下者，每每见效。凡免疫功能低下者，则重用黄芪。
  - 李寿山：生黄芪治表虚，无汗能发，有汗能止，炙黄芪补里虚，善治虚损证。但一般多用生黄芪治疗虚证。不仅补虚损，且有利水消肿功效。黄芪对血压有双向调节作用，血压高者能降，低者能升。
  - 汪庆安：慢性肝病患者多数都有乏力等气虚症状，补气之品宜选黄芪，一般用80～150g，多数在4日内即可显效。如果剂量在60g以下，时有不效者，且见效缓慢。对热象明显的患者重用凉血解毒药，防止黄芪甘温助火。
  - 仝小林：老年慢性多脏器衰竭多由久病痼疾所致，机体肾阴肾阳耗伤，急病引动，则见阳气暴脱，病情危笃。老年慢性多脏器衰竭应以急补元气、温阳固脱为主要治则，选用人参、黄芪、山萸肉组方。人参大补元气，临床常用剂量为15～60g。黄芪益气固脱，临床常用剂量为30～120g。山萸肉专攻收敛、益阴固阳，临床常用剂量为30～120g。三药大剂量使用，共奏益气、敛阳、固脱之功。

白术

- **基原**——菊科植物白术的干燥根茎。
- **释名**——《本草纲目》："术字篆文，象其根干枝叶之形。"因其炮制之后呈白色，故名"白术"。
- **产地**——主产于浙江、湖北、湖南。
- **采制**——冬季下部叶枯黄、上部叶变脆时采挖，除去泥沙，烘干或晒干，再除去须根，切厚片。生用或麸炒用。
- **性状**——为不规则的厚片。外表皮灰黄色或灰棕色。切面黄白色至淡棕色，散生棕黄色的点状油室，木部具放射状纹理；烘干者切面角质样，色较深或有裂隙。气清香，味甘、微辛，嚼之略带黏性。以切面黄白色、香味浓者为佳。
- **药性**——甘、苦，温。归脾、胃经。
- **功效**——健脾益气，燥湿利水，止汗，安胎。
- **应用**
  - 脾气虚弱，食少倦怠，腹胀泄泻，痰饮眩悸，水肿，带下：本品甘温补虚，苦温燥湿，主归脾、胃经，既能补气以健脾，又能燥湿、利尿。
  - 气虚自汗：本品能益气健脾，固表止汗，其作用与黄芪相似而力稍弱。
  - 脾虚胎动不安：本品能益气健脾，脾健气旺，胎儿得养而自安，故有安胎之功。
- **用法用量**
  - 煎服，6～12g。
  - 燥湿利水宜生用，补气健脾宜炒用，健脾止泻宜炒焦用。
- **注意事项**——本品燥湿伤阴，故阴虚内热、津液亏耗者不宜使用。
- **鉴别用药**
  - 白术（补气药）：①以健脾益气为主，脾虚湿困偏虚证多用；②补气药，以补脾气见长，又能止汗、安胎，治疗脾虚自汗，胎动不安。
  - 苍术（化湿药）：善于燥脾湿，又能发汗解表、祛风胜湿，治疗风寒感冒及风湿痹证。
  - 共同点：①同属菊科植物，同归脾、胃经；②均有燥湿健脾作用，可治脾虚水停、湿滞中焦之证。
- **现代药理**——促进胃肠运动、防治胃溃疡、保肝、利胆、利尿、增强免疫、抑制子宫平滑肌收缩、降糖、延缓衰老、抗菌、抗肿瘤、镇静、祛痰、镇咳。
- **古籍摘要**
  - 《神农本草经疏》——主风寒湿痹，死肌，痉，疸，止汗，除热，消食。
  - 《本草通玄》——补脾胃之药，更无出其右者。土旺则能健运，故不能食者，食停滞者，有痞积者，皆用之也。土旺则能胜湿，故患痰饮者，肿满者，湿痹者，皆赖之也。土旺则清气善升，而精微上奉，浊气善除，而糟粕下输，故吐泻者，不可缺也。
  - 《本草汇言》——白术，乃扶植脾胃，散湿除痹，消食除痞之要药。脾虚不健，术能补之；胃虚不纳，术能助之。
- **名家经验**
  - 王幸福：大家用白术一般考虑苦温燥湿的多，而大多数健脾燥湿止泻的方子都少不了白术，有的加注用土炒白术。实际上，白术的燥湿作用并不强，健脾燥湿最好的是苍术，腹泻时用30～50g，可立即起效，白术则不一定。相反，白术的生津作用更强，用其治疗脾虚便秘收效甚捷。
  - 魏龙骧：凡症见舌淡苔白或腻，脉细或细弦，脾虚失运，水湿内停者，必用白术。白术有生熟之分，生用生津止渴，炒用补气除湿，焦用则健脾止泻。
  - 汪庆安：习惯性便秘并非热盛或寒极等原因引起，一般不主张用芒硝、大黄之类。芒硝、大黄峻下，耗气伤阴，不适用于习惯性便秘。应多从气虚津少考虑，尽量避免辛燥，少用利湿、收涩等品。生白术质润，补脾力胜，使津能布肠润肠，又能使肠道运行有力。

山药

- **基原**——薯蓣科植物薯蓣的根茎。
- **释名**——原名“薯蓣”，因避讳而得名。“因唐代宗名预，避讳改为薯药；又因宋英宗讳署，改为山药”（《本草纲目》）。
- **产地**——主产于河南、河北，传统认为河南古怀庆府（今河南焦作市所辖的温县、武陟县、博爱县及沁阳市等地）所产者品质最佳，故有“怀山药”之称。
- **采制**——霜降后采挖，刮去粗皮，晒干或烘干，为“毛山药”；或再加工为“光山药”。闷透，切厚片。生用或麸炒用。
- **性状**——为类圆形、椭圆形或不规则的厚片。表面类白色或淡黄白色，质脆，易折断，切面类白色，富粉性。气微，味淡、微酸，嚼之发黏。以粉性足、色白者为佳。
- **药性**——甘，平。归脾、肺、肾经。
- **功效**——益气养阴，补脾肺肾，涩精止带。
- **应用**
  - 脾虚食少，大便溏泻，白带过多：本品甘平，能补脾气，益脾阴，又兼涩性，能止泻、止带。唯其“气轻性缓，非堪专任”，对气虚重证，多入复方使用，用作人参、白术等的辅助药。
  - 肺虚喘咳：本品能补肺气，兼能滋肺阴，可与太子参、南沙参等药同用。
  - 肾虚遗精，带下，尿频：本品能补肾气、滋肾阴，并兼收涩之性。
  - 虚热消渴：本品既补脾肺肾之气，又补脾肺肾之阴，常配伍黄芪、天花粉、知母等。
- **用法用量**——煎服，15～30g。生山药补气养阴，炒山药健脾止泻。
- **注意事项**——本品养阴能助湿，故湿盛中满或有积滞者不宜使用。
- **现代药理**——保护胃黏膜、止泻、促吸收、降糖、增强免疫、抗氧化、延缓衰老、抗应激、抗炎、抗菌、降脂、抗肿瘤。
- **古籍摘要**
  - 《神农本草经》——味甘，温。主伤中，补虚羸，除寒热邪气，补中，益气力，长肌肉。
  - 《雷公炮制药性解》——味甘，性温无毒，入脾肺肾三经。补阴虚，消肿硬，健脾气，长肌肉，强筋骨，疗干咳，止遗泄，定惊悸，除泻痢。乳制用。
  - 《本草正》——山药能健脾补虚，滋精固肾，治诸虚百损，疗五劳七伤。
- **名家经验**
  - 邓铁涛：慢性胃炎多是伤于后天，消化吸收功能甚差，故培补不能骤投大温大补之厚剂，不然只能滞其胃气，灼其胃阴；救护胃阴亦不能过于滋腻，以免壅阻脾脏阳气的恢复。山药补而不滞，不热不燥，能补脾气而益胃阴，将山药与太子参、茯苓、甘草等配伍，培补脾胃健运其气，补气之力虽不及党参、黄芪，但不会滞气助火，这对于消化吸收功能甚差、胃阴已伤的患者，较为适合；用山药配伍石斛救胃阴，特别是舌苔光剥者，最为相宜。
  - 许占民：治疗慢性泄泻、久泄不止宜固涩，但不可留邪，多重用山药。久泄不止既易伤津，又可耗气，终致阴阳俱损。当此之时，非收涩无以建功，故于健脾温肾等方中常加用赤石脂30～60g，重用怀山药30～60g，以收固涩止泻之功。但收涩之法不可滥用，若本证患者不仅伤正，且有邪气内阻者，误用收敛则易闭门留寇，反致病重不愈。
  - 单兆伟：调理脾胃病用麸炒山药，生山药的功效以补肾涩精、益肺敛阴为主，而麸炒山药以补脾健胃为主。
  - 张锡纯：一妇人，年三十，泄泻数日不止，病势垂危，虽屡请诸医治疗，却百药乏效。后用生山药打粉，煮粥食之，每日三次，两日痊愈，又服数日，完全恢复健康。
  - 仝小林：慢性糜烂性胃炎是临床常见脾胃病，多由嗜食肥甘厚味所致，临床多见胃痛胃热、口干喜凉饮、嗜酒、幽门螺杆菌感染者。蒲公英、山药、白及三味小方清热消炎的同时护胃，抑制幽门螺杆菌，促进黏膜修复。蒲公英常用15～45g，怀山药一般用量为15～30g，白及常用9～15g。

甘草

- **基原**——豆科植物甘草、胀果甘草或光果甘草的干燥根和根茎。
- **释名**——本品因味甘而得名，旧时有“国老”之称誉。陶弘景云：“国老即帝师之称，虽非君而为君所宗，是以能安和草石而解诸毒也。”
- **产地**——主产于内蒙古、甘肃、黑龙江。
- **采制**——春、秋二季采挖，除去须根，晒干，切厚片。生用或蜜炙用。
- **性状**——为类圆形或椭圆形的厚片。外表皮红棕色或灰棕色，具纵皱纹。切面略显纤维性，中心黄白色，有明显放射状纹理及形成层环。质坚实，具粉性。气微，味甜而特殊。以皮细而紧、外皮色红棕、粉性足、味甜者为佳。
- **药性**——甘，平。归心、肺、脾、胃经。
- **功效**——补脾益气，清热解毒，祛痰止咳，缓急止痛，调和诸药。
- **应用**
  - 脾胃虚弱，倦怠乏力：本品甘能补虚，归脾胃经，能补脾胃不足而益中气，因其作用和缓，故多作辅助药用。
  - 心气不足，心悸气短，脉结代：本品归心经，能补益心气，益气复脉。
  - 痈肿疮毒，咽喉肿痛：本品长于解毒，生用药性偏凉，能清解热毒，可用于多种热毒证。
  - 咳嗽痰多：本品甘润平和，归肺经，能祛痰止咳，可用于寒热虚实多种咳喘，有痰无痰均适宜。
  - 脘腹、四肢挛急疼痛：本品味甘能缓，善于缓急止痛，治疗脘腹、四肢挛急作痛，常与白芍相须为用。
  - 缓解药物毒性、烈性：本品甘平，药性和缓，与寒热补泻各类药物同用，能缓和烈性或减轻毒副作用，有调和百药之功，故称“国老”。
- **用法用量**
  - 煎服，2～10g。
  - 清热解毒宜生用，补中缓急、益气复脉宜蜜炙用。
- **注意事项**
  - 本品有助湿壅气之弊，湿盛胀满、水肿者不宜用。
  - 大剂量久服可导致水钠潴留，引起浮肿。
  - 不宜与海藻、京大戟、红大戟、甘遂、芫花同用。
- **现代药理**——抗心律失常、抗溃疡、抗幽门螺杆菌、解痉、祛痰、镇咳、平喘、抗利尿、降脂、保肝、类肾上腺皮质激素样作用。
- **古籍摘要**
  - 《神农本草经》——主五脏六腑，寒热邪气，坚筋骨，长肌肉，倍力，金疮，尰，解毒。
  - 《雷公炮制药性解》——味甘，平，无毒。入心、脾二经，生则分身、梢而泻火，炙则健脾胃而和中。解百毒，和诸药，甘能缓急，尊称国老。
  - 《景岳全书》——味至甘。得中和之性，有调补之功，故毒药得之解其毒，刚药得之和其性，表药得之助其升，下药得之缓其速。
- **名家经验**
  - 王幸福：甘草可补中益气、调和诸药、清热解毒等。在清热解毒方面，它是一味难得的好药，有时胜过金银花、连翘之类。《金匮要略》中的甘草泻心汤，重用甘草200g治狐惑病（即贝赫切特综合征）；桔梗汤中用甘草100g治肺痈、咽痛等，仲景方中比比皆是。临床中重用甘草治疗诸多感染性疾病，类似于中医的火盛热毒，如痤疮、疔疮、口腔溃疡、泌尿系统感染、咽喉肿痛、老年性阴道炎等，亦收效颇著。
  - 汪庆安：儿童病毒感染后引发的紫癜属于中医的外感疫毒，甘草可以解其毒，久病脾虚，脾不统血，甘草是补脾药，且甘草也有类激素样作用，故用甘草治疗此病疗效甚好。
  - 冯先波：甘草有类皮质激素样作用，对于各种依赖激素的疾病，重用甘草于对证方药中，颇能代替激素而获安。尤其哮喘患者，将方药中的甘草用量放大，用到60～90g，服后症状即能减轻，若服后出现浮肿，只需加入泽泻18g即可消除。
  - 李伯：甘草治疗心律失常的疗效与其用量有关，一般用15～30g，有时可用到30～60g。临床中发现上述用量服2周以上可能出现浮肿或血压升高，配合应用车前草、钩藤各30g，上述不良反应逐步消失。

第二节　补阳药

鹿茸

- **基原**——脊椎动物鹿科梅花鹿或马鹿等雄鹿头上尚未骨化而带茸毛的幼角，前者习称“花鹿茸”，后者习称“马鹿茸”。
- **产地**——主产于吉林、辽宁、黑龙江。
- **采制**——夏、秋二季锯取鹿茸，经加工后，阴干或烘干。切薄片或研成细粉用。
- **性状**
  - 花鹿茸：呈圆柱状分枝，具一个分枝者习称“二杠”，主枝习称“大挺”，侧枝习称“门庄”，外皮红棕色或棕色，多光润，表面密生红黄色或棕黄色细茸毛，上端较密，下端较疏。
  - 马鹿茸：较花鹿茸粗大，分枝较多，侧枝一个者习称“单门”，二个者习称“莲花”，三个者习称“三岔”。
- **药性**——甘、咸，温。归肾、肝经。
- **功效**——补肾阳，益精血，强筋骨，调冲任，托疮毒。
- **应用**
  - 肾阳不足，精血亏虚，阳痿遗精，宫冷不孕，羸瘦，神疲，畏寒，眩晕，耳鸣耳聋：本品甘咸性温，入肾经，禀纯阳之性，具生发之气，故能峻补肾阳、益精血。
  - 肾虚腰脊冷痛，筋骨痿软：本品入肝肾经，既补肾阳，又强筋骨，可与五加皮、熟地黄、山茱萸等同用。
  - 冲任虚寒，崩漏带下：本品补肾阳、益精血而兼能固冲止带，常与山茱萸、龙骨、续断等同用。
  - 阴疽内陷不起，疮疡久溃不敛：本品补阳气、益精血而有托毒生肌之效，常与熟地黄、肉桂、白芥子等配伍。
- **用法用量**——1～2g，研末吞服。
- **注意事项**
  - 凡热证、阴虚阳亢者均当忌服。
  - 服用本品宜从小量开始，缓缓增加，不可骤用大量，以免阳升风动，头晕目赤，或伤阴动血。
- **鉴别用药**
  - 鹿茸：味咸，温补力最强，多用于肝肾不足、阳痿早泄、宫冷不孕及筋骨软弱重证。又能固冲任带脉，温补托疮，可治冲任虚寒、崩漏带下及阴疽久溃，脓出清稀。
  - 鹿角：为已骨化的角或锯茸后翌年春季脱落的角基，咸温。熟用补肾助阳、强筋健骨，力较鹿茸弱；生用能行血散瘀消肿，常用治疮疡、乳痈、肿痛等。
  - 鹿角胶：为鹿角经水煎煮、浓缩制成的固体胶，味甘黏腻，温补力次之，长于止血，药力较鹿茸缓和，可治虚劳羸瘦、阴疽内陷及吐衄崩漏尿血而偏于虚寒者不入煎剂，烊化冲服，脾虚便溏者忌服。
  - 鹿角霜：为鹿角去胶质的角块，味咸，温补力虽最小，但不滋腻，每用于肾阳不足又兼脾胃虚寒、呕吐、食少、便溏而不受补者。
- **现代药理**——具性激素样作用、促进生长及性腺发育、增强免疫功能、延缓衰老、促进造血、促进伤口及骨折愈合、抗溃疡、扩张冠状动脉、强心、升压、抗诱变、抗炎、保肝、抗肿瘤。
- **古籍摘要**
  - 《神农本草经》——主漏下恶血，寒热，惊痫，益气，强志，生齿，不老。
  - 《药性论》——主补男子腰肾虚冷，脚膝无力，夜梦鬼交，精溢自出，女人崩中漏血，炙末，空心温洒服方寸匕。又主赤白带下，入散用。
  - 《本草纲目》——生精补髓，养血益阳，强筋健骨，治一切虚损，耳聋目暗，眩晕虚痢。
- **名家经验**
  - 王超：鹿为纯阳，又为血肉有情之物，与同类草木诸药相比，鹿茸补益肾阳起痿之功最著，应用指征为阳事不举、精薄清冷、面色㿠白、倦怠神疲、腰痛酸软、畏寒肢冷、舌质淡、舌苔白、脉沉细迟等，以鹿茸为主药，再伍以淫羊藿、巴戟天、肉苁蓉、菟丝子、锁阳等药。但其应用要注意两点，①对于单纯肾阳虚者较为适宜，而对阴虚火旺者还应慎用；②应从小量开始，缓缓增加，不宜骤用大量。
  - 姚树锦：鹿茸的临床应用指征为低血压、心动过缓，以及精子数目少、活动力低。

紫河车

基原——健康人的干燥胎盘。

释名——紫河车，即人胞衣、胎衣。《本草纲目》："天地之先，阴阳之祖，乾坤之橐龠，铅汞之匡廓，胚胎将兆，九九数足，我则乘而载之，故谓之河车。"母体娩出时为红色，稍放置即转紫色，故称紫河车。

采制——将新鲜胎盘除去羊膜及脐带，反复冲洗至去净血液，蒸或置沸水中略煮后，干燥。砸成小块或研成细粉用。

性状——圆形或碟状椭圆形，厚薄不一。黄色或黄棕色，一面凹凸不平，有不规则沟纹；另一面较平滑，常附有残余的脐带，其四周散布细血管。质硬脆，有腥气。以整齐、色黄、血管内无残血者为佳。

药性——甘、咸，温。归肺、肝、肾经。

功效——温肾补精，益气养血。

应用
- 肾阳不足，精血亏虚，虚劳羸瘦，阳痿遗精，宫冷不孕：本品补肾阳、益精血，单用即可。
- 肺肾两虚，久咳虚喘，骨蒸劳嗽：本品入肺、肾经，能补肺气，益肾精，纳气平喘，可单用或与人参、蛤蚧、冬虫夏草等同用。
- 气血两虚，产后乳少，面色萎黄，食少气短：本品能益气养血，可单用本品，或与人参、黄芪、当归等同用。

用法用量——2～3g，研末吞服。

注意事项——阴虚火旺者不宜单独应用。

现代药理——激素样作用、促进性腺发育、抗疲劳、改善睡眠、促进造血、升高白细胞、促进伤口和骨折愈合、延缓衰老、抗缺氧、强心、增强免疫、抗过敏、抗溃疡。

古籍摘要
- 《神农本草经疏》——人胞乃补阴阳两虚之药……有反本还元之功，诚为要药也。然而阴虚精涸，水不制火，发为咳嗽吐血，骨蒸盗汗等证，此属阳盛阴虚，法当壮水之主，以制阳光，不宜服此并补之剂，以耗将竭之阴也。胃火齿痛，法亦忌之。
- 《折肱漫录》——有人谓河车性热有火，人不宜服，此说最误人。河车乃是补血补阴之物，何常性热，但以其力重，故似助火耳。配药缓服之，何能助火。
- 《本草逢原》——紫河车禀受精血结孕之余液，得母之气血居多，故能峻补营血，用以治骨蒸羸瘦，喘嗽虚劳之疾，是补之以味也。

名家经验
- 汪庆安：肾为先天之本，若先天不足，或后天纵欲过度，使肾精不足，见睾丸细小，可以引发不育。紫河车大补精血，阴阳兼顾，多在半月后见效，其效果在淫羊藿、巴戟天之上，又无鹿茸温燥太过、价格太高之弊。
- 李可：紫河车是古方补天丸、大造丸主药。本品为血肉有情之品，有一般草木药难以达到的补益功效，是中医学最早使用的脏器疗法之一。本品味甘咸，略有腥气，性温。使用时应烘烤至深黄色，便于消化吸收。能温肾补精，益气养血，用于虚劳羸瘦、骨蒸盗汗、气短喘嗽、食少、阳痿遗精、不孕少乳等诸虚百损，有再造人体免疫力之功。
- 胡翘武：水车散仅有水蛭、紫河车两味，紫河车味甘咸、性温，能大补元气精血。水蛭，性平、味咸苦，功擅破血消癥，力虽猛但不伤正气。两药配伍，取其峻补精血，温养脏腑，消瘀通络，推陈致新，寓攻逐于填补之中，施温养于消逐之中。凡内脏不足、精血亏损、瘀血内凝、脉络痹阻而变生的各类疾病，均可使用此散。然两药都是膻腥之品，不易被患者接受，因此用作丸、散服用更为适宜。病久体虚，络脉痹阻比较严重的，可以缓慢投用。
- 仝小林：小儿五迟、五软，妇女产后精血亏虚，老年脑髓空虚是临床上常见的疑难病。羸弱、贫血或行迟、腰脊无力是上述诸病的临床辨识要点。临床施治要将大补精血、益髓充督贯穿治疗的始终。常用的三味小方——鹿胎膏、阿胶、紫河车，可大补精血、益髓充督，三者临床常用剂量分别为鹿胎膏3g，阿胶9～30g，紫河车3～6g。在此基础上加枸杞子、淫羊藿、熟地黄以填肾之精；若偏于补髓，加鹿茸、龟板、牛髓以强肾之脊。此外，若偏于补骨时，加骨碎补以壮肾之骨。临床常用的配伍药物枸杞子9～30g，淫羊藿9～60g，熟地黄15～30g，鹿茸6～15g，龟板15～30g，骨碎补15～30g。本方尤其适合制成膏方，针对脾胃不佳者，需开胃进食。

淫羊藿

基原——小檗科植物淫羊藿、箭叶淫羊藿、柔毛淫羊藿或朝鲜淫羊藿的干燥叶。

释名——陶弘景云本品："服之使人好为阴阳，西川北部有淫羊，一日百遍合，盖食此藿所致，故名淫羊藿"。《本草便读》谓："淫羊藿一名仙灵脾。其叶似豆藿，羊食之则喜淫。"故名。

产地——主产于山西、四川、湖北、吉林。

采制——夏、秋季茎叶茂盛时采割，除去粗梗及杂质，晒干或阴干。生用或以羊脂油炙用。

性状——呈丝片状。上表面绿色、黄绿色或浅黄色，下表面灰绿色，网脉明显，中脉及细脉凸出，边缘具黄色刺毛状细锯齿。近革质。气微，味微苦。以叶多、色黄绿者为佳。

药性——辛、甘，温。归肾、肝经。

功效——补肾阳，强筋骨，祛风湿。

应用

- 肾阳虚衰，阳痿遗精，筋骨痿软：本品辛甘性温燥烈，能补肾阳，长于壮阳起痿，宜用于肾阳虚衰之男子阳痿不育，可单用或与其他补肾壮阳药同用。
- 风寒湿痹，麻木拘挛：本品辛温散寒，祛风湿，强筋骨，治风寒湿痹，尤宜于久病累及肝肾，筋骨不健，或素体肾阳不足，筋骨不健而患风湿痹证者，可与威灵仙、巴戟天、附子等同用。

用法用量——煎服，6～10g。

注意事项——阴虚火旺者不宜使用。

现代药理——具有性激素样作用，能增强性功能、调节免疫、抗氧化、延缓衰老，影响心血管系统、骨髓及造血系统功能，抗骨质疏松、改善学习记忆、抗辐射、抗肿瘤。

古籍摘要

- 《神农本草经》——主阴痿，绝伤，茎中痛，利小便，益气力，强志。
- 《日华子本草》——治一切冷风劳气，补腰膝，强心力，丈夫绝阳不起，女子绝阴无子，筋骨挛急，四肢不任，老人昏耄，中年健忘。
- 《分类草药性》——治咳嗽，去风，补肾而壮元阳。

名家经验

- 陈克忠：淫羊藿具有增强机体免疫功能、内分泌功能、心血管功能等作用。可增强体质，保健益寿，对性功能低下和心血管疾病患者，尤为适用。本品的临床应用指征为肾阳虚证。故阴虚火盛、五心烦热、阳强易举者均忌用。误用则伤阴助火。
- 汪庆安：对性欲淡漠者，此药为首选，从名字中就可以看出，羊食贪合，可增欲望。此药是治疗肾虚阳痿的常用药，尤其对于那些性欲低下者。
- 焦树德：枸杞子补肾益精，偏用于肾精虚者。淫羊藿补肾助阳，偏用于肾阳虚者。仙茅补肾阳并能助脾胃运化、增进食欲。淫羊藿补肾阳并能祛风湿、强筋骨，治四肢风冷不仁。
- 仝小林：淫羊藿专补肾阳，配伍不同药物可广泛应用于以肾阳不足为基本病机的疾病。淫羊藿的常用剂量为6～10g，临床但见真阳不足者皆可配伍应用。重症久病时则应加大剂量，如老年期抑郁症或因精子质量差所导致的不育，以淫羊藿为君，用量可达30g。淫羊藿具有一定的抗癌作用，在治疗癌症患者时应重剂应用，最大量可用至60g。
- 王幸福：二仙汤由张伯臾先生所创，六味药中的二仙是指淫羊藿和仙茅，再加巴戟天、黄柏、知母、当归。这六味药分两组，一组寒药（黄柏、知母）用来调节肾阴，一组热药（二仙加巴戟天和当归）以调节肾阳，通过脉看虚实，舌看寒热，脉有力是实，脉无力是虚，舌红就是偏热，不红就是偏凉。它是一个调整性激素水平的基础方，不但能治女士的更年期综合征，也可治男科疾病。
- 仝小林：早衰是人体运动、认知、性功能减退等过早发生，主要表现为虚弱、睡眠障碍、情绪异常、女性卵巢功能早衰、男性阳痿、遗精、早泄及不孕不育等，命门虚衰是其核心要素，治疗以温肾阳、补肾精为主。人参、淫羊藿、生地黄是治疗早衰、性功能减退的基础小方，临床常用剂量为人参3～15g，淫羊藿9～60g，生地黄9～15g。此外，淫羊藿的温阳补肾、益气生火作用还可用于甲状腺功能减退症的治疗，该病基本病机为肾阳不足，少火不能温煦，当甲减患者促甲状腺激素小于10mU/L，应用9g淫羊藿；当甲减患者促甲状腺激素大于10mU/L，应用15g淫羊藿。

巴戟天

- **基原**——茜草科植物巴戟天的干燥根。
- **释名**——《本草乘雅半偈》："草木至冬，莫不随天地气化而藏，独此不凋，与天相戟。"故名巴戟天。
- **产地**——主产于广东、广西。
- **采制**——全年均可采挖。去须根略晒，压扁晒干。用时润透或蒸过，除去木质心，切片或盐水炒用。
- **性状**——呈扁圆柱形，表面灰黄色或暗灰色，具纵纹和横裂纹，断面皮部厚，紫色或淡紫色，易与木部剥离；木部坚硬，黄棕色或黄白色。本品气微，味甘而微涩。以条大、肥壮、连珠状、肉厚、色紫者为佳。
- **药性**——辛、甘，微温。归肾、肝经。
- **功效**——补肾阳，强筋骨，祛风湿。
- **应用**
  - 肾阳不足，阳痿遗精，宫冷不孕，月经不调，少腹冷痛：本品甘润不燥，入肾经，补肾助阳，并能强筋骨。
  - 风湿痹痛，筋骨痿软：本品辛温能散，有补肾阳、强筋骨、祛风湿之功。
- **用法用量**
  - 煎服，3～10g。
  - 生巴戟天（巴戟肉）：①味辛而温，长于补肝肾、祛风湿；②多用于肾虚兼风湿证，如风冷腰痛，步行艰难，脚气水肿，肌肉萎缩无力。
  - 盐巴戟天：①功专入肾，温而不燥，补肾助阳之功更强，久服无伤阴之弊；②常用于肾中元阳不足，阳痿早泄，腰膝酸软无力，宫冷不孕，小便频数。
- **注意事项**——阴虚火旺者不宜使用。
- **鉴别用药**
  - 巴戟天（补阳药）：①微温不烈，补肾除湿之力稍逊；②主治肾阳虚弱，肝肾不足。
  - 淫羊藿（补阳药）：①辛温燥烈，长于温肾壮阳，且祛风湿力胜；②善治肾阳虚阳痿、不孕、肢体麻木拘挛，亦治肾阳虚喘咳及更年期高血压。
  - 仙茅（补阳药）：①辛热，有毒，祛寒湿之力较强，燥热之性较巴戟天、淫羊藿更甚，有伤阴之弊；②善补命门之火衰以温煦脾土，故又有温阳止泻功效，可用治脾肾阳虚、脘腹冷痛、食少腹泄等。
  - 共同点：均味辛、甘，性温，归肝、肾经，皆能补肾阳、强筋骨、祛风湿。
- **现代药理**——增强精子活性、促进骨质生成、增强免疫功能、抗抑郁、延缓衰老、抗肿瘤。
- **古籍摘要**
  - 《神农本草经》——主大风邪气，阴痿不起，强筋骨，安五脏，补中，增志，益气。
  - 《本草求真》——据书称为补肾要剂，能治五痨七伤，强阴益精，以其体润故耳。然气味辛温，又能祛风除湿，故凡腰膝疼痛，风气香港脚水肿等症，服之更为有益。
- **名家经验**
  - 吕承全：凡肾气不足、肾阳亏虚，症见阳痿遗精、宫冷不孕、月经不调、小腹冷痛、风湿痹痛、筋骨痿软、腰膝酸痛、背部发凉、面色苍白、小便频清、咳而失禁、腰以下水肿者，必定用巴戟天。巴戟天常与淫羊藿、肉苁蓉合用，对以肾气不足、肾阳亏虚为主的疾病，用之更显疗效。三药合用，可明显减轻患者对激素类药物的依赖。
  - 黄英儒：淫羊藿、巴戟天与肉苁蓉均有类似的壮阳益精的作用。淫羊藿性燥而不润，巴戟天亦与淫羊藿相似，能强筋骨、散风寒，疗效是较缓的，但治疗阳痿则不及淫羊藿，不过它的壮阳效果能维持较长的时间，想要旺盛性欲、强健筋骨者，可以较长期使用，而没有造成虚性兴奋和速衰的缺点和作用。
  - 焦树德：肾虚腰痛必用巴戟天，治疗慢性腰肌劳损或腰椎间盘突出，以巴戟天配伍续断、狗脊，能补肾气、通血脉，对肾虚血瘀型腰痛效果显著。还可用于宫寒不孕，巴戟天配紫石英、艾叶，突出其"暖胞宫而不燥血"的特点。

杜仲

- **基原**——杜仲科植物杜仲的干燥树皮。
- **释名**——“昔有杜仲服此得道，因以名之”（《本草纲目》）。根据传说和人名而得名。
- **产地**——主产于陕西、四川、云南、贵州、湖北。
- **采制**——4～6月剥取，刮去粗皮，堆置“发汗”至内皮呈紫褐色，晒干。生用或盐水炙用。
- **性状**——呈小方块或丝状。外表面淡棕色或灰褐色，有明显的皱纹。内表面暗紫色，光滑。断面有细密、银白色、富弹性的橡胶丝相连。气微，味稍苦。以皮厚、块大、去净粗皮、断面丝多、内表面暗紫色者为佳。
- **药性**——甘，温。归肝、肾经。
- **功效**——补肝肾，强筋骨，安胎。
- **应用**
  - 肝肾不足，腰膝酸痛，筋骨无力，头晕目眩：本品甘温，入肝肾经，以补肝肾、强筋骨见长，治肾虚腰痛有标本兼治之功。
  - 肝肾亏虚，妊娠漏血，胎动不安：本品补肝肾、固冲任而安胎，可单用或与续断、桑寄生、山药等配伍。
- **用法用量**——煎服，6～10g。
- **注意事项**
  - 本品为温补之品，阴虚火旺者慎用。
  - 炒用破坏其胶质有利于药效成分煎出，故比生用效果好。
- **鉴别用药**
  - 生杜仲：应用较少，长于益肝补肾，多用于头目眩晕、湿重腰痛。
  - 炒杜仲：传统炮制要求“断丝而不焦化”。
  - 盐杜仲：为目前杜仲之主要炮制品，应用最广，盐制后可直走下焦，增强补益肝肾作用，用于肾虚腰痛、阳痿遗精、胎元不固。
- **现代药理**——促进成骨及骨折愈合、抗骨质疏松、镇静、镇痛、促性腺发育、降压、保肝、延缓衰老、抗应激、抗肿瘤、抗病毒、抗紫外线损伤。
- **古籍摘要**
  - 《神农本草经》——主腰脊痛，补中，益精气，坚筋骨，强志，除阴下痒湿，小便余沥。
  - 《玉楸药解》——荣筋壮骨，健膝强腰。杜仲去关节湿淫，治腰膝酸痛，腿足拘挛，益肝肾，养筋骨。
  - 《本草汇言》——凡下焦之虚，非杜仲不补；下焦之湿，非杜仲不利；足胫之酸，非杜仲不去；腰膝之疼，非杜仲不除。
- **名家经验**
  - 黄英儒：杜仲与续断同是补益肝肾的药物。杜仲专于补养，为治疗肾虚腰痛的要药，对脚、腰、膝软弱，胎漏（习惯性流产）及高血压的临床症状都可应用。续断通络活血、续筋接骨、理血脉，治疗肾虚腰膝之疼痛，亦用于跌打伤。临床上对于胎动腰痛，有流产倾向者，杜仲、续断两药同用，可起到良好的协调作用。古人认为，凡下焦之虚，非杜仲不补；下焦之湿，非杜仲不利；足胫之酸，非杜仲不去；腰膝之痛，非杜仲不除，故杜仲为补益肝肾的要剂。临床上认为杜仲能促进筋骨离开的部分愈合，续断能促进筋骨断折部分接续起来。治疗高血压时杜仲炒用，是值得推崇的。
  - 秦伯未：杜仲是常用的补肝肾药，对于肝肾不足所致的腰膝酸软、阳痿、尿频等症的作用较为平和，在治疗肾虚腰痛时，常与桑寄生、续断、牛膝等药同用，以增强补肝肾、强筋骨的功效。
  - 叶橘泉：杜仲可用于治疗高血压，尤其适用于肝肾不足型高血压，常与夏枯草、桑寄生、菊花等配伍使用，以起到平肝潜阳、滋补肝肾的作用。杜仲还可治疗胎动不安，常与白术、黄芩、续断等药同用，以增强安胎之效。

续断

基原——川续断科植物川续断的干燥根。

释名——本品长于活血疗伤，续筋接骨，故名续断。

产地——主产于四川、湖北、湖南、贵州。

采制——秋季采挖，除去根和须根，用微火烘至半干，堆置“发汗”至内部变绿色时，再烘干，切厚片。生用或酒炙、盐炙用。

性状——呈圆柱形，略扁，外表皮灰褐色至黄褐色，有纵皱。切面皮部墨绿色或棕褐色，木部灰黄色或黄褐色，可见放射状排列的导管束纹，形成层部位多有深色环。以条粗、质软、内呈黑绿色者为佳。

药性——苦、辛，微温。归肝、肾经。

功效——补肝肾，强筋骨，续折伤，止崩漏。

应用
- 肝肾不足，腰膝酸软，风湿痹痛：本品能补肝肾、强筋骨，治肝肾亏虚、筋骨不健，可达标本兼治之功。
- 跌扑损伤，筋伤骨折：本品辛散温通，能活血祛瘀、续筋疗伤，为伤科常用药。
- 肝肾不足，崩漏经多，胎漏下血，胎动不安：本品补益肝肾，调理冲任，有固本安胎之功。

用法用量——煎服，9～15g。崩漏下血宜炒用。

注意事项——风湿热痹者忌服。

鉴别用药
- 续断（补阳药）：①味苦辛性微温，补力较弱，且补而不滞，又能行血脉而疗伤续折、消肿止痛；②善治风湿痹痛、跌打瘀肿、骨折及痈肿疮毒。
- 杜仲（补阳药）：①性温，补力较强，兼暖下元，又能降压；②治肾阳虚衰之阳痿遗精、尿频遗尿，及高血压属肾虚或肝阳上亢者。
- 共同点：均味甘性温，归肝、肾经，皆能补肝肾、强筋骨、安胎，两者常常相须为用，治肝肾亏虚之腰膝酸痛、筋骨软弱，肝肾不足之胎漏、胎动不安及频繁堕胎。

现代药理——抑制子宫收缩、抗缺氧、抗寒、增强免疫、抗骨质疏松、抗炎、延缓衰老、抗氧化、抗维生素E缺乏症。

古籍摘要
- 《神农本草经》——主伤寒，补不足，金疮，痈伤，折跌，续筋骨，妇人乳难。
- 《神农本草经疏》——为治胎产、续绝伤、补不足、疗金疮、理腰肾之要药。

名家经验
- 焦树德：杜仲入肾经气分，偏治腰膝酸痛；续断入肾经血分，偏治腰膝关节不利、行动艰难。狗脊兼入督脉，偏治腰脊部僵痛，兼能祛风湿；续断偏治腰膝腿足痛，兼能活血。
- 黄英儒：续断配杜仲、大枣治疗孕妇腰痛，预防流产；配五加皮、薏苡仁、防风、羌活、牛膝、木瓜、白术等治疗肝肾虚之腰背疼痛；配牛膝、萆薢、防风、川芎、威灵仙、川乌等治疗风湿肢节疼痛；配乳香、没药、自然铜、土鳖虫、血竭、当归、骨碎补、红花、木香治疗扭伤，闭合性骨折；配当归、黄芪、五味子、龙骨、赤石脂、熟地黄、艾叶、川芎、地榆治疗妇女月经过多。
- 马将：续断汤剂中临床用量范围为0.74～41.4g，其中常用剂量在6～30g，丸散剂临床用量范围为1.43～12g。根据不同病证区分用量，如补肝肾、通经脉、止崩漏，治疗便血、血分病、妇科病等，用量为0.74～41.4g，丸散剂用量为1.43～12g；补肝肾、强筋骨、祛风湿、续折伤，治疗类风湿性关节炎、慢性肾小球肾炎、关节病、骨折等，用量为6～30g，丸散剂用量为1.85～8.57g。根据不同病证，配伍相应中药，如治疗肝肾亏虚、崩漏便血，常用续断配伍熟地黄、菟丝子、干姜、当归、川芎等；治疗筋骨萎软、风湿痹痛，常用续断配伍桑寄生、牛膝、杜仲、狗脊、补骨脂、骨碎补、独活等。

肉苁蓉

- **基原**——列当科植物肉苁蓉或管花肉苁蓉的干燥带鳞叶的肉质茎。
- **释名**——本品“补而不峻，故有从容之号。从容，和缓之貌”（《本草纲目》）；其质“似肉”（《本草经集注》），故名肉苁蓉。
- **产地**——主产于内蒙古、甘肃、新疆。
- **采制**——春季苗刚出土时或秋季冻土之前采挖，除去茎尖。切段，晒干，切厚片。生用或酒炖（或酒蒸）用。
- **性状**——呈扁圆柱形，表面棕褐色或灰棕色，有的可见肉质鳞叶。切面有淡棕色或棕黄色点状维管束，排列成波状环纹。气微，味甜、微苦。以条粗壮、密被鳞片、色棕褐、质柔润者为佳。
- **药性**——甘、咸，温。归肾、大肠经。
- **功效**——补肾助阳，益精血，润肠通便。
- **应用**
  - 肾阳不足，精血亏虚，阳痿遗精，宫冷不孕，腰膝酸软，筋骨无力：本品甘温助阳，质润滋养，咸以入肾，能补肾阳、益精血，但作用和缓，难求速效。
  - 肠燥便秘：本品甘咸质润，入大肠经，能润肠通便。
- **用法用量**——煎服，6～10g。
- **注意事项**——本品能助阳、滑肠，故阴虚火旺、热结便秘、大便溏泻者不宜服用。
- **鉴别用药**
  - 肉苁蓉（补阳药）：温而不燥，润而不腻，补而不峻；既可补阳，又可益阴。
  - 锁阳（补阳药）：性偏温燥，润肠作用不及肉苁蓉；锁阳可代肉苁蓉使用。
  - 共同点：均味甘性温，归肾与大肠经，皆能补肾阳、益精血、润肠通便，同治肾阳虚衰、精血不足之阳痿遗精、宫冷不孕、腰膝酸软、筋骨无力及津枯肠燥便秘。
- **现代药理**——双向调节肝脾核酸含量、激活肾上腺释放皮质激素、增强下丘脑-垂体-卵巢的促黄体功能、抗氧化。
- **古籍摘要**
  - 《神农本草经》——主五劳七伤，补中，除茎中寒热痛，养五脏，强阴，益精气，多子，妇人癥瘕。久服轻身。
  - 《雷公炮制药性解》——兴阳道，益精髓，补劳伤，强筋骨。主男子精泄尿血，溺有遗沥，女子症痛崩带，宫寒不孕。
- **名家经验**
  - 施今墨：肉苁蓉、油当归（当归放置日久走油者）伍用，即遵《黄帝内经》肾苦燥，急食辛以润之之义，为温热病后期，津枯肠燥，无力送下大便而设。凡老年人、体虚者、妇人产后津液不足或血虚肠燥所致大便秘结者均宜使用。
  - 王超：肉苁蓉主用于便秘的肾阳亏虚证，症见大便艰涩，排出困难，小便清长，面色㿠白，四肢不温，喜热怕冷，腹中冷痛，或腰脊酸冷，舌质淡，舌苔白，脉沉迟无力，可用肉苁蓉与锁阳、菟丝子、补骨脂、肉桂、干姜、熟地黄、当归、火麻仁、甘草等诸药组方施治。
  - 黄英儒：未老先衰，下元虚惫，阳痿滑泄，女子崩带都可以使用肉苁蓉。但必须注意，肾阳虚者方能用，肉苁蓉系含激素类的药物，若肾中有热、性易兴奋而速衰者，用之反而产生虚性亢奋。
  - 赵林华：肉苁蓉临床汤剂用量多为6～30g，常用剂量为10～30g，丸剂用量多为0.5～3.35g。结合疾病、证型及症状，选择最佳剂量，如补肾壮阳治疗男科疾病（早泄、少弱精症）、妇科疾病（多囊卵巢综合征、痛经、不孕、带下）、精神疾病（精神分裂症）、神经系统疾病（帕金森病）等汤剂用量为6～30g，丸剂用量为0.5～3.35g；补益精血治疗痿病和眼睑下垂，汤剂用量为10～15g；润肠通便治疗消化系统疾病（老年性便秘、习惯性便秘），汤剂用量为15～30g。为发挥其最佳功效，常根据疾病、证型及症状，配伍相应中药，如补肾助阳常配伍淫羊藿、牛膝、巴戟天等；润肠通便常配伍甘草等。

补骨脂

- **基原**——豆科植物补骨脂的干燥成熟果实。
- **释名**——《本草纲目》记载："补骨脂言其功也。胡人呼为婆固脂，而俗讹为破故纸也。"
- **产地**——主产于河南、四川、安徽、陕西。
- **采制**——秋季果实成熟时采收果序，晒干，搓出果实，除去杂质。生用，或盐水炙用。
- **性状**——呈肾形，略扁，表面黑色、黑褐色或灰褐色，具细微网状皱纹。顶端圆钝，有一小突起，凹侧有果梗痕。质硬。果皮薄，与种子不易分离；黄白色，有油性。气香，味辛、微苦。以粒大、色黑、饱满、坚实、无杂质者为佳。
- **药性**——苦、辛，温。归肾、脾经。
- **功效**——补肾壮阳，固精缩尿，温脾止泻，纳气平喘；外用消风祛斑。
- **应用**
  - 肾阳不足，阳痿遗精，宫冷不孕，腰膝冷痛：本品苦辛温燥，能温肾助阳，治肾虚阳痿。
  - 肾虚遗精滑精，遗尿尿频：本品补而兼涩，善于补肾助阳，固精缩尿，单用或随证配伍他药。
  - 肾虚作喘：本品补肾助阳，纳气平喘，对肾阳虚衰、肾不纳气之虚喘，可奏标本兼顾之效。
  - 脾肾阳虚，五更泄泻：本品入脾肾二经，能温补脾肾，收涩止泻，常与吴茱萸、五味子、肉豆蔻等配伍。
  - 白癜风，斑秃：本品外用能消风祛斑，将本品研末用酒浸制成酊剂，外涂患处。
- **用法用量**
  - 煎服，6～10g；外用，20%～30%酊剂涂患处。
  - 外用治疗银屑病、白癜风，宜用生补骨脂；内服治疗阳痿遗精、肾虚腰痛或哮喘，宜用盐补骨脂。
- **注意事项**
  - 本品性质温燥，能伤阴助火，故阴虚火旺、大便秘结者忌服。
  - 补骨脂有一定的肝、肾毒性，不可过量服用。
- **现代药理**——雌激素样作用、收缩子宫并减少出血量、扩张冠状动脉、强心、致光敏作用。
- **古籍摘要**
  - 《药性论》——主男子腰疼膝冷囊湿，逐诸冷痹顽，止小便利，腹中冷。
  - 《开宝本草》——治五劳七伤，风虚冷，骨髓伤败，肾冷精流及妇人血气堕胎。
  - 《神农本草经疏》——能暖水脏，阴中生阳，壮火益士之要药也。
  - 《玉楸药解》——温暖水土，消化饮食，升达肝脾，收敛滑泄、遗精带下、溺多便滑诸证，甚有功效。
- **名家经验**
  - 施今墨：补骨脂、肉豆蔻伍用，名曰二神丸，治脾胃虚寒、不思饮食、泄泻不止。孙一奎用以治疗脾胃虚弱、全不思食、服补脾药不见效者。张璐以补骨脂、肉豆蔻各等份，治肾阳亏虚、五更泄泻。此外，补骨脂、蛤蚧伍用，是为治疗陈年宿疾，喘息气短，动则尤甚等肺肾两虚、肾不纳气而设。
  - 王超：补骨脂主要用于肺气肿缓解期的肾阳虚证型，症见喘促日久、动则喘甚，呼多吸少，气不得续，形瘦神疲，浮肿，腰膝酸软，汗出肢冷，面青唇紫，或兼口咽干燥，舌质淡，舌苔淡白或黑润，脉微细或沉弱，可用补骨脂为主药，伍以附子、淫羊藿、菟丝子、肉桂、熟地黄、山茱萸等药。
  - 周幸来：老年跟骨退行性病变，经常早晨下床走路，或平时站立走路过久，感觉到足跟痛，容易腰酸腿软，这时可用补骨脂、骨碎补各10g，治疗各类老年性骨质增生、骨质疏松。

菟丝子

- **基原**——旋花科植物南方菟丝子或菟丝子的干燥成熟种子。
- **释名**——“菟丝子”之名源于其种子的特性：加水煎煮后，种皮会破裂，露出黄白色的小胚芽，形状酷似吐丝，因此得名。
- **产地**——我国大部分地区均产。
- **采制**——秋季果实成熟时采收植株，晒干，打下种子，除去杂质，洗净，干燥。生用或盐水炙用。
- **性状**——呈类球形，表面灰棕色至棕褐色，粗糙，种脐线形或扁圆形。质坚实，不易以指甲压碎。气微，味淡。以色灰黄、颗粒饱满者为佳。
- **药性**——辛、甘，平。归肝、肾、脾经。
- **功效**——补益肝肾，固精缩尿，安胎，明目，止泻；外用消风祛斑。
- **应用**
  - 肝肾不足，腰膝酸软，阳痿遗精，遗尿尿频：本品性平，辛以润燥，甘以补虚，为平补阴阳之品，能补肾阳、益肾精、固精缩尿。
  - 肾虚胎漏，胎动不安：本品能补肝肾安胎，常与续断、桑寄生、阿胶等同用。
  - 肝肾不足，目昏耳鸣：本品滋补肝肾、益精养血而明目，常与熟地黄、车前子、枸杞子等同用。
  - 脾肾虚泻：本品能补肾益脾止泻，治脾肾两虚之便溏泄泻，可与补骨脂、白术、肉豆蔻等配伍。
  - 白癜风：本品外用能消风祛斑，用治白癜风，可酒浸外涂。
  - 肾虚消渴：取本品补肾益精之功，亦可治肾虚消渴。
- **用法用量**——煎服，6～12g。外用适量。
- **注意事项**——本品虽为平补之品，但偏于补阳，故阴虚火旺、大便燥结、小便短赤者不宜服用。
- **现代药理**——增强性功能、增强雌激素样作用、延缓衰老、强心、降脂、降压、促进造血、抑制肠运动、抗白内障。
- **古籍摘要**
  - 《神农本草经》——主续绝伤，补不足，益气力，肥健，汁去面皯。
  - 《名医别录》——养肌强阴，坚筋骨，主治茎中寒，精自出，溺有馀沥，口苦燥，寒血为积。
  - 《药性论》——治男子女人虚冷，添精益髓，去腰疼膝冷，久服延年，驻悦颜色。
- **名家经验**
  - 汪庆安：菟丝子阴阳双补，偏于补阳，服之可令妇人有子，诸多不孕方剂里多有之。药理研究显示菟丝子有促排卵和促黄体功能的作用，故肾虚型不孕症宜用之。此外，菟丝子补肝肾、填精血，为治疗女科肾虚证的常用药。针对虚性痛经，应用菟丝子可气血肝肾同补。临证根据病情侧重点进行配伍，比如贫血引起的痛经，加用阿胶补血为其主要治法。
  - 董秀芝：菟丝子的临床应用指征为雌二醇偏低不孕者，或精子数少、畸形、活动度小，精液不液化，不育者，或尿蛋白2～4个加号，或先兆流产者。大便干燥、小便短赤者不用。
  - 朱良春：菟丝子被《神农本草经》列为上品，“主续绝伤，补不足，益气力，肥健”。实践证明大剂量单味菟丝子治疗精子稀少效佳，为不育症必用之品，临床还可配伍淫羊藿、熟地黄、黄芪、枸杞子、覆盆子、车前子、王不留行等药。
  - 仝小林：肾为先天之本，肾精是化生肾气、肾阴和肾阳的基础。肾精亏虚可发生于人生命各个阶段，其临床表现可见发育迟缓、腰膝酸软、健忘、须发早白、不孕不育等。临床辨治肾虚时，需首先明确肾之精、气、阴、阳何者亏虚，根据亏虚的类型、严重程度、并结合疾病整体情况灵活加减。针对肾精亏虚，临床常以熟地黄、枸杞子、菟丝子三药组合，熟地黄长于生精血，枸杞子长于益精滋阴，菟丝子长于补肾固精，三药同入肝肾经，共奏补肾填精、滋阴养血之效。方中熟地黄临床常用剂量为15～60g，枸杞子为9～30g，菟丝子为9～15g。

蛤蚧

基原——脊索动物门爬行纲壁虎科动物蛤蚧除去内脏的干燥体。

释名——《本草纲目》："蛤蚧，因声而名。"雄者鸣声如蛤，雌者鸣声如蚧，雌雄相随，鸣声相续，故名蛤蚧。

产地——主产于广西、广东、云南；进口蛤蚧主产于越南。

采制——全年均可捕捉，除去内脏，拭净，用竹片撑开，使全体扁平顺直，低温干燥。除去鳞片及头、足，切成小块。生用或酒制用。

性状——全体呈扁片状，头部稍扁，背部银灰色或灰黑色，散有黄白色或绿色斑点。它的四足均具五趾，尾细长扁圆形，全身密被细鳞。气腥，味微咸。以体大、肥壮、尾全、不破碎者为佳。

药性——咸、平。归肺、肾经。

功效——补肺益肾，纳气平喘，助阳益精。

应用
- 肺肾不足，虚喘气促，劳嗽咯血：本品兼入肺肾二经，长于补肺气、助肾阳、定喘咳，为治多种虚证喘咳之佳品。
- 肾虚阳痿、遗精：本品质润不燥，补肾助阳兼能益精养血，有固本培元之功，可单用浸酒服，或与益智仁、巴戟天、补骨脂等同用。

用法用量——煎服，3～6g；多入丸散或酒剂；研末每次1～2g，一日三次；浸酒服用1～2对。

注意事项——咳喘实证不宜使用。

现代药理——促肾上腺皮质激素样作用、性激素样作用、抗缺氧、平喘、抗炎、降糖、抗肿瘤、延缓衰老。

古籍摘要
- 《海药本草》——疗折伤，主肺痿上气，咯血咳嗽，并宜丸散中使。
- 《神农本草经疏》——主久肺劳传尸、鬼物邪气，咳嗽、淋沥者，皆肺肾为病，劳极则肺肾虚而生热，故外邪易侵，内证兼发也。蛤蚧属阴，能补水之上源，则肺肾皆得所养，而劳热咳嗽自除，邪物鬼气自去矣。肺调百脉，通调水道，下输膀胱；肺气清，故淋沥水道自通也。
- 《本草纲目》——补肺气，益精血，定喘止嗽，疗肺痈。
- 《玉楸药解》——蛤蚧收降肺气，疏通水府，治喘嗽吐血，消渴癃淋，通经行血，起痿壮阳，及虚劳羸弱之病。
- 《本草从新》——补肺润胃，益精助阳，治渴通淋，定喘止嗽，肺痿咯血，气虚血竭者宜之。

名家经验
- 黄英儒：广东、广西所浸之蛤蚧酒并不去脑，似认为无毒，但不去蛤蚧之头，特别是脑、眼，服后可致一时或较长时间的视力减退，故作为药物应用仍主张去除眼、脑。蛤蚧为补肾阴虚的良品。
- 王幸福：蛤蚧为名贵中药，药效显著。李时珍在《本草纲目》中说，蛤蚧补肺气，定喘止渴，功同人参；益阴血，助精扶羸，功同羊肉。蛤蚧具有补肺滋肾、止咳平喘的功效，常用于治疗虚劳、咯血、消渴、阳痿、早泄、久泻、尿频、遗尿等症。凡虚喘用之，每每起效。
- 王三虎：蛤蚧的药力主要集中在尾巴上，以体大、肥壮、尾全、不破碎者为佳。要鉴别蛤蚧的真假，用李珣的话说，"口含少许，奔走不喘息者，为真也"。《日华子本草》谓蛤蚧，"凡用去头、足"。《雷公炮炙论》说，"其毒在眼"。但笔者使用时多次未去头、足，亦未出现中毒症状。
- 施今墨：早年在山城重庆乘轿子外出游山，见一轿夫口含一物，爬山越岭并不气促，遂问轿夫口含何物，轿夫答曰：蛤蚧。受此启发，治疗虚喘，劳累加重时，常加蛤蚧一味，颇有奇效。
- 于大猛：对于蛤蚧的净制，古人有去眼、去口、去头、去足、去鳞的经验，亦有头足全用或仅用蛤尾者。由于古人对于蛤蚧的用药部位并没有形成统一的观点，仅宜保留"去眼"的经验。火炙法的目的一是易于粉碎，二是去除腥气，其包括酒炙法、酥炙法、醋炙法、皂角水炙法等，以酥炙法为最优。

冬虫夏草

基原——麦角菌科真菌冬虫夏草菌寄生在蝙蝠蛾科昆虫幼虫上的子座和幼虫尸体的干燥复合体。

释名——冬天，蝙蝠蛾的幼虫被虫草真菌感染后死亡，形成“冬虫”；夏天，真菌从幼虫的尸体中生长出来，形成“夏草”，故名冬虫夏草。

产地——主产于四川、西藏、青海。

采制——夏初子座出土、孢子未发散时挖取，晒至六七成干，除去似纤维状的附着物及杂质，晒干或低温干燥。生用。

性状——本品由虫体与从虫头部长出的真菌子座相连而成。虫体似蚕；表面深黄色至黄棕色，有环纹；头部红棕色；质脆，易折断，断面略平坦，淡黄白色。子座细长圆柱形；表面深棕色至棕褐色，有细纵皱纹，上部稍膨大；质柔韧，断面类白色。气微腥，味微苦。以完整、虫体丰满肥大、外色黄亮、内色白、子座短者为佳。

药性——甘、平。归肾、肺经。

功效——补肾益肺，止血化痰。

应用
- 肾虚精亏，阳痿遗精，腰膝酸痛：本品补肾益精，有兴阳起痿之功。可单用浸酒服，或与淫羊藿、杜仲、巴戟天等配伍。
- 久咳虚喘、劳嗽痰血、干咳痰黏：本品甘平，为平补肺肾之佳品，能补肾益肺、止血化痰、止咳平喘。
- 于病后体虚不复或自汗畏寒：可将本品与鸭、鸡、猪肉等炖服，有补肾固本、补肺益卫之功。

用法用量——用量3～9g，煎服或与鸡、鸭炖服。

注意事项
- 有表邪者不宜用。
- 儿童不宜用，因冬虫夏草具有雄性激素样作用，可能导致儿童出现性早熟等不良反应。

现代药理——平喘、镇咳、祛痰、拟雄激素样作用、促肾上腺皮质激素样作用、增强免疫功能、降压、抗心律失常、抗心肌缺血、抑制血栓形成、降脂、延缓衰老、抗癌、抗菌、抗病毒、抗辐射。

古籍摘要
- 《本草用法研究》——此物一虫一草，一热一寒。夏草性寒，单用令妇女绝孕无子；冬虫性热，壮命火，益精髓，补肺肾，实腠理。两者同用则甘，无毒，养肺益阴，化痰，益气，止血，治劳嗽膈症，诸虚百损。
- 《重庆堂随笔》——冬虫夏草，具温和平补之性……为虚疟、虚痞、虚胀、虚痛之圣药，功胜九香虫。……凡阴虚阳亢而为喘逆痰嗽者，投之悉效，不但调经种子有专能也。
- 《药性切用》——性味甘平，滋肾保肺，功专止血化痰，能已劳嗽。冬在土中，身活如老蚕，有毛至夏则毛出土上，连身俱化为草，若不取，则至冬复化为虫。

名家经验
- 赵定国：冬虫夏草在治疗各种疾病时，主要是通过其补虚损、益精气、化痰止咳等功效，来调节人体的气血阴阳平衡，增强机体的抵抗力和自我修复能力，从而达到辅助治疗疾病、促进康复的目的。
- 曾培杰：冬虫夏草是补虚药，虚者补之，劳者益之。对于肺脾肾亏虚导致的慢性虚劳咳嗽，咳痰偏白者即可用之，咳痰偏黄稠者则慎用。用药贵在时机，对于咳喘急性发作者不能轻易用，需等到咳喘间歇期，症状较轻时，再用冬虫夏草来固本培元、扶正祛邪。此外，冬虫夏草还是治疗慢性肾炎的一个重要药物，如慢性肾炎后期康复的患者，可口服含有冬虫夏草的百令胶囊。
- 仝小林：肾气即肾精所化之气，是肾脏生理活动的物质基础及其动力来源。肾气亏虚，肾之封藏、固摄、纳气等功能失司，易引起遗精、早泄、闭经、癃闭等疾病。临床常用人参、鹿茸、冬虫夏草组成补益肾气方，三药配伍，构建出“直补肾气-填精化气-金水相生”的立体补益体系，形成动态平衡的肾气生发循环。人参临床常用剂量为3～15g，鹿茸为6～15g，冬虫夏草为3～9g。

第三节　补血药

当归

- **基原**——伞形科植物当归的干燥根。
- **产地**——主产于甘肃省东南部的岷县（中国当归城），陕西、四川、云南、湖北等省也有栽培。
- **采制**——秋末采挖，除去须根及泥沙，待水分蒸发后，捆成小把，上棚，用烟火缓缓熏干，切薄片。生用或酒炙用。
- **性状**——为类圆形、椭圆形或不规则薄片。外表皮浅棕色至棕褐色。切面浅棕黄色或黄白色，平坦，有裂隙，中间有浅棕色的形成层环，并有多数棕色的油点，香气浓郁，味甘、辛、微苦。以质柔、切面黄白色、气香浓郁者为佳。柴性大、干枯无油或断面呈绿褐色者不可供药用。
- **药性**——甘、辛，温。归肝、心、脾经。
- **功效**——补血活血，调经止痛，润肠通便。
- **应用**
  - 血虚萎黄，眩晕心悸：本品甘温质润，长于补血，为补血之圣药。
  - 血虚、血瘀之月经不调，经闭痛经：本品味甘而辛，既善补血，又能活血，“诚为血中之气药，亦血中之圣药”，又因长于活血行滞止痛，为妇科补血活血、调经止痛之要药。
  - 虚寒腹痛，风湿痹痛，跌扑损伤，痈疽疮疡：本品辛行温通，为活血行瘀之良药。
  - 血虚肠燥便秘：本品补血以润肠通便（产后便秘尤宜），可与生何首乌、火麻仁、桃仁等同用。
- **用法用量**
  - 煎服，6～12g。
  - 当归身偏于补血，当归头偏于止血，当归尾偏于活血，全当归偏于和血（补血活血）。
- **注意事项**——湿盛中满及大便溏泄者忌服。
- **鉴别用药**
  - 生当归：质润，长于补血、调经、润肠通便，多用于血虚便秘、血虚体亏、痈疽疮疡等。
  - 酒当归：功善活血补血调经，多用于血瘀经闭、痛经、月经不调、风湿痹痛等。
  - 炒当归：既能补血，又不致滑肠，多用于血虚便溏、腹中时痛及中焦虚寒腹痛。
  - 当归炭：止血和血为主，多用于崩中漏下、月经过多、血虚出血。
- **现代药理**——双向调节子宫平滑肌、促进造血、抗血栓、扩张冠状动脉、增强免疫功能、抑制肉芽组织增生、抗氧化、抗肿瘤、抗菌、抗辐射。
- **古籍摘要**
  - 《神农本草经疏》——主咳逆上气，温疟寒热洒洒在皮肤中。妇人漏下绝子，诸恶疮疡金疮。
  - 《本草纲目》——凡物之根，身半已上，气脉上行，法乎天；身半已下，气脉下行，法乎地。人身法象天地，则治上当用头，治中当用身，治下当用尾，通治则全用，乃一定之理也。
  - 《雷公炮制药性解》——头，止血而上行。身，养血而中守。梢，破血而下流。全，活血而不走。气血昏乱，服之而定，各归所当归，故名。酒浸用。……当归，血药也，心主血，肝藏血，脾裹血，故均入之。用分为四，亦亲上亲下之道也。
- **名家经验**
  - 王幸福：当归始载于《神农本草经》，被列为中品，有补血、行血润肠、调经作用，味甘、苦、辛，性温，入心、肝、脾经。当归在临床上应用甚广，俗有“十方九归”之说。一般大家用当归都把注意力放到了补血活血之上，往往忽略了它的润肠通便作用，实际上血虚型便秘者用它，屡屡取效。
  - 汪庆安：当归善于补血活血，阿胶善于补血养阴止血，此二药为治疗功能性子宫出血的常用药。女子属阴，以血为用，当归、阿胶在黄芪等补气药的协同下，可使气血相互化生，相互增力，共同濡养五脏。一般情况下，针对瘀血型崩漏，要重用当归活血，针对阴虚型崩漏，要重用阿胶养阴止血。

熟地黄

- **基原**——玄参科植物地黄的干燥块根。
- **释名**——地黄的根茎呈黄色，且生长在地下，因此得名“生地黄”，生地黄的炮制品则称为熟地黄。
- **产地**——主产于河南、浙江，河北、湖南、湖北、四川等地亦产。
- **采制**——通常以酒、砂仁、陈皮为辅料，经反复蒸晒，至内外色黑油润，质地柔软黏腻。切片或炒炭用。
- **性状**——为不规则的块片、碎块，大小、厚薄不一。表面乌黑色，有光泽，黏性大。质柔软而带韧性，不易折断，断面乌黑色，有光泽。气微，味甜。以块肥大、断面乌黑色、味甜者为佳。
- **药性**——甘，微温。归肝、肾经。
- **功效**——补血滋阴，益精填髓。
- **应用**
  - 血虚萎黄，心悸怔忡，月经不调，崩漏下血：本品甘温质润，补阴益精，为养血补虚之要药。
  - 肝肾阴虚，腰膝酸软，骨蒸潮热，盗汗遗精，内热消渴：本品味甘滋润，入肝肾，善于滋补阴血，为治疗肝肾阴虚证之要药。
  - 肝肾不足，精血亏虚，眩晕耳鸣，须发早白：常与何首乌、牛膝、菟丝子等同用。
- **用法用量**——煎服，9～15g。
- **注意事项**
  - 本品滋腻滞脾，故气滞痰多、脾虚少食、腹满便溏者忌用。
  - 重用久服宜与陈皮、砂仁等同用，防止黏腻碍胃。
- **鉴别用药**
  - 熟地黄（补血药）：①性微温，滋阴力较强，又善补血、益精填髓；②主治血虚诸证，并可治精血亏虚之证。
  - 生地黄（清热凉血药）：①性寒凉，长于清热凉血、生津；②用于热入营血、血热出血等证并养阴生津，治热伤津亏之证。
  - 共同点：两者同源，味甘入肝肾而滋阴，可用治阴虚潮热、盗汗、消渴等。
- **现代药理**——促进造血、提高垂体-肾上腺皮质功能、促进凝血、强心、降糖、抗骨质疏松、免疫调节、延缓衰老、抗焦虑、改善学习记忆。
- **古籍摘要**
  - 《药品化义》——味苦化甘，性凉变温，专入肝脏补血。因肝苦急，用甘缓之，兼主温胆，又心为肝之子，能益心血，取色黑走肾，更补肾水。凡内伤不足，苦志劳神，忧患伤血，纵欲耗精，调经胎产，皆宜用此。安五脏，和血脉，润肌肤，养心神，宁魂魄，滋补真阴，封填骨髓，为圣药也。
  - 《本草纲目》——填骨髓，长肌肉，生精血，补五脏内伤不足，通血脉，利耳目，黑须发，男子五劳七伤，女子伤中胞漏，经候不调，胎产百病。
  - 《雷公炮制药性解》——味甘苦，性温无毒，入心肝肾三经。活血气，封填骨髓；滋肾水，补益真阴。伤寒后胫股疼痛，新产后脐腹难禁。利耳目，乌须发，治五劳七伤，能安魂定魄。
- **名家经验**
  - 张成铭：熟地黄味厚质重，阴中有阳，是治疗虚喘、虚实夹杂之喘的一味良药，其特点是气短不足以息，动则喘甚。只要见此等证候，不论其舌脉如何，有痰无痰，均可用之，不必有所顾虑。以熟地黄补肾纳气，用量必大，量少无功，惟其量大才能效专力宏。
  - 周炳文：凡诸劳损导致的阴血亏虚，失血引起的各种血虚证，症见舌淡润有齿痕，脉虚大或芤者，或濡细无力者，非熟地黄配伍当归、川芎、赤芍之类不可；阴阳将脱者，非重用熟地黄不能救其脱。本药其性黏腻，需注意其可能壅滞脾胃而导致消化不良、食欲减退，故纳呆、脘胀者不能使用。
  - 仝小林：气血精阴亏虚是多种慢性疾病后期的共同病机，临床常用黄芪、熟地黄、黄精三药治疗。黄芪长于益气，兼具补血之效，用量多在30～120g；熟地黄功在养血补血，但亦可补肾填精，用量多在15～60g；黄精以养阴补精为主，归于肺脾肾三经，同样可益气补血，用量多在30～60g。三药各有侧重，协同发挥气血精阴并补之功效。

白芍

- **基原**——毛茛科植物芍药的干燥根。
- **释名**——《本草纲目》："芍药，犹婥约也。婥约，美好貌。此草花容婥约，故以此名。"开白花的根，其色白，称白芍；开红花的根，其色红，称赤芍。
- **产地**——主产于浙江、安徽、四川。
- **采制**——夏秋季采挖，去净泥土和支根，去皮，沸水浸或略煮至受热均匀，晒干，切薄片。生用、清炒用或酒炙用。
- **性状**——为类圆形的薄片。表面淡棕红色或类白色。切面微带棕红色或类白色，形成层环明显，可见稍隆起的筋脉纹呈放射状排列。气微，味微苦、酸。以根粗长、匀直、质坚实、粉性足者为佳。
- **药性**——苦、酸，微寒。归肝、脾经。
- **功效**——养血敛阴，柔肝止痛，平抑肝阳。
- **应用**
  - 血虚萎黄，月经不调，崩漏：本品味酸，主入肝经，偏益肝之阴血。
  - 自汗，盗汗：本品有敛阴止汗之功，汗出恶风者配伍桂枝；虚劳自汗者配伍黄芪、白术；阴虚盗汗者配伍龙骨、牡蛎、浮小麦等。
  - 胁肋脘腹疼痛，四肢挛急疼痛：本品酸敛肝阴，养血柔肝而止痛，常配伍当归、柴胡等补血疏肝药。
  - 肝阳上亢，头痛眩晕：本品养血敛阴、平抑肝阳，为治肝阳上亢之常用药，常配伍牛膝、赭石、龙骨等。
- **用法用量**
  - 煎服，6～15g。平抑肝阳、敛阴止汗多生用，养血调经、柔肝止痛多炒用或酒炒用。
  - 生白芍甘酸而微寒，敛阴柔肝，功偏平肝柔肝，敛阴止汗；炒白芍药性较缓和，以养血敛阴为主；酒白芍寒性、酸收之性均缓，善于和中缓急、止痛；醋白芍主入肝，敛血、止血、疏肝解郁；土炒白芍借土气入脾，增强柔肝和脾、止泻作用。
- **注意事项**——阳衰虚寒之证不宜用。反藜芦。
- **鉴别用药**
  - 白芍（补血药）：①味酸苦，归肝脾经，为补血敛阴、平肝止痛之品；②养血柔肝，缓急止痛，治血虚肝郁诸痛；③养血敛阴、平肝、止汗，为肝家要药；④芍药的根入药；水煮去根皮，干燥后使用。
  - 赤芍（清热凉血药）：①味苦，归肝经，为清凉行散之品；②活血止痛，治热瘀血瘀疼痛；③清热凉血，善清肝火；④赤芍的根入药，可生用。
  - 异同点：均性寒，一类二种，古时通用，宋元始分。白补赤泻，白收赤散。
- **现代药理**——抗肝肾损伤、抗脑缺血、镇静、抗抑郁、调节胃肠功能、调节免疫功能、抗炎、镇痛、解痉。
- **古籍摘要**
  - 《神农本草经》——主邪气腹痛，除血痹，破坚积，寒热，疝瘕，止痛，利小便，益气。
  - 《本草求真》——赤芍专入肝，与白芍主治略同，但白则有敛阴益营之力，赤则止有散邪行血之意；白则能于土中泻木，赤则能于血中活滞。
- **名家经验**
  - 岳景林：白芍临床应用较为广泛，其酸苦微寒，入肝脾二经，因此肝脾之病必用白芍。酸甘配伍可缓急止痛，因此白芍止痛效果非常好，治疗痛证必不可少。另外，在治阴虚水肿时，白芍利水而不伤阴，实为阴虚水肿之要药。
  - 于鹄忱：白芍止痛，剂量小效果差，大剂量止痛效果好，但不宜久服，否则可出现头昏、恶心不适等感觉。
  - 张琪：重剂芍药甘草汤方除治脚挛急外亦治腹痛，因肝主筋藏血，肝血充盈则筋得养，肝血虚或为热耗则失营而挛急。由此可知，无论是腓肠肌或是腹直肌挛急，其病变皆责之于肝，肝体阴而用阳，阳亢阴亏，故易发生此证，芍药甘草汤益阴养血而柔肝，肝血充盈则筋舒而挛急自除。

阿胶

- **基原**——马科动物驴的干燥皮或鲜皮经煎煮、浓缩制成的固体胶。
- **释名**——本品为驴皮经漂洗去毛后熬制而成的胶块，又名“驴皮胶”。《本草图经》云：“出东阿，故名阿胶。”因产于山东省东阿县者为最好而得名“东阿胶”。
- **产地**——主产于山东。
- **采制**——捣成碎块用，或取阿胶，烘软，切成1cm^{3}左右的丁，照烫法用蛤粉或蒲黄烫至成阿胶珠用。
- **性状**——呈长方形块、方形块或丁状。棕色至黑褐色，有光泽。质硬而脆、断面光亮，碎片对光照射呈棕色半透明状。气微，味微甘。以乌黑、断面光亮、质脆、味甘者为佳。
- **药性**——甘，平。归肺、肝、肾经。
- **功效**——补血，止血，滋阴润燥。
- **应用**
  - 血虚萎黄，眩晕心悸，肌痿无力：本品为血肉有情之品，甘温质润，为补血要药。
  - 吐血尿血，便血崩漏，妊娠胎漏：本品味甘质黏，止血作用好，为止血要药。
  - 热病伤阴、心烦不眠，虚风内动、手足瘛疭：本品养阴以滋肾水，阴液亏虚诸证常用。
  - 肺燥咳嗽，劳嗽咯血：本品滋阴润肺，多配伍麦冬、沙参、百合、生地等药。
- **用法用量**
  - 煎服，3～9g，烊化兑服。
  - 滋阴补血用原药，润肺宜用蛤粉炒，止血宜用蒲黄炒。
- **鉴别用药**
  - 阿胶：①擅长滋阴补血；②用于血虚萎黄、眩晕心悸、心烦失眠、虚风内动等。
  - 蛤粉炒阿胶：①既降低滋腻之性，又矫正了不良气味；②善于益肺润燥；③用于阴虚咳嗽，久咳少痰或痰中带血。
  - 蒲黄炒阿胶：①以止血安络为主；②用于阴虚咯血、崩漏、便血。
- **注意事项**——本品黏腻，有碍消化，故脾胃虚弱者慎用。
- **现代药理**——促进造血、降低血液黏度、抗肺损伤、增强免疫功能、抗缺氧、抗寒冷、抗疲劳、抗辐射、抗炎、抗肿瘤、抗休克。
- **古籍摘要**
  - 《神农本草经》——主心腹，内崩，劳极，洒洒如疟状，腰腹痛，四肢酸疼，女子下血，安胎，久服轻身，益气。
  - 《名医别录》——主丈夫少腹痛，虚劳羸瘦阴气不足，脚酸不能久立，养肝气。
  - 《长沙药解》——养阴荣木，补血滋肝，止胞胎之阻疼，收经脉之陷漏，最清厥阴之风燥，善调乙木之疏泄。
- **名家经验**
  - 汪庆安：体质性低血压有明显血虚症状的，阿胶可以补充血容量，只是滋腻性强，对脾虚胃弱的人有一定影响，酌情添加调补脾胃之药即可。
  - 王超：阿胶与当归皆为再生障碍性贫血养血的关键用药，但二者亦有不同之处。①治疗再生障碍性贫血的方剂中，当归的出现率远高于阿胶，说明治疗再生障碍性贫血首选当归而次选阿胶；②当归在养血之中兼具活血之性，如所治证型出现瘀血征象时，应选用当归，既养血又活血；③阿胶在养血之中兼具止血之性，如所治证型出现出血征象时，应选用阿胶，既养血又止血，最为适宜。
  - 夏治平：阿胶入肺、肝、肾三经，其止血、生血、养阴之功为医者所熟知，但其生精子与提高精子活力的功效则鲜为人知。《神农本草经疏》说，“入肺肾，补不足，故又能益气，以肺主气、肾纳气也”。可见该药为血中之气药，不仅能生精，且能提高精子的活力。就生精作用而言，其逊于鹿角胶，但夏季青年不宜长期大剂量使用鹿角胶。

何首乌

基原——蓼科植物何首乌的干燥块根。

产地——我国大部分地区，如河南、山东、浙江、广东、江西、湖北、四川、云南等地均有出产。

采制
- 生何首乌：秋、冬二季叶枯萎时采挖，削去两端，洗净，个大的切成块，干燥，切厚片或块。
- 制何首乌：取生何首乌片或块用黑豆汁拌匀后，炖至汁液吸尽或蒸至内外均呈棕褐色，晒至半干，切片，干燥。

性状——为不规则的厚片或块。外表皮红棕色或红褐色，皱缩不平，有浅沟，并有横长皮孔样突起及细根痕。切面浅黄棕色或浅红棕色，显粉性；横切面有的皮部可见云锦状花纹，中央木部较大。气微，味微苦而甘涩。生何首乌以切面有云锦状花纹、粉性足者为佳；制何首乌以质坚硬、断面角质样、棕褐色或黑色者为佳。

药性——苦、甘、涩，微温。归肝、心、肾经。

功效——生何首乌解毒、消痈、截疟、润肠通便；制何首乌补肝肾、益精血、乌须发、强筋骨、化浊降脂。

应用
- 制何首乌
  - 血虚萎黄，眩晕耳鸣，须发早白，腰膝酸软，肢体麻木，崩漏带下：制何首乌善补肝肾、益精血、乌须发、强筋骨，兼能收敛，不寒，不燥，不腻，为滋补良药。
  - 高脂血症：制何首乌能化浊降脂，用治高脂血症。
- 生何首乌
  - 治瘰疬结核，可单用内服或外敷，或与夏枯草、土贝母等同用。
  - 治遍身疮肿痒痛，可与防风、苦参、薄荷等同用，煎汤外洗。
  - 治湿热疮毒，黄水淋漓，可与苦参、白鲜皮等同用。
  - 治疟疾日久，气血虚弱，可与人参、当归等补气养血药同用，
  - 治年老体弱之精血亏虚、肠燥便秘者，可单用或与肉苁蓉、当归、火麻仁等药同用。

用法用量——煎服，制何首乌6～12g，生何首乌3～6g。制用补益精血及收涩精气；生用润肠、解毒消痈及截疟。

鉴别用药
- 何首乌（补血药）：①何首乌的干燥块根，性微温入肾经，为须发早白、早衰之要药；②制用甘补兼涩，功善补肝肾、益精血，为滋补良药；③生用苦多行泄，补益力强，能截疟、解毒、润肠通便。
- 首乌藤（养心安神药）：①何首乌的藤茎或带叶藤茎，平入心经；②善于养心安神、祛风通络；③煎汤外洗，又能祛风止痒，治皮肤瘙痒。
- 共同点：均味甘入肝经而具补血作用。

注意事项——①本品制用偏于补益，且兼收敛之性，湿痰壅盛者忌用；②生用滑肠通便，大便溏泄者忌用；③何首乌可引起肝损伤，不宜长期、大量服用。

现代药理——生何首乌泻下、抗氧化、抗炎、抗菌、抗病毒、抗癌、抗诱变、保肝、降脂、抗动脉粥样硬化、提高记忆；制何首乌增强免疫、降血脂、抗骨质疏松。

古籍摘要
- 《本草纲目》——能养血益肝，固精益肾，健筋骨，乌髭发，为滋补良药，不寒不燥，功在地黄、天门冬诸药之上。
- 《证类本草》——主瘰疬，消痈肿，疗头面风疮，五痔，止心痛，益血气，黑髭鬓，悦颜色，久服长筋骨，益精髓，延年不老；亦治妇人产后及带下诸疾。

名家经验
- 汪庆安：何首乌是治疗肾精不足的常用药，它能强壮神经，失眠患者存在头痛、健忘、腿软等肾精亏虚症状时常用此药。对心血不足的患者，何首乌的补血效果优于当归。阿胶虽好，但太过滋腻，不太适合有痰瘀阻络征象者，除非血虚明显而痰瘀又不重。何首乌则无需顾虑太多，临床可用到50g。曾连续7天自服何首乌40g，感觉精力充沛，体力倍增，记忆力好转，睡眠踏实。且不滋腻，不像熟地黄那样，用几天就食欲不振了。
- 王幸福：何首乌藤，能养心安神，祛风通络。在诸多安神药中，首乌藤催眠作用尤佳。盖阳入阴则寐，首乌藤入心、肝二经血分，功擅引阳入阴、养血安神，故用于血虚所致失眠者最为合适。其效比起酸枣仁也不逊色，且价格便宜。

第四节 补阴药

南沙参

- **基原**——桔梗科植物轮叶沙参或沙参的干燥根。
- **释名**——南沙参在《神农本草经》中原名沙参，陶弘景曰："此与人参、玄参、丹参、苦参是为五参。"李时珍曰："白色，宜于沙地，故名。"古无南、北之别，至清代张璐著《本经逢原》，将沙参分为南、北两种。据考证，明以前所用均为本品，因其表面黄白色，宜于沙地生长，主产于南方，故名南沙参。
- **产地**——主产于安徽、浙江、江苏、贵州。
- **采制**——春、秋季采挖，除去须根，洗后趁鲜刮去粗皮，洗净，干燥，切厚片。生用。
- **性状**——为圆形、类圆形或不规则形厚片。外表皮黄白色或淡棕黄色，切面黄白色，有不规则裂隙。气微，味微甘。以根粗大、饱满、无外皮、色黄白者为佳。
- **药性**——甘，微寒。归肺、胃经。
- **功效**——养阴清肺、益胃生津、化痰、益气。
- **应用**
  - 肺热燥咳，阴虚劳嗽，干咳痰黏：本品甘润微寒，能补肺阴、润肺燥，亦能清肺热，常与麦冬、知母、川贝母等养阴润肺止咳药同用。
  - 胃阴不足，食少呕吐，气阴不足，烦热口干：有气阴双补之功，故尤宜于热病后期，气阴两虚而余热未清不受温补者，常与玉竹、麦冬、生地黄等养胃阴、清胃热药配伍。
- **用法用量**——煎服，9～15g。
- **注意事项**——本品性凉，风寒咳嗽、脾胃虚寒及寒饮喘咳者宜慎用。不宜与藜芦同用。
- **现代药理**——抗辐射、延缓衰老、提高记忆力、抗肝损伤、清除自由基、镇咳、祛痰、抗炎、免疫调节、抗肿瘤。
- **古籍摘要**
  - 《神农本草经》——主血积惊气，除寒热，补中，益肺气。久服利人。
  - 《玉楸药解》——味甘，稍苦，微凉，入手太阴肺经。清金除烦，润燥生津。沙参凉肃冲淡，补肺中清气，退头上郁火，而无寒中败土之弊。但情性轻缓，宜多用乃效。
  - 《本草备要》——味淡体轻，专补肺气。清肺养肝，兼益脾肾。脾为肺母，肾为肺子。久嗽肺痿，金受火克者宜之，寒客肺中作嗽者勿服。人参补五脏之阳，沙参补五脏之阴。肺热者用之，以代人参。似人参而体轻松，白实者良。生沙地者长大，生黄土者瘦小。恶防己，反藜芦。北地真者难得。
- **名家经验**
  - 张秉成：清养之功，北逊于南；润降之性，南不及北，即南沙参在清养方面优于北沙参，而北沙参的润降之性则强于南沙参。
  - 金世元：南沙参偏于养肺阴，长于治肺热阴虚所致的燥咳、痰少、痰黏。在临床应用中，如果是肺阴虚而有燥热之象，出现干咳少痰、咽干口燥等症状，南沙参较为适用。
  - 王超：一般而言，沙参仅限于对胃下垂胃阴不足证型的治疗。如症见面色略红，唇红而燥，口苦口臭，烦渴喜饮，嗳气频繁，或有恶心呕吐，食后脘腹胀满，烦闷不舒，大便干结，舌红津少，脉细数，可主用沙参，伍以麦冬、生地黄、玉竹、石斛、当归等药。若久治难愈，还应在上述处方中加用黄芪、党参、太子参等补脾益气药。其原理在于①沙参等养胃阴药多甘寒滋腻，服用时间过长，每易伤及脾气；②阴不易复必补气，以气能生津也。
  - 刘清泉：萧龙友临证用药特色鲜明，南沙参是其处方中出现频次较高的一味中药。其临证使用南沙参的五种常用配伍如下：南沙参配知母、贝母，为清润之法，用于肺热痰阻，既施之于有形之痰，亦用于无形之痰；南沙参配灵磁石，为清降之法，用于肾气不纳，肝气横逆，上犯于肺之证；南沙参配郁金，为清化之法，用于肺金虚不能制肝木，肝气犯胃，食滞中焦之证；南沙参配首乌藤，为清养之法，用于肝血虚少，肝阳浮越窜络所致痛证；南沙参配桑寄生，为清补之法，用于冲任不固，虚热内扰之证。

北沙参

- **基原**——伞形科植物珊瑚菜的干燥根。
- **释名**——因其生于海岸沙地、沙滩，或栽培于肥沃疏松的沙质土壤，故称沙参，《本经逢原》言："沙参有南北二种，北者质坚性寒，南者体虚力微。"
- **产地**——主产于山东、河北、辽宁。
- **采制**——夏、秋二季采挖，除去须根，洗净，稍晾，置沸水中烫后，除去外皮，干燥，或洗净直接干燥。切段，生用。
- **性状**——呈细长圆柱形，偶有分枝。表面淡黄白色，略粗糙，偶有残存外皮，不去外皮的表面黄棕色。全体有细纵皱纹和纵沟，并有棕黄色点状细根痕；顶端常留有黄棕色根茎残基；上端稍细，中部略粗，下部渐细。质脆，易折断，断面皮部浅黄白色，木部黄色。气特异，味微甘。以根条粗细均匀、质地坚实、去净栓皮、色黄白者为佳。
- **药性**——甘、微苦，微寒。归肺、胃经。
- **功效**——养阴清肺，益胃生津。
- **应用**
  - 肺热燥咳，阴虚劳嗽痰血：本品甘润微苦微寒，能补肺阴，兼能清肺热，宜用于阴虚肺燥有热之干咳少痰、久咳劳嗽或咽干音哑等症。
  - 胃阴不足，热病津伤，咽干口渴：本品甘寒能养胃阴，苦寒能清胃热，常与石斛、玉竹、乌梅等养阴生津之品同用。
- **用法用量**——煎服，5～12g。
- **注意事项**——不宜与藜芦同用。
- **用药鉴别**
  - 北沙参：①伞形科珊瑚菜的干燥根；②长于滋阴，力强；③肺胃阴虚有热者多用。
  - 南沙参：①桔梗科植物轮叶沙参等的干燥根，多有野生；②兼补气、祛痰作用；③适用于气阴两伤及燥痰；④"鲜沙参"即新鲜南沙参，清热生津力较强。
  - 共同点：均具养肺胃阴、清肺胃热之功，同治肺热燥咳、津伤口渴。
- **现代药理**——免疫调节、降糖、抗肝损伤、抗菌、抗病毒、镇静、镇痛、抗癌、抗突变。
- **古籍摘要**
  - 《本草从新》——专补肺阴，清肺火，治久咳肺痿。
  - 《药性切用》——甘淡性凉，补虚退热，益五脏之阴，肺虚劳热者，最宜之。伤寒、温疫、肺虚挟热亦可暂用。
  - 《得配本草》——补阴以制阳，清金以滋水。治久咳肺痿，皮热瘙痒，惊烦，嘈杂，多眠，疝痛，长肌肉，消痈肿。
- **名家经验**
  - 金世元：南北沙参虽均有养阴清热作用，但南沙参偏于养肺阴，长于治肺热阴虚所致的燥咳、痰少、痰黏；北沙参滋阴效力较强，偏于养胃阴，长于治热病伤津引起的口渴、口干舌燥等症，并有滋肾养肝作用。
  - 刘兰芳：北沙参与南沙参均有清热生津，补充肺、胃阴津作用。南沙参力较薄。一般认为，南沙参祛痰作用较好；北沙参养阴滋润性强；鲜者清热生津之功则强。
  - 王自立：北沙参主治阴虚燥咳，胃痞，咽痛，小儿畏食，舌红少苔之指征者，阴虚阳亢必须用该药；肺寒用人参，肺热用沙参；凡久病阴虚津亏者，均可用北沙参。但湿邪壅盛者，不宜应用，如误用则会头重如裹、疲乏无力、纳差等。
  - 张伟：北沙参应用剂量文献显示汤剂常用剂量为10～30g。根据疾病确定最佳用量，如慢性咽炎10g；胃痛、胃炎10～15g；肺系疾病（咳嗽、间质性肺疾病、支气管扩张病等）7.5～50g；消化系统疾病（便秘、肝炎等）、内分泌疾病（甲状腺功能亢进症、甲状腺癌）、传染病（霍乱），用量多为10～40g；皮肤病（湿疹、斑秃）、妇科疾病（产后恶露不尽），用量为15～40g；免疫系统疾病（银屑病）用量为65g；瘟疫重症用量为100g（浓煎顿服，仅服1剂，未说明配伍注意事项）。

百合

基原——百合科植物卷丹、百合或细叶百合的干燥肉质鳞叶。

释名——《本草纲目》："百合之根，以众瓣合成也。或云专治百合病故名，亦通。"因形状或功用而得名。

产地——主产于湖南、湖北、江苏、浙江、安徽。

采制——秋季采挖。洗净，剥取鳞叶，置沸水中略烫，干燥。生用或蜜炙用。

性状——呈长椭圆形，表面黄白色至淡棕黄色，有的微带紫色，有数条纵向平行的白色维管束。顶端稍尖，基部较宽，边缘薄，微波状，略向内弯曲。质硬而脆，断面较平坦，角质样。气微，味微苦。以鳞瓣均匀肉厚、筋少、质坚、色白、味微苦者为佳。

药性——甘，微寒。归肺、心经。

功效——养阴润肺，清心安神。

应用
- 阴虚燥咳，劳嗽咯血：本品微寒，作用平和，能补肺阴，兼能清肺热，有养阴清肺、润燥止咳之效。
- 虚烦惊悸，失眠多梦，精神恍惚：本品入心经，能养阴清心、宁心安神。

用法用量——煎服，6～12g。清心安神宜生用，润肺止咳宜蜜炙用。

鉴别用药
- 百合（补阴药）：①性微寒，又入心经；②善于养阴润肺而止咳，治肺虚久咳、燥咳及劳嗽咯血；③兼可清心安神，治虚烦不眠，惊悸不安。
- 百部（化痰止咳平喘药）：①味苦性平不偏，专走肺经，治咳嗽无问新久、寒热均宜，尤善治肺痨咳嗽及百日咳；②能杀虫灭虱，可治蛲虫、蛔虫等肠道寄生虫，以及阴道滴虫、头虱、体虱、疥癣等。
- 共同点：均味甘入肺而能润肺止咳，善治肺热燥咳、阴虚劳嗽。

现代药理——镇咳、祛痰、镇静、抗缺氧、抗疲劳、抗氧化、增强免疫、降糖、抗菌。

古籍摘要
- 《日华子本草》——安心，定胆，益志，养五脏，治癫邪，啼泣，狂叫，惊悸，杀蛊毒气，协乳痈发背及诸疮肿，并治产后血狂运。
- 《本草征要》——行住坐卧不定，如有神灵，谓之百合病。以百合治之，是亦清心安神之效。
- 《景岳全书》——味微甘淡，气平功缓。以其甘缓，故能补益气血，润肺除嗽，定魄安心，逐惊止悸，缓时疫咳逆，解乳痈喉痹，兼治痈疽，亦解蛊毒，润大小便，消气逆浮肿。仲景用之以治百合证者，盖欲藉其平缓不峻，以收失散之缓功耳。虚劳之嗽，用之颇宜。

名家经验
- 黄英儒：百合为清肺养阴药物。多用于阴虚发热、咯血等症，对于热病之余热未清，有烦热不安、精神恍惚者可用百合来宁心安神，清利二便而除烦热；也可配伍乌药、丹参、香附子、高良姜，用于治疗难愈的胃病。
- 刘永年：百合味甘淡性寒，能滋阴清热。使用本药的关键在于有阴虚内热者，且对心肺肾三经尤佳。素体阳虚或寒湿偏盛者，皆非所宜。本品用量宜大，可作食疗。使用百合后出现脘腹痞胀，可酌加运脾行气之味矫之。
- 施今墨：百合宁心安神、润肺止咳，知母清热泻火、滋阴润燥。百合甘寒清润而不腻，知母甘寒降火而不燥。百合偏于补，知母偏于泻。二药伍用，一润一清，一补一泻，共奏润肺清热、宁心安神之效。主治，阴虚或温热病后余热未清，以致头昏、心烦不安、失眠等症；情志不遂，以致精神恍惚、不能自制等症；百合病。
- 李凯：通过搜集古医籍及现代医家临床经验，总结出百合临床用量为内服5.55～60g，外用可达65g。根据疾病、证型、症状，确定百合最佳用量。养阴清肺、润燥止咳，治疗久嗽、耳鼻喉急慢性炎症等，剂量范围为5.55～30g；养阴清心、宁心安神，治疗百合病、克山病、不寐、胃脘痛、小儿癫痫等，剂量范围为内服10～60g。根据疾病、证型、症状，确定最佳配伍方案，如养阴清肺、润燥止咳，可配伍款冬花、百部、麦冬、生地黄、玄参等；养阴清心、宁心安神，可配伍知母、滑石、代赭石、鸡子黄、生地黄等。

麦冬

- **基原**——百合科植物麦冬的干燥块根。
- **释名**——《本草纲目》："麦须曰虋，此草根似麦而有须，其叶如韭，凌冬不凋，故谓之麦虋冬，及有诸韭、忍冬诸名。俗作门冬，便于字也。"
- **产地**——主产于四川、浙江。
- **采制**——夏季采挖，洗净，反复曝晒、堆置，至七八成干，除去须根，干燥。生用。
- **性状**——为轧扁的纺锤形块片，表面淡黄色或灰黄色，有细纵纹。质柔韧，断面黄白色，半透明，中柱细小。气微香，味甘、微苦。以肥大、淡黄白色、半透明、嚼之有黏性者为佳。
- **药性**——甘、微苦，微寒。归胃、肺、心经。
- **功效**——养阴润肺，益胃生津，清心除烦。
- **应用**
  - 肺阴虚证：本品甘寒养阴，入肺经，善于养肺阴，清肺热，适用于阴虚肺燥有热之鼻燥咽干、干咳痰少、咯血、咽痛音哑等症。
  - 胃阴虚证：本品味甘柔润，性偏苦寒，入胃经，长于益胃生津清热，常用于胃阴虚有热之舌干口渴、胃脘疼痛、呕吐、大便干结等症。
  - 心阴虚证：本品归心经，能养心阴、清心热，并略具除烦安神作用。
- **用法用量**——煎服，6～12g。清养肺胃之阴多去心用，滋阴清心大多连心用。
- **注意事项**——脾胃虚寒、食少便溏，以及外感风寒、痰湿咳嗽者忌服。
- **鉴别用药**
  - 天冬：①苦、寒，清火润燥、滋阴之力较强，但滋腻性较大；②入肾经，又能滋肾阴、清降虚火，治阴虚火旺之证。
  - 麦冬：①微寒，微苦，滋阴润燥、清热生津之力较弱，滋腻性小；②入心胃经，又能滋养胃阴、清心除烦，治疗胃阴虚，或心阴虚有热的心烦不眠。
  - 共同点：①均味甘、苦，性寒，归肺经，均可滋阴清肺、润燥生津；②适用于阴伤口渴、劳嗽燥咳、肠燥便秘。
- **现代药理**——增强免疫功能、抗癌、抗缺氧、增强垂体-肾上腺皮质系统功能、抗心律失常、强心、降糖、抗炎、镇静、催眠、抗凝血。
- **古籍摘要**
  - 《神农本草经》——味甘，平。主心腹结气，伤中，伤饱，胃络脉绝，羸瘦，短气。
  - 《本草乘雅半偈》——麦门冬，叶色常青，根须内劲外柔，连缀贯根上，凌冬不死，随地即生。以白色可入肺，甘平可入脾，多脉理可入心，凌冬可入肾，长生可入肝，虽入五藏，以心为主，心之肾药也。
- **名家经验**
  - 王超：麦冬等养心阴药常与人参等补益心气药合用为方，以治冠心病的气阴两虚证型。但组方时应该注意，①治疗气阴两虚证之初，一般多以人参等补益心气药为主，辅以麦冬等养心阴药，但若病程日久，气损及阴，疾病以阴虚为主，滋补要大于温养，组方时麦冬等甘寒静补之药要重用人参等甘温动补之品；②养心阴药性多滋腻，如果治疗冠心病气阴两虚证型使用了大队的养心阴药物，应在处方中少佐以丹参等活血化瘀之品，补中寓行，以防麦冬等养心阴药物的滋腻之弊。
  - 黄英儒：麦冬、生地黄、沙参与玉竹四种药物都是养阴、生津、止渴的常用药物。沙参与麦冬以养肺养胃为主，沙参又可以祛痰益气，麦冬可以清心，玉竹主要用于养胃阴，生地黄凉血、滋益肾阴。生地黄、麦冬还长于治疗虚热。
  - 仝小林：慢性咽喉炎是临床常见上呼吸道慢性炎症，呼吸道黏膜喜润恶燥，易感受各种热邪，郁热上壅，结于咽喉，破坏咽喉黏膜，则转为慢性咽喉炎，治疗可选用冬凌草、滁菊花、麦冬三味中药制成代茶饮，频服缓治。方中冬凌草甘苦微寒，善消咽喉肿痛，常用剂量为3～6g；滁菊花清轻疏透，能发上焦郁火，散上焦郁热，常用3～6g；麦冬润肺养阴生津，清热利咽，常用9～15g。
  - 曾培杰：麦冬、天冬都能滋阴清热，润心肝肺肾，只是程度有所不同，麦冬清火滋润之力更平和，天冬滋阴清热之力相对更强。所以阴虚火盛重的用天冬，轻的用麦冬，甚至可以连用，称为二冬。

石斛

基原——兰科植物金钗石斛、霍山石斛、鼓槌石斛或流苏石斛的栽培品及其同属植物近似种的新鲜或干燥茎。

释名——因其形态都是下粗上细，形似斛状，又因其“丛生石上”，故名石斛。

产地——主产于四川、贵州、云南、湖北。

采制——霍山石斛11月至翌年3月采收，除去叶、根须及泥沙等杂质，洗净，鲜用，或加热除去叶鞘制成干条；或边加热边扭成螺旋状或弹簧状，干燥，称霍山石斛枫斗，习称“铁皮枫斗”“耳环石斛”；或切成段，干燥或低温烘干，习称“铁皮石斛”。

性状——为扁圆柱形或圆柱形的段。表面金黄色、绿黄色或棕黄色，有光泽，有深纵沟或纵棱，有的可见棕褐色的节。切面黄白色至黄褐色，有多数散在的筋脉点。气微，味淡或微苦，嚼之有黏性。以色金黄、有光泽、质柔韧者为佳。

药性——甘，微寒，归胃、肾经。

功效——益胃生津，滋阴清热。

应用
- 热病津伤，口干烦渴，胃阴不足，食少干呕，病后虚热不退：本品甘而微寒，入胃经，长于滋养胃阴、生津止渴，兼能清胃热。
- 肾阴亏虚，目暗不明，筋骨痿软，阴虚火旺，骨蒸劳热：本品又能滋肾阴，兼能降虚火，适用于肾阴亏虚之目暗不明、筋骨痿软及阴虚火旺、骨蒸劳热等证。

用法用量——煎服，6～12g。鲜用，15～30g。入汤剂宜先下、久煎。

注意事项——能敛邪，能助湿，故温热病早期阴未伤者、湿温病未化燥者、脾胃虚寒者均禁服。

现代药理——促消化、调节胃肠功能、抗白内障、抗氧化、增强免疫功能、抗肿瘤、降低血液黏度、抗血栓、降糖。

古籍摘要
- 《神农本草经》——主伤中，除痹，下气，补五脏虚劳羸瘦，强阴，久服厚肠胃，轻身延年。
- 《名医别录》——主益精，补内绝不足，平胃气，长肌肉，逐皮肤邪热痱气，脚膝疼冷痹弱。
- 《玉楸药解》——降冲泻湿，壮骨强筋。石斛下气通关，泻湿逐痹，温肾壮阳，暖腰健膝，治发热自汗，排痈疽脓血，疗阴囊湿痒，通小便淋漓。

名家经验
- 刘兰芳：铁皮石斛滋阴生津除热之力最佳；金钗石斛作用则较弱；霍山石斛适用于虚人、老人津液不足，不宜大寒者；耳环石斛生津而不寒凉，可以代茶饮。
- 朱良春：痹证久延，肝肾阴伤，呈现筋脉拘挛作痛，形体消瘦，或午后低热，舌红少苔，脉细数者，常以石斛配何首乌、白芍、地黄、鸡血藤滋养肝肾阴液，钩藤、天麻、豨莶草、秦艽、桑寄生、木瓜祛风通络，桃仁、红花活血定痛，有较好的效果。其中石斛的用量一般在15～30g之间，少则效差。
- 齐强：每遇多语、高歌、大声呼号而致声音嘶哑，或戏剧歌手要求护嗓而索方者，一般贯以金银花、胖大海、麦冬为方以递之。但不知石斛确有清音出声之殊效，戏剧大师梅兰芳先生，护嗓妙法之一，就是常饮金钗石斛水。凡遇职业性声音嘶哑者，常以金钗石斛1～2g、玉蝴蝶2只（2片），煎水代茶饮之，每收良效。
- 吴圣贤：石斛有很好的明目作用，也是它的独特功效。石斛夜光丸对于老年眼花、白内障，特别是眼底的一些疾病，比如糖尿病视网膜病变、眼底出血后的视力恢复，有很好的治疗作用。
- 赵琦：石斛作为滋阴的代表药，其临床应用广泛，查阅分析资料得出其症靶为消渴、目暗不明和筋骨痿软；标靶为糖尿病、慢性萎缩性胃炎。从现代药理研究看，石斛及其化学成分具有调节免疫、抗炎、降糖、抗肿瘤、保护肝肾功能等作用。毒性研究表明本品无毒，安全性高，但根据其特性，脾胃虚寒者应慎用，温热病不宜早用，湿温热尚未化燥伤津者忌服。本品临床常用剂量为6～30g。

玉竹

- **基原**——百合科植物玉竹的干燥根茎。
- **释名**——又名“葳蕤”。因其“色白如玉，根节如竹也”（《医学真传》），故名玉竹。
- **产地**——主产于湖南、河南、江苏、浙江。
- **采制**——秋季采挖，除去须根，洗净。晒至柔软后，反复揉搓、晾晒至无硬心，晒干；或蒸透后，揉至半透明，晒干，切厚片或段。生用。
- **性状**——为不规则厚片或段。外表皮黄白色至淡黄棕色，半透明，有时可见环节。切面角质样或显颗粒性。气微，味甘，嚼之发黏。以条长、肉肥、色黄白、光泽柔润者为佳。
- **药性**——甘，微寒。归肺、胃经。
- **功效**——养阴润燥，生津止渴。
- **应用**
  - 肺阴不足，燥热咳嗽：本品甘润能养肺阴，微寒能清肺热，常配伍沙参、麦冬、桑叶等。
  - 胃阴不足，咽干口渴，内热消渴：本品又能养胃阴，清胃热，常与麦冬、沙参等益胃养阴之药配伍，或与石膏、知母、天花粉等清胃生津之药同用。
  - 阴虚外感：本品养阴而不滋腻恋邪，用于阴虚外感，常与白薇、薄荷、淡豆豉等配伍。
- **用法用量**——煎服，6～12g。
- **现代药理**——降糖、抗氧化、延缓衰老、增强免疫功能、抗结核、抗动脉粥样硬化、扩张血管、抗缺氧、类肾上腺皮质激素样作用。
- **古籍摘要**
  - 《神农本草经》——主治中风暴热，不能动摇，跌筋结肉，诸不足。久服，去面黑䵟，好颜色，润泽，轻身，不老。
  - 《日华子本草》——除烦闷，止渴，润心肺，补五劳七伤，虚损腰脚疼痛，天行热狂，服食无忌。
  - 《本草正义》——治肺胃燥热，津液枯涸，口渴嗌干等症，而胃火炽盛，燥渴消谷，多食易饥者，尤有捷效。
- **名家经验**
  - 陈枢燮：玉竹不仅能生津润肺，还可明目养心治虚烦，常用涵光明目汤治疗中老年视物昏花和不清（白内障、视神经萎缩、眼底黄斑部病变等）、头昏、腰膝酸软等。药用玉竹、南沙参、北沙参、天冬、麦冬、百合、熟地黄、山茱萸、女贞子、墨旱莲、龟板、腊梅花、谷精草、密蒙花、草决明、夏枯草。
  - 王超：玉竹可作为养阴主药而用于阴虚感冒证型。如症见身热，微恶风寒，无汗或微汗，头痛，头晕心烦，干咳少痰，或痰中带血丝，口渴咽干，手足心热，舌质红而干瘦，舌苔少或无苔，脉细数，可主用玉竹伍以沙参、玄参、生地黄、金银花、连翘、淡豆豉、白薇、桔梗、甘草诸药组方施治。
  - 黄英儒：玉竹为养阴润肺的药物，用于肺胃阴伤、津液损耗的疾病。功效与麦冬近似但治疗上则以上焦为主，故燥咳烦渴之病，最宜使用。即使在秋燥的表证未解，津液已伤，玉竹也可以加入处方中，并无不良反应。湿温的后期也可运用。当然脾虚气弱、虚寒不足已非玉竹的适应范围。
  - 黄和：临床大剂量应用玉竹治疗“三高”症，即高血糖、高血脂、高血压，切证配伍，疗效颇佳。现代药理研究显示，玉竹具有降血糖、降血脂、调节血压（大剂量降血压）作用，临床常见集此三高于一身者，用玉竹实乃一举而三得也，因其性缓，宜大剂久服。
  - 龚士澄：玉竹治风热，缘其柔润可以息风，究其质甘凉，并非能治外感风热之邪。凡风温邪炽于里及阴虚火炎，肺胃受病，津液枯涸，燥咳不已，口渴咽干之症，用之最宜。因玉竹善养肺与脾胃之阴，又不妨碍中土运化，故侧重于治疗内伤咳嗽。临床常用玉竹10g，麦冬10g，木蝴蝶7片，甘草5g，以沸水泡服，作饮料服。治疗温热病后期之干咳声嘶，肺结核咳嗽，及有烟酒嗜好之燥咳不止此药方简便可口，易被患者接受而生效。

黄精

基原——百合科植物滇黄精、黄精或多花黄精的干燥根茎。

释名——“黄”为五色之一，五行属土，居中，为中央正色；“精”乃精粹、精华之意。李时珍在《本草纲目》中指出黄精为服食要药，故《名医别录》将其列于草部之首，仙家以为芝草之类，以其得坤土之精粹，故谓之黄精。

产地——黄精（鸡头黄精）主产于河北、内蒙古、陕西；滇黄精（大黄精）主产于云南、贵州、广西；多花黄精（姜形黄精）主产于贵州、湖南、云南。

采制——春、秋二季采挖，除去须根，洗净，置沸水中略烫或蒸至透心，干燥，切厚片。生用，或照酒炖法、酒蒸法制用。

性状——为不规则的厚片，外表皮淡黄色至黄棕色。切面略呈角质样，淡黄色至黄棕色，可见多数淡黄色筋脉小点。质稍硬而韧。气微，味甜，嚼之有黏性。以块大、肥润、色黄、断面透明者为佳。

药性——甘，平，归脾、肺、肾经。

功效——补气养阴，健脾，润肺，益肾。

应用——
- 脾胃气虚，体倦乏力，胃阴不足，口干食少：本品既补脾气，又养脾阴。
- 肺虚燥咳，劳嗽咯血：本品甘平，能养肺阴，益肺气，还能益肾阴。
- 精血不足，腰膝酸软，须发早白，内热消渴：本品能补益肾精，延缓衰老，改善肝肾亏虚、精血不足所致的头晕、腰膝酸软、须发早白等早衰症状。

用法用量——煎服，9～15g。本品性质平和，作用缓慢，多作久服滋补之品，古为“服食”之品。

注意事项——本品性质黏腻，易助湿壅气，故脾虚湿阻、痰湿壅滞、气滞腹满者不宜使用。

现代药理——增强免疫功能、延缓衰老、抗动脉粥样硬化、降脂、降糖、抗辐射、抗菌、抗氧化。

古籍摘要——
- 《日华子本草》——补五劳七伤，助筋骨，止饥，耐寒暑，益脾胃，润心肺。
- 《本草备要》——补中益气，安五脏，益脾胃，润心肺，填精髓，助筋骨，除风湿，下三虫。以其得坤土之精粹，久服不饥。气满则不饥。……俗名山生姜，九蒸九晒用。仙家以为芝草之类，服之长生。
- 《玉楸药解》——补脾胃之精，润心肺之燥。黄精滋润醇浓，善补脾精，不生胃气，未能益燥，但可助湿。

名家经验——
- 顾克明：黄精主治病后体虚、胃热口渴。糖尿病，特别是糖尿病患者饥饿感明显者必定要使用黄精。湿重便溏者不宜使用，用后有纳呆饱胀等不适感。
- 石志超：黄精之养阴多于补气，临证见有纳差、倦怠、大便干稀不调、形体瘦弱、唇干舌燥、舌淡红、脉细者，均可选用。体用之说虽然也适用于脾脏，但脾的特性终究以升健为主，故而不可一味养阴，仍需与补气药并用，如党参、太子参、甘草、山药等。
- 朱良春：黄精气味平和，质地滋润，临床常用于肺、脾、肾之阴不足证，如脾虚疳积，肺痨咳嗽，津伤消渴等。其补气虽无参芪之力专，养阴无地黄之浑厚，黄精甘平之性，却濡养五脏，平淡调补，实乃治疗与保健功效双重之佳品。常用黄精、淮小麦、炙甘草、大枣、芍药等，缓急安脏，柔肝养心，治疗小儿多动症、神经官能症。
- 孟宪民：像虚人感冒这类临床常见疾病，多因卫气衰弱，腠理不密，稍有不慎即生感冒，临床症状不明显，治愈容易而不复发却很困难。遇到这种疾病时，起初常用参苏饮、桂枝汤等方加减，虽不难治愈，但不能防止复发。后试用黄精枸杞合剂加西河柳、紫草、紫苏叶、葛根为煎剂，愈后去紫苏叶连服数剂以巩固疗效，复发者很少见。由此可见，在温热病治疗过程中，护阴液与补肾固本法配合论治，实有相得益彰之妙。黄精配枸杞子确有补益精髓的作用。

枸杞子

- **基原**——茄科植物宁夏枸杞的干燥成熟果实。
- **释名**——《本草纲目》云："枸、杞二树名。此物棘如枸之刺，茎如杞之条，故兼名之。"其果实名枸杞子。又因其果实色红入药，故又名"红枸杞"。
- **产地**——主产于宁夏、甘肃、新疆。
- **采制**——夏、秋二季果实呈红色时采收，热风烘干，除去果梗，或晾至皮皱后，晒干，除去果梗。生用。
- **性状**——呈类纺锤形或椭圆形，表面红色或暗红色，顶端有小突起状的花柱痕，基部有白色的果梗痕。果皮柔韧，皱缩；果肉肉质，柔润。气微，微甜。以粒大、色红、肉厚、质柔润、籽少、味甜者为佳。
- **药性**——甘，平，归肝、肾经。
- **功效**——滋补肝肾，益精明目。
- **应用**——肝肾阴虚，精血不足，腰膝酸痛，眩晕耳鸣，阳痿遗精，内热消渴，血虚萎黄，目昏不明：本品甘平，入肝肾经，长于滋肾精、补肝血，为平补肾精肝血之品。
- **用法用量**——煎服，6～12g。枸杞根皮入药，称为地骨皮（清虚热药）。
- **现代药理**——增强免疫功能、抗氧化、延缓衰老、降脂、降糖、抗肿瘤、抗诱变、抗辐射、降压、抑菌。
- **古籍摘要**
  - 《神农本草经》——主五内邪气，热中，消渴，周痹。久服坚筋骨，轻身，不老。
  - 《名医别录》——根大寒，子微寒，无毒。主治风湿，下胸胁气，客热头痛，补内伤，大劳、嘘吸，坚骨，强阴，利大小肠。久服耐寒暑。
  - 《本草纲目》——盖其苗乃天精，苦甘而凉，上焦心肺客热者宜之。根乃地骨，甘淡而寒，下焦肝肾虚热者宜之。此皆三焦气分之药，所谓热淫于内，泻以甘寒也。至于子则甘平而润，性滋而补，不能退热，只能补肾润肺，生精益气。此乃平补之药，所谓精不足者，补之以味也。分而用之，则各有所主。
- **名家经验**
  - 张锡纯：味甘多液，性微凉。为滋补肝肾最良之药，其善明目、退虚热、壮筋骨、除腰疼，久服有益，此皆滋补肝肾之功也。乃因古有隔家千里，勿食枸杞之谚，遂疑其能助阳道，性或偏于温热。而愚则谓其性决不热，且确有退热之功效，此从细心体验而得，原非凭空拟议也。
  - 焦树德：常用枸杞子配伍鹿角胶、菟丝子滋补肝肾，治疗肝肾不足而致的腰膝无力、阳痿不举等，用量多为6～9g；配伍天冬、麦冬等滋阴之品生津止渴，可用于消渴气阴两伤证，若属热盛伤津可配生地黄、知母等清热生津之品，常用剂量为10g，如口渴甚者可加至15g；配伍五味子补肾阴、敛肝气，治疗肝肾不足虚火上炎证，用量为3～9g。
  - 朱良春：对溃疡病及慢性萎缩性胃炎而见口干、苔少舌红，脉弦细者，均加重枸杞子之用量，恒收佳效。有时单用本品，每次10g，嚼服或烘干研末吞服，1日2次，餐前服，对萎缩性胃炎亦有佳效。
  - 黄煌：枸杞子有改善体质的功效，合炙甘草汤可增强滋阴之力，治疗消瘦乏力、精神萎靡者，枸杞子用量为12～15g；配合薯蓣丸对肿瘤放、化疗后恢复正气有疗效，用量为10g左右；此外，枸杞子配山药气阴双补，治疗兼有气阴不足者，常用剂量为10g左右。
  - 张海峰：对于慢性肝炎、脂肪肝、迁延性肝炎转氨酶长期不正常者，按中医辨证选方外，常重用枸杞子而收良效。特别是属于阴虚口干燥的，以一贯煎为主，重用枸杞子30～60g，也可以单独嚼服枸杞子，痊愈率达九成以上。
  - 曾培杰：枸杞子又名明目子，对于老年人眼花、眼底出血、白内障、视物疲劳、眼干眼涩，甚至糖尿病视网膜病变，都有良好的保健预防作用。枸杞子配伍菊花跟白蒺藜泡茶喝，治疗眼干眼花效果更佳。此外，枸杞子补肾填精，配伍覆盆子、菟丝子、五味子、车前子组成五子衍宗丸，顾名思义，就是用五种子类药来补充人体精子卵子，以子通子，助人传宗接代。

墨旱莲

基原——菊科植物鳢肠的干燥地上部分。

释名——本品药用植物的地上部分，“此草柔茎，断之有墨汁出”，又因其“细实颇如莲房状，故得莲名”（《本草纲目》）。因形状、颜色而得名。

产地——主产于江苏、浙江、江西、湖北、广东。

采制——花开时采割，晒干，切段。生用。

性状——呈不规则的段。茎圆柱形，表面绿褐色或墨绿色，具纵棱，有白毛，切面中空或有白色髓。叶多皱缩或破碎，墨绿色，密生白毛，展平后，可见边缘全缘或具浅锯齿。头状花序。气微，味微咸。以色绿、无杂质者为佳。

药性——甘、酸，寒，归肝、肾经。

功效——滋补肝肾，凉血止血。

应用

- 肝肾阴虚，牙齿松动，须发早白，眩晕耳鸣，腰膝酸软：本品甘寒，入肝肾经，能补肝肾之阴，固齿乌须发。
- 阴虚血热吐血、衄血、尿血、血痢、崩漏下血，外伤出血：本品长于补益肝肾之阴，又能凉血止血，可单用或与生地黄、阿胶等滋阴凉血止血之品同用。

用法用量——煎服，6～12g。外用适量。

注意事项——脾肾虚寒者忌服。

现代药理——促进凝血、增强免疫功能、抗氧化、保肝、增加冠状动脉流量、抗炎、镇痛、促进毛发生长、乌发、止血、抗菌、抗阿米巴原虫、抗癌。

古籍摘要

- 《本草正义》——入肾补阴而生长毛发，又能入血，为凉血止血之品。
- 《本草从新》——甘酸而寒。汁黑补肾，黑发乌须，赤痢变粪，止血，固齿，功善益血凉血。纯阴之质，不益脾胃。

名家经验

- 王庆国：墨旱莲用于乌须发，古籍中记载颇多，《新修本草》首先记载其汁“涂发眉，生速而繁”，即长得又快又密，《本草纲目》则言其“乌髭发，益肾阴”，可见古人对其生发乌发之功是肯定的。缪希雍则认为，乌须发作用的最佳药物首推墨旱莲，此说见解独到。虽然古人记载制何首乌治疗白发效佳，但根据临床应用经验，其疗效并不显著，而七宝美髯丹以何首乌为主，效果一般，况且现在何首乌对某些人群还存在肝毒性的问题。因此，治疗脱发、白发、发稀、发弱者，当重视墨旱莲。应用本品配合神应养真丹治疗此类病证，效果较何首乌更为满意。
- 曾培杰：墨旱莲能凉血止血，所以鼻衄但见血热者，用之效果佳。《福建民间草药》记载，用新鲜墨旱莲一把，洗干净后搅汁，饭后炖热服，每日两次，治鼻衄效果佳。如果再加白茅根，那降血热、止血出就更“厉害”。体虚者将其加到肉汤里煎煲，也是取它补虚降气之意。
- 李建民：焦树德先生早年治疗一例慢性肝炎患者，阴虚体质，症见乏力、肢体困重、肝区隐痛、尿黄、舌苔微黄腻，给予补气、解毒、清利湿热药，效果不甚明显，10日后，又出现咽干，腰膝酸软，乏力依旧，此为利湿伤阴之象，因生地黄、麦冬之类对肝病属湿者实为不利，遂加墨旱莲50g一味，想不到用药第2日，症状明显减轻，第3日，症状消失，可见此药的用与不用差别显著。
- 朱良春：墨旱莲临床应用较为广泛，凡肝肾不足、阴虚血热之病证均可使用，如慢性肝炎、脂肪肝、神经衰弱、月经量多等病，见肝肾精血亏虚而致血热者用之多效。此药还善治过敏性疾病，如治疗过敏性皮炎、过敏性鼻炎等，在临证方中加入大剂量墨旱莲或用单味60g以上煎服，每获佳效。对婴幼儿湿疹患者，可用单味药或加入黄柏、地肤子、苦参等煎汁外洗局部，每日数次，有燥湿止痒之功。
- 李孔定：治疗鼻衄用墨旱莲100g，白茅根100g，半肥瘦猪肉200g。三味合方，文火煎煮1～2小时，喝汤吃肉。墨旱莲滋阴凉血止血；白茅根清热凉血止血；猪肉滋阴益气。诸药合用，共奏养阴清热、凉血止血之功。该方性味平和，虚实皆可使用，对反复鼻衄者，血止后续服3～5剂，以巩固疗效。

女贞子

- **基原**——木犀科植物女贞的干燥成熟果实。
- **释名**——《本草纲目》："此木凌冬青翠，有贞守之操，故以女贞状之。"本品药用其果实，故名女贞子。
- **产地**——主产于浙江、江苏、湖北、湖南、江西。
- **采制**——冬季果实成熟时采收，除去枝叶，稍蒸或置沸水中略烫后，干燥；或直接干燥。生用，或照酒炖法、酒蒸法制用。
- **性状**——呈卵形、椭圆形或肾形。表面黑紫色或灰黑色，皱缩不平，常附有白色粉霜，油性。气微，味甘、微苦涩。以粒大、饱满、色紫黑、质坚实者为佳。
- **药性**——甘、苦，凉。归肝、肾经。
- **功效**——滋补肝肾，乌须明目。
- **应用**
  - 肝肾阴虚所致的眩晕耳鸣，腰膝酸软，须发早白，目暗不明，内热消渴，骨蒸潮热：常与墨旱莲配伍。
  - 阴虚有热，目微红羞明，眼珠作痛者：宜与生地黄、石决明、谷精草等滋阴清肝明目之品同用。
  - 肾阴亏虚，内热消渴者：宜与生地黄、天冬、山药等滋阴补肾清热之品同用。
  - 阴虚内热之潮热心烦者：宜与生地黄、知母、地骨皮等养阴、清虚热之品同用。
- **用法用量**——煎服，6～12g。酒制后增强补肝肾作用。
- **现代药理**——降糖、降脂、抗血小板聚集、抗血栓、保肝、调节免疫功能、抗菌。
- **古籍摘要**
  - 《神农本草经》——主补中，安五脏，养精神，除百疾。久服肥健，轻身、不老。
  - 《雷公炮制药性解》——味甘苦，性平无毒，入心肝二经。主安五脏，养精神，补阴分，益中气，黑须发，强筋力，去风湿，除百病，久服可延年。冬采，取布袋洗净衣皮，酒浸一宿，晒干用。
  - 《本草备要》——益肝肾，安五脏，强腰膝，明耳目，乌髭发，补风虚，除百病。
- **名家经验**
  - 施今墨：女贞子甘苦而凉，重在补益肝肾，更有增强免疫之优势；苦参苦寒，气降不升，长于清热燥湿，有免疫抑制之弊。两药伍用，一燥一润，一抑一促，以苦参之燥制女贞子之润，又以女贞子之润制苦参之燥，二药合用，燥中寓润，润燥兼备，互制其短，而展其长，共奏升高白细胞抗癌之效。主治各种癌症，放疗、化疗过程中有骨髓抑制和免疫抑制毒副反应诸证。
  - 焦树德：二至丸就是用冬至时采集的女贞子，配上夏至时采集的墨旱莲，两味药既能养阴清热，又可以补益肝肾。有利于慢性肝炎、肝阴不足者改善肝功能，消除症状。用二至丸配合枸杞子，制成丸剂，治疗各类身体虚弱、慢性虚损之证有效，比如慢性肝炎，属于肝阴不足的，坚持服药数月，可消除症状，改善肝功能，还可以治疗老花眼、视力衰退、老年性中心视网膜炎、早起白内障。
  - 汪庆安：女贞子、墨旱莲、淫羊藿、菟丝子，前二药养阴，后二药助阳，合用能调阴阳。根据患者的阴阳偏盛偏衰，调整双方剂量，阴虚重用养阴，阳虚重用助阳。是治疗阴阳失调（内分泌紊乱）的主要手段之一，乳腺增生也与阴阳失调（内分泌紊乱）密切相关。
  - 仝小林：蛋白尿是慢性肾病的典型症状，同时也是加重肾损伤的诱因。肾病蛋白尿多属本虚标实。邪伏肾络或肾气本虚是主要病因，邪气阻滞肾络，肾中气血滞涩不通，或年老久病、体质虚弱等所致肾气不足，致肾气不能行固涩之功，导致精微不固而漏下蛋白。菟丝子温补肾阳，女贞子滋肝肾之阴，合用则平补肾之阴阳，使肾气化生有源。此外，二药又均有固涩肾精之功，再合金樱子则固涩肾精之力倍增，为治疗肾病蛋白尿的要药。常用剂量菟丝子、女贞子为9～15g，金樱子为9～30g。如见水肿，可加茯苓、泽泻利水消肿；如合并低蛋白血症，则再加淫羊藿、巴戟天补阳益气、如合并肾性贫血，则加当归、红参补气生血。
  - 李晨光：蛇床子、女贞子是治疗骨质疏松症的一个核心药对，一般蛇床子、女贞子的常规临床应用剂量是12g。偏阴虚者，可配伍枸杞子、山茱萸、熟地黄等补肝肾、益精血；阴虚甚者，酌情加鹿角胶、龟甲各6g以峻补精血；偏阳虚者，取右归丸方义，加补骨脂、淫羊藿等药，温肾阳，壮筋骨。

龟甲

基原 —— 龟科动物乌龟的腹甲及背甲。

产地 —— 主产于湖北、湖南、江苏、浙江、安徽。

采制 —— 全年均可捕捉，以秋、冬二季为多，捕捉后杀死，或用沸水烫死，剥取背甲和腹甲，除去残肉，晒干。生用，或以砂烫后醋淬用，用时捣碎。

性状 —— 呈不规则的块状。背甲盾片略呈拱状隆起，腹甲盾片呈平板状，大小不一。表面黄色或棕褐色，有的可见深棕褐色斑点，有不规则纹理。内表面棕黄色或棕褐色，边缘有的呈锯齿状。断面不平整，有的有蜂窝状小孔。质松脆。气微腥，味微咸，微有醋香气。以块大、完整、无残肉者为佳。

药性 —— 咸、甘，微寒。归肝、肾、心经。

功效 —— 滋阴潜阳，益肾强骨，养血补心，固经止崩。

应用

- 阴虚潮热，阴虚阳亢，虚风内动：本品味咸、甘，性微寒，能滋阴潜阳，多用于肝肾阴虚引起的诸症。
- 肾虚筋骨痿软：本品长于滋肾养肝，强筋健骨，多用于肾虚之筋骨不健、腰膝酸软、小儿囟门不合、行迟、齿迟诸症。
- 血虚惊悸，失眠健忘：本品归心肾经，能养血补心，安神定志，常与石菖蒲、远志、龙骨等同用。
- 阴虚血热，崩漏经多：本品性寒，归肝肾经，故能固冲任、清热止血，常与生地黄、黄芩、地榆等同用。

用法用量

- 煎服，9～24g，先煎。砂烫醋淬更容易煎出有效成分，并除去腥气。
- 龟甲胶为龟甲水煎、浓缩制成的固体胶。善于滋阴、养血、止血，药力较强。3～9g，烊化兑服。

鉴别用药

- 龟甲：①入心经，滋阴力强，又善益肾健骨，养血补心，固经止血，故阴虚阳亢多用；②又治肾虚腰脚痿软、筋骨不健、囟门不合、心虚惊悸、失眠健忘，以及阴虚血热、冲任不固之崩漏、月经过多。
- 鳖甲：①清热力强，尤善软坚散结；②对阴虚内热证，滋养之力不及龟甲，但长于退虚热、除骨蒸，临床尤为多用；③又治癥瘕积聚、久疟疟母、肝脾肿大及闭经。
- 共同点：均味咸性寒，归肝、肾经，皆能滋阴潜阳清热，可治阴虚发热、骨蒸潮热、阴虚阳亢之头晕目眩及虚风内动等。

注意事项 —— 脾胃虚寒者忌服，孕妇慎用。

现代药理 —— 降低甲状腺及肾上腺皮质功能、促性腺发育、兴奋子宫、抗骨质疏松、增强免疫功能、抗凝血、扩张冠状动脉、抗缺氧、解热、镇静。

古籍摘要

- 《神农本草经》——主漏下赤白。破癥瘕，痎疟，五痔，阴蚀，湿痹，四肢重弱，小儿囟不合。
- 《本草纲目》—— 龟首常藏向腹，能通任脉，故取其甲以补心、补肾、补血，皆以养阴也。
- 《玉楸药解》—— 味咸，性寒，入足少阴肾、足厥阴肝经。泻火滋阴，寒胃滑肠。烧研，敷、饮，治诸痈肿疡甚灵。

名家经验

- 施今墨：龟甲滋阴潜阳，益肾健骨；鳖甲滋阴潜阳，养阴清热，散结消痞。龟甲是乌龟的背甲及腹甲，鳖甲为鳖的背甲。龟甲滋阴力强，鳖甲退热力胜。龟甲通心入肾以滋阴，鳖甲走肝益肾以除热。二药伍用，相互促进，阴阳相合，任、督之脉并举，滋阴清热退烧，育阴息风止痉力彰。
- 曾培杰：龟甲主四肢痿弱、小儿囟门不合之类虚损疾病。而鳖甲却擅长治心腹癥瘕坚积，去瘤癖息肉等积聚之疾。所以古代名方龟鹿二仙胶，用来补血养心、健筋骨，治疗失眠健忘腰膝痛，而鳖甲煎丸，却能够软坚散结，治疗癥瘕积聚。此外，龟甲、鳖甲都能滋养肝肾，能让虚火上亢者骨蒸劳热、盗汗遗精，甚至眩晕头痛减轻，但龟甲擅长滋阴固肾，鳖甲善于退虚热。

第十八章　收涩药

第一节　敛肺涩肠药

五味子

- **基原**——木兰科植物五味子的干燥成熟果实。
- **释名**——本品药用其成熟果实，《新修本草》曰：“皮肉甘酸，核中辛苦，都有咸味，此则五味具也。”故得名。实则五味俱全，以酸独胜。
- **产地**——主产于东北。
- **采制**——秋季果实成熟时采摘，晒干或醋蒸后晒干，除去果梗和杂质。生用，或照醋蒸法蒸至黑色，干燥后用，用时捣碎。
- **性状**——呈不规则的球形或扁球形，表面皱缩，北五味子较大（常用），南五味子较小。果肉气微，味酸；种子破碎后有香气，味辛、微苦。以粒大、色红、肉厚、有光泽、显油润者为佳。
- **药性**——酸、甘，温。归肺、心、肾经。
- **功效**——收敛固涩，益气生津，补肾宁心。
- **应用**
  - 久咳虚喘：本品味酸性收敛，甘温而润，能上敛肺气，下滋肾阴，为治疗久咳虚喘之要药。
  - 遗精滑精，遗尿尿频：本品甘温而涩，入肾经，能补肾涩精止遗，为治肾虚精关不固之遗精滑精及遗尿尿频之常用药。
  - 久泻不止：本品味酸涩性收敛，能涩肠止泻，可与补骨脂、肉豆蔻、吴茱萸同用。
  - 自汗，盗汗：本品味酸涩，能敛肺止汗，可与麻黄根、牡蛎等同用。
  - 津伤口渴，消渴：本品甘以益气，酸能生津，有益气生津止渴之效。
  - 心悸失眠：本品能补益心肾，宁心安神，治阴血亏损，心神失养，或心肾不交之心悸失眠。
- **用法用量**——煎服，3～6g。
- **注意事项**
  - 凡表邪未解，内有实热，咳嗽初起，麻疹初期，均不宜用。
  - 本品酸温而润，收涩之中兼具补益作用，上能敛肺，下能固肾，外可止汗，内又益气（补脏腑之气），广泛用于虚而不固、散而不收之证。
- **现代药理**——双向调节中枢、兴奋呼吸中枢、镇咳、祛痰、增强免疫、抗氧化、延缓衰老、利胆、保肝、抑菌、降压。
- **古籍摘要**
  - 《神农本草经》——主益气，咳逆上气，劳伤羸瘦，补不足，强阴，益男子精。
  - 《本草备要》——性温，五味俱备，……酸咸为多，故专收敛肺气而滋肾水。益气生津……补虚明目，强阴涩精……退热敛汗，止呕住泻，宁嗽定喘……除烦渴。
  - 《雷公炮制药性解》——味皮肉甘酸，核中苦辛，且都有咸味，五味俱备，故名。性温无毒，入肺肾二经。滋肾经不足之水，收肺气耗散之金，除烦热，生津止渴，补虚劳，益气强阴。
- **名家经验**
  - 邹孟城：临证间，亦恒用五味子以治慢性咳嗽，于肺金气阴伤损之老年性慢性支气管炎，辄加于辨证处方中，收效之良，非他药可比拟。十四五年前治一女同事，自幼得气管炎，经年咳嗽不已。春夏咳稀，秋冬咳甚，三十余年历治不愈。详察四诊，知其内外无邪，纯属虚证，适与中药西制之五味子糖浆，服一瓶后咳嗽大减，连进五大瓶，三十余年之痼疾，竟得根治。
  - 郭国兴：五更泄泻凡用四神丸、真人养脏汤等方不效者，用五味子散皆效。由五味子60g、吴茱萸15g组成。二味炒香熟为度，共为细末，每日3次，每次6g，用陈米饮送下。晨泄为脾肾阳虚，命门火衰，如釜底无薪，不能腐熟水谷。五味子酸温，酸能收敛，温能暖肾。吴茱萸温中，止痛，理气，燥湿，暖膀胱，清水道，固大肠，分解清浊。药虽二味，功专职明，脾肾得暖，寒湿自散，晨泄自止。妙在二味炒香熟，芳香燥湿渗湿之功增强。
  - 李培生：重用五味子50g，配合茯神50g，合欢花、法半夏各15g，称之为“五味安眠汤”，专治顽固失眠健忘症，收效颇奇。

乌梅

基原——蔷薇科植物梅的干燥近成熟果实。

释名——乌梅为梅之果实，熏成乌黑色，故名。李时珍曰："取青梅篮盛，于突上熏黑。"

产地——主产于四川、浙江、福建。

采制——夏季果实近成熟时采收，低温烘干后闷至色变黑。生用，去核用，或炒炭用。

性状——本品呈类球形或扁球形，表面乌黑色或棕黑色，皱缩不平，气微，味极酸。以个大、肉厚、色黑、柔润、味极酸者为佳。

药性——酸、涩，平。归肝、脾、肺、大肠经。

功效——敛肺，涩肠，生津，安蛔。

应用

- 肺虚久咳：本品味酸而涩，其性收敛，入肺经能敛肺气，止咳嗽，可与罂粟壳、苦杏仁等同用。
- 久泻久痢：本品酸涩，入大肠经，有良好的涩肠止泻作用，为治疗久泻、久痢之常用药，可与罂粟壳、诃子等同用。
- 虚热消渴：本品味酸性平，善于生津液、止烦渴。可单用煎服，或与天花粉、麦冬、人参等同用。
- 蛔厥呕吐腹痛：蛔"得酸则静，得辛则伏，得苦则下"，本品极酸，为安蛔之良药，常与细辛、川椒、黄连等同用。
- 崩漏不止，便血：本品炒炭能固崩止血，可用于崩漏不止、便血。

用法用量

- 煎服，6～12g，大剂量可用至30g。止泻、止血宜炒炭用。外用适量，捣烂或炒炭研末外敷。
- 生乌梅、乌梅肉生津止渴、敛肺止咳；醋制乌梅酸味增加，可和胃安蛔、敛肝养肝；乌梅炭涩性更强，适宜涩肠止泻、固崩止血。

注意事项——外有表邪或内有实热积滞者均不宜服。

现代药理——镇咳、止泻、利胆、抑制蛔虫、止血、抑菌、抗休克、增强免疫功能。

古籍摘要

- 《神农本草经》——下气，除热烦满，安心，肢体痛，偏枯不仁，死肌，去青黑痣，恶疾。
- 《本草纲目》——敛肺涩肠，止久嗽泻痢，反胃噎膈，蛔厥吐利。
- 《本草求真》——酸涩而温，似有类于木瓜，但此入肺则收，入肠则涩。……入筋与骨则软，酸入筋，入虫则伏，虫得酸则伏，入于死肌、恶肉、恶痣则除。……刺入肉中则拔。故于久泻久痢，气逆烦满，反胃骨蒸，无不因其收涩之性，而使下脱上逆皆治。且于痈毒可敷。……中风牙关紧闭可开，蛔虫上攻眩仆可治，……口渴可止。

名家经验

- 曾培杰：将乌梅外治赘肉的作用，引申到消体内息肉，体现了中医内外之理相通的思想，所以现在也有人用乌梅减肥瘦身。不过须据患者寒热虚实而辨证用之，不能只看到它消息肉的作用。如果脾虚不能长新肉，就要重用白术疗死肌、健脾气。如果腐浊排泄不尽，就可加用山楂、木香、枳壳之品，开胃通肠，给邪以出路。
- 陈创涛：用乌梅止咳止痢，人皆知之。可用来止崩漏下血，世人就少用。可乌梅止下血之功却尽载于古方。比如《妇人良方》记载，治妇人血崩，用乌梅汤调服乌梅烧灰研成的粉末，遂愈。《济生方》和《本草纲目》都记载，治疗大小便出血不止，用乌梅烧灰存性，用醋调成丸，米饮服下，也能迅速止血。可见乌梅与醋搭配，收敛止血，古人早已用之。
- 朱良春：张仲景之乌梅丸，为蛔厥而设，方后注云"亦主久痢"。对于暴痢，一般多避忌之，唯恐酸收敛邪也。考诸方书，乌梅亦主暴痢。从临床实践观之，赤痢或痢之赤多白少，似更宜于用乌梅，可用乌梅与黄连配伍用之，取其酸苦泄热，兼能清肠燥湿之功也。若单用乌梅（烘干），研粉吞服3～6g，或以乌梅配木香入汤剂亦有效。

五倍子

- **基原**——漆树科植物盐肤木、青麸杨或红麸杨叶上的虫瘿，主要由五倍子蚜寄生而形成。
- **释名**——又名百虫仓，首载于《本草拾遗》，因角倍蚜及倍蛋蚜的头部触角均为5节，故名五倍子。
- **产地**——主产于四川、贵州、陕西、河南、湖北。
- **采制**——秋季采摘，置沸水中略煮或蒸至表面呈灰色，杀死蚜虫，取出，干燥。生用。
- **性状**——呈不规则碎片状。表面灰褐色或灰棕色，微有柔毛，内壁光滑。质硬而脆，断面角质样，有光泽。气特异，味涩。以个大、完整、壁厚、色灰褐色者为佳。
- **药性**——酸、涩，寒。归肺、大肠、肾经。
- **功效**——敛肺降火，涩肠止泻，敛汗，固精止遗，止血，收湿敛疮。
- **应用**
  - 肺虚久咳，肺热痰嗽：本品性寒，酸涩收敛，入肺经，可敛肺止咳、清肺降火。又能止血，尤宜于咳嗽咯血者。
  - 久泻，久痢：本品酸涩，入大肠经，有涩肠止泻之功，可与诃子、五味子等同用。
  - 自汗，盗汗：本品能敛肺止汗，研末与荞面等份做饼，煨熟食之；或水调敷肚脐处。
  - 遗精，滑精：本品入肾经，能涩精止遗，常与龙骨、牡蛎等同用。
  - 崩漏，便血痔血，外伤出血：治崩漏与棕榈炭、血余炭等同用；治便血与槐花、地榆等同用。
  - 湿疮，肿毒：可单用或配合枯矾研末外敷或煎汤熏洗。
- **用法用量**——煎服，3～6g。外用适量。研末外敷或煎汤熏洗。
- **注意事项**——湿热泻痢者忌用。
- **鉴别用药**
  - 五倍子性寒、有清肺降火、收敛止血之功，而无滋养之功，外用能解毒消肿、收涩敛疮。
  - 五味子性偏温，有滋肾之性，多用于肺肾两虚之虚喘及肾虚精关不固之遗精滑精等。
  - 共同点：皆味酸收敛，均具有敛肺止咳、敛汗止汗、固精止遗、涩肠止泻的功效。均可应用于肺虚久咳、自汗盗汗、遗精滑精、久泻不止等病症。
- **现代药理**——收敛、止泻、抑菌、局麻、解毒。
- **古籍摘要**
  - 《本草纲目》——敛肺降火，化痰饮，止咳嗽，消渴，盗汗，呕吐，失血，久痢，黄病，心腹痛，小儿夜啼，乌须发，治眼赤湿烂，消肿毒，喉痹，敛溃疮、金疮，收脱肛、子肠坠下。
  - 《神农本草经疏》——五倍子、得木气而兼金水之性，其味苦酸涩，气平无毒。气薄味厚，敛也，阴也。入手太阴、足阳明经。《神农本草经》：主齿宣疳䘌，风湿癣疮，及小儿面鼻疳疮者，皆从外治，取其苦能杀虫，酸平能敛浮热，性燥能主风湿疮痒脓水。
  - 《本草备要》——酸咸。其性涩，能敛肺；其气寒，能降火。生津化痰，止嗽止血，敛汗（郑赞寰曰：焙研极细，以自己漱口水调敷脐上，治盗汗如神），解酒，疗消渴泄痢，疮癣五痔，下血脱肛，脓水湿烂，子肠坠下，散热毒，消目肿（煎水洗之），敛疮口（热散，疮口自敛）其色黑，能染须。
- **名家经验**
  - 王幸福：五倍子传统应用于敛肺止咳，涩肠止泻，固精止遗，敛肺止汗，收敛止血。此外，本品外用还有解毒、消肿、收湿、敛疮等功效，可用于疮疖肿毒、湿疮流水、溃疡不敛等。单味研末外敷，也可配合枯矾同用。但用于治疗蛋白尿的人可能不多。临床上，肾炎、过敏性紫癜、糖尿病、肾病综合征等都容易出现蛋白尿，而且治疗颇难见效。自从看到茹十眉老中医用五倍子胶囊治疗蛋白尿后，有意在临床上试用，屡用屡效。
  - 朱良春：五倍子为角倍蚜寄生在盐肤木上所形成之虫瘿，性寒，味酸咸涩，无毒，入肺、肾、大肠三经。效广用宏，其效能可概括为①敛肺止咳；②涩肠止泻；③固络止血；④止汗固精；⑤收提脱坠；⑥解毒医疮。既可内服，又能外敷。因其收敛作用较强，故凡新起之咳嗽、痢疾或便秘者，则不宜使用。

肉豆蔻

基原——肉豆蔻科植物肉豆蔻的干燥种仁。

释名——《本草纲目》云："肉豆蔻对草豆蔻为名，去壳只用肉。"因其花实皆似豆蔻无核，故名。

产地——主产于马来西亚、印度尼西亚、斯里兰卡，我国广东、广西、云南亦有栽培。

采制——冬、春两季果实成熟时采收，除去皮壳后，干燥。生用，或麸皮煨制去油用。

性状——呈卵圆形或椭圆形，全体有浅色纵行沟纹和不规则网状沟纹。质坚，断面显棕黄色相杂的大理石花纹，宽端可见干燥皱缩的胚，富油性。气香浓烈，味辛。以个大、体重、坚实、香气浓者为佳。

药性——辛，温。归脾、胃、大肠经。

功效——涩肠止泻，温中行气。

应用
- 脾胃虚寒，久泻不止：本品辛温而涩，能暖脾胃、固大肠、止泻痢，为治疗虚寒性泻痢之要药。
- 胃寒气滞，脘腹胀痛，食少呕吐：本品辛香温燥，能温中理脾、行气止痛，可与木香、干姜、半夏等同用。

用法用量——煎服，3～10g。内服须煨制去油用。

注意事项
- 湿热泻痢者忌用。
- 生品性烈易滑肠，煨制后可增加温中止泻功效。
- 过量服用中毒时，轻者出现幻觉，或恶心、眩晕；重者则谵语、昏迷、瞳孔散大、呼吸变慢、反射消失，甚至死亡。

鉴别用药
- 白豆蔻：辛温，偏走中上二焦，以化湿行气为主，用于湿滞中焦及脾胃气滞的脘腹胀满、不思饮食等。
- 草豆蔻：辛温，直入中焦，芳香温燥，长于燥湿化浊、温中散寒、行气消胀，故脾胃寒湿偏重、气机不畅者宜之。
- 肉豆蔻：辛温，走中下二焦，多用于脾肾虚寒久泻。辛香温燥，还有温中行气、止痛的作用，用于胃寒气滞、胃寒胀痛、食少呕吐。

现代药理——麻醉、抑菌、致幻、抗炎、抗肿瘤。

古籍摘要
- 《玉楸药解》——温中燥土，消谷进食，善止呕吐、最收泄利，治寒湿腹痛，疗赤白痢疾，化痰水停留，磨饮食陈宿。
- 《雷公炮制药性解》——疗心腹胀痛，卒成霍乱，脾胃寒弱，宿食不消，虚冷泻痢，小儿伤乳吐泻，尤为要药。糯米粉裹煨，忌见铁器。
- 《本草备要》——燥脾，涩肠辛温气香。理脾暖胃，下气调中，逐冷祛痰，消食解酒。治积冷心腹胀痛（挟痰、挟食者并宜之），中恶吐沫，小儿吐逆，乳食不下。又能涩大肠，止虚泻冷痢（初起忌用）。

名家经验
- 竺友泉：肉豆蔻气芳香，可温中行气而消腹胀，不必配伍他药，只须每日数次嚼肉豆蔻，吞其汁吐其渣即可。曾治一腹胀患者，曾服百余剂药终不见效，依上法嚼服60g肉豆蔻后，腹胀痊愈。在临床还以肉豆蔻配伍煨木香治疗久泻，以肉豆蔻配伍半夏暖胃祛痰。
- 焦树德：益智仁与肉豆蔻均燥脾，但益智仁偏于脾湿多涎，并能补肾缩小便而治遗尿，肉豆蔻偏于脾虚泄泻，并能温胃行气。补骨脂与肉豆蔻均能治泄泻，但补骨脂温补肾阳而治肾虚寒所致的大便溏泄，肉豆蔻温脾燥湿而治脾虚寒所致的肠滑便泻。有实火邪者忌用。用于温胃行气、开胃进食时，用量宜轻（1.5～4.5g），用于温脾止泻时，用量宜重些（9～12g）。
- 曾培杰：肉豆蔻粥有开胃消食、温中下气之功，对宿食不消、腹冷泻痢、呕吐、腹痛、食欲不振等慢性肠胃不适者，可以药食两用、温运脾肠。组方为肉豆蔻5g，生姜2片，粳米50g，用粳米煮粥，待快熟时加进肉豆蔻粉末跟生姜片，共同煮成稀薄的药粥。

赤石脂

基原——硅酸盐类矿物多水高岭石族多水高岭石，主含四水硅酸铝。

释名——“膏之凝者为脂”，赤石脂为多水高岭石类矿石药，因其色赤，细如脂粉，故名赤石脂。

产地——主产于山西、河南、江苏、陕西。

采制——采挖后，除去杂石。打碎或研细粉，生用或加醋煅用。

性状——呈不规则的块状。粉红色、红色至紫红色，或有红白相间的花纹。质软，易碎，断面具蜡样光泽。吸水性强。具黏土气，味淡，嚼之无沙粒感。以色红、光滑、细腻、吸水性强者为佳。

药性——甘、酸、涩，温。归大肠、胃经。

功效——涩肠止泻，收敛止血，生肌敛疮。

应用——
- 久泻久痢：本品甘温调中，味涩质重，入胃肠，长于涩肠止泻，并能止血，为治久泻久痢、下痢脓血之常用药。
- 大便出血，崩漏带下：本品味涩，能收敛止血，质重，入下焦，以崩漏、便血者为多用。
- 疮疡久溃不敛，湿疮脓水浸淫：本品外用有收湿生肌敛疮的功效。

用法用量——煎服，9～12g，先煎。外用适量，研末敷患处。

注意事项——赤石脂畏官桂（肉桂）；湿热积滞泻痢者忌服；孕妇慎用。

现代药理——吸附毒物、止泻、保护胃肠黏膜、止血。

古籍摘要——
- 《神农本草经》——主黄疸，泄痢，肠澼脓血，阴蚀，下血赤白，邪气痈肿，疽痔恶疮，头疡疥瘙。
- 《名医别录》——女子崩中漏下，难产，胞衣不出。
- 《本草纲目》——涩而重，故能收湿止血而固下。甘而温，故能益气生肌而调中。中者，肠胃肌肉惊悸黄疸是也；下者，肠澼泄痢崩带失精是也。

名家经验——
- 韦文贵：赤石脂可化恶血、通络脉，确切地说，赤石脂是一种具有活血化瘀作用的收敛药，既可收敛生肌，又可活血通络。用于治疗眼科角膜溃疡，具有促进溃疡愈合和控制病情发展的良好作用，故赤石脂是治疗角膜溃疡的一种重要药物，应予重视，但在具体运用时，可在辨证论治的基础上重用之，则效果显著。
- 吴怀棠：赤石脂是一味收涩固脱，善治久泄久痢的石类药物，然此物又能治胃病。例如《千金方》用赤石脂治痰饮吐水，《圣惠方》用赤石脂治反胃吐食等，说明了古人通过实践，对赤石脂之能治胃病早已有所认识。此外，赤石脂具有“收涩、止血，收口生肌，疗溃疡不敛，厚肠胃”之功用。我在临证中每以赤石脂为主药，结合辨证论治处方，治疗过不少胃病病例，其止痛、止血、制酸的效果非常显著，比海螵蛸远为佳良和满意。经治数百病例，疗效可靠，尤其是对上消化道溃疡的效果最佳。具体的服法、剂量分两种。其一为汤剂，用赤石脂30～60g，研细加入汤剂包煎，汤剂的组成仍须以中医的胃病辨证用药为基础。其二为散剂，基本方是赤石脂250g，白及60g，降香30g，香附60g，炙甘草60g，研极细末。每次用5g，1日2～3次，食后开水调服，或作为丸药，或装入胶囊服。
- 焦树德：赤石脂甘酸性温，质重而涩，能收敛固肠。最常用于久泻、久痢不止，大肠虚寒滑脱不禁，甚至脱肛等。如肠胃虚寒，腹中冷痛，下痢脓血，久久不止，可与干姜、粳米同用。先将赤石脂研为细末，留一半不煎，其余一半与干姜、粳米同煎，煎至米熟后，弃去渣滓，再把留下的一半赤石脂末放入汤内，分两次温服（《伤寒论》桃花汤）。如肠滑不禁，泻痢不止，可与禹余粮（赤石脂禹余粮汤）同用，或加车前子、茯苓之类，兼利小便。本品还可固涩止血，治疗妇女崩漏、男女便血久久不止等。总之，本品可用于下焦不固之证。
- 曾培杰：赤石脂本身就是石类药，所以重镇下收，又善于收敛固涩，所以能把上逆的痰浊往下收，并且它还能敛疮生肌，符合脾土主肌肉、生发万物之意，所以有助于局部胃黏膜溃烂的修复。溃疡疾患用赤石脂在短时间内能够止痛敛疮，又能把上泛的酸水收下去，所以赤石脂是一味针对各类溃疡病、胃炎的专药。

第二节　固精缩尿止带药

山茱萸

- **基原**——山茱萸科植物山茱萸的干燥成熟果肉。
- **释名**——简称“山萸”，药用其果肉，又名“山萸肉”，“朱”即红色，“臾”系古代坛、罐之类的瓦器，“朱臾”是以果实的颜色和形状命名的，因其植物属性，后才加草字头为“茱萸”。
- **产地**——主产于河南、浙江。
- **采制**——秋末冬初果皮变红时采收果实，用文火烘或置沸水中略烫，及时除去果核，干燥。山茱萸肉生用，或取净山萸肉照酒炖法、酒蒸法制用。
- **性状**——呈不规则的片状或囊状，表面紫红色至紫黑色，皱缩，有光泽。顶端有的有圆形宿萼痕，基部有果梗痕，质柔软。气微，味酸、涩、微苦。以肉肥厚、色紫红、油润柔软者为佳。
- **药性**——酸、涩，微温。归肝、肾经。
- **功效**——补益肝肾，收涩固脱。
- **应用**
  - 肝肾亏虚，眩晕耳鸣，腰膝酸痛，阳痿：本品酸涩微温质润，其性温而不燥，补而不峻，功善补益肝肾，既能益精，又可助阳，为平补阴阳之要药。
  - 遗精滑精，遗尿尿频：本品既能补肾益精，又能固精缩尿。于补益之中又具封藏之功，为固精止遗之要药。
  - 月经过多，崩漏带下：本品入下焦，能补肝肾、固冲任以止血。
  - 大汗虚脱：本品酸涩性温，能敛汗固脱，为防止元气虚脱之要药，常与人参、附子、龙骨等同用。
  - 内热消渴：本品能补益肝肾，治疗肝肾阴虚，内热消渴，常配伍黄精、枸杞子、天花粉等。
- **用法用量**——煎服，6～12g，急救固脱可用至20～30g。
- **注意事项**——素有湿热而致小便淋涩者不宜服用。
- **现代药理**——增强免疫功能、抗癌、升高白细胞、保肝、抗氧化、强心、升压、抗血小板聚集、抗血栓、抗菌、抗病毒、降糖、利尿。
- **古籍摘要**
  - 《神农本草经》——主心下邪气，寒热，温中，逐寒湿痹，去三虫。
  - 《名医别录》——主治肠胃风邪，寒热，疝瘕，头脑风，风气去来，鼻塞，目黄，耳聋，温中，下气，出汗，强阴，益精，安五脏，通九窍，止小便利。
  - 《药性论》——止月水不定，补肾气，兴阳道，坚长阴茎，添精髓，疗耳鸣。
- **名家经验**
  - 李士懋：张锡纯擅以重剂山茱萸（30～120g）频服治疗虚证、脱证、身痛肢痛，认为山茱萸酸敛之中更具条畅之性，故善于治脱又善于开痹。诸应用指征中，独重脉象，见“脉阳浮大而阴弱”，虽外感初起也可用之。治肝肾阴虚而风动之眩晕、头摇、震颤、抽搐等，配伍蜈蚣。
  - 王幸福：本品甘酸温润，能补能收，长于收敛固涩之外，入肝、肾经，既可补肝肾之阴，又能温补肾阳，故为平补肝肾、收敛固涩之良药。凡肝肾不足，精气失藏，或滑脱不禁之证，皆可运用。临床上常用其峻补肝肾，敛阴收汗，治疗一些大证难证。
  - 李可：自制破格救心汤，成功救治千余例心力衰竭重症患者。药物组成为附子、干姜、炙甘草、人参（另煎）、山茱萸、龙骨、生牡蛎、磁石、麝香（冲服）。
  - 仝小林：胃黏膜肠上皮化生为癌前病变，湿热蕴结是其常见证型，临床常使用蒲公英、白花蛇舌草、山茱萸为基础方配伍治疗此病。蒲公英、白花蛇舌草以清泻胃热，解毒利湿，切断来路，二药均为甘凉之品，燥湿而不伤胃阴；山茱萸为治疗肠上皮化生的经验用药。常用剂量为蒲公英15～30g，白花蛇舌草9～15g，山茱萸9～30g。

桑螵蛸

基原——螳螂科昆虫大刀螂、小刀螂或巨斧螳螂的干燥卵鞘。

释名——桑螵蛸为螳螂之卵鞘，其轻如绡，古时多采自桑树，故名桑螵蛸。李时珍曰："其子房名螵蛸者。"

产地——全国大部分地区均产。

采制——深秋至次春采集，除去杂质，蒸至虫卵死后，干燥。用时剪碎。

性状——大刀螂（团螵蛸）略呈圆柱形或半圆形，表面浅黄褐色，带状隆起不明显，质地松而韧，横断面可见外层为海绵状，内层为许多放射状排列的小室，室内各有一细小椭圆形卵。小刀螂（长螵蛸）略呈长条形，一端较细，表面灰黄色，带状隆起明显，质地硬而脆。巨斧螳螂（黑螵蛸）略呈平行四边形，表面灰褐色，带状隆起明显，质地硬而韧。气微腥，味淡或微咸。本品以干燥、完整、幼虫未出、色黄、体轻而带韧性、无树枝草梗等杂质者为佳。

药性——甘、咸，平。归肝、肾经。

功效——固精缩尿，补肾助阳。

应用
- 遗精滑精，遗尿尿频，小便白浊：甘能补益，咸以入肾，本品性收敛，能补肾气、固精关、缩小便。
- 肾虚阳痿：本品归肾经，有补肾助阳之效，可与鹿茸、肉苁蓉、菟丝子等药同用。

用法用量——煎服，5～10g。

注意事项——阴虚火旺或膀胱有热者而小便短涩者忌用。

现代药理——抗利尿、抗缺氧、抗疲劳、抗氧化、促进消化、降糖、降脂、抗肿瘤。

古籍摘要
- 《神农本草经》——味咸，平。主伤中，疝瘕，阴痿，益精生子，女子血闭，腰痛，通五淋，利小便水道。
- 《名医别录》——主治男子虚损，五脏气微，梦寐失精，遗溺。久服益气，养神。
- 《玉楸药解》——桑螵蛸温暖肝肾，疏通膀胱，治遗精失溺、经闭阳痿、带浊淋漓、耳痛喉痹、瘕疝骨鲠之类皆效。

名家经验
- 邓铁涛：运用桑螵蛸和龙骨等量研末，空腹盐汤送服，用于治疗遗精盗汗，桑螵蛸补肾固精，常用剂量为6g；又将桑螵蛸、龙骨的用量按照1∶2的比例配制，研末后用米汤送服，用于治疗产后遗尿或尿频，桑螵蛸益肾缩尿，常用剂量为15g。
- 朱良春：在治疗肾系疾病时，桑螵蛸、海马等虫类药具有较好的补益作用，配伍水蛭、全蝎、蜈蚣等攻邪之品，共奏标本兼治之功。治疗因肾阳亏虚所致的阳痿，用桑螵蛸配合温阳益肾、振痿固摄之品，如熟地黄、淫羊藿、巴戟天、蜂房等，桑螵蛸常用剂量为10～15g。
- 曹恩泽：桑螵蛸，《本经逢原》言其"肝肾命门药也，功专收涩"。肾虚不能固摄精微致精微下泄是蛋白尿的基本病机，而桑螵蛸功专收涩，益肾固精，可减少尿蛋白丢失，达到护肾目的。
- 龚士澄：癃闭即小便不通或点滴而出，下腹胀满难受之症。其因于湿热者，尿黄少并有灼热感。《千金要方》有用桑螵蛸、黄芩二味，治疗小便不通之法。我们曾用之少效。揆其方义，似为一收一清之法：收，可使膀胱收缩以排尿；清，可清其湿热不致蕴蓄。试加木通苦寒通利以滑窍，意为不止不行，有涩有通方妙。结果，服后尿如涌泉而瘥。
- 谢海洲：桑螵蛸配伍益智仁，二者均入肾经，温补下元而固精缩尿，助阳固涩之力倍增，治疗下焦虚寒所致的遗精、遗尿、尿频等症，桑螵蛸常用剂量为5～15g；常以桑螵蛸与海螵蛸作为药对，因二药入肝肾二经，均有固涩作用，阴阳结合，共奏补肾益气，固精缩尿，止血止带之功，治疗肾虚下元不固之尿频、遗尿、遗精、早泄、崩漏、带下等疾病，桑螵蛸常用剂量5～10g；将桑螵蛸与菟丝子、补骨脂、枸杞子、金樱子同用，治疗神经衰弱、精子缺乏症，桑螵蛸固精缩尿，常用剂量为10g。

金樱子

- **基原**——蔷薇科植物金樱子的干燥成熟果实。
- **释名**——又名糖罐子（鲜果很甜，像蜂糖罐子）、刺头（浑身有刺）、倒挂金钩、黄茶瓶。《本草纲目》谓其形如黄罂（在古代是指一种口小肚大的盛酒瓶子），色泽金黄，所以叫金樱子。
- **产地**——主产于四川、湖南、广东、江西。
- **采制**——10～11月果实成熟变红时采收，干燥，除去毛、刺、核用。
- **性状**——呈倒卵形纵剖瓣。表面红黄色或红棕色，有突起的棕色小点。顶端有花萼残基，下部渐尖。花托壁厚1～2mm，内面淡黄色，残存淡黄色绒毛。气微，味甘、微涩。以个大、色红黄者为佳。
- **药性**——酸、甘、涩，平。归肾、膀胱、大肠经。
- **功效**——固精缩尿，固崩止带，涩肠止泻。
- **应用**
  - 遗精滑精，遗尿尿频，崩漏带下：本品味酸而涩，功专固敛，有固精、缩尿、止带的作用。
  - 久泻久痢：本品入大肠经，能涩肠止泻，可单用浓煎服或配伍人参、白术、芡实等同用。
- **用法用量**——煎服。6～12g。
- **注意事项**——本品功专收涩，邪气实者不宜使用。
- **现代药理**——收敛、止泻、增强免疫功能、抗氧化、抗动脉粥样硬化、抑菌、抗炎。
- **古籍摘要**
  - 《雷公炮制药性解》——主脾泄下痢，血崩带下，涩精气，止遗泄，除咳嗽，止小便，助真气，润颜色，久服延年。先去刺，剖开去子，复拭去毛用。
  - 《证类本草》——疗脾泄下痢，止小便利，涩精气。久服令人耐寒，轻身。
  - 《玉楸药解》——敛肠止泄，固精断遗。金樱子酸敛涩固，治泄利遗精。
- **名家经验**
  - 李文瑞：金樱子具有固精缩尿之功效，重剂应用收涩作用显著。常加入缩泉丸、桂枝加龙骨牡蛎汤、锁阳固精丸等方中重用。临床主要用于尿崩症、遗尿、遗精等。
  - 朱良春：慢性肾炎以肾虚为本，补肾药物多选药性轻平者，金樱子补而不滞、滋而不腻、温而不燥，可缓缓图治，故常用金樱子益肾固精，配伍生黄芪、油松节补虚固本，合用共奏固肾敛精之效，治疗慢性肾炎体质偏阳虚者出现的蛋白尿长期不消，金樱子多用至12g；常用金樱子补脾益肾，配伍穿山龙祛风活血利湿，合用共奏健脾利湿、补肾固精之效，治疗脾肾两虚的慢性肾小球肾炎，金樱子多用至15g。
  - 叶传蕙：在肾脏病临床中常将本品与芡实相配，即水陆二仙丹，用于各类肾炎蛋白尿的治疗，且多在临床辨证治疗的基础上加用这一药对。因金樱子为陆地上植物之果实，酸涩收敛，能固精摄尿；芡实为水生植物之种仁，益肾而收涩，能固下元而涩精止带。两药一生于陆，一生于水；一偏涩精止遗，一偏固肾健脾。两药合用则水陆相资、固涩兼得，从而对减轻尿蛋白的流失有很好的临床治疗作用。
  - 张莉莉：金樱子益肾固精缩尿，可配伍芡实、生黄芪、五味子、穿山龙，治疗泌尿系统疾病（遗精、阳痿、早泄、慢性肾炎、慢性肾小球肾炎、慢性肾功能衰竭、Ⅱ期膜性肾病、复杂性泌尿系统感染、肾病综合征、压力性尿失禁）、自身免疫系统疾病（原发性血小板减少性紫癜）；益肾固脱，配伍芡实、制附子、生晒参、桑螵蛸，治疗循环系统疾病（多汗症）、神经系统疾病（老年厥证）、外科疾病（脱肛、子宫脱垂）；固崩止带，配伍芡实、桑螵蛸，治疗妇科疾病（带下、崩漏）。
  - 曾培杰：遗精梦遗之症，皆尿窍闭而精窍开。不兼用利水之药以开尿窍，而仅用涩精之味以固精门，故愈涩而愈遗也。所以用金樱子须兼用芡实、山药、莲子、薏仁之类，用涩于利之中，用补于遗之内。金樱子内多毛及子，必去之净，方能补肾涩精。其腹中之子，偏能滑精，煎膏不去其子，全无功效。

海螵蛸

- **基原**——乌贼科动物无针乌贼或金乌贼的干燥内壳。
- **释名**——因其外形与螳螂的卵房（桑螵蛸）相似，且产自海洋，因此得名海螵蛸。
- **产地**——主产于浙江、江苏、广东、福建等沿海地带。
- **采制**——收集乌贼鱼的骨状内壳，洗净，干燥。砸成小块，生用。
- **性状**——角质层碎块类四边形，表面具横裂纹和细密纵纹交织成的网状纹理，亦可见只有纵纹的碎块。石灰质碎块呈条形、正方形或不规则状，多具细条纹或分枝状蛇形笈道。气微腥，味微咸。以色白者为佳。
- **药性**——咸、涩，温。归脾、肾经。
- **功效**——收敛止血，涩精止带，制酸止痛，收湿敛疮。
- **应用**
  - 吐血衄血，崩漏下血，创伤出血：本品咸能入血，微温而涩，可收敛止血。
  - 遗精滑精，赤白带下：本品温涩收敛，有固精止带之功。
  - 胃痛吞酸：本品味咸而涩，能制酸止痛，为治疗胃酸过多之佳品，常与延胡索、白及、瓦楞子等同用。
  - 湿疹湿疮，溃疡不敛：本品外用可收湿敛疮。
- **用法用量**——煎服，5～10g。外用适量，研末敷患处。
- **鉴别用药**
  - 海螵蛸：固涩力较强，又能收敛止血，制酸止痛，收湿敛疮。
  - 桑螵蛸：固涩之中又能补肾助阳。
  - 共同点：均有固精止遗作用，用以治疗肾虚精关不固之遗精、滑精等证。
- **现代药理**——中和胃酸、降低胃蛋白酶活性、抗溃疡、抗肿瘤、抗辐射。
- **古籍摘要**
  - 《雷公炮制药性解》——主崩漏、赤白带下，经闭、阴蚀肿痛，除目翳止泪，理金疮止血，治惊气入腹，腹痛环脐，阴茎因寒肿，疮多脓汁，寒热症瘕。久服令人有子。
  - 《本草经集注》——主治女子漏下、赤白、经汁，血闭，阴蚀，肿痛，寒热，症瘕，无子。治惊气入腹，腹痛环脐，阴中寒肿，令人有子，又止疮多脓汁不燥。
  - 《本草纲目》——乌鲗无鳞有须，黑皮白肉，大者如蒲扇。炸熟以姜、醋食之，脆美。背骨名海螵蛸，形似樗蒲子而长，两头尖，色白，脆如通草，重重有纹，以指甲可刮为末，人亦镂之为钿饰。主治女子赤白漏下，经汁血闭，阴蚀肿痛，寒热症瘕，无子。
- **名家经验**
  - 孟景春：临床上用于治疗胃溃疡由胃酸过多引起的，常用煅海螵蛸15g、木蝴蝶6g、凤凰衣6g，加入辨证施治方中，能促进溃疡面修复，因溃疡是由胃酸过多，不断刺激胃黏膜，黏膜受损而形成的。煅海螵蛸有良好的制酸作用，且有止血作用。木蝴蝶有收敛疮口作用，《本草纲目拾遗》谓其“和胃收肌”。凤凰衣，为鸡蛋壳内膜，味甘，性平，治咽痛失音、溃疡不敛，与木蝴蝶相配相辅相成，可加速溃疡面修复。以上三味亦可研成细末内服，每服3g，1日3次。若溃疡见出血者，可加血余炭、参三七，共研末服，有较好的止血效果。
  - 曾培杰：海螵蛸配合白及组成乌及散，海螵蛸善收酸，白及善于护胃修复创口，因为这两味药专门能够治疗胃溃疡创口被酸水侵蚀，有助于收敛生肌修复，所以这两味药又叫收酸护胃二药组。
  - 邓铁涛：海螵蛸、茜草伍用，出自《素问·腹中论》。海螵蛸为收涩之品，有止血之功，李时珍说它可治“血枯、血瘕、经闭、崩带”等“厥阴本病”。茜草有行血活血之效。二药伍用，活血而不伤正，止血而不留瘀，善治慢性胃炎、胃溃疡诸症。

芡实

- **基原**——睡莲科植物芡的干燥成熟种仁。
- **释名**——又名“鸡头米”，因其果实形状为球形，尖端有些突起，整体看起来非常像鸡头。
- **产地**——主产于江苏、山东、湖南、湖北、四川。
- **采制**——秋末冬初采收成熟果实，除去果皮，取出种仁，洗净，再除去硬壳，晒干。生用或麸炒用。
- **性状**——呈类球形，多为破粒，表面有棕红色或红褐色内种皮，除去内种皮显白色。质较硬，断面白色，粉性。气微，味淡。以颗粒饱满、断面色白、粉性足者为佳。
- **药性**——甘、涩，平。归脾、肾经。
- **功效**——益肾固精，补脾止泻，除湿止带。
- **应用**
  - 肾虚遗精滑精，遗尿尿频：本品甘涩收敛，善能益肾固精。常与金樱子相须为用，亦可与莲子、莲须、牡蛎等配伍。
  - 脾虚久泻：本品既能健脾除湿，又能收敛止泻。常与白术、茯苓、扁豆等药同用。
  - 白浊，带下：本品能益肾健脾、收敛固涩、除湿止带，为治疗带下证之佳品，常与党参、白术、山药等药同用。
- **用法用量**——煎服，9～15g。捣碎生用或炒用，或入丸散用，煮粥。
- **现代药理**——水提物具有较强的抗氧化和清除氧自由基能力，且能减少心脏缺血再灌注损伤。
- **古籍摘要**
  - 《神农本草经》——主治湿痹腰脊膝痛，补中，除暴疾，益精气，强志，令耳目聪明。
  - 《本草纲目》——止渴益肾，治小便不禁，遗精，白浊，带下。
  - 《雷公炮制药性解》——味甘，性平无毒，入心、肾、脾、胃四经。主安五脏，补脾胃，益精气，止遗泄，暖腰膝，去湿痹，明耳目，治健忘。
- **名家经验**
  - 熊继柏：痛经的治疗主要抓住瘀滞、虚寒、湿热三证，常选用易黄汤治疗湿热下注型痛经，芡实收敛固涩，山药益肾健脾，二者配伍起到补肾固涩止带的作用，芡实用量为15～20g。常用缩泉丸合秘精汤治疗尿频肾气不固证，其中怀山药补肾健脾，芡实补肾固精，二者合用起到益肾缩尿的作用，芡实用量为15g。
  - 夏桂成：擅长用动静升降观治疗妊娠、更年期综合征等疾病，芡实滋阴敛藏，既可静敛安神，又可帮助子宫敛藏，促进肾阴癸水的提高，防止孕育后发生滑胎流产。治疗较大子宫肌瘤合并妊娠且尿频明显者，在补气提升的基础上加入芡实益肾固精、健脾益气，配伍覆盆子、金樱子等起到补肾固摄缩尿的作用，其中芡实用量为12g。
  - 曾庆明：慢性肾炎后期以微量蛋白尿、血尿为主要表现时，肾功能在正常范围之内，且无糖尿病等肾外因素的存在时，补益脾肾加活血化瘀之法是巩固疗效、渐消蛋白尿和血尿的要法和效法之一。治疗慢性肾炎脾肾两虚的患者，常用芡实健脾益肾固精，配伍金樱子固精缩尿。
  - 仝小林：在调整湿热体质或治疗湿热病症时,主张清化、清利之法。常以荷叶、芡实、莲子心组成清化组合小方，旨在轻清去实宣化。方中荷叶清暑热、利湿气、升清降浊，芡实健脾除湿去伏热，莲子心清泄清火去热；药典记载荷叶用量范围为3～10g，芡实为9～15g，莲子心为2～5g。调理湿热体质或治疗湿热证型的疾病时，临床应用荷叶鲜品，可用至15～30g，但久用有耗气散精之弊，故应用1～2个疗程达轻清宣化后即减药，且虚者禁之。芡实以15g为单位倍增，用量范围为15～45g；治疗脾虚湿盛型疾病时，常主张与生薏苡仁配伍以健脾除湿开胃，芡实可用至30～45g；配伍金樱子等益肾固精之药治疗肾虚不固证时，常用15～30g。应用苦寒之莲子心不宜量大，以免伤及脾胃，以3g为单位倍增，用量多为3～9g。此外，芡实与薏苡仁、莲子配伍，可治疗脾虚泄泻。泄泻病机以脾虚湿盛为本，大小肠不固为标。脾胃运化失常，聚而生湿，泄泻日久易耗散精微，故脾虚泄泻当健脾渗湿，兼以涩肠止泻，标本兼施。常用薏苡仁、莲子、芡实三味小方配伍治疗。方中常用剂量，生薏苡仁为30～120g，莲子为15～30g，芡实为15～45g。

第十九章　攻毒杀虫止痒药

硫黄

- **基原**——自然元素类矿物硫族自然硫。
- **释名**——李时珍曰："硫黄秉纯阳火石之精气而结成，性质通流，色赋中黄，故名硫黄。"
- **产地**——主产于山西、河南、山东。
- **采制**——采挖后加热熔化，除去杂质；或用含硫矿物经加工制得。敲成碎块，生用；或与豆腐同煮，至豆腐显黑绿色时，取出，漂净，阴干后用。
- **性状**——呈不规则块状。黄色或略呈绿黄色，有脂肪光泽，断面常呈针状结晶形。有特异臭气。以色黄、光亮、质松脆者为佳。
- **药性**——酸，温。有毒。归肾、大肠经。
- **功效**——外用解毒杀虫疗疮，内服补火助阳通便。
- **应用**
  - 疥癣，秃疮，湿疹，阴疽恶疮：本品性温而燥，外用有解毒杀虫、止痒疗疮之功，尤为治疥疮之要药。
  - 阳痿足冷，虚喘冷哮，虚寒便秘：本品乃纯阳之品，入肾经能补命门之火而助元阳。可用于肾阳衰微、下元虚冷诸证。
- **用法用量**——外用适量，研末油调涂敷患处。内服1.5～3g，炮制后入丸散服。
- **注意事项**
  - 孕妇慎用；不宜与芒硝、玄明粉同用；阴虚火旺者忌服。
  - 服用过量或未纯化、未炮制的硫黄可引起中毒，临床表现主要为恶心呕吐，腹胀腹泻，腹痛便血，头晕头痛，全身无力，心悸气短，体温升高，瞳孔缩小，对光反应迟钝，意识模糊，继而昏迷；亦可合并肺炎、肺水肿等。
- **鉴别用药**
  - 生硫黄：解毒疗疮，用于疥癣，秃疮，阴疽恶疮。
  - 制硫黄：与豆腐同煮后阴干用。豆腐含偏碱性蛋白质可中和硫黄中的酸性物质以减毒，能补火助阳通便，用于阳痿，虚喘冷哮，虚寒便闭。
- **现代药理**——杀疥虫、抗菌、脱毛、镇咳、消炎、促进肠蠕动。
- **古籍摘要**
  - 《神农本草经》——主妇人阴蚀，疽痔，恶血，坚筋骨，除头秃。
  - 《本草纲目》——硫黄秉纯阳之精，赋大热之性，能补命门真火不足，且其性虽热而疏利大肠，又与燥涩者不同，盖亦救危妙药也。
  - 《名医别录》——大热，有毒。主治心腹积聚，邪气冷癖在肋，咳逆上气，脚冷疼弱下部疮，止血，杀疥虫。
- **名家经验**
  - 王琪：硫黄内服中毒量为10～20g。引起硫黄中毒原因有二，一是硫黄中含有砷、碲等有毒元素；二是硫在肠道中生成的硫化氢是一种剧烈的神经毒物，并可抑制某些酶的活性。传统以硫黄与豆腐共煮，试验表明，硫黄生品比经豆腐炮制后的砷含量高8～15倍。在肠容物中，脂肪性物质较多时，易产生大量硫化氢，故硫黄内服时应忌食油腻食物。临证如遇肾阳衰微，投桂附类不效者，要敢于给服硫黄，可获满意疗效。硫磺煎服方法为，嘱患者将2g生硫黄夹在两片豆腐中，用线裹紧，放入水中煮1小时，待豆腐变绿，再服其中的硫黄，食后再进食半个馒头。
  - 张志秋：命门火衰之泄泻，病机在于久泻伤阳，温运失职，脏虚腑寒。阳虚则气滞，气滞则寒凝，迫使上升之气机转为下降，泄泻自作。四神丸虽可温肾暖脾，轻骑利刃，直达病所，但对沉寒痼冷、阳虚久泄之重症，则尚嫌力量不足，拟加生硫黄一味，峻补命火、温脾补肾。黄宫绣《本草求真》论硫黄"久患寒泻，脾胃虚寒，命欲垂尽者，须用此主之。"张锡纯亦大力推崇硫黄治久泻。张氏每用生硫黄末为丸，先服少量，每日0.6～0.9g，开水送下，逐渐加量至3g。熟硫黄用力薄，少服无效，多服有燥渴之弊，生用则量少而效高又无他弊，但服用的必须是"正品"（以纯净、透明、无杂质者为佳）。沉寒痛冷，影响气血运行，肠道传送无力，能使人便秘；命门火衰，导致寒邪内停，肠道运化失常，亦可使人泄泻。故半硫丸可治老年人虚冷便秘，生硫黄也可治阳虚久泻。

白矾

- **基原**——硫酸盐类矿物明矾石经加工提炼制成，主含含水硫酸铝钾。
- **释名**——陶弘景：“今出益州北部西川，从河西来。色青白，生者名马齿矾。已炼成纯白。”
- **产地**——主产于甘肃、山西、湖北、安徽、浙江。
- **采制**——将明矾石打碎，加水溶解，滤过，滤液加热蒸发浓缩，放冷后析出的结晶体即为白矾。捣碎生用，或煅用。煅后称枯矾。
- **性状**——呈不规则结晶型块状。无色或白色，透明或半透明，玻璃样光泽。质硬而脆。气微，味酸、微甘而极涩。以块大、无色透明者为佳。
- **药性**——酸、涩，寒。归肺、脾、肝、大肠经。
- **功效**——外用解毒杀虫，燥湿止痒；内服止血止泻，祛除风痰。
- **应用**
  - 湿疹，疥癣，脱肛，痔疮，疮疡，聤耳流脓：本品酸涩性寒，外用善于解毒杀虫、收湿止痒，尤宜于疮面湿烂或瘙痒者。
  - 便血、衄血、崩漏：本品性涩，能入肝经血分，有收敛止血作用，可用治多种出血证。
  - 久泻久痢：本品具有涩肠止泻作用，可与诃子、肉豆蔻等配伍。
  - 癫痫发狂：本品酸苦涌泄而能祛除风痰，常与郁金为末，薄荷糊丸服。
  - 湿热黄疸：本品还用治湿热黄疸，可与硝石配伍，治女劳疸。
- **用法用量**——内服，0.6～1.5g，入丸散剂。外用适量，研末敷或化水洗患处。
- **注意事项**
  - 体虚胃弱及无湿热痰火者忌服。
  - 大剂量明矾内服可引起口腔、喉头烧伤、呕吐腹泻、虚脱甚至死亡。
- **鉴别用药**
  - 生白矾：擅长解毒杀虫，消痰，燥湿止痒；外用可解毒、止痒，用于胬肉、痔疮、脱肛。
  - 枯矾：酸寒之性降低，涌吐作用减弱，增强收涩敛疮、生肌、止血化腐作用。
- **现代药理**——收敛、抗炎、止血、止汗、止泻、抗菌、抗阴道滴虫、促进溃疡愈合。
- **古籍摘要**
  - 《神农本草经疏》——主寒热泄痢，白沃，阴蚀恶疮，目痛，坚骨齿。
  - 《本草蒙筌》——禁便泻，塞齿疼，洗脱肛涩肠，敷脓疮收水。
  - 《本草纲目》——矾石之用有四：吐利风热之痰涎，取其酸苦涌泄也；治诸血痛、脱肛、阴挺、疮疡，取其酸涩而收也；治痰饮、泄痢、崩带、风眼，取其收而燥湿也；治喉痹、痈疽、中蛊、蛇虫伤螫，取其解毒也。
- **名家经验**
  - 陈佩永：枯矾由白矾经煅而成，味酸涩，性寒，有和胃降逆、清化湿热、利胆止痛之效，尤其止痛之效最为突出。单味或经适当配伍，可治呕吐、泄泻、胃痛、腹痛、胁痛等症。对现代医学的胆囊炎、胆石症、肠粘连等急腹症及急性胃肠炎有良效。应用的关键是患者舌苔呈厚腻状，无论是白腻或黄腻，用之往往获效，反之则少效，故舌红少苔者慎用。枯矾以丸散剂内服，对胃黏膜有刺激性，有时可引起呕吐，故前人少用。而入汤剂煎服，较少此弊，且比丸散剂见效更快。枯矾在炮制时须特别注意，一定要煅至黄色为度，如未煅透，则难以下咽而引起呕吐。
  - 曾培杰：生姜偏温，能降寒痰堵胸肺，明矾酸涩偏寒，能化热痰扰上泛，如果痰热堵胸，而见胃逆气冲者，只需独用白矾。寒能清热，酸涩能收敛，便可使痰热下潜、堵塞得解、神志得清。脚气冲心是指脚气病而见心悸气喘呕吐诸病者，是因湿气上冲心肺引起，矾石即明矾，有除湿收敛之功，故脚气冲心用矾石煎水浸脚，可导湿下行、收敛心气。而高血压也是脏腑内压高的表现，通过巧用泡脚法，能够缓脏腑压力，从四肢消去。

蛇床子

基原 —— 伞形科植物蛇床的干燥成熟果实。

释名 —— 《本草纲目》："蛇虺喜卧于下食其子，故有蛇床、蛇粟诸名。"

产地 —— 全国大部分地区均产。

采制 —— 夏、秋二季果实成熟时采收，除去杂质，晒干。生用。

性状 —— 本品为双悬果，椭圆形，灰黄色或灰褐色，果皮松脆易脱落；种子细小，气香，味辛凉、有麻舌感。以颗粒饱满、灰黄色、香气浓者为佳。

药性 —— 辛、苦，温。有小毒。归肾经。

功效 —— 杀虫止痒，燥湿祛风，温肾壮阳。

应用
- 阴部湿痒，疥癣，湿疹瘙痒：本品辛苦温燥，有燥湿祛风、杀虫止痒之功，为皮肤病及妇科病常用药，常与苦参、黄柏、白矾等同用。
- 寒湿带下，湿痹腰痛：本品性温可助阳散寒，辛苦又具燥湿祛风之功，常与山药、杜仲、牛膝等同用。
- 肾虚阳痿，宫冷不孕：本品有温肾壮阳之功，可配伍当归、枸杞子、淫羊藿等。

用法用量 —— 煎服，3～10g。外用适量，多煎汤熏洗，或研末调敷。

注意事项
- 阴虚火旺或下焦有湿热者不宜内服。
- 蛇床子中毒时可出现口舌发麻、恶心呕吐，或头晕、心悸、出汗、胸闷等症状。

鉴别用药
- 蛇床子：①味辛苦，性温；②可散寒燥湿，杀虫止痒，宜于寒湿或虚寒所致者，并治疥癣；③温肾助阳，治阳痿、宫冷不孕及湿痹腰痛。
- 地肤子：①味辛苦，性寒；②清热利湿以止痒，尤宜于湿热所致者；③清热利湿之功又治小便不利、热淋涩痛。
- 苦参：①味苦性寒；②清热燥湿，治疗湿热黄疸、泄痢、带下、阴痒等；③清热燥湿，利尿，用于湿热蕴结，小便不利，灼热涩痛。
- 相同点：蛇床子与地肤子均可止痒，用治湿疮、湿疹、阴痒、带下；蛇床子与苦参均味苦，外用有较好的燥湿祛风、杀虫止痒作用，二者均可用于治疗阴道滴虫病。

现代药理 —— 增强性功能、促进性腺发育、抗菌、杀阴道滴虫、延缓衰老、促进记忆、抗炎、抗过敏、抗诱变、抗骨质疏松。

古籍摘要
- 《神农本草经》—— 主妇人阴中肿痛，男子阴痿湿痒，除痹气，利关节，癫痫，恶疮。
- 《药性论》—— 治男子、女人虚，湿痹，毒风，顽痛，去男子腰疼。浴男女阴，去风冷，大益阳事。主大风身痒，煎汤浴之瘥。疗齿痛及小儿惊痫。
- 《雷公炮制药性解》—— 味苦辛甘，性平，有小毒，入肺、肾二经。主风寒湿痹、诸恶疮癣、妇人阴中肿痛、男子阴痿湿痒，久服驻颜轻身，令人有子。

名家经验
- 朱良春：外阴白斑多由肝肾亏虚、外阴失养、复感风邪所致，蛇床子是治疗该病的首选药物，内服可温肾壮阳，外用能燥湿杀虫止痒。常配伍何首乌、菟丝子、当归、白芍、僵蚕、地肤子等药以养血祛风止痒，蛇床子用量以30g以上居多（水煎，熏洗坐浴，日2次）。
- 孙光荣：带下病的发生与湿、毒、热，以及脏腑功能失调密切相关，其主要原因离不开湿邪，常外用蛇床子配伍百部根、白花蛇舌草以杀虫止痒，煎汤外用治疗各种类型阴道炎、宫颈炎、盆腔炎等生殖系统疾患所致的白带增多（无论寒湿、湿热）、外阴瘙痒等症，亦可用于湿疹、痒疮、疥癣等，其中蛇床子、白花蛇舌草用量多为15g，百部根多为10g（水煎，早晚坐浴1次，每次5～10分钟）。
- 仝小林：将高血压群体简要划分为水盛、火盛、寒凝、肾虚四大类，治疗气虚水停、脾肾两虚型糖尿病肾病并伴有"水盛"型高血压，用蛇床子、淫羊藿、枸杞子以"塞因塞用"，以补肾降蛋白，蛇床子用量多为15g。治疗红皮病型银屑病之血热毒盛证，使用犀角地黄汤加减，蛇床子常配伍白鲜皮、紫花地丁以清热燥湿，其中蛇床子用量多为15g。